北京大学交通医学中心
Peking University Traffic Medicine Center

# 严重创伤救治规范

**主　审**　王正国

**主　编**　姜保国

**副主编**　王建安　高忠礼　周继红

北京大学医学出版社

YANZHONG CHUANGSHANG JIUZHI GUIFAN

**图书在版编目（CIP）数据**

严重创伤救治规范 / 姜保国主编. —北京：北京大学医学出版社，2015. 1
ISBN 978-7-5659-0894-1

Ⅰ. ①严…　Ⅱ. ①姜…　Ⅲ. ①创伤－诊疗－规范　Ⅳ. ① R641-65

中国版本图书馆 CIP 数据核字（2014）第 152440 号

**严重创伤救治规范**

**主　　编**：姜保国
**出版发行**：北京大学医学出版社
**地　　址**：（100191）北京市海淀区学院路38号　北京大学医学部院内
**电　　话**：发行部 010-82802230；图书邮购 010-82802495
**网　　址**：http://www.pumpress.com.cn
**E-mail**：booksale@bjmu.edu.cn
**印　　刷**：北京强华印刷厂
**经　　销**：新华书店
**责任编辑**：刘　燕　　**责任校对**：金彤文　　**责任印制**：罗德刚
**开　　本**：889mm×1194mm　1/16　　**印张**：23.5　　**字数**：693千字
**版　　次**：2015年1月第1版　2015年1月第1次印刷
**书　　号**：ISBN 978-7-5659-0894-1
**定　　价**：283.00元

# 编者名单

（以姓氏汉语拼音排序）


安金刚（北京大学口腔医院）
安友仲（北京大学人民医院）
曹立瀛（唐山开滦总医院）
陈建海（北京大学人民医院）
党　育（北京大学人民医院）
邓　宁（香港威尔斯亲王医院）
都定元（重庆市第四人民医院）
付中国（北京大学人民医院）
高忠礼（吉林大学中日联谊医院）
顾　锐（吉林大学中日联谊医院）
韩　娜（北京大学人民医院）
姜保国（北京大学人民医院）
寇玉辉（北京大学人民医院）
黎檀实（中国人民解放军总医院）
李　兵（广西医科大学第四附属医院/柳州市工人医院）
李百川（广西医科大学第四附属医院/柳州市工人医院）
李惊涛（陕西省汉中市中心医院）
李丽萍（汕头大学医学院）
刘　洋（北京大学人民医院）
刘谟震（大连医科大学附属第一医院）
芦　浩（北京大学人民医院）
吕德成（大连医科大学附属第一医院）
马信龙（天津医院）
邱　俊（第三军医大学）
隋锡朝（北京大学人民医院）
王　伟（辽宁省锦州市中心医院）
王传林（北京大学人民医院）
王建安（浙江大学医学院附属第二医院）
王敬博（天津医院）
王满宜（北京积水潭医院）
王天兵（北京大学人民医院）
王艳华（北京大学人民医院）
王正国（第三军医大学）
徐海林（北京大学人民医院）
薛　峰（北京大学人民医院）
杨　明（北京大学人民医院）
杨晓红（香港威尔斯亲王医院）
易成腊（华中科技大学同济医学院附属同济医院）
殷晓峰（北京大学人民医院）
张　茂（浙江大学医学院附属第二医院）
张殿英（北京大学人民医院）
张进军（北京急救中心）
张培训（北京大学人民医院）
周　靖（北京大学人民医院）
周东生（山东省省立医院）
周继红（第三军医大学大坪医院野战外科研究所）
朱凤雪（北京大学人民医院）

# 主审简介

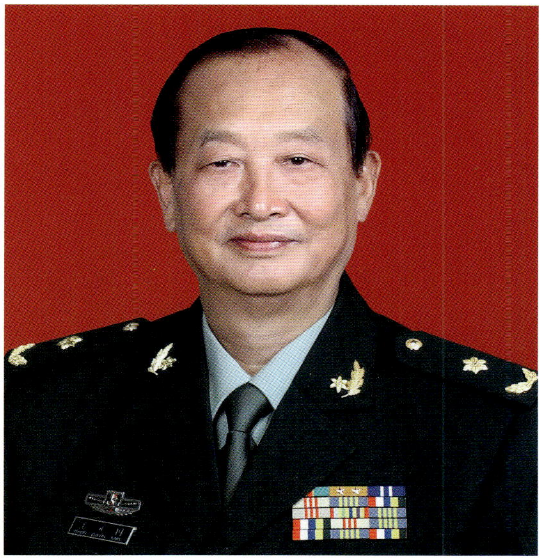

**王正国** 中国工程院院士，1935 年 12 月出生于福建漳州。现任国际交通医学学会副主席（候任主席），国际 *Traffic Injury Prevention* 杂志副主编，《中华创伤杂志》主编，中华医学会常务理事，吴阶平医学基金会理事，解放军科学技术委员会常务委员。

王正国院士是我国冲击伤、创伤弹道学、交通医学研究的主要创始人之一，国家重点学科“野战外科学”学术带头人，为该学科的第一位博士研究生和博士后导师。他致力于战创伤基础理论和应用基础研究 50 余年，取得了一批国际先进以至领先的重大科研成果，为我国战创伤医学的发展做出了卓越贡献。王正国院士先后获国家科技进步一等奖 1 项、二等奖 3 项、三等奖 4 项，国家发明三等奖 1 项，军队科技进步一等奖 4 项、二等奖 16 项，重庆市科技进步二等奖 2 项。1990 年被国家人事部授予有突出贡献的中青年专家；1991 年享受政府特殊津贴；1996 年获首批军内专业技术重大贡献奖；1997 年获香港何梁何利基金医学科学技术奖；1998 年获美国联合保健勤务大学 Michael DeBakey（迪贝克）国际军医奖，成为该奖设立以来至今获此殊荣的唯一亚洲人；2000 年获陈嘉庚医学科学奖和国际交通医学重大成就奖；2002 年获第四届光华工程科技奖；2005 年获“十五”全军后勤重大科技成果奖。

# 主编简介

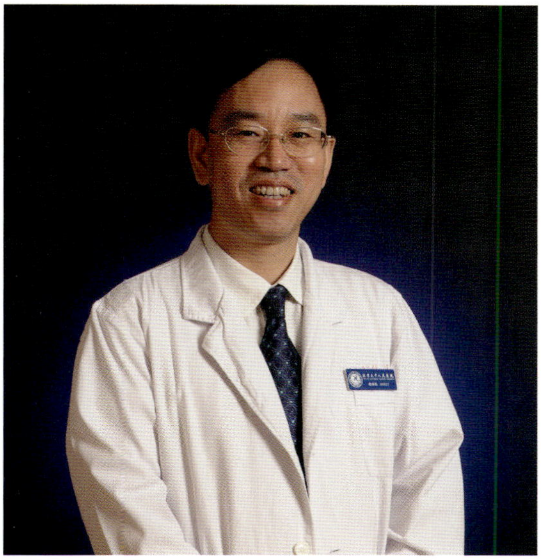

**姜保国**　教授，博士生导师，现任北京大学医学部副主任，北京大学人民医院创伤骨科主任，北京大学交通医学中心主任，教育部211工程重点专科——北京大学骨科学术带头人，卫生部国家重点专科——北京大学人民医院骨科学科带头人，国家自然基金委员会杰出青年基金获得者，科技部“973”计划首席科学家，兼任中华医学会常务理事，中华医学会创伤分会主任委员，中华医学会骨科学分会常委兼秘书长，北京市创伤学会主任委员，北京市骨科学会副主任委员、候任主任委员，国际矫形与创伤外科学会(Societe Internationale de Chirurgie Orthopedique et de Traumatologie，SICOT)中国分会副主席，北京大学医疗质量管理研究所常务副所长，卫生部临床路径骨科专家组组长，中华医学会骨科学分会足踝外科工作委员会主任委员，中华医学会创伤分会骨与关节损伤工作委员会主任委员，中国医师协会骨科学分会肩肘外科工作委员会主任委员。《中华肩肘外科电子杂志》总编辑，*Artificial cells*、*Blood substitutes and Biotechnology*、*Nerve Regeneration Research* 编委。《中华创伤杂志》《中华创伤骨科杂志》《中华显微外科杂志》《中国修复重建外科杂志》《中华创伤杂志（英文版）》副主编，《中华骨科杂志》《中华外科杂志》《中华实验外科杂志》等杂志编委。

# 前　言

随着城市现代化的发展，在全球范围内，创伤已成为威胁人类生命健康的重要因素。创伤导致的肢体残疾不仅严重影响受伤者的工作能力和生活质量，而且给家庭和社会带来了巨大的经济负担。中国是世界上第一人口大国，随着城市化进程和社会经济的快速发展，中国的汽车市场和汽车保有量快速增长，使中国交通伤的死亡人数 20 余年来一直处于世界第一位。与此同时，随着城市建设工程的快速增加，高空坠落伤的发生率也居高不下。在所有疾病中，创伤致死及致残的情况日益严重，已经成为 40 岁以下人群的第一死亡原因。

创伤的多发、频发，使我国在创伤救治领域面临诸多问题和挑战。北京大学交通医学中心联合国内多所大学和医院，完成了卫生部公益行业专项研究——“中国严重创伤救治规范”。在对我国创伤救治的现状进行调研中，我们发现在整个创伤急救过程中存在很多问题：院前急救反应时间过长、院前急救与接诊医院间缺乏信息沟通、多数医院缺乏多发伤的专业救治团队、院前和院内急救人员均缺乏规范化培训等。该项目共实施了 3 年，在 16 个城市和地区、共 128 家医院建立了新的严重创伤救治流程。

我们以卫生部行业专项项目组专家为核心，整合国内外的先进理念及项目研究的成果编著了此书，希望能让工作在院前急救、急诊抢救及多发伤综合救治相关岗位的医务人员及管理人员从中受益，从而提高目前的创伤整体救治能力和救治效果。

中国严重创伤规范化救治项目一直受到王正国院士的关心和支持。王院士作为此书的主审，也一直关注此书的编著工作，在此表示衷心的感谢！同时也对参与编写此书的各位专家表示衷心的感谢！

中国的创伤救治水平与发达国家相比还有一定的差距。在此，希望有志于创伤救治的医务人员和专家学者共同努力，提高我国创伤救治整体能力，造福于我们的民族。此书编著过程中难免有不当之处，还望专家和各位读者提出批评指正。

诚谢！

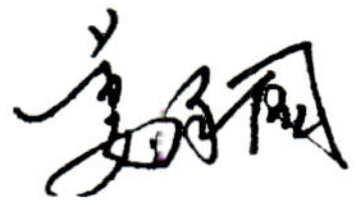

2014 年 8 月 21 日

# 目　录

## 第一部分　严重创伤救治的系统管理



## 第二部分　严重创伤的整体救治

## 第三部分　严重创伤的专科救治

第一部分

# 严重创伤救治的系统管理

# 第 1 章

# 严重创伤救治的全球现状

王正国

创伤是与人类同时出现在地球上的最古老的医学课题之一。随着社会进步和经济发展，创伤的发生率不仅没有降低或消失，反而与日俱增，并被称为现代文明或发达社会疾病。世界卫生组织（World Health Organization，WHO）预测，到2020年，仅道路交通事故伤（死亡和致残）将由1990年的第9位跃升至第3位。

在现代社会中，由于政治、经济等因素，战伤也变得更为复杂，造成的损伤部位更多，救治更为困难。全球因严重创伤致死者每年至少有250万人。在美国，创伤占不同年龄总死亡人数的6%，每10万人中就有56人死于严重创伤。每年因严重创伤致死者约有15万人，致残者有40万人，但是严重创伤如能得到及时处理，约35%的致死者可免于死亡。严重创伤患者的预后80%取决于院前急救。在我国，每年因严重创伤致死者在20万人以上，经济损失高达国民生产总值（gross domestic product，GDP）的6%。

## 一、急救理念

1．急救黄金1小时（emergency golden one hour） 国际上都强调伤后1小时是挽救严重创伤患者最重要的时机。所谓黄金1小时，是指伤后1小时，也可解释为“术前准备1小时”。患者伤后在院前、院内急救的基础上，强调救治的序贯性，争取在1小时内为严重创伤患者做救命手术（损伤控制手术）做好准备，把握创伤急救的最佳时间，提高生存率。

2．急救白金10分钟（emergency platinum ten minutes，EPTM） 在黄金1小时内，前10分钟是决定性时刻。脑组织在常温缺血、缺氧下只能耐受4分钟，在心肺复苏术（cardiopulmonary resuscitation，CPR）下可延长到20分钟左右。心脏停搏后立即做CPR是脑组织功能恢复的最佳时间。如早期除颤，4分钟内可明显提高成活率。10分钟内对严重失血、窒息、气道梗阻进行正确救治，可成功地挽救1/3以上患者的生命。在医生到达现场前，应开展自救互救，同时周围的人协助及时报警。

3．三环理论（three-link theory） 我国中华医学会急救医学分会对急救医疗系统在管理和技术层面进行了积极的探索，在此基础上提出了“三环理论”。其基本内容是：创伤急救体系存在三个基本环节，即院前创伤急救、院内创伤急救和创伤重症监护，这三个环节缺一不可、环环相扣，形成一个整体的急救医疗服务模式。为了实现“三环理论”，需要做好以下基础工作：①建立良好的内、外环境。外环境主要包括地理位置、网络，以及制度，如政策与法规等，其中制度是最宏观、最重要的。内环境主要包括物资条件、人力资源和运作机制等。②建立快速、监护型的转运系统，这是控制伤情及预防二次损伤的重要环节。③建立顺畅、实时的信息系统。信息的反应速度决定救治效率，以“120”（医疗急救）呼救为主体，与“119”（消防）、“110”（刑事治安）、

“122”（交通事故）联网，形成统一指挥调度的系统，以发挥整体优势。④建立合理、长效的法律和预案体系。需要结合实际，加快应急救援的立法进程，预案中要针对不同的救援需求启动不同的救援程序，并从法律上确定院前、院内各部门的责任和义务，对其行为给予法律保护和约束。⑤建立博专结合的复合型创伤专业人才培养体系。即在掌握生命支持技术的基础上还需要具有专科特长，一旦发生大规模事故或灾害，可迅速将院内急诊及监护力量支援到院前队伍中去，统一调配，优势互补。

## 二、院前急救模式

目前一些国家已制定和实施了创伤评分及三级创伤急救程序，依救治水平不同而设立了专门的创伤中心进行分级救治。美国疾病预防和控制中心（Center for Disease Control and Prevention，CDC）的《发病率和死亡率周报》（*Morbidity and Mortality Weekly Report*）发布的创伤患者现场分类指南（Guidelines for Field Triage of Injured Patients）指明，在现场，做最简单的分拣和处理后应迅速将伤员送至就近和最适合的医院进行确定性治疗。初步分拣的目的是避免将所有患者都后送到医院，通常大部分创伤患者的伤情均较轻，只需到就近的诊室治疗即可。

对严重创伤患者从现场抢救到医院的救治半径一般不应超过 50 ～ 10 公里，反应时间应在 5 ～ 10 分钟以内。

现场急救的模式各国不完全相同。西方发达国家在严重创伤现场抢救方面有不少先进的经验，如在紧急救援的法规建设、机构设置、救援队伍、抢救方案决策和物资保障等方面均有一整套的标准和规范措施。

法国 Rignault 报告，关于现场急救是先送后治还是先治后送，国际上存在两种不同的观点：一种是“快抢快送”（scoop and run）；另一种是“先分类和稳定病情，然后再送至医院，途中不断复苏（triage and stabilize the victims first，then dispatch them）”。英国、美国、意大利、中东国家多采用第一种方法，法国、德国等国家则多采用第二种方法。第二种方法又称“巴黎模式”。

巴黎模式的优点是：①不至于使不需要住院的伤员大量涌入医院，造成不必要的混乱。如老贝利街（Old Bailey）曾发生过一起炸弹爆炸事件，60 分钟内，160 名患者被送至同一医院内，造成很大的混乱。实际上，其中大部分患者均不需要住院。②为将经分类需要专科治疗的患者直接送到各专科争取了时间，如颅脑伤或烧伤患者。③可将医院负荷量减至最小限度。④已接到指令的医院可先做好准备，仅仅接受有限的伤员，这样伤员就可得到优质的救治。

巴黎模式的缺点是：不仅需要大量的运输工具和大量训练有素的医疗急救医师（emergency medical technician，EMT），而且要有众多受过训练的年轻急救医生。伤员数量在 20 ～ 60 名时，采用此法较好，如伤员数量更多时，则此法难以奏效。

英美模式与巴黎模式的比较见表 1-1。

一般认为，在重伤患者数量多、医院离现场较近时，以采取“快抢快送”为好；如轻伤患者较多，或离医院较远，或现场有足够的医务人员时，采用第二种方法为佳。

因特大型道路交通事故或爆炸事件造成大量伤员时可参考以色列的反恐经验。当某一医院短时间内接受 10 名以上伤员或 4 名以上严重创伤（创伤严重度评分＞16）伤员的情况时，应按照“医院多伤亡事件”（hospital multiple casualty incident，HMCI）进行处理。按事件规模分为三级：

（1）大规模伤亡事件（mass casualty incident）：伤亡人数在 100 人以上。

（2）多伤亡事件（multiple casualty incident）：伤亡人数为 10 ～ 100 人。

（3）多患者事件（multiple patients incident）：伤亡人数少于 10 人。

急诊科收到接收伤员的信息后，尽快将患者送至病房，腾空急诊科，保证急诊科有足够的空间接收新的伤员。

美国马里兰大学休克创伤中心的 Spearman 教授介绍美国的经验如下：根据 WHO 对创伤系统的评价，该中心制定了一套完善的标准，共分四个方面，即：①对院前救治系统的评价。②教育和培训。③创伤急救系统的硬件建设。④复苏设施。通过这四个方面可以对创伤系统是否成熟

表 1-1 英美模式和巴黎模式的区别

| | 英美模式 | 巴黎模式 |
|---|---|---|
| 急救电话 | 全国统一的应急电话 | 全国统一的应急电话 |
| 急救人员接受培训情况 | 中、初级急救医士培训基础生命支持（basic life support，BLS）及现场外伤急救处理技术，可进行气管插管术。高级急救医师培训高级生命支持（advanced life support，ALS）及现场外伤急救处理技术 | 急救医师：医学院校本科毕业，在医院工作 2 年后接受 3 个月 ALS 培训。护士：从护士学校毕业，在医院工作 2 年后接受 3 个月 ALS 培训。驾驶员：接受标准 BLS 培训 |
| 岗位要求 | 获得上述职称资格证书并取得年度考试合格者才能上岗工作 | 医护人员有相应的执业资格证书及 ALS 合格证书。驾驶员有驾驶证书及 BLS 合格证书 |
| 急救内容 | 严格执行本地区规定的院前急救规范，着重在于维持及恢复基本生命体征，进行对症治疗 | 要求严格执行本地区规定的院前急救规范，与院内治疗相衔接，不限于对症治疗 |
| 送院情况 | 将患者送到就近的医院或疾病有关的专科医院 | 将患者送到就近的医院或疾病有关的专科医院 |
| 药物和器械配制 | 与规范相一致，只有较少药物，若用其他药物需要经过基地医院医师认可 | 与规范相一致，院前急救人员是医师，药物比英美模式明显增多，配备器械性能更高 |
| 伤病员病种选择 | 对伤病员无选择问题，绝对服从应急接收调度中心发出的指令，负责各类伤病员的急救运送任务 | 危重伤病员才能进入此急救系统，而对一般伤病员则由相当于美国“911”的系统出车 |
| 急救人员数量 | 大多为 2 人，既是急救救护人员又是驾驶员 | 大多超过 2 人，至少有医师、护士（或助理医师）、驾驶员 |
| 现场时间 | 大多以完成规范要求步骤为限，时间较短，平均不超过半小时 | 大多以伤病员病情初步稳定，时间相对较长，平均超过半小时 |

进行评价。例如，一位患者来院后，先进行评价，以判定他（她）需要去哪一级医院，或是要去哪一个创伤医院。在美国，不论是边远地区或是城市中心，使用直升机使“黄金 1 小时”的概念变为现实。根据医疗资源分配，确定病情，要将最严重的患者送到最好的医院，而一般的患者去附近的基层医院治疗即可，这样就可使患者得以分流。

美国创伤中心是一个紧急救治机构，随时待命，可提供 24 小时服务，具有确保严重创伤患者所需的复苏和生命支持的人力和物力。创伤中心分级标准如下。

1．一级 为医域性医院，是创伤救治系统最高级的中心，能提供各种创伤的预防、治疗和康复；拥有医疗、教学、科研的资源与人员，通常设在大学教学医院，在整个区域内所有救治医院中医疗水平最高，起领头作用。相当于我国市级以上三级综合医院和创伤专科医院。

2．二级 为不同程度的创伤提供良好的救治，是社区最常见的创伤治疗机构，治疗大多数创伤患者，或是一级创伤中心替代救治场所；可以是研究院或社区医院，位于城市、郊区或农村；如当地没有一级创伤中心，二级创伤中心就负责该地区教育和创伤救治系统的领导作用；相当于我国县级或二级综合医院。

3．三级 提供快速评估、复苏和急救外科处理；当伤情稳定或必要时安排患者转往高一级创伤治疗机构；维持连续的基础外科治疗；具有转运协议和转运标准的创伤患者救治预案，不一定在有一级、二级创伤中心的城市或郊区；相当于我国的乡镇医院。

4．四级 是创伤网络中的农村治疗机构，为创伤患者提供初始评估和评价，并与附近的高级创伤救治单位保持密切联系和良好的关系；相当于我国农村医疗点或街道医疗服务站。

## 三、伤情评估

1．院前评估法

（1）院前指数（prehospital index，PHI）：院前指数于 1986 年由 Kochler 提出，包括收缩压、脉搏、呼吸、意识 4 项生理指标，按 0 ～ 5 分的标准相加，总分 0 ～ 20 分，分值越高，伤情越重（表 1-2）。0 ～ 3 分为轻伤，4 ～ 20 分为重伤，胸腹穿透伤另加4分。第三军医大学大坪医院全军战创伤中心启动严重创伤绿色通道的阈值是院前指数≥4分。现场应用时可能因每分钟脉率及呼吸频率跨度太大（分别为0、3、5分，4分以上就列为重伤）而导致分拣出过多的重伤员数量。此法应用方便，但敏感性较差。

（2）CRAMS评分：1982年由Gormican等提出，1985年Clemmer修改为循环（circulation，C）、呼吸（respiration，R）、胸腹部压痛感（abdomen，A）、运动（movement，M）和言语（speech，S）5个项目（表1-3），又称为功能评分法。每项按正常、轻度和重度分别记为2、1、0分（表1-3），伤情越重则记分越少。轻伤总分为9～10分；重伤总分为7～8分；极重伤总分为≤6分。总分≤8为转运标准。

（3）创伤评分（trauma score，TS）：1981年Champion等报告了将创伤评分作为现场分拣方法，此法可较好地预测钝性伤和穿透伤的生存结局，而且不同评估人员所得出的结论一致性很高。

TS按呼吸频率、呼吸幅度、收缩压、毛细血管充盈和格拉斯哥昏迷评分（Glasgow coma scale，GCS）评定5项分值相加，总分为1～15分，分值越小，伤情越重（表1-4）。TS总分≤12为重伤，需送往创伤中心或大医院救治。

（4）改良创伤评分（revised trauma score，RTS）：1989年Champion等重新评估了TS，并

**表1-2　院前指数评分法**

| 记分（分） | 收缩压（mmHg） | 脉搏（次/分） | 呼吸（次/分） | 意识 | 穿透伤 |
|---|---|---|---|---|---|
| 0 | ＞100 | 51～119 | 正常 | 正常 | 胸部、腹部，无 |
| 1 | 86～100 | — | — | — | — |
| 2 | 75～85 | — | — | — | — |
| 3 | — | ≥120 | 费力或浅 | 模糊或烦躁 | — |
| 4 | — | — | — | — | 胸部、腹部，有 |
| 5 | 0～74 | ≤50 | ＜10或需插管 | 言语不能理解 | — |

**表1-3　CRAMS评分**

| 记分（分） | 循环 | 呼吸 | 胸腹部压痛感 | 运动 | 言语 |
|---|---|---|---|---|---|
| 0 | 毛细血管不能充盈，或收缩压＜85mmHg | 无自主呼吸 | 连枷胸、板状腹，或深穿透伤 | 无反应 | 发音听不清或不能发音 |
| 1 | 毛细血管充盈迟缓，或收缩压为85～100mmHg | 费力或浅，或频率＞35次/分 | 胸或腹部压痛 | 只对疼痛刺激有反应 | 言语错乱，语无伦次 |
| 2 | 毛细血管充盈正常，收缩压≥100mmHg | 正常 | 均无压痛 | 正常，能按指令运动 | 正常，对答切题 |

**表1-4　创伤评分**

| 记分（分） | 呼吸频率（次/分） | 呼吸幅度 | 收缩压（mmHg） | 毛细血管充盈 | GCS |
|---|---|---|---|---|---|
| 0 | 0 | 浅或困难 | 0 | 不充盈 | — |
| 1 | ＜10 | 正常 | ＜50 | 迟缓 | 3～4 |
| 2 | ＞35 | — | 50～69 | 正常 | 5～7 |
| 3 | 25～35 | — | 70～90 | — | 8～10 |
| 4 | 10～24 | — | ＞90 | — | 11～13 |
| 5 | — | — | — | — | 14～15 |

修改后建立了RTS。因TS法中毛细血管充盈度和呼吸幅度两项指标在现场观察时不易准确识别，尤其在夜间，为此，取消了这两项指标，形成RTS。其分值范围为0～12分，分值越低，表明损伤越重。凡伤员GCS ≤ 13分，收缩压＜90mmHg，呼吸＞29次/分或＜10次/分，具备其中一项就应被送往医院抢救（表1-5）。与TS相比，RTS更能反映脑损伤的严重程度。

**表1-5　改良创伤评分**

| 记分（分） | 呼吸频率（次/分） | 收缩压（mmHg） | GCS |
|---|---|---|---|
| 4 | 10～29 | ＞89 | 13～15 |
| 3 | ＞29 | 76～89 | 9～12 |
| 2 | 6～9 | 50～75 | 6～8 |
| 1 | 1～5 | 1～49 | 4～5 |
| 0 | 0 | 0 | 3 |

2．院内评估法

（1）简明损伤定级标准（abbreviated injury score，AIS）：1969年由美国机动车医学学会（American Association for Automatic Medicine，AAAM）拟定了最初AIS，1971年制定出原始的AIS，以后多次修订，最新的是AIS 2005版。

此法的基本原理是将各种损伤数字化，以便资料收集和积累，并将数字输入计算机内。将每一处损伤分为6级，AIS 1为轻度，2为中度，3为较重，4为严重，5为危重，6为最危重。AIS 6存活的可能性很小。

（2）损伤严重度评分（injury severity score，ISS）：ISS是根据AIS评分而来，因此，准确的AIS评分是ISS的前提。ISS是将人体分为6个分区：①头颈部（包括颅骨和颈椎）；②面部（包括口腔、耳、眼、鼻和面骨）；③胸部（除胸内脏器外，还包括膈肌、肋骨和胸椎）；④腹部和盆腔脏器（包括腰椎）；⑤四肢与骨盆（不包括脊椎）；⑥体表（包括任何部位的皮肤）。

计算时将全身6个分区中损伤较严重的3个分区各取一个最高的AIS值求得平方和（表1-6）。分值范围为1～75。75分可见于两种情况：一是3个不同分区AIS均等于5（$5^2+5^2+5^2=75$）；另一种情况是一处AIS=6，此时就将ISS定为75。一般将ISS ≥ 16定为重伤，ISS＞20则死亡率明显增高，ISS＞50则存活者少，ISS=75是难以救治成功的极重型损伤。

**表1-6　ISS评分举例**

| ISS分区 | 损伤 | 最高AIS | AIS平方 |
|---|---|---|---|
| 头颈部 | 大脑挫伤 | 3 | |
| | 颈内动脉完全横断 | 4 | 16 |
| 面部 | 耳撕裂伤 | 1 | 1 |
| 胸部 | 左侧第3、4肋骨骨折 | 2 | 4 |
| 腹部和盆腔脏器 | 腹膜后血肿 | 3 | 9 |
| | 肝重度挫伤 | 3 | |
| 四肢与骨盆 | 股骨干骨折 | 3 | 9 |
| 体表 | 多部位擦伤 | 1 | 1 |

ISS法存在明显的不足之处，在于：①在身体同一解剖部位的多处损伤ISS只能取其中一个最高的AIS值计算；②ISS可由3个AIS组合而成，但相同的值不一定可比，死亡率高低在一定程度上决定于组合中的最高AIS，如3+2+2和4+1+0的ISS值（AIS值平方和）均为17，后者中最高的AIS值为4，其死亡概率明显高于AIS最高值为3的损伤；③ISS是单纯解剖损伤的严重度评分，不能反映损伤前后生理状态或年龄等因素的关系。

（3）伤员生存概率（probability of survival，Ps）与创伤严重度特征（a severity characteristic of trauma，ASCOT）：1987年，Boyd为了弥补ISS对伤员严重度评分与预后估计的线性关系不够理想的缺点，决定采用生理、解剖和年龄指标综合评价创伤严重度以预测Ps，并进行创伤评分和损伤严重度分析（trauma score and injury severity score analysis，TRISS）。为了更准确地预测，还将钝性伤与穿透伤分别评分。TRISS法是把ISS和RTS结合起来以预测伤员的Ps。Ps=0意味着必然死亡，Ps = 1表明必然存活，0和1之间的数越大，生存的可能性越大。此法应用较广，不足之处是年龄分段过于简单。计算公式如下：

$$Ps = 1\ (1 + e^{-b})$$

式中Ps为生存概率；e为常数；b为权重值。

$b = b_0 + b_1 \times (RTS) + b_2 \times (ISS) + b_3 \times (A)$。其中 e = 2.718 282；RTS 为改良创伤评分分值；ISS 为损伤严重度评分分值；A 为年龄参数，如 < 55 岁，则 A = 0，> 55 岁，则 A = 1；$b_0$、$b_1$、$b_2$、$b_3$ 为在不同损伤机制中取不同的权重值。表 1-7 为不同情况下的权重值。

**表 1-7　$b_0$、$b_1$、$b_2$、$b_3$ 的权重值**

| | e | $b_0$ | $b_1$ | $b_2$ | $b_3$ |
|---|---|---|---|---|---|
| 钝性伤 | 2.718 282 | −0.4499 | 0.8085 | −0.0835 | −1.9261 |
| 穿透伤 | 2.718 282 | −2.5355 | 0.9934 | −0.0651 | −1.1360 |

1990 年 Champion 针对 TRISS 法中的 ISS 的缺点，采用解剖部位法取代 ISS，并对 RTS 中的每一项生理指标分别权重，形成 ASCOT 综合评分。ASCOT 将身体分为 A、B、C、D 四个部分，对这 4 个部分的全部严重损伤都给予应有的权重，年龄分段也较 TRISS 细。

计算公式：Ps = 1（$1 + e^{-b}$）；e = 2.718 282

$K = k_1 + k_2 \times$（GCS）$+ k_3 \times$（收缩压）$+ k_4 \times$（呼吸）$+ k_5 \times$（A 区）$+ k_6 \times$（B 区）$+ k_7 \times$（C 区）$+ k_8 \times$（年龄）

年龄 < 55 岁为 0.55；55 ~ 64 岁为 1.65；65 ~ 74 岁为 2.75；75 ~ 84 岁为 3；> 85 岁为 5。

据美国严重创伤结局研究（major trauma outcome study，MTOS）1990 年的资料，k 的权重值见表 1-8。

（4）用于重症监护病房（intensive care unit，ICU）的急性生理学和慢性健康评分法：1985 年 Kanaus 为了早期发现和治疗 ICU 内危重患者的急性生理紊乱，建立了急性生理学和慢性健康评估（acute physiology and chronic health evaluation，APACHE），经修改后形成目前 ICU 应用的 APACHE Ⅱ评分法，其中包括 12 个常规生理指标（A）、年龄（B）和既往健康情况（C）。APACHE Ⅱ评分 = A＋B＋C，A 项记分见表 1-9。B 项记分法为：≤ 44 岁为 0；45 ~ 54 岁为 2；55 ~ 64 岁为 3；65 ~ 74 岁为 5；≥ 75 岁为 6。C 项的记分法是：有严重脏器功能不全或免疫损害，或急诊手术后者记 5 分，择期手术者记 2 分。

APACHE Ⅱ的分值范围为 0 ~ 71，一般在 55 分以下。分值越大，则死亡的危险性越大（表 1-9）。

## 四、院前急救处理

伤后数小时内是严重创伤的死亡高峰，因此，要分秒必争地进行急救。院前急救包括现场和途中两部分，现场急救时间不宜过久，为 10 分钟左右，主要包括通气、止血、包扎、固定和转运五个方面。其任务是紧急处理有生命危险的创伤，减少伤口感染和防止损伤进一步加重。

1．气道控制　严重创伤后，通气障碍往往是最快的致死因素，也是严重创伤救治中最优先的内容。

（1）气道紧急处理：紧急情况下，应首先保证患者能有足够的通气和供氧，防止误吸和机械性阻塞。颌面颈部伤或昏迷时，易发生舌后坠或误吸，故应将舌牵出，清除上呼吸道异物、血凝块及分泌物，保持气道通畅；给予面罩及简易呼吸器加压吸氧，解除喉痉挛等，必要时做环甲膜穿刺、气管插管或气管切开后插管。伴有支气管痉挛时，雾化液中可加入支气管扩张药，如氨茶碱、麻黄碱及异丙肾上腺素等。

（2）及时处理外伤性血、气胸：有开放性气胸时，用大型急救包或纱布垫现场堵塞胸壁伤口，将患者送入医院后做清创缝合，排出胸腔气体，做闭式引流，以使肺复张；对闭合性气胸做穿刺排气或闭式引流；出血不止或抽出液中有胆汁、胃液等污染物时应做开胸术。

（3）治疗多发性肋骨骨折：有反常呼吸时，先用加垫包扎法或肋骨牵引架限制部分胸壁浮动，

**表 1-8　各 k 的权重值**

| | $k_1$ | $k_2$ | $k_3$ | $k_4$ | $k_5$ | $k_6$ | $k_7$ | $k_8$ |
|---|---|---|---|---|---|---|---|---|
| 钝性伤 | −1.1570 | 0.7705 | 0.6583 | 0.2810 | −0.3002 | −0.1961 | −0.2086 | −0.6355 |
| 穿透伤 | −1.1350 | 1.0626 | 0.3638 | 0.3332 | −0.3702 | −0.2053 | −0.3188 | −0.8365 |

表 1-9 APACHE Ⅱ的生理指标与分值

| | 高异常值 | | | | | 低异常值 | | | |
|---|---|---|---|---|---|---|---|---|---|
| | +4 | +3 | +2 | +1 | 0 | +1 | +2 | +3 | +4 |
| (1) 体温(℃) | ≥ 41 | 39 ～ 40.9 | | 38.5 ～ 38.9 | 36 ～ 38.4 | 34 ～ 35.9 | 32 ～ 33.9 | 30 ～ 31.9 | ≤ 29.9 |
| (2) 平均动脉压(mmHg) | ≥ 160 | 130 ～ 159 | 110 ～ 129 | | 70 ～ 109 | | 50 ～ 69 | | ≤ 49 |
| (3) 心率(次 / 分) | ≥ 180 | 140 ～ 179 | 110 ～ 139 | | 70 ～ 109 | | 55 ～ 69 | 50 ～ 54 | ≤ 49 |
| (4) 呼吸频率(次 / 分) | ≥ 50 | 35 ～ 49 | | 25 ～ 34 | 12 ～ 24 | 10 ～ 11 | 6 ～ 9 | | ≤ 5 |
| (5) 肺泡气 - 动脉血氧分压差(kPa,用力吸氧量 ≥ 0.5 时) $PaO_2$(kPa,用力吸氧量 < 0.5 时) | ≥ 66.6 | 46.5 ～ 66.5 | 26.7 ～ 46.4 | | < 26.7<br>> 9.33 | 8.13 ～ 9.33 | | 7.33 ～ 8.0 | < 7.33 |
| (6) 动脉血 pH | ≥ 7.70 | 7.60 ～ 7.69 | | 7.50 ～ 7.59 | 7.33 ～ 7.49 | | 7.25 ～ 7.32 | 7.15 ～ 7.24 | < 7.15 |
| (7) 血清钠(mmol/L) | ≥ 180 | 160 ～ 179 | 155 ～ 159 | 150 ～ 154 | 130 ～ 149 | | 120 ～ 129 | 111 ～ 119 | ≤ 110 |
| (8) 血清钾(mmol/L) | ≥ 7 | 6 ～ 6.9 | | 5.5 ～ 5.9 | 3.5 ～ 5.4 | 3 ～ 3.4 | 2.5 ～ 2.9 | | < 2.5 |
| (9) 血清肌酐(mg/dl) | ≥ 3.5 | 2 ～ 3.4 | 1.5 ～ 1.9 | | 0.6 ～ 1.4 | | < 0.6 | | |
| (10) 血细胞比容 | ≥ 0.60 | | 0.50 ～ 0.59 | 0.46 ～ 0.49 | 0.30 ～ 0.45 | | 0.20 ～ 0.29 | | < 0.20 |
| (11) 白细胞计数($\times 10^9$/L) | ≥ 40 | | 20 ～ 39.9 | 15 ～ 19.9 | 3 ～ 14.9 | | 1 ～ 2.9 | | < 1 |
| (12) 血清 $HCO_3^-$(mmol/L) | ≥ 52 | 41 ～ 51.9 | | 32 ～ 40.9 | 22 ～ 31.9 | | 18 ～ 21.9 | 15 ～ 17.9 | < 15 |

以后做肋骨固定术,以维持正常呼吸和骨折愈合。

(4)治疗外伤性膈疝:发生外伤性膈疝时,腹腔脏器可进入胸腔,此时先插入气管导管做人工呼吸,然后做手术整复。

(5)其他:使用气管插管时,留置时间不要超过 1 周,以防气管黏膜损伤。气管切开时要防止发生严重感染。不能自由呼吸的患者,可进行机械正压通气。

2.循环功能的监护及支持

(1)扩充血容量:如失血过多,需进行扩充血容量,先输入等渗盐液或平衡液,然后补给胶体(血浆或其代用品),晶体与胶体之比为 2 : 1,出血控制前宜采用“延迟性液体复苏”或“限制性(低压)液体复苏”。一般以收缩压达 90mmHg 为宜,在有心脏压塞或心脏大血管损伤做剖胸术时,大量或过快补液可因心内压增高和血凝块冲脱诱发致命性再出血。正确选择输液途径也很重要,上腔静脉系统损伤时勿经上肢输液;严重肝损伤、骨盆大出血或其他下腔静脉系统损伤时勿经下肢输液。

(2)使用血管活性药物:在血容量得到基本恢复后可考虑使用一些血管活性药物,如间羟胺(阿拉明)。间羟胺可兴奋 α 受体,使周围血管收缩,并增强心肌收缩力,升压作用较持久。多巴胺可直接兴奋β受体，增强心肌收缩力和心排出量，扩张肾血管，增加肾血流量。

但要特别注意，原则上要使血压维持在正常低值，切勿过多使用血管活性药物，以防血压上升过高。

（3）治疗心功能不全：对不同性质的心功能不全采用不同的处理方法，如因后负荷过重而引起，可用速效的α受体阻滞剂扩张周围血管，降低血管阻力以减轻心脏负担；如因前负荷过重而引起，可静脉注射呋塞米（速尿）或依地酸钠，以排出大量尿液，减轻心脏负荷；如因心肌收缩力不足而引起，可给予洋地黄类强心药；有烦躁不安者可给予哌替啶、吗啡或其他镇静药物。

3．心肺复苏　严重创伤后发生心跳、呼吸骤停时，应立即做心脏复苏术，包括：①胸外心脏按压，采用心内药物注射，如未能奏效，可做开胸心脏按压；②出现心室纤颤时行电除颤，并注射药物；③清理口腔咽喉，必要时做口对口呼吸或插入气管内气囊导管、接呼吸机做机械呼吸；④及时输注平衡液。

4．包扎　用于止血和保护受伤器官避免再次损伤。包扎时避免过紧或过松，包扎四肢时应暴露指 / 趾，以便观察局部血液循环。

5．止血

常用的止血方法有：①加压包扎止血法：适用于各种伤口的小血管出血。②指压动脉止血法：用手指把出血部位近端的动脉血管压在骨骼上，阻断血流。③填塞止血法：适用于手、颈部和臀部等较大而深的伤口，将无菌盐水纱布或棉垫塞于伤口内，然后加压包扎。

止血带止血法适用于四肢大出血而其他方法未能奏效时。注意：①应在近心端用止血带加压止血，上肢应在上臂上 1/3，下肢应在大腿中上段，手指应在指根部。②前臂与小腿不适于扎止血带，因动脉行走于两骨之间，止血效果差。③止血带与皮肤间应加垫。④上止血带之前应抬高患肢 2 ～ 3 分钟，以增加静脉回心血流。⑤上止血带时要松紧适宜，以出血停止、远端摸不到动脉搏动为度。⑥使用止血带时要记录开始时间，原则上每小时要放松一次，使血液流动 5 ～ 10 分钟；松开止血带之前用手压迫近端动脉，如肉眼观察到有新鲜出血，可先用止血钳夹住，然后用线结扎止血。

对于无法控制的大血管出血，伤员处于濒死状态时可在配备有手术间的救护车上边转运边做紧急手术止血。

6．固定　有骨折时应做临时固定以止痛和防止继续损伤。注意事项为：①有开放性伤口先止血、消毒、包扎、再固定。②怀疑脊柱骨折以及大腿或小腿骨折时，不要随时搬动伤员，应就地临时固定。③对开放性骨折伴有骨折断端明显外露者，应尽可能将其摆至正常位置，使断端自然回缩，切勿人为地将骨折端送回组织内。④夹板与肢体间应加棉垫或其他软物。⑤固定上、下各一个关节。⑥四肢骨折固定时，先捆绑骨折处上端，后捆绑下端；如用绷带固定夹板时，应先从骨折下部缠起，以减少充血水肿。⑦上肢固定时，上肢应呈屈肘位；下肢固定时，肢体要伸直。

7．搬运　常用的方法有担架、徒手搬运等方法。应注意：①确保呼吸道通畅，昏迷或有呕吐窒息危险者要侧卧或俯卧于担架上。②脊椎骨折者必须三人以上同时搬运，切忌一人抱胸、一人搬腿的双人搬运。③用担架搬运患者时，一般头高于脚，而休克患者头略低于脚，行进时患者的脚在前、头在后，以便观察病情。

8．监护与转运　现场急救后，尽快将患者转运至有条件的医院做进一步处理，如途中病情突然变化，应立即进行相应的抢救。有生命危险又有手术条件时，也可途中做损害控制手术。

## 五、院内救治

严重创伤患者有三个死亡高峰：第一个高峰在伤后 3 ～ 5 分钟，约占总死亡人数的 50%，主要死因为严重颅脑伤、心脏大血管伤等；第二个高峰在伤后 6 ～ 8 小时，约占 30%，主要死因是颅内血肿、血气胸、肝脾破裂、急性呼吸和循环衰竭等；第三个高峰在伤后数天或数周，主要死于并发症，如严重感染、急性呼吸窘迫综合征（acute respiratory distress syndrome，ARDS）、多器官功能衰竭等。

院内救治和院前救治一样，要体现“时间就是生命”的“时效性原则”，同时要以创伤科为主，各相关专科为辅的“整体性原则”，整合资源，综合救治。

关于救治的程序国外已有较成熟的经验。1985 年 West 首先提出严重创伤或多发伤救治的 VIP 救治程序。经过多年临床实践，已改为 VCOIP，这是院内救治非常有效的策略和规范。VCOIP 各字母代表的意义如下：

1．V（ventilation）——通气　首先要保持呼吸道通畅和给氧。为此，要迅速清除口腔、咽部等处的血凝块、呕吐物等污物；鼻导管给氧，放置口咽通气管，必要时做气管切开和辅助呼吸；对昏迷患者应尽早做气管插管，颌面及喉部损伤严重时可做气管切开；胸部伤导致通气障碍时做气管切开和胸腔闭式引流；对开放性气胸用纱布填塞伤口，予以包扎，以防纵隔摆动；对张力性气胸应做胸腔闭式引流。

2．C（control bleeding）——止血　用敷料加压包扎以控制外出血。大血管伤经压迫止血后迅速做结扎或吻合手术，穿刺或灌洗显示腹腔内有出血时应剖腹探查止血。

3．O（operation）——手术　如病情危急，时间和伤情不允许做过多检查时应尽快手术，否则将延误抢救时机。手术的目的是控制出血，修复或切除受损组织和器官，清除血肿和减压。常见的紧急手术有颅内血肿清除或骨瓣减压术、开胸探查止血、胸腔闭式引流、心脏穿透伤修补、肺裂伤缝合、腹部探查、脾切除、肝修补、肠切除、肠吻合、血管结扎或吻合等。

4．I（infusion）——灌注　为了保持良好的血液灌注和纠正缺氧，尽快建立多条液体通道，有腹部伤时忌用下肢静脉通道，依出血是否已控制决定补充血容量，以防休克发生和加重。第 1 小时输平衡液和血液 2000 ~ 2500ml（其中血及血浆代用品 > 400ml）。如确定止血需时较长（> 30 分钟），可酌情使用抗休克裤。有酸中毒者，补给碳酸氢钠，静脉输入 7.5% 高渗盐水可改善血流动力学，提高生存率和预后效果。输入量为失水量的 10% ~ 20%，10 ~ 15 分钟可输入 200 ~ 400ml。但是，出血未能控制时输液可能会加重出血，故需慎用。

5．P（pulsation）——搏动　监护心脏搏动，维护心脏功能，及时发现和处理“心脏压塞”征，确保心脏搏动正常。

## 参考文献

[1] 王正国．创伤外科学．上海：上海科技出版社，2002：41-61.

[2] 都定元．多发伤严重度评估 // 张连阳，白祥军主编．多发伤救治学．北京：人民军医出版社，2010：51-62.

[3] 蒋崇慧．多发伤院前急救 // 张连阳，白祥军主编．多发伤救治学．北京：人民军医出版社，2010：139-152.

[4] 朱佩芳．创伤评分 // 王正国主编．创伤学——基础与临床．武汉：湖北科技出版社，2007，36-57.

[5] 刘国龙，王灿，都定元编译．简明损伤定级标准 2005. 重庆：重庆科技出版社，2005，1-3.

[6] Rignault DP，Deligy MC. The 1986 terrorist bombing experience in Paris. Ann Surg，1989，209（3）：368-372.

[7] Frykberg ER. Medical management of disasters and mass casualties from terrorist bombing. How can we cope? J Trauma，2002，53：201-202.

[8] Singer P，Cohen JD，Stein M. Conventional terrorism and critical care. Crit Care Med，2005，33（1）Suppl：561-565.

[9] Miller-Keane，O'Toole MT. Miller-Keane encyclopedia and dictionary of medicine，nursing，and allied health. 7th Edition. Netherlands：Am ster dam，2003.

# 第 2 章

# 中国严重创伤救治的规范

姜保国　韩　娜

科学在不断进步和发展，很多疾病逐渐得到了控制，甚至被消灭，可是创伤的发生数量却在逐年增加。目前，创伤已经是现代社会一个极其突出的问题。每年全世界有 580 万人死于创伤，还有更多的人致残。其中，中低收入国家的创伤死亡占全世界的 90%。随着我国城市现代化建设进程的加快，各类创伤的发生率明显增加。据 2007 年 8 月中国卫生部发布的《中国伤害预防报告》显示，我国每年因各类伤害导致死亡为 70 万～ 77 万人，占死亡总人数的 9% 左右，是继恶性肿瘤、脑血管病、呼吸系统疾病和心血管疾病之后的第五位死亡原因，因此，创伤已经成为影响社会经济和安定发展的重要原因之一。其中，现代创伤以高能量损伤为特点，如交通事故伤、高处坠落伤，以及矿井、矿山及桥梁、隧道坍塌压砸伤等造成的严重损伤，使创伤导致的死亡人数越来越多。根据创伤医学的发展和我国创伤临床与科研的进展，大家认为创伤不是一个纯医学问题，而是一个公共卫生体系的问题，需要社会和政府共同重视、共同面对，寻找创伤防治研究的突破点，最终有效地减少创伤的发生，提高创伤救治成功率，降低死亡率和伤残率，减轻社会和人民在经济、精神上的沉重负担，这也是创伤医学界不懈努力的方向。

## 一、创伤学的发展

一直以来，学者们对于“创伤”的概念意见并不一致。例如，《道兰医学词典》（Dorland’s Medical Dictionary，1974 年版）的解释为：“创伤（trauma）是一种外伤（wound）或者损伤（injury），它是由物理因素所致的具有人体正常结构连续性破坏的损伤”；《辞海》（1979 年版）的解释为“创伤是伴有体表组织破裂的一种损伤”；《现代科学技术辞典》（1980 年版）的解释为“创伤是一种机械或物理因素引起的损伤，亦称外伤”。

现在广为接受的创伤的含义可以分为广义和狭义两种。广义而言，创伤是指各种物理、化学和生物等外源性致伤因素（包括机械力、化学性、生物性、电击和高热等因素）作用于机体，导致体表皮肤、黏膜和（或）体内组织器官结构完整性的损害，以及同时或相继出现一系列的功能障碍和精神障碍，其外延几乎等同于伤害，涉及日常的创伤、自然灾难损伤、人为灾难损伤等。狭义地讲，创伤是指机械力量传给人体后所造成的机体组织结构完整性的破坏和（或）功能障碍。此类创伤多取决于致伤物的重量和加速度。狭义的创伤是日常创伤的主要类型。

在医学的发展历程中，创伤医学是最先出现的医学的分支学科。人类在与大自然斗争的过程中，最早被注意和最常发生的疾病就是创伤，如跌伤、碰击伤、锐器伤等。长期以来，创伤仅仅被当作外科学的一个病种，对于创伤研究的主要内容就是各种创伤的诊断和救治。随着科学的发展和学科的细化，创伤医学已经成为一门独立的学科，即创伤学（traumatology）。众所周知，一个学科的构成，有史、论和应用三个方面。创伤学医学的模式发展经历了哲学模式时期、生物医学模式时期和生物 - 心理 - 社会医学模式时期三个主要发展阶段。尤其是近几十年，创伤医学在创伤流行病特点、创伤的发病机制、组织修复、院前 - 院内救治体系、创伤评估和重症监护治疗等方面取得了重大进展。同时，从微观的研究来说，微循环、自由基、激素受体、前列腺素类物质等创伤时的变化和作用受到了重视；白介素、肿瘤坏死因子、干扰素等免疫活性因子在创伤后的变化及意义也在深入探讨中；各种生长因子和骨形成蛋白的基因表达在创伤修复中的作用也取得了初步的研究成果。一门新的分支——分子创伤学正在形成。但不可否认的是，在中华人民共和国卫生部原《医疗机构诊疗科目名录》和国家标准化管理委员会的“学科分类与代码”中，创伤尚不是一门独立的学科，仍需要创伤界的各位同仁共同努力。

创伤医学模式随着医学的进步而飞速发展，模式的转变极大地提高了创伤救治的水平。其发展主要经历了以下几个时期：

### （一）哲学模式时期

这是从史前到16世纪末的一段漫长历史过程。在这段历史时期中，人们从不自觉地按照经验处理日常的损伤开始，到形成了某些理性的认识，通过一系列的哲学学说来解释疾病和创伤，使医学在一定程度上由自我经验上升为系统理论。在文艺复兴时期，基于观察和实验的科学开始萌芽。在医学实践中，人们对于火器伤开始尝试采用伤口包扎、切开和缝合等方法，使疗效大为提高。

### （二）生物医学模式时期

生物医学模式时期是从17世纪初到20世纪60年代，这是现代医学形成和发展的时期，也是创伤医学迅速发展的阶段。在这段时间里，形成了很多独立的医学基础学科，如解剖学、生理学、病理学等，并进而发展成为完整的基础、临床和预防医学体系。另外，在这段时间内，由于局部和世界性的战争，使创伤医学在疾病的认识和治疗上有了长足的发展。

### （三）生物 - 心理 - 社会医学模式时期

从20世纪70年代至今，人们对于疾病和创伤的认识已经有所改变，医学不仅仅是解决患者生理上的不适，更需要在生物学、心理学和社会学三个方面来共同研究人类的疾病与健康。这对现代医学提出了更高的要求，也是对于创伤医学的挑战。创伤医学与社会医学的关系日益密切。人们注意到工作与生活均对创伤的发生有重要影响。在青壮年中，创伤是首位死因。其中，机械性损伤中以交通伤、坠落伤和刀伤为主。刀伤的比例较高，也间接地反映了当前的社会问题。从致伤原因来看，现代创伤具有“两高”的特点，即高速和高能；从创伤结果来看，现代创伤呈“两多三高”，即群伤多、多发伤多，并发症高、伤残率高和死亡率高。不同人群具有各自好发的创伤类型。另外，严重创伤后的精神、心理方面的问题具有其特异性，也获得了越来越多的关注和研究。上述这些既是现代创伤的特点，也是创伤界同仁亟待解决的问题。

在我国，创伤在1975年是第七位死亡原因，1995年升至第五位。其中，交通伤的增加占重要比例。1951—1999年，年死亡人数由852人增至83 529人，年受伤人数由5159人增至286 080人，分别增加了98倍和54倍。不可否认，创伤不仅仅是一个医学问题，更是一个社会问题和经济问题。目前，发达国家的交通事故已呈平稳和逐渐下降的趋势。相反，在中低收入国家交通事故的发生率则呈快速增加的势头。90%的创伤导致的死亡来自发展中国家，而且意外交通事故导致的死亡是发展中国家儿童和青少年意外死亡的第一位原因，因此，应该加强高发性日常严重创伤的防治工作，比如严重交通事故或者矿难问题的宣传和预防，事故发生后的人员搜救，以及伤员疏散、转运和医疗救助等。只有通过医务工作者和社会力量的合作，才能够真正发现其中的流行病学和疾病发展的规律，并能够通过有效的措施预防或者降低创伤对社会的影响和危害。

## 二、现代创伤的特点

创伤患者的病情轻重不一，变化很大，可以

从单发伤、皮擦伤，至多发性骨折、多器官功能衰竭、呼吸和心搏骤停。其中绝大部分可以通过简单的包扎、换药、回家观察解决，少部分需要留观，极少数需要抢救，但是这部分是创伤救助的工作重点。创伤患者的特点是：

### （一）致命性

前述提到现代创伤具有高速和高能的特点，因此，致命性成为当代创伤的一个重要特点。表现为：

（1）立即致命：如不抢救患者可能会立即死亡。

（2）致命性损伤：此类疾病死亡率高，如急性心包填塞、重度颅脑损伤等。

### （二）进展性

许多创伤患者在损伤发生后并无明显的严重症状，但是他们的病情尚未稳定，可继续进展，比如颅脑损伤、腹部外伤、胸部外伤等，可能出现延迟的脑出血、脾破裂、主动脉瘤破裂等问题。

### （三）诊断不明

发生创伤的患者可能是单纯外伤，也可能合并慢性疾病急性加重。无论是新发问题，还是慢性疾病加重，都可能出现诊断不明的可能。

### （四）复杂性

1．多学科交叉　如多部位同时出现损伤，骨科、普外科、胸外科、泌尿外科都可能涉及。同时，创伤后出现的单一部位损伤，如腹痛，可能是外科、妇产科等疾病的表现。

2．不典型性或多样性　创伤后患者出现的临床表现可能是由不同原因造成的。如交通事故中诱发的心肌梗死，可表现为不典型的颈部疼痛，应与外伤造成的颈部损伤鉴别；腹部损伤可能出现泌尿系统的刺激症状，出现尿频、尿急等。

3．并存多种疾病或多脏器功能障碍　创伤患者的年龄范围是全年龄组的。患者可能是不会说话的婴儿，也可能是高龄老人。随着社会老龄化进程的加速，老年患者的损伤数量不断增加。如创伤患者并存其他疾病，损伤后出现脏器功能紊乱、功能障碍或功能衰竭的情况不容忽视。

### （五）随机性

创伤患者发生损伤的时间是不均一的，可能出现在一天中的不同时间。患者就诊的时间也是随机的，多数立即就诊，少数可能自行观察一段时间后再到医院就诊。这就造成各时间段创伤患者数量变化的随机性，致使患者数量的高峰和低谷相差悬殊，进一步造成诊治过程中医护人员和场地紧张、过道加床管理困难等一系列问题。

### （六）涉法性

在医院急诊科就诊的创伤患者经常出现涉及法律的医疗问题，如打架斗殴、交通事故、公共场所的意外损伤等，涉及伤情评估、治疗周期、康复费用等问题，并可能需要出具相关的诊断证明。

## 三、创伤的分类

### （一）按照伤情程度分类

伤情程度分类是指区分组织器官的损伤破坏程度及其对机体的影响。比如，同时出现胸部、腹部、下肢、颅内损伤，以及呼吸、循环、意识等重要生命指征出现障碍时，应属于严重损伤。既往伤情的评估多根据医生的经验进行定级。近30年来，数字评估得到了长足的发展。常用的创伤伤情评分有AIS、ISS、创伤指数（trauma index，TI）、TRISS、CRAMS评分等。TI常用于院前伤情评估，ISS常用于院内多发伤患者的评价。这对于掌握伤情、制订治疗方案、判断预后和评定疗效等方面发挥了很好的作用。

### （二）按照损伤部位分类

按损伤部位分类是指人体各部位的组织器官各有结构和功能特点，受伤后病理改变不同。目前临床应用中常根据院内各专业的范围进行划分，如颅脑伤、胸部伤、腹部伤等，但这种划分对于学术交流和诊治有一定的局限性。可以采用创伤评分或者损伤程度定级标准的部位划分方法进行划分。诊治过程中可进一步根据上述评分的具体标准区分受伤的组织器官的伤情，如软组织损伤、骨折、脱位、脏器破裂等。

### （三）按照损伤后皮肤的完整程度分类

按照损伤后皮肤的完整程度可以分为闭合伤和开放伤两大类。常见的闭合伤包括挫伤、挤压伤、扭伤、震荡伤、关节脱位、闭合性骨折、闭合性内脏损伤等。开放伤多见于擦伤、撕裂伤、切伤、砍伤和刺伤等，其伤口或创面受到不同程度的污染，需要进行伤口消毒，根据污染程度进一步进行观察、换药等处理。

### （四）按照损伤造成的社会影响分类

按照损伤造成的社会影响可以分为轻度事件、一般事件、较大事件、重大事件和特别重大事件。其中轻度事件是指 3 ～ 5 人受伤或者死亡 1 人。6 人以上受伤归为一般事件。一次事件受伤 30 ～ 49 人，其中死亡和危重病例超过 3 例的为较大事件。一次事件受伤病例达到 50 ～ 99 人，其中死亡和危重病例超过 5 例，称为重大事件。一次事故受伤人数超过 100 人，且危重患者较多，称为特别重大事件，多是由于自然灾害、重大事故灾难（交通事故、矿难、恐怖主义威胁等）、公共卫生事件等原因造成的。

## 四、院前和院内创伤救治现状

### （一）院前创伤救治

1．院前救治模式　院前急救机构的运行模式决定了院前创伤的救治模式。目前，按不同等级城市的不同特点，可分为经济发达的大城市、经济欠发达的中小城市以及经济相对落后的乡村。我国的院前急救具有代表性的运行模式有以下六种：

（1）单纯院前型：急救中心单独从事院前急救服务，无院内病房，拥有独立的指挥调度、人员和车辆，全市院前急救统一指挥。代表性城市有北京、上海。

（2）院前、院内结合型：急救中心包括院前急救和院内病房，既从事“120”的院前急救工作，又从事医院病房的诊疗工作。代表性城市有沈阳。

（3）依附型：急救中心与医院合二为一，急救中心是医院的一个科室，承担院前急救工作。代表性城市有重庆、海口、深圳等。

（4）单纯指挥型：急救中心仅承担城市急救体系车辆、人员的调度指挥工作。代表性城市有广州、成都、珠海、汕头等。

（5）联动型：城市急救电话“119”“120”“122”“110”四台联合为一体，负责城市的医疗急救、公安和消防的联合调度指挥。代表性城市有南宁、苏州等。

（6）消防型：急救中心隶属于城市消防队，并与警察、消防共同使用一个报警电话号码。代表性城市有香港。

在现代急救模式上，国际上存在着以美国为代表的英美模式和以法国为代表的巴黎模式。英美模式主要强调的是快速转运，院外急救人员以医助人员为基础，现场的工作非常简单，优先考虑的是迅速向医院急诊转运患者，其职能接近于急救员。与此不同的是，在法国，有“紧急医疗救助中心”进行院前急救分类并在处置后直接将患者运往具有处理能力的相关机构。当患者存在生命危险时，紧急医疗救助中心的调度医生会派一组具有抢救复苏能力的急救专业人员和急救车，即移动 ICU 前往现场。急救车配有全套的抢救及监护设备，能现场进行所有在急诊室进行的抢救。经过抢救的患者可直接被送进专科病房或者急诊室，继续完成有效的治疗。而我国各地的急救中心两种模式兼有，以北京为代表的综合救援体系接近于巴黎模式，但还不够完备。多数中小城市仅做简单处理，将患者尽快运送至就近的医疗机构，接近于英美模式。但这种医疗转运仅仅到达急诊科，不能直接转入相关科室，使急诊科始终是各科危重症的接诊科室。而且，由于调度只负责派急救车，不负责与各医院急诊科联系，导致接诊医院毫无准备，只能被动接收患者。各大医院急诊科经常超负荷运转，对于突发的群体事件或者集中出现的单发严重损伤患者，急诊医生也只能疲于应对，应接不暇，无法提早启动应急措施。总体来讲，我国院前创伤救治的总体水平仍然处于初级和探索阶段，与发达国家相比，我国目前院前创伤救治最常用到的是止血、包扎、固定和搬运四项基本救治措施，创伤急救时间相对较长、生存率较低、致残率较高，亟待进一步提高和改进。

2．院前救治存在的问题　与发达国家相比，我国的院前急救也存在着一些问题。

（1）院前急救队伍参差不齐，管理多样。以“120”调度人员为例，对全国12个大中城市“120”调度人员状况的调查显示：“120”调度员中，医疗专业占39.5%，护理专业占45.2%，其他专业占15.3%；其中本科占41.3%，大专及以下学历占58.7%。由于不同地区院前急救模式不同，出诊的医护人员所属单位也不尽相同，有的是院内急诊医生在出诊，有的是急救中心的医生在出诊。另外，由于急诊科病种复杂，有的患者病情危重，各种事端发生率高，医疗纠纷隐患大，而医院对于急诊科的政策倾斜不够，造成部分地区院前急救人员存在年轻化、临床经验稍欠缺等问题。

（2）缺乏统一的院前创伤救治流程和细致的培训。在严重创伤救治的过程中，急诊医护人员常年奋战在临床第一线，从事救治的人员缺少统一的救治规范流程，也缺乏系统的专业训练。这就存在知识老化、技术落后的可能，增加了抢救中因为医源性误操作导致的损伤，增加了死亡率和致残率。同时，由于缺乏统一的训练和交流，不能为医院提供有效的伤员信息和伤情介绍，导致院内医生需要完全重新开始检伤分类的工作，降低了严重创伤和群发伤处理过程中的效率。

（3）院前、院内各环节缺乏有效的衔接。严重创伤后的即刻死亡和早期死亡在创伤的三个死亡高峰中占较大比例。伤员生存与死亡的时间窗很窄，稍有耽误即丧失最佳抢救时机。能否在“白金10分钟、黄金1小时”内进行准确的诊断与治疗往往比伤情本身更影响生存率。“黄金时间”是创伤救治的关键干预阶段，而院前急救的医疗行为直接影响着这一关键时间。基于这一理念，存在两个主要的关键环节：一是现场急救人员抢救和复苏的能力；二是院前、院内衔接是否紧密有效。事实上，大多数城市目前缺乏院前、院内的衔接，只有在急救车到达医院后，院内急诊医生才知道送来了伤员。即使急诊医生立即接诊并开始对伤情进行了解，进而着手安排抢救人员、抢救设施、费用手续等工作，救治工作也会在准备过程中花费相当长的一段时间，而且不时出现因相关急诊医生在参加其他抢救而无法立即赶来参加救治的情况。很可能伤员不能在第一时间得到最有效的救治，进而出现延误病情，甚至造成致命性的后果。另外，由于我国“110”“120”“119”“999”并存，缺乏即刻的信息共享，求救患者经常同时拨打不同电话，导致多量救护和应急车辆到达现场，出现紧急医疗资源的浪费。同时，由于出车而没有执行接诊，存在出车费用的问题，容易造成医患间诊费纠纷。

### （二）院内创伤救治

1．院内救治现状　院内急诊的运行模式决定了创伤患者抢救的效率。目前，对于经济发达的大城市、经济欠发达的中小城市以及经济相对落后的乡村，急诊工作方法也不尽相同。我国院内急诊具有代表性的模式分为大急诊和小急诊两种。一种是大急诊，是指急诊科具有完善的内、外科诊断和救治能力，配备独立的手术间和相应的术后监护条件，能够独立完成急诊危重患者的抢救工作，代表性医院如解放军总医院。另一种是小急诊，这也是大多数医院采用的模式。该模式下，急诊科的主要职责是快速有效地诊治患者，对于危重患者，及时与专科医师交流，请专科医师协助诊治。相对来说，对于严重损伤患者或者群发伤患者，急诊更像分诊台，进行院内的检伤分类。但无论是大急诊，还是小急诊，与专科的结合和沟通都是十分必需的。但是目前的院内衔接和科室间的合作并未达到预期的目标，患者收治重叠、技术支持和资源应用不合理的现象仍然广泛存在。

2．院内救治存在的问题　院内救治也存在着与院前救治类似的问题。

（1）缺乏高效的院内创伤救治流程和培训。各地由于院内条件的不同，以及医护人员素质的不同，救治水平参差不齐。尤其是对于群发伤和严重创伤的抢救，扎实的基本功、正规有效的救治流程能够起到降低患者死亡风险的关键性作用。

（2）急诊和各科室间缺乏有效的衔接。由于目前急诊模式的局限，患者的复苏能够在急诊完成，但是手术和进一步的监护必须相关科室的进一步协助，这就导致了目前急诊的作用类似于缓冲带。由于设备条件的局限，急诊外科医师对严重创伤患者的救治只有协助及建议权，没有真正的治疗权。而由于各专科之间会诊时间不同，信息沟通不畅，容易出现病情延误的可能。如何能够有效、快速地建立联系，使相关专科医生到达急诊，为危重患者的抢救和手术赢得时间，仍然需要进一步的沟通和有效的衔接。同时，急诊作为突发性多发伤、群体事件的院内第一处理现场，由于大量患者同时就诊，死伤人数多，再加上家属来医院后情绪不稳及对环境不熟悉，容易出现局面混乱的可能。增强急诊和医院管理层以及各专科的衔接，对于有效处理突发性群体多发伤，保障人民生命的健康安全有着积极的意义。

（3）过度专科化导致整体救治能力低下。由于严重创伤患者多属于多发损伤，不同组织器官同时受到损伤，容易出现复合的损伤所引起的连锁反应，如多器官功能衰竭、全身免疫炎症反应综合征等。但是目前医院分科过细，缺乏应对多发伤的专业救治团队，通过会诊进行相关专业的指导不能保证患者治疗的时效性和完整性，直接影响了专科救治能力，因此，亟待提高严重创伤的综合救治水平，建立完善的救治流程，强化专业化救治规范，降低致死率及致残率。

改革开放以来，我国的经济得到了飞速的发展，人民的生活水平有了显著的提高，国内的医疗水平也得到了快速提高，尤其是专科救治水平已经达到或者接近国际先进水平。严重创伤常涉及多个器官、多系统的损伤，需要多个学科联合的整体救治，而我国这种多学科的联合救治并没有像专科救治一样同步发展，从而呈现出专科救治能力强但整体救治能力弱的现象。这与我国的经济发展水平是不相适应的，与现阶段国内总体的医学水平是不相适应的，与各学科专业的学术进步水平是不同步的，因此，结合我国国情，建立科学、高效的创伤急救体系，建立完善的救治流程，强化专业化救治规范是提高我国严重创伤综合救治水平、降低严重创伤的死亡率和伤残率的关键之一，也是目前我国公共卫生领域中的一项重要任务和需求。

## 五、创伤学的发展方向

### （一）规范化救治

规范化救治是创伤学发展的基本途径。规范化有两方面含义，一是创伤救治模式和理念的规范化；二是创伤救治流程和具体救治方法的规范化。目前，因为创伤救治模式的不同，在不同模式之间，同一类型的创伤的伤情评估和处置也各不相同，创伤救治从业人员的技术能力和专长更是良莠不齐，上述问题已经成为限制创伤学发展的一个重要阻碍因素。只有及时建立创伤救治团队，在创伤救治过程中各个环节逐步统一认识，实现伤情评估和创伤患者处理的规范化，才能不断促进先进的救治模式并为同行学习和借鉴。更重要的是，应逐步建立起创伤从业人员的准入制度和行业标准，促进创伤救治团队救治水平的提高，并积极开展规范化培训和资质鉴定。同时，可以根据各个等级医院规模大小和救治能力的差异，建立相应的创伤救治部门的建设标准，以推动创伤救治硬件和软件相配合的规范化建设。另外，规范化的救治不仅可以适用于日常严重创伤患者的救治，同样也适用于灾难医学的范畴。灾难的发生具有不确定性，往往会造成大规模伤亡事件，由此造成的大量人员伤亡会扰乱当地正常的医疗服务秩序。通过规范化的检伤分类、有效的信息联动以及积极的社会动员和人员安置，能够在一定程度上减少灾难造成的人员伤亡，降低致死率和致残率。

### （二）院前、院内一体化救治

院前、院内一体化和信息联动是实现创伤救治时效性和整体性的关键。目前，国内创伤救治大多仍处于各自为政的局面，院前、院内之间缺乏联系和沟通，且院内各个科室也常常在救治顺序、手术安排和用药选择等方面存在混乱，导致时间延迟和处理冲突，甚至出现丧失手术及抢救时机的情况。院前、院内一体化救治体现在充分进行院前、院内信息共享和信息联动。同时，院内也需要建立创伤救治的专业团队和救治呼叫体系，综合强化救治的整体化和时效性，增强救治各环节中的协调配合，包括院前与院内、急诊与科室，以及科间合作和科内协调，充分做到无缝交接，力争节省救治过程中的每一分钟，使救治人员能够快速协同进行诊治，充分提高救治的效率和成功率，这才是严重创伤救治的关键。只有实现了创伤流程环节科学化管理，合理解决患者收治重叠及技术支持等问题，充分利用体系内各环节，尤其是重症监护治疗环节的医疗资源，才能达到有效救治患者的目的。必要时，可以通过流动的方法，使医疗资源随医疗环境和需要而变化。这样在医疗资源不能负载时，对于救治病情危重、高难度复苏的患者，或在同一时间救治大量危重患者和群发伤危重患者的过程中可以发挥不可替代的作用。

### （三）专业化救治

专业化救治是创伤救治模式发展的基本要求。创伤学是一门涉及多学科的综合学科，专业化的院内急救队伍是提高抢救成功率的保障。只有针对创伤患者的特点，做到创伤救治团队专业化发展，具备有别于其他学科的优势，才会有创伤学发展的生命力。这就要求他们对创伤患者各部位损伤的内在联系和整体影响具有深入的认识，同时，做到一专多能，既要专业化，又是多面手。对于复合伤和严重伤的患者既能够进行及时科学的复苏治疗，在必要时，又能够进行有效的手术抢救，这将对于严重创伤的救治具有重要意义。

### （四）电子化管理和信息数据库建设

建立创伤救治的信息平台，实现电子化管理，从而实现对严重创伤急救现状的调研，可以探索出适应当前社会条件与现状、满足广大群众需求的高效、科学的严重创伤急救治疗体系、救治路径与流程，为提出和建立严重创伤救治规范、预警指标、预警系统提供循证医学的数据支持。随着科技的发展，信息的联动在技术上已经不再是非常困难的问题。但是，如何能够通过合理的布局，实现有效的管理、信息的快速传送和科学记录，仍然是实际工作中不可避免的一个难题。利用语音识别记录信息、院前与院内共享信息终端以及呼叫群发等技术，对该问题的解决会有所帮助。通过统一的建设，建立全国创伤数据库，为创伤的诊治提供必要的数据和信息，从而指导进一步的改善，提高创伤救治水平，提高抢救的成功率，是创伤学发展不可或缺的重要内容。

## 六、“严重创伤救治规范的研究与推广”项目介绍

由于在严重创伤救治过程中存在诸多的前述问题，所以，迫切需要对严重创伤救治过程中所存在的问题进行系统的研究，并建立具有中国特色、符合不同规模城市的严重创伤救治规范。

2005 年 10 月，由北京大学人民医院创伤骨科联合北京大学第一医院、北京大学人民医院及北京大学第三医院的急诊科、创伤科、神经外科、胸外科、外科监护、康复科等多科室，以及北京大学公共卫生学院和北京市公安局交通管理局等多个单位组成了北京大学交通医学中心。

北京大学交通医学中心的成立旨在利用北京大学医学部的医疗资源，形成集交通创伤系统救治、康复和交通创伤流行病学研究于一体的交通创伤研究中心。中心的学术定位是在我国建立与国际接轨的交通医学研究中心。该中心的主要任务包括：我国主要城市和地区的交通创伤救治的现状调研，学习和推广国际先进的救治理念，制定中长期交通创伤救治系统整体规划，构建布局合理、管理科学、快速有效、国内典型的交通创伤急救系统模式，从而促进中国交通创伤救治接近或达到国际先进国家的水平。

北京大学交通医学中心在探讨救治交通创伤的同时，将视野放到创伤整体评估和系统救治上，中心专家组成员先后赴德国、澳大利亚、日本、韩国、美国以及中国香港等多个国家和地区进行了创伤救治体系考察。2006 年北京大学交通医学中心与澳大利亚乔治中心合作，启动了交通创伤流行病学、创伤救治程序及提高救治效果的系统研究。同时，中心在国内多个城市和地区开展了交通创伤救治的现状调研，分别完成了北京市急救中心交通创伤院前救治回顾性研究、天津市塘沽区交通创伤救治现状调研、深圳市道路交通损伤流行病学前瞻性研究以及北京大学人民医院急诊道路交通损伤患者流行病学研究等，并于 2010 年 4 月成功举办了首届北京大学交通医学论坛。在此次论坛中，与会专家们充分肯定了中心的前期研究，并对中心的主要研究方向进行了定位，即国内严重创伤救治规范的研究与推广。

同时，北京大学交通医学中心、解放军第三军医大学大坪医院野战外科研究所、北京急救中心、北京大学公共卫生学院等部门向卫生部、科技部等相关部门提出了国内严重创伤救治规范化救治体系建设的建议。该建议得到了相关部门领

导的重视，2010年卫生公益行业专项首次对严重创伤救治进行立项。北京大学交通医学中心的申报项目“严重创伤救治规范的研究与推广”依靠其踏实的科研基础、规范的设计和丰富的实施内容获得了评审专家的一致认可，并获得了2010年卫生公益性行业专项课题资助。

近3年来，在卫生部公益性行业专项的支持下，北京大学交通医学中心及全国50余家医疗机构共同参与，在全国范围内进行了严重创伤救治规范的摸索与实施。本项目在北京、重庆、大连、唐山、柳州、天津滨海新区6个不同级别的城市进行了试点，通过严重创伤信息平台建设、院前及院内严重创伤救治人员的规范化培训、严重创伤救治联动系统的研究、救治预警系统的研究四个任务单元的研究与实施，在全国层面组建“创伤救治培训专家委员会”；建立了国内创伤信息联动研究基地、救治人员专业培训基地；制定了《严重创伤救治规范》《严重创伤院前急救教程》及《严重创伤院内救治教程》等一系列严重创伤救治相关规范；在2年多的时间内举办了约30次创伤救治专业培训班；培训了约1000名专业化院前急救人员和2000名院内专业救治人员，从整体上提高了50所创伤救治机构的救治水平。

该项目的实施围绕着“一个区域”“两个链接”“三个团队”的原则在试点城市或地区具体实施。“一个地区”是指项目具体实施的区域。不同于以往的科研项目，本课题的试点城市的实施需要与地方政府合作，通过地方政府组织该地区的相关医疗单位参与，逐步建立规范的院前、院内救治流程，最终形成试点城市区域性严重创伤救治体系；“两个链接”主要是在试点城市或区域加强院前救治与院内救治的链接，强化院前、院内信息交换，强化急诊与各专科之间的信息交换，从而建立规范的救治流程和整体的救治体系；“三个团队”是指院前救治团队、急诊救治团队和专科救治团队，在建立规范的救治流程和整体的救治体系的同时，提高三个团队的相互合作，并通过规范化的培训提高整体救治水平。

本项目按照上述方案在10余个不同规模和级别的试点城市和地区开展，在项目取得进展及成果的同时，项目组也向政府提出建议，以不断完善不同规模、不同等级城市的严重创伤救治体系。通过本项目的实施和推广，建立符合中国国情及不同地域特点的严重创伤救治体系，切实提高我国整体严重创伤救治的能力和水平，以期降低严重创伤患者的死亡率和伤残率，进而提高国人的平均寿命。

## 参考文献

[1] Pless IB. Keys to success：WHO’s world report on violence and health，Montreal declaration，motor vehicle injuries. Inj Prev，2002，8（3）：173-174.

[2] Sminkey LA. WHO update：finding a common vision for injury prevention. Inj Prev，2006，12（3）：171.

[3] Daher M. World report on violence and health. J Med Liban，2003，51（2）：59-63.

[4] World report on violence and health. NSW Public Health Bull，2002，13（8）：190.

[5] Mock C. WHO releases guidelines for trauma quality improvement programmes. Inj Prev，2009，15（5）：359.

[6] 卫生部疾病预防控制局，卫生部统计信息中心与中国疾病预防控制中心．中国伤害预防报告．北京：人民卫生出版社，2007：43.

[7] 江捍平．创伤流行病学研究与防治策略．长沙：湖南科学技术出版社，2010：288.

[8] 北京急救中心编写组．现场急救课程．北京：解放军出版社，2005：180.

[9] 北京急救中心．心肺复苏创伤救护现场急救课程．北京：解放军出版社，2007.

[10] 布林斯．公共突发事件医疗应对高级灾难医学救援手册．杭州：浙江大学出版社，2007：187.

[11] 楼滨城．急诊医学．北京：北京大学医学出版社，2008：358.

[12] 卫生公益性行业科研专项．“严重创伤救治规范的研究与推广”项目简介．北京大学学报（医学版），2011，5：638-640.

# 第3章

# 创伤救治系统的内容与管理

王天兵

创伤救治系统是在特定区域内为创伤患者组织并提供的一种全方位、科学、合理的救治系统。这种救治系统必须和当地或区域的急救医疗服务（emergency medical service，EMS）整合，更加有效地为伤者提供包括从院前到康复整个流程的全方位的救治。

区域性是创伤救治系统中的一个重要特点，因为创伤救治必须在限定的地理区域内有效、合理地利用医疗救治的资源、设备和仪器进行救治。在创伤救治系统中完成的是一项涉及多学科、多领域的救治工作，并贯穿于治疗的各个阶段。创伤救治系统的主要目标包括：确定创伤的风险因素，降低创伤发生率；提供从救治的急性期到康复期的全过程治疗，掌握创伤相关的致死率和致残率。灾难预防也是创伤救治系统中一项重要的工作内容，建立和使用创伤救治网络会大大提高自然灾害及恐怖袭击时的救治能力。

## 一、创伤救治系统的历史

大众对创伤救治系统的需求是显而易见的。但是，迄今为止人们仍然没有将创伤当作疾病。很多人认为创伤的发生是一个偶然事件。而从对个人机体的创伤、心理及经济方面的影响等各个方面来看，创伤涉及所有年龄阶段的人群。据统计，美国每年用于创伤救治的总体费用大约在2600亿美元。

现代创伤救治的理念和方法大多数是从战争的救治中逐渐积累的。伤员转运、复苏技术、复杂伤口的处理、外科紧急手术、早期营养支持及深静脉血栓的预防等技术的出现、完善和提高均来自军队治疗的经验。

美国创伤外科学会始建于1949年，当时该学会从骨折治疗学会中独立出来。1961年，在马里兰州建立了专业的创伤治疗小组。1966年相关的研究学术委员会出版了一系列的“白皮书”，包括：《意外死亡及残疾》《现代社会忽视的疾病》等，这些文件促进了创伤救治系统的建立、发展和逐渐成熟，也从国家的层面增加了对创伤的认识。与此同时，在芝加哥和旧金山分别建立了两个创伤中心。1973年在马里兰州建立了第一个相对完整的国家级急救中心及急救医学研究所。而在1971年，伊利诺伊州也建立起类似的救治机构，并且从法律上保障了创伤中心的建立。1981年，在弗吉尼亚全州范围内建立了由志愿者参与完成的创伤救治系统，并最终被美国外科学院创伤委员会（American College of Surgeons Committee on Trauma，ACSCOT）认可，作为国家标准向全国推广。

1973年，美国通过立法建立和实施了急救医疗系统，提出了行业的指导建议，并为建立区域性急救医疗服务提供了经济上的支持。国家和当地政府都尽可能地通过使用院前急救系统将患者转运到适合救治的医院进行救治。院前救治计划和流程逐渐形成，急救标准和急救技术方面也建立了系统的培训内容和培训计划。

此时，主要城市的教学医院几乎都被认证为区域性创伤救治中心，通过强有力的学术推广、法律支持和政府干预，这些中心通过统一的模式建立起区域性创伤救治系统。ACSCOT 在 1976 年出版了《严重创伤救治过程中所需要的医疗资源》，并提出了救治的评估标准。这些出版物首次为建立创伤医院确立了标准和要求，并通过不断地修正、再版，在美国甚至国际范围内成为建立创伤中心的标准。1999 年《合理创伤救治所需要的医疗资源》出版。这本书为院前急救及创伤救治制定了标准，并提出了救治效果及质量评估。另外，ACSCOT 又在 1980 年出版了《高级创伤生命支持教程》。这本教程为所有医疗救治人员统一了初期救治和进一步救治的规范及要求。

1985 年，《美国损伤》出版。这本书包括了创伤系统发展中所能够申请到的基金，并强化了流行病学调查及创伤预防的重要性。之后，疾病预防和控制中心（Centers for Disease Control and Prevention，CDC）被选择成为创伤研究机构，其工作内容包括：与政府合作进行损伤的控制、预防以及其他所有与创伤救治相关内容的研究。

1987 年，ACSCOT 又出台了创伤治疗咨询计划，为创伤救治系统的发展和创伤中心的建立提供了进一步支持。此后，ACSCOT 颁布了一系列关于创伤治疗咨询方面的文件，其中最重要的是《创伤救治系统咨询》，为创伤救治系统的评估提供了客观指导。1987 年，美国急救医师协会（American College of Emergency Physicians，ACEP）又颁布了《创伤救治系统指导》，这部文件着眼于对创伤的持续性救治并确定了创伤救治系统的重要标准。

1988 年，国家高速公路交通安全管理局（National Highway Traffic Safety Administration，NHTSA）在全国范围内建立了急救医疗服务技术评估计划和创伤救治系统发展教程，这是评估创伤救治系统各个环节以及保障救治系统有效发展的重要工具。NHTSA 还将急救医疗服务的质量标准进行了进一步的完善。标准要求创伤救治系统必须完全整合于国家急救医疗服务系统当中，并专门立法作为保证。创伤救治系统中包括的环节有：规划创伤中心、患者转运系统、检伤分类规范、创伤登记系统、公众教育系统及创伤预防系统。

1990 年，在医疗资源与服务管理局（Health Resources and Services Administration，HRSA）的下面建立了负责创伤与急救医疗服务部门（Division of Trauma and EMS，DTEMS），着眼于制定创伤救治系统的计划以规划其发展，改善急救医疗服务和创伤救治。但是，在 1995 年和 2000 年，这个创伤救治系统计划与发展项目在多个州没有能够获得资金的支持。2000 年以后很多州通过了相关立法，其中有两项主要的内容：各个州范围内创伤救治系统的发展所需要的资金由所在的州提供；将创伤救治系统的统一模板规范化并提供给各个州。创伤救治系统的模板为创伤系统的推广和发展确立了一个框架，并提供了救治的标准。这个计划在 2001 年和 2002 年又重新获得资助。之后又有新的立法进一步支持了这个项目，并确保在州的范围内加速创伤救治系统的建立。

## 二、创伤救治系统的发展

为了在区域性的范围内确定急救医疗服务标准和创伤系统，首先是要通过立法的形式明确这一系统的工作模式。第二步是要确定这种救治系统的需求。通常，在开展这项工作之前，首先是通过学术机构来回顾该区域创伤患者的治疗效果。一般这项回顾性的工作主要会关注可预防性的死亡病例。外科医生是建立及完善系统中各种救治标准的关键因素。由专门的机构整合创伤外科医生和创伤救治系统中的各种标准，以确定创伤中心在运行中所需要的各种设备，建立创伤登记系统及医疗质量保障系统。

## 三、创伤救治系统的基本因素

在美国，对创伤患者的救治中最为显著的进步就是创伤救治系统的发展。但是，资料显示只有 50% 的州建立了全州范围的创伤救治系统，还有大约 20% 的州根本就没有创伤救治系统。创伤救治系统必须具备的因素包括：救治相关信息的传输、院前救治、医院内救治和康复治疗。另外，还包括创伤预防、灾难医学、患者教育、相关研究以及合理的资金计划。充分的院前、院内信息交换系统，完备的患者转运系统，以及在每一个阶段都有接受过良好培训的救治人员，这些都是救治系统得以成功的最重要的因素。

通常情况下，医院的各种救治能力要由系统以外的机构或者人员来评估，这种评判可以邀请创伤救治系统之外的创伤专家来完成，也可以由ACSCOT来完成。救治质量的评估及改善是创伤救治系统中的重要环节，因为它会帮助我们了解系统所需要改善的方向，也能帮助维持质量评估的连续性。创伤中心要有能力为严重创伤患者提供完整的救治。将近15%的创伤患者从一级创伤中心被转运到二级创伤中心接受治疗，并从中受益。外科的领导地位是创伤救治系统在发展过程中的一个重要因素。在没有外科医生的医院，创伤救治系统很难真正发挥良好的作用。

## 四、公众信息、教育和创伤的预防

创伤性死亡有三种模式，超过半数的死亡是发生在创伤后的数分钟以内，这些患者根本没有获得急救的机会，所以，有效的创伤救治计划必须着力于创伤的预防。

大多数人并没有认识到创伤是重要的公共健康问题。增加公众意识，并让大众了解创伤救治系统非常重要。创伤救治系统还必须重视基于创伤数据的创伤预防，以及如何干预才能减少创伤的发生；要了解创伤发生的危险因素和高风险人群，通过教育或立法来改变人们的一些行为。在社区的创伤预防中还有很多预防措施也同样能起到非常重要的作用。

### （一）人力资源

如果没有高效的救治人员，创伤救治系统就不能合理地运行，所以完整的系统还要包括为救治人员提供良好的教育。这包括创伤救治系统中的工作人员、医生、护士、医疗技术人员以及其他对患者及患者家庭产生影响的人员。

### （二）院前救治

对患者在到达医院之前的救治会直接影响患者的生命。这个系统必须确保畅通和高效的救治人员，他们在现场正确地施救，并安全、迅速地将患者转运到最近、最适合的医疗机构。首先需要对医疗救治人员进行教育，以提供创伤救治初期对患者复苏、检伤分类和治疗。快速而有效的院前救治要求相关社会安全机构和医院有良好的直接合作关系，才能达到最为有效的救治。同时也需要减少重复并努力使救治更为合理、有效和经济。

### （三）医疗导向

医疗导向是为患者提供整体的救治计划。它保证救治的行动既有一定的自由度，又约束急救医疗小组（emergency medical team）必须对患者采取救治措施。医疗导向是在创伤救治设计和实施的指导建议下，保证其时效性及保证创伤救治的质量。医疗导向在提供培训、治疗、运输和操作技巧上可以为实施者提供众多的内容。

## 五、检伤分类及转运

“检伤分类”（triage）这个单词来源于法语，意思是“排序”（to sort）。在医疗行为中时，它就意味着检出及分型，并决定患者需要的优先权及适当的救治场所。分检的目的是为了进一步选择，这样才能让患者在有限的医疗资源下获得最大的利益。分检是为了能够确保将严重创伤患者收治在最具有救治能力的创伤中心，较轻的患者被转运到其他适合的对其治疗的医疗机构。

每一个医疗机构都有一套医疗资源。分检的原则在不同的地区也不尽相同，所以要建立不同的分检原则并进行改良，以满足不同地区的多发伤、严重创伤及群体创伤的事件的需要。这样，不同的分检标准要尽可能地为更多的患者提供医疗救治。在此原则下，有可能会出现个别的创伤患者并没有得到公平的医疗资源。但是分检和急诊医疗的目的是为更多的患者提供最好的治疗。

Dominique Jean Larrey 是拿破仑的首席外科医生，他首先制定了伤口处理的优先处理原则。处理的顺序是根据是否有可能失去生命或失去肢体。当时轻伤患者在完成初步处理后还会被再次送往战场战斗。

第一次世界大战期间，英国提出了“临时清

洁区”，在这里伤者根据受伤的程度和范围被划分到不同的区域。首先对相对轻伤者给予处理，而严重创伤患者在进行确定性治疗之前先予以复苏。随着战场上救治患者的人数增多，又进一步设计并制定了分检系统和分检的分级标准。根据单发伤、多发伤和群体创伤的处理原则在战场上进行处理。

救治是一个阶梯样的模式，救治首先从1级（Echelon 1）救治开始实施。2级（Echelon 2）救治是在营救场所实施。3级（Echelon 3）救治是在军队的移动外科医院进行。4级（Echelon 4）可以是在船只上的医院或国家以外的医疗机构实施。5级（Echelon 5）救治机构代表了国家三级医疗机构和康复医疗机构。每上升一个级别其医疗操作和外科手术都更为复杂。根据对患者不同的分检将患者分送至不同级别的医疗机构并根据情况逐级转运。越南战争期间，由于加强了空中医疗分检转运系统，受伤的患者可以从战场直接被运送到野战医院。这样一来，确定性手术开始实施的时间从第二次世界大战期间的6小时减少了2小时。20世纪80年代，《高级创伤生命支持教程》一书提出了创伤救治中必须掌握的技术和所需要的设备。

### （一）检伤分类的目的

检伤分类的目的是为更多的患者提供有效的救治资源，这是一个动态的评估过程，一直延伸到患者接受最终的确定性治疗。检伤分类系统要求对患者有正确的判断，并基于此判断将患者转运到相应的创伤救治中心。有研究显示严重创伤患者通过专门的创伤救治流程治疗，所治疗的结果要优于普通救治。但是，在所有的创伤患者中也只有7%～15%的患者能去到这样专门针对创伤救治的医疗机构接受治疗。理想的检伤分类系统是将严重创伤患者根据需要送至有能力接诊的医院，而将较轻的创伤患者根据地理位置的远近进行转运。由于患者伤情评估的复杂性，检伤分类系统的认识和发展经历了一个逐渐完善的过程。

检伤分类系统的第一个作用是设定检伤分类方案，这个方案的最终结果就是将所有严重创伤患者都转运到适合的医院。通常情况下，很难在现场就确定伤者的受伤程度和受伤范围，有一些特殊的生理、解剖和创伤机制的数据会表明可能发生了严重创伤，或发生严重创伤的可能性增大。这些数据和检查结果也应该整合到检伤分类标准当中，来帮助确定患者如何转运及治疗。

检伤分类的第二个作用是确定标准，包括对所要转运医院的级别所遵循的相应评分。在将患者转运到医院之前，通过无线电话将患者的信息简明地通报给医院，以便其做好急救设备及人员的准备工作。有些情况下，需要直接进行复苏来稳定患者的生命体征。还有一些情况需要首先处理的是保持气道通畅。如果能在患者到达医院之前的几分钟提前做好这些准备工作，将会大大改善患者的生存率，提高救治效果。

检伤分类的第三个作用是确定“主要创伤”。这需要在分析了伤情后完成，创伤严重度评分用于明确创伤程度。通常认为15分为可以接受的普通创伤。另外，检伤分类系统也需要确定“检伤不足”和“检伤过度”的比例。“检伤不足”是由于评分过低，而把严重创伤患者转诊到了非创伤中心接受诊治，最终导致患者死亡。“检伤过度”是指把不需要送往救治中心的患者，由于评估过度而转运到创伤中心救治。如果用损伤严重度评分≥16分来确定严重创伤，那么“检伤不足”是指将那些损伤严重度评分＞16分送到了非创伤中心接受救治的患者，这种患者的比例不应该超过5%。没有一个统一的标准来规定“检伤过度”的比例，比较容易接受的比例是30%～50%。

### （二）影响检伤分类的相关因素

创伤的检伤分类需要在所获得的信息的基础上数分钟内完成。这要根据严重创伤的可能性、生理学及解剖学的指标、创伤的机制等进行判断。但是，所有的这些指标都有一定的局限性，受到特定条件变化的限制。在检伤分类过程中急救医疗系统团队里具有经验丰富的人是非常重要的因素。

1．生理学指标　首先应用生理学指标评估创伤程度。生理学指标包括了人体的基本功能参数，如心率、血压、呼吸频率、意识状态、体温及其他生命体征。应用生理学指标的好处是容易通过检查获得。生理学指标的变化与创伤严重程度相关，也能预测患者发生死亡的可能性。但是检测生理学指标的水平和能力也会受到条件的限制。刚受伤的患者一般不会马上出现生理学指标的明显变化，尤其是年轻人，这样就可能出现检伤不足的情况。另外，如果健康成人出现明显的生理学指标失代偿现象，那就说明很可能已经发生了广泛性的创伤。

2．解剖学指标　解剖学指标是通过对物理检查进行评估，可以包括头、颈、躯干或者肢体近端的穿刺伤，以及两处或者更多长骨骨折、骨盆骨折、连枷胸、腕关节及踝关节近端的截肢、肢体瘫痪、超过全身体表面积10%以上的烧伤或吸入性创伤。解剖学指标不局限于这些部位的创伤。每一个创伤区域或者创伤系统必须根据检伤分类标准进行再次确认。

根据解剖部位判断创伤的程度相对比较困难，主要是因为依靠的是局部的物理检查。通过区域性的物理检查容易判断长骨骨折、截肢、皮肤软组织创伤，但是却容易忽视一些能威胁生命的创伤以及隐匿和严重的创伤。严重的胸部及腹部钝器伤几乎没有什么外部的表现。另外，物理检查也缺乏诊断的准确性。还有一些创伤容易在首次物理检查中漏诊，如脊柱创伤、特定类型的骨盆创伤。一般情况下，骨盆创伤在患者清醒的情况下可以通过物理检查明确诊断，但是很多严重创伤的患者往往会由于合并有头颅创伤、吸毒或者醉酒而出现神经、精神障碍。

3．创伤机制　创伤机制是指施加在身体上的暴力类型、暴力大小和方向。院前救治人员要负责评估创伤事件中暴力对机体的影响，评估创伤的能量。这些可以帮助预测创伤预后。创伤机制能够在一定程度上预测创伤的严重程度，包括高处坠落、车祸、行人被机动车撞击、摩托车超过20公里/小时车速导致的创伤，或者头部、颈部、躯干或肢体近端的创伤。如果使用检伤分类，要考虑到创伤机制因素会导致“检伤过度”的比率提高。如果联合考虑其他的检伤分类因素，如生理学指标及解剖学指标，通过考虑创伤机制会改善分检过程中诊断的敏感性及特异性。

4．年龄、并发症及环境因素　年龄会影响创伤患者的恢复，在患者的检伤分类中需要考虑年龄因素。对“老年创伤”患者的年龄有很多界定，比如＞55岁，或者＞65岁，等等。有报道显示：与年轻患者相比，老年患者的死亡率和致死率会增加。另外，因为同样的暴力会导致更加严重的创伤，所以与年轻患者相比，老年患者存在检伤不足的风险。在儿童，年龄对其死亡率和致死率的影响还不清楚。儿童在生理学和解剖学方面与成人相比有很大的区别，所以在救治的过程中，经常会需要特别的设备、器械和人员。合理的救治还包括需要确定救治的整体医疗资源。

除了患者的年龄、创伤严重程度等因素之外，是否合并慢性疾病也对死亡率和致死率有明显的影响。某些急性因素，如酒精、可卡因中毒或者使用了抗凝药物等都会对死亡率和致死率产生影响。而有些慢性疾病如心、肺、肝或肾疾病，以及高血压、糖尿病、肿瘤及神经系统疾病等都会增加创伤患者的死亡率。但是，很多合并的疾病在院前救治的时候很难被发现。低体温是大家都熟知的一种表现。低体温会延长凝血时间，增加死亡率，而持续的高热则会导致脱水。

### （三）检伤分类与评估

清晰、简明可靠的检伤分类是对患者进行有效分检的基础。急救医疗服务的经验和判断力在整个工作的完成当中也非常重要。急救医疗服务人员需要迅速评估创伤患者的情况、确认创伤机制，判断患者创伤的范围和生理状况。例如在评估与检伤分类时，机动车高速碰撞导致的股骨骨折不同于低速碰撞导致的股骨骨折，可能会有多个指标上的区别。由于没有一个“金标准”来检测评分系统的准确性，所以检伤分类中的评分结果一定要与其他已经确定的评分方法保持一致；检伤分类的评分方法也要和最终结果相关。如果评分显示的是严重创伤，则患者的预后将会比较严重。创伤评分能够为医疗人员提供很多信息，严重创伤患者通过评分来预测预后，评分好则预示着预后良好。对严重创伤患者经常需要紧急或急诊手术、更长的ICU救治时间以及住院时间。评分系统要能够在不同的场合持续、反复地应用，也可以在不同的创伤机制的患者中使用，而不需要特殊的训练和医疗设备。

1．检伤分类的方法

（1）创伤指数：创伤指数是最早使用的一种检伤分类方法，最早是在1971年由Kirkpatrick和

Youmans 医生提出的。它包括了五种不同的检测指标：血压、呼吸、中枢神经系统状态、解剖区域和创伤类型。很多研究显示创伤指数和创伤的严重性之间相关。但是，创伤指数并没有在临床上被广泛地应用。

（2）GCS：Teasdale 和 Jennett 首先介绍了 GCS。GCS 主要用于描述神经系统的功能状态，而不考虑脑创伤的类型，但不能用于院前评估。评分中所包括的三个因素反映了脑功能的状态，其中睁眼反应代表了脑干的功能，运动反应代表了中枢神经系统的功能，语言反应代表了中枢神经系统的一致性。

由于中枢神经系统创伤程度决定了患者的预后，很多现场检伤分类的工具是检测中枢神经系统功能的，包括创伤评分、改良创伤评分、CRAMS 评分以及创伤检伤分类规则。最近的研究显示 GCS 中的运动反应因素的作用等同于创伤评分，而优于创伤严重度评分，所以也有专家建议评分系统中的运动因素可以用于帮助判断是否需要将患者送往创伤中心处理。

（3）创伤评分及改良创伤评分：创伤评分首先在 1981 年由 Champion 报道，实际上创伤评分是更早出现的一种对创伤指数的改良。在使用创伤评分时，需要单独或者联合使用多项生理学指标，以更好地预测死亡率。创伤指数带来的变量（如 GCS、呼吸的影响）被认为是预测死亡率最好的指标。创伤后出现的中枢神经系统、心血管系统、呼吸系统的功能异常能直接提示创伤后数小时之内有可能发生的死亡。为了让创伤指数更加可靠，又在评分中增加了收缩压和呼吸频率，并把这种评分重新命名为创伤评分。创伤评分在 1989 年又被修正，这次修正进一步考虑到了毛细血管的充盈、呼吸的影响以及中枢神经系统创伤的可能性。

（4）CRAMS 评分：CRAMS 评分是现场检伤分类最早、最简单的一种评估方式（详见第 1 章），是针对个体的评估，可以广泛用于相对正常的、轻度异常及明显异常的创伤患者，其分值范围是 0 ～ 10 分，8 分或以下为严重创伤，是转运到创伤中心接受治疗的指征。前瞻性及回顾性研究显示 CRAMS 检伤分类是确定严重创伤较为准确的方法，其特异性和敏感性都较高，并且比较容易使用。

（5）院前指数：院前指数包括了现场测量的血压、脉搏、呼吸及意识状态，这些指标都与死亡率相关，也是影响是否需要进行手术的因素。院前指数是预测是否需要急诊手术的一个敏感指标。急诊手术有可能会挽救患者的生命，特别是在创伤刚发生的 4 ～ 72 小时之内。

2．创伤检伤分类法则　创伤检伤分类法则（trauma triage rule，TTR）是 1990 年由 Baxt 及其同事提出来的，包括了血压、GCS 中的运动反应，以及解剖区域和创伤类型。在创伤检伤分类法则中，确认严重创伤患者的敏感性及特异性均为 92%。创伤检伤分类法则在维持一定的“检伤分类不足”比例的情况下，有可能会减少“检伤分类过度”。但是到目前为止，这种分类方法仍然没有被广泛地采用。

3．简单的检伤分类及快速处理的启动系统　在群体伤亡事件或灾难事件中，急救医疗服务人员使用检伤分类启动系统。这套系统的目的是迅速分检大量的患者。方法相对简单，培训也相对容易。主要集中评估四项生理变化，包括评估患者的行走能力、呼吸功能、各个系统的充盈灌注情况及意识水平。根据评分结果将患者按照需要转运的类型分为三类：立即转运、延迟转运，以及需要进一步评估。如果患者能够行走，就可以划归延迟转运组；如果不能行走，就需要评估呼吸情况。如果呼吸频率＞ 30 次 / 分钟，患者需要立即转运；如果呼吸频率＜ 30 次 / 分钟，则需要评估循环充盈状况。如果毛细血管充盈时间＞ 2 秒，则需要立即转运；如果毛细血管充盈时间＜ 2 秒，则需要评估患者的意识状态。如果患者的意识状态不佳，不能够遵循指令，则需要立即转运，其他情况则可以延迟转运。纽约消防局在 2011 年美国“9·11”灾难事件救治中就使用过此系统。

4．创伤现场的联合评估　目前，大多数现场评估标准是基于生理标准，但也有一些其他的方法评估创伤患者的严重程度，如创伤机制的评估、解剖区域的评估、创伤类型的评估、既往病史的评估等，以确定是否需要将创伤患者转运到创伤救治中心接受救治。现场的联合评估也需要使用其他的信息，一起用于评估创伤患者。

（1）美国外科学院现场检伤评估系统：美国

外科学院现场检伤评估系统是一系列更加复杂、更加高级的伤检评分条目，在《创伤患者合理救治的医疗资源》中有详尽的描述。这些条目叙述了创伤患者出现什么样的生理和解剖变化方为被转运到创伤中心接受救治的指征。另外，在导致创伤的机制方面也有一些共同的因素。作为特别的指征和标准，经过确认可以将患者转运到创伤中心接受治疗。最后，如果在院前救治中观察到患者创伤严重，也可以考虑将患者转运到指定的创伤中心。这套检伤评估系统在美国被广泛地应用。

(2) 群体创伤患者的检伤分类：如果使用在多个患者以及大规模伤亡情况下，则需要将检伤分类原则进行改良。单一创伤患者的检伤分类相对比较直接。院前救治是为特定区域制定的创伤系统，根据特定的检伤分类标准评估患者。如果患者符合严重创伤标准，就会被送往最近的创伤中心。对多名创伤患者救治时的原则是相同的，但是还需要在现场判断哪些患者更需要优先。如果创伤中心有足够的资源，应尽量将所有的严重创伤患者转运到创伤中心，以保证严重创伤患者都能够获得有效的治疗。如果在特殊情况下区域性创伤救治中心的负担太重，也可以考虑向其他的创伤中心转运。

在大规模创伤性伤亡发生时，检伤分类是单独的系统，并且要优先使用，这种系统不同于单发伤和多发伤。在大规模创伤性伤亡救治中，区域性创伤中心的医疗资源可能会满负荷，这样，首先要将救治机会提供给最紧急、最需要救治的患者，并且是应该能够救治成功的患者。

如果一个严重创伤患者在救治中可能会消耗掉大量的医疗资源，那么他（她）的检伤分类优先权就会降低。必须将有限的医疗资源集中于能够广泛获益的患者。这种处理模式是为了让更多的患者能够享受到有效的治疗。这种情况下的检伤分类在实施起来会有一定的困难，因为必须要在有限的信息当中作出抉择。经验丰富并接受过良好训练的医务人员能够在现场完成检伤分类并作出决定。医生可能是实施检伤分类的最佳人选。但是在这个时候医生有可能会去救治患者，而检伤分类就会由其他人完成。为了能够随时给患者提供合理的治疗，需要定期在区域性的救治系统当中进行灾难救治的培训和演练，这一点非常重要。在这样的培训和演练中，要尽量涵盖所有类型的创伤患者，以明确和纠正可能存在的问题。

### （四）灾难处理的检伤分类

对灾难的检伤分类，无论是针对自然灾害还是人为的因素，都要求急救医疗服务机构、医院、消防部门、警察及公共健康部门的通力合作。在危机环境中多组织的合作能够使得工作更加有效、更加直接。良好的组织结构、动态的信息交换以及根据前面的信息所作出的决策是整个灾难救治的关键，这些因素也决定了灾难现场评估的质量、现场人员安排的合理性、灾难的现场控制力、人员工作的有效性和现场救治的操作。

统一发布指令和控制的理念首先由军方在战争状态下应用，能够使得其关键人员持续监测并掌控战场上的情况。1970 年，美国消防局将指令和控制理念应用到对意外事件的处理中。在这个框架结构下，救治人员发出指令并控制灾难地点的所有资源，并连续地将灾难现场内的信息传输到事件指挥中心，从而决定如何才能够最好地实施救治资源的分配。

事件指挥中心包括了 7 个主要的工作小组。如果是小规模灾难，可能一个人就能够完成这 7 个方面的工作。如果是大规模的灾难，可能会要求更多的人员来完成这些工作。事件的总指挥负责整体的救治及恢复性工作。在其下还应该有这样 7 个指挥小组：运行操作、逻辑规划、制订计划、财务管理、安全保证、信息收集及协调联络。每个小组的指挥官都有明确的授权及职责范围。他们要将现场信息持续地传递到指挥中心，以帮助指挥中心对救治工作和恢复性工作作出计划，并指出努力的方向，这样才能使得有限的资源和人员发挥最大的作用。

在灾难现场中要划分出一个操作处置区。这个区域仍然处于危害区域内，灭火工作和抢救工作就在这一区域进行。医疗以及其他相对不是必需的人员要离开这个区域。接受了简单处置的伤员也会从这个区域被转移到医疗区。医疗区是第二个区域，是接受原发性伤亡人员的区域，在这里急救医疗系统成员完成患者的检伤分类及实施初步救治，再将患者转运到相关医院或者把患者送到更远的接受区域，并再次进行检伤分类、处置和转运，这一级的接受区域相对更加安全。将大多数能够行走的患者尽可能转移到这一级的区域接受诊治。这个将患者分级转移的过程称为“聚合”。在医院的急诊之前需要建立这样一个区域，以对众多的患者进行检伤分类，并进行一定的处置。

警察及其他安全维持人员只会允许特定的人员进入灾难现场。要对车辆人员等进行严格的控制，防止现场拥堵以确保现场安全及各种急救车辆能迅速运转。

在最近发生的一些自然灾害中，幸存者中有10% ~ 15% 的人是严重创伤患者。另外 85% ~ 90% 的人为轻度、中度创伤患者以及死亡人员。所以抢救中的一项重要任务就是要迅速寻找幸存者并确定他们需要哪种级别的救治。在美国“9・11”事件中，第一批伤亡人员是由于飞机对大厦的直接撞击所致。消防人员、救护人员不能接触到他们。随着第一座大厦的坍塌，宣告了救助行动失败，随即开始疏散救治人员。再次的坍塌导致街道上和周围建筑物中更多的受伤人员需要救治。随着救治的进行，受伤人员不断地被转运到治疗机构。非常不幸的是在双子塔倒塌中只有 5 人幸免于难，而死亡人数超过了 3000 人，其中包括了周围的居民和参加救援的人员。

### （五）检伤分类的依据

区域性创伤救治系统的实施能够减少创伤所导致的死亡人数，这一点已经是不争的事实。但是在具体的实施过程中必须要快速地明确哪种患者能在创伤中心救治中获益。这时有可能有两种疑虑：①用何种标准来确认创伤的严重程度；②在现场的实际工作中如何判断。并且还有一些与之相关的问题：通过某种特定的检伤分类所确认的严重创伤患者是否真的能从创伤救治中心中获益？如果答案是肯定的，那么哪一种检伤分类最为适合？转运时间的变化是否会影响对严重创伤患者的判断？这种判断是否会影响最终的治疗结果？现场使用的检伤分类标准是否会影响“检伤分类不足”及“检伤分类过度”的正常比例？所有的这些问题都需要逐一确认。

严重创伤患者是有威胁到生命或威胁到肢体存活的创伤。严重创伤患者的定义首先是来自现场检伤分类并且分析计算了区域性创伤救治系统中的检伤分类过度及检伤分类不足。不幸的是，没有一个统一、绝对的标准来确定严重创伤。

损伤严重度评分是将所有创伤部位中最为严重的三处创伤评分经过计算获得。当使用该评分确认创伤严重程度时，损伤严重度评分≥ 15 分通常会被认为是严重创伤的临界值。比如在使用这个评分标准时，如果创伤患者的单一解剖部位创伤的简明损伤定级标准值为 4 或两处解剖部位创伤的简明损伤定级标准值都为 3，就都属于严重创伤。很多研究显示，在不同年龄的患者当中，在不同部位创伤的患者当中，损伤严重度评分值都与死亡率相关。所以在创伤患者严重程度分层中，这个标准被最为广泛地使用。但是，在做现场的检伤评估时，它有很大的缺陷。

很多研究显示：可预防性的死亡往往是创伤发生在单一部位、简明损伤定级标准值为 3 的创伤，但是也存在一些问题，如损伤严重度评分所确定的严重创伤缺乏一致性。Stewart 及其同事将损伤严重度评分＞ 12 的患者作为严重创伤来进行观察研究，也有一些国家或地区将严重创伤的评判标准定为≥ 20 分。Norwood 及其同事分析了地方创伤中心的治疗结果，他们根据创伤严重度评分把患者分成了 2 组，即＜ 19 分组及＞ 20 分组。由于损伤严重度评分的阈值的不同，在确定严重创伤时也带来了很多困难。

损伤严重度评分带来的第二个问题是损伤严重度评分是基于特定的解剖区域，评分是从解剖区域的创伤来考虑的，而不能敏感地反映一些特定类型的创伤。有研究表明损伤严重度评分在确定穿刺伤及钝性创伤时不够准确，因为有可能在同一个解剖区域出现多处创伤。为了弥补这一不足，又出现了一些特殊解剖部位创伤的评分系统，如腹部穿刺伤指数（penetrating abdominal trauma index，PATI）和器官创伤评分（organ injury scale，OIS），这些评分方法能够更加准确地反映创伤的严重程度。改良的损伤严重度评分计算方法被称为新创伤严重程度评分（new injury severity score，NISS），是将患者的三个解剖部位的分值的平方相加，而不考虑创伤是在什么具体部位。这种方法更能够反映和预测生存率。另外，损伤严重度评分也无法区分创伤的严重性与错误处理创伤的关系。

在做检伤分类或者在医疗机构之间转运时，尤其是转运时间超过30分钟时，也要将转运时间考虑在确定创伤严重程度中。转运时间延长会增加途中出血等风险，就更加需要稳定患者。有研究显示转运时间增加后，血流动力学、呼吸功能不稳定带来的风险增加，死亡率也会增加。所以，如果需要长时间转运的患者，或者在缺乏复苏抢救设备的地区，会遇到更多的问题和并发症。这样的患者在做创伤评估或检伤分类时，就要被评定到更高的级别，需要更多的救治资源。

### （六）现场（院前）检伤分类评分

检伤分类评分是基于生理学资料。Baxt及其同事发现用于现场检伤分类的创伤评分、CRAMS评分、改良创伤评分以及院前指数评分都和损伤严重度评分有明显的相关性，能够预测死亡率，敏感性达到85%以上。但是，仍然没有一种简单的现场检伤分类评分系统能够将院前评估统一，而作为金标准被接受。这在一定程度上是由于“严重创伤”这个定义的本身就没有统一的、被广泛认可的标准。同时由于不同检伤分类方法的使用情况缺少循证医学的分析，从而导致每种评分系统都有其倡议者和反对者。

CRAMS评分是由Gormican首先提出的，并曾试图取代ISS评分用于判断严重创伤的程度。他根据这个评分系统将严重创伤患者归纳为：直接死于急诊室或直接转运到手术室；轻伤患者被确定后，可以直接被送回家。CRAMS评分系统将≤8分的创伤定义为严重创伤。其判断严重创伤的敏感性为92%，特异性为98%。Champion是第一位在分析了中枢神经系统、心血管系统、呼吸系统的资料后建立了用创伤评分定义严重创伤的学者。创伤评分≤12分，则生存的可能性会降低。其他的评分如院前指数、改良创伤评分在判断患者是否需要急诊处理时也缺乏敏感性，也不能准确地判断患者是否需要急诊手术治疗。Baxt和其同事报道：基于生理学指标的检伤分类评分也不能精确地判断严重创伤患者的生存率，每一种评分的敏感度及特异性都＜70%。Smith和其同事根据年龄将患者分组（大于及小于65岁），他们发现不同年龄的创伤患者不会明显影响预后，但是会明显影响患者的死亡率。Dekeyser及其同事比较了不同年龄患者的死亡率和预后，他们把患者的年龄分成35～45岁、46～54岁、55～64岁及65岁以上。他们发现如果三组患者的损伤严重度评分相同，则死亡率及预后没有明显区别。Van der Sluis及其同事评估了年轻患者及老年患者死亡率和长期预后的不同，认为早期死亡率有明显不同，远期的功能无明显区别。

Hoyt及其同事最早描述了现场手术复苏的评估标准。手术复苏的适应证包括心搏骤停等重要体征，还有静脉灌注下的持续低血压、不能控制的活动性出血。研究发现穿刺伤及钝性创伤的患者如果手术复苏时间少于20分钟，则生存率则会大大升高。

### （七）院内的检伤分类评分

院内的检伤分类是在进入医院后对创伤患者再次进行伤情评估，做出的分检。这次重新分检的目的是为了将患者转运到医院内合适的部门，如急救区、危重区、ICU或手术室。如果是群死群伤事件，则需要最大化地利用医院资源。Dekeyser及其同事报道了院内检伤评估系统的应用，能大大减少对医务人员、手术室、实验室等资源的使用。

### （八）检伤过度及检伤不足

“检伤过度”及“检伤不足”的发生都是基于目前的现场评分方法，这些方法都是为了能够最好地在现场确定创伤的严重程度。好的评分方法能够减少检伤过度及检伤不足的发生比例。但是，目前所使用的所有检伤分类方法都存在一定的不足。West及其同事在生理检伤分类中增加了非时间依赖性因素，使得不准确率从21%下降到4.4%，但是严重创伤的检伤过度仍然在36%～80%。有研究发现：严重创伤（损伤严重度评分）的老年患者或单系统创伤患者更容易造成“检伤不足”。伴有中毒、肥胖或者头面部创伤的轻伤患者，更加容易出现“检伤过度”。检伤不足及检伤过度可以接受的比率取决于创伤系统是怎样确定严重创伤以及使用何种现场检伤分类标准的。

## 六、医院之间的转运

居住在乡村的创伤患者一般不会直接到创伤中心接受治疗，而会在第一时间被送至当地的社区医院。以前的研究显示这些创伤患者的死亡风险会增高。导致死亡风险增高的因素包括：认识不到创伤的严重程度、缺乏充分的复苏方法、延迟治疗或者缺少必要的治疗程序。这种情况下，需要把患者转运到更高级别的医院。

院间转运是从一个医疗机构向另外一个能够提供更多医疗资源的医院转运，这种情况一般是从三级或四级医院离开，这样的医院也是区域性创伤救治系统中的一部分。也有一些创伤患者需要被转运到更加专业的救治中心接受治疗，如烧伤中心、小儿创伤中心。但是，转运所花费的时间也是潜在的风险因素，所以必须要在转运时间所带来的风险与高水平创伤中心治疗所获得的效果之间追求一个平衡。在转运中，需要适当的医疗设备、医务人员及治疗计划，以将风险降低到最低。很多患者需要先通过复苏将其情况稳定后再进行转运。转运患者的医务人员要与创伤中心保持联系和交流，以帮助确定整体的治疗计划。如果患者有腹腔出血，则需要先进行创伤控制手术，待患者的情况稳定后再行转运。创伤专科医生需要与现场的医生持续保持联系以帮助确定治疗计划和手术的具体步骤。这一点在远距离转运中尤为重要。除了医院之间的交流之外，转运患者的医生也需要与相关政府部门沟通。

### （一）医院间转运的标准

创伤患者如何被确定需要转运到特定的创伤中心需要遵循特定的标准。在做决定的时候需要考虑很多因素，完成多项检查，包括患者的状态并认识到创伤的可能性、合并创伤的因素，以及医务人员的状况和医疗设备资源等各种影响患者救治的因素。

对于特定的创伤的转运标准，不同条件下会有很大差别。最好能够通过法律程序将其确定下来。科罗拉多州健康委员会颁布了在该州范围内医院之间转运的相关条款和原则。这些原则是根据患者的生理状态和解剖部位创伤情况等资料以及创伤救治的医院级别（二级、三级及四级）等因素制定的。如果患者符合转运标准，就可以问询创伤中心的相关医生，讨论在医院之间转运的可能性，并安排转运。

在群体创伤事件中，将患者从一个医院向另外一个医院转运是非常必要的，因为这种情况下的救治往往会超出一个医院的救治能力。这时的转运标准应该有所调整，以减轻首家医院的负担。一个合理的检伤分类方法和原则能使更多的创伤患者获得最大的利益。而且这种情况下也可能会在同样级别的医疗机构之间转运创伤患者。

### （二）转运的方法

在转运患者途中一定要严密组织，尽可能把风险降到最低。这包括在急救医疗系统及医疗机构中建立转运流程，制定完善的转运计划，提供必要的设备，选择适当的转运方式，以及确定所需要的医务人员，以最大程度地保证患者在转运途中的安全。

### （三）转运的统一性

任何时间的延误都有可能给患者带来严重的后果，所以一旦确定有转运的必要，就要快速设计转运的整个过程，保证医院之间行动统一，并确保实际转运过程的快速有效。这个过程包括：确定转运的患者，了解病史，完成体格检查、诊断和治疗的过程，了解完成了的治疗过程及效果。这些信息可以帮助医生在患者转运之前对诊断与治疗方案提出一些建议，比如开放静脉通路、气管插管等。也要考虑整合一些医疗资源，如预计接受医院 ICU 的病床数量或手术室的功能状态等。与救治相关的医生都要尽可能地参与讨论，包括讨论患者的转运方式、陪伴的医务人员及转运中需要的设备等。讨论还包括谁在转运患者的过程中具体实施创伤控制。伴随患者转运的医疗文件还包括前期治疗的简单介绍、所有完成的实验室检查或其复印件以及具体从事转运工作的人员。

### （四）转运方式

现场转运的目的是将受伤患者快速、安全地转运到接收医院。转运的方式取决于能够采用的形式、转运的距离、地理条件、天气、患者的状态、转运人员的技术、技能及转运过程中需要的设备。这些问题在每次转运时都需要在转运及接受医生之间详细讨论。

在转运途中，需要可监测生理指标的仪器，包括非创伤性监测仪，以监测呼吸、心跳的节律，以及血压、颅内压、中心静脉压和肺动脉压力。如果患者做了气管插管，则需要观察$CO_2$的含量及气道压力等。另外，还需要可有效完成增强心脏生命支持及高级生命支持的设备。

### （五）转运小组成员

包括司机在内，参与转运的人员不少于2人，其中一位转运人员必须完成高级气道控制、静脉治疗、心脏复率及ATLS等项目训练。如果转运的工作人员没有经过上述内容培训，则需要一个医生或者护士陪伴。

### （六）患者转运及获益

减少创伤患者的死亡率及伤残率取决于很多因素，包括早期确定创伤的严重程度、初期适当的稳定以及在医院之间安全的转运。有证据显示：严重创伤患者在社区小医院救治的风险很高。Certo及其同事报道：在社区医院进行创伤患者的救治中，有22%的致死性创伤患者存在不恰当的操作，这些操作包括输液量、气道控制以及对并发症的外科处理。

Martin及其同事回顾了首先在社区医院救治随后又被转运到指定的创伤中心接受救治的神经创伤、胸部创伤、腹部创伤及骨创伤患者，并通过ATLS系统来评估治疗的效果。研究报告显示有5%的患者在治疗过程中存在危及生命的缺陷，有80%的患者有明显的治疗缺陷。这些治疗缺陷包括对脊髓创伤不正确的制动、静脉通路不充分、给氧不充分等。如果将这些严重创伤患者转运到创伤中心接受治疗则能够获得更好的治疗效果。创伤中心不仅能提供早期治疗严重创伤患者的资源和设备，而且能够在患者受伤之初的24小时提供全面的支持。

目前几乎没有特定的标准来评判转运为患者带来的好处。Lee及其同事尝试使用一些特殊的解剖学标准来规范医院之间转运的指征。他们认为3根以上的肋骨骨折就是严重创伤的指标，其治疗结果与1根或2根肋骨骨折的患者相比有明显的区别。有大量的研究显示，损伤严重度评分高的患者死亡率高，在ICU及住院治疗的时间也长，并尝试用这些指标作为从社区医院转运到特定医院治疗的指征。Clark及其同事回顾了从社区医院转诊的肝创伤患者的治疗经验，但是他们没有得出特定的转运标准。也有人研究将创伤机制及生理变化的标准作为从社区医院转运的标准。

### （七）转运方式

采用空中转运还是地面转运？何种转运方式更加合适？这取决于很多因素，包括转运的距离、地理条件、气候和患者的状态。由于通常情况下救治的结果直接与开始救治的时间相关，所以往往最快的转运方式能提高患者的救治效果。严重创伤患者有多种转运方式的选择，包括地面转运、直升机或固定翼飞机转运。

Baxt和Moody等人发现通过直升机与地面的方式将患者从事故现场转运到医院均能使死亡率下降52%。Moylan及其同事也发现了同样的结果。这两组患者在院前反应时间上没有明显的差别。空中救援的患者会采用更多的插管、输血和输液治疗。

空中救援的主要好处是长距离的转运。多个研究显示，空中转运对于需要提供高水平救治的患者更能提高其生存率，能够使距离创伤中心800英里范围内的患者受益。这种转运方式并不适合近距离转运，因为它延长了医院之间转运的急救反应时间。对于区域性的城市内转运，直升机与高效的地面转运系统相比较也没有什么优势，反而会大大提高转运费用。

创伤的检伤分类和医院之间转运的过程有很多相同的地方。首先是目的相同，都是尽可能地避免患者死亡。为了达到这个目的，都需要准确判断创伤患者在救治中所需要的救治技术及医疗资源，都要在早期利用有限的信息作出决定。

另外，在选择转运方式时还需要了解其他信息，包括生理状况、创伤机制、并存因素以及已知的和尚未完全明确的创伤。这些潜在的问题更容易在创伤中心处理。

## 七、创伤中心的级别分类

针对创伤患者的救治，医院需要具备一定的设备和要求，包括一些专业的特殊设备以及提供特别支持的行政支持、医务人员、护士及其他人员。创伤中心承担了当地及区域性的创伤救治领导作用，并且会整合整个创伤救治系统的医疗资源。

### （一）一级创伤中心（level Ⅰ trauma center）

一级创伤中心是三级医院进行的救治，通常服务于大的城市、社区，在整个创伤救治系统的发展、创伤救治方法的选择、救治质量的改善、相关教育及研究等方面都起到领导与核心作用。它的区域性救治资源提供了从创伤复苏到康复整个过程中最先进的救治、创伤医生在一天 24 小时中能够处理大量的严重创伤患者。一级创伤中心还承担着公共教育和卫生预防等职能，并为各个级别的创伤救治人员提供持续的教育。

### （二）二级创伤中心（level Ⅱ trauma center）

二级创伤中心由于是特定区域中的大型医院，所以也要为创伤患者提供特定的治疗。它要尽可能地提供合理的医疗资源和必要的临床专家，尽量为患者提供最好的治疗，也可以与一级创伤中心的医生进行合作。二级创伤中心缺少一级创伤中心那样全面的设备。创伤医生也需要全天 24 小时待命，要参与创伤患者的早期救治，但是不要求承担教育及研究工作。

### （三）三级创伤中心（level Ⅲ trauma center）

三级创伤中心通常是为社区服务的，缺少一级及二级创伤中心的设备，主要工作是完成创伤患者的评估和复苏，在必要的情况下才提供确定性手术治疗。对于严重创伤患者，三级创伤中心的治疗原则是维持患者的稳定，安全地将其转运到更高级别的医院。转运过程中的统一及合理的转运流程是三级创伤中心的重点。对于医务人员的健康教育也是三级创伤中心工作的一部分。在一个社区里一般会指定一家医院作为当地的三级创伤中心。

### （四）四级创伤中心（level Ⅳ trauma center）

四级创伤中心一般位于乡村，主要是为了提供初期的评估和对急诊患者提供必要的治疗。转运过程中的统一性和合理的转运流程是工作的重要方面，因为在通常情况下，这样的医院没有完成确定性手术的设备和资源。

创伤救治系统中有很多综合性医院，但是它们并不是官方设计的创伤中心，一般不会有严重创伤患者在这样的医院接受治疗。如果一个严重创伤的患者因为检伤分类的错误而被送到该医院，该医院就需要为患者重新登记并转运到相关医院。特殊的创伤中心可针对小儿创伤、烧伤、脊柱或脊髓损伤及手部创伤进行救治，这些救治还需要特殊的设计、专业人员及设备。

## 八、康复

康复与院前救治、院内救治同样重要。对于患者及家庭而言，康复阶段经常是最为漫长、最为困难的阶段。虽然这个过程是患者重新进入社会的重要阶段，但是在美国，每 10 位创伤患者中可能只有 1 位患者能够得到完整的康复治疗。康复治疗一般是创伤中心工作的一部分，也可以是独立存在的。

## 九、创伤救治系统运行的评估

创伤救治系统的运行需要定期监测，并根据需要和发现的问题不断改进。为了达到这个目的，需要持续收集可靠的资料，进行全面系统的分析。每个阶段治疗的信息都很重要，必须把各个阶段的信息连接起来进行比较，这样才能够帮助判断治疗效果、预后及创伤救治系统的运行情况。对系统的评估实际上是用来确定系统中哪里还存在不足，并需要进一步改进。这种反馈机制是系统评估中的一个重要组成部分。

创伤救治系统在运行中要伴随着创伤登记数据库的使用，通过对创伤的严重程度、治疗的方法、预后、指征等方面的研究，来改善整体创伤救治。同时，通过 ACSCOT 回顾核查研究委员会来邀请专家作为外部调查人员，以及与创伤救治系统内部的人员一起，重新评估整个创伤救治系统。

## 十、创伤救治系统的质量完善

创伤救治系统的质量完善（quality improvement，QI）计划中最重要的作用是监测创伤救治的质量，这一作用持续存在于从事件发生一直到康复训练，并纠正存在的问题。质量完善的目的是在救治流程中用确定的质量标准对治疗的效果进行比较，并在保证救治质量的前提下减少救治过程的变异及减少花费。可以在美国外科学院网站中下载关于质量完善系统指导性建议的详细内容。

救治人员根据指导手册来监测医疗救治的各个环节并从中确定产生负面影响的问题。监测体系还会为医疗救治提出可能的解决方法。由于创伤救治的复杂性，在救治过程中不可避免地会产生一些错误。由于涉及多个环节，所以在质量体系的监测和完善过程中，必须要将过程复杂性导致的错误与人为的错误区别开来，这一点非常重要。必须要建立特定的流程来总结质量确定/质量完善（quality assurance/quality improvement，QA/QI）的问题，一定要准确记录这个程序中的每一个环节。对于救治操作的改良和纠正，也要统一在系统当中，并对结果进行重新评估。这些原则都通过QA/QI在系统范围内部运行，也属于医院内部的操作过程。质量体系的完善要通过改变系统中的政策、流程、继续教育来解决问题。一个科学而成熟的创伤救治系统需要监测整个流程中的各个环节，包括在急救医疗机构、院前、创伤中心及不同级别的区域性医院中完成的各种治疗。

院前审核内容包括：到达现场时间、转运时间、院前治疗的过程及结果。质量完善中的这部分内容有着广泛的需求，包括当地行政管理部门的授权、当地的医疗导向、相关的机构及涉及创伤救治的医院。

创伤救治的标准受当地医疗资源、医疗人员、急救反应时间、诊断及治疗等各种因素的影响。这些标准还受美国外科学院及发表的《管理创伤救治所需要的医疗资源》的影响。在创伤救治系统中，指导性的建议及救治流程都是在此基础上发展起来的，并且还逐渐建立了监测、指导和审核流程。审核流程非常实用，为系统提供了持续的监测。通过ACSCOT建立了需要监测的具体内容和监测标准，包括治疗时间、治疗方法、死亡的过程回顾等。创伤的本身及并发症的过程需要长期的监测，根据这些回顾性的研究和总结以从系统的层面确定预防方案。

创伤救治的标准要尽量保持稳定，减少经常性变动，同时也要防止错误的发生。

质量完善的过程需要准确、完善的文献资料登记，这需要建立创伤登记系统。创伤患者的资料登记从客观上保证了质量完善资料的连续性。登记的内容包括：急救反应时间、初步诊断、确定诊断、鉴别诊断、治疗过程、并发症、费用及功能恢复情况。

创伤救治系统的组织管理人员要确保质量完善在整个系统中的重要作用，这就要求这项工作要贯穿于救治的整个过程，登记患者及救治信息，提出在过程中存在的问题以及问题解决的情况。在每一家医院也都要建立治疗标准及流程，以方便后期的随访和评估。这种评估还需要通过更高层面的创伤医疗审核委员会来审核整个创伤救治系统。在对救治过程的回顾中发现系统中存在的问题要记录下来，确认是否最终得以解决，并了解发生问题的趋势以及了解是否使用了特殊的解决方法。

质量完善行动方案还包括对工作人员进行简单培训、修正指导方案、最终形成新的指导方案；邀请其他相关工作人员参与或者更换工作人员等。监测的过程需要在工作之后开展并要保持连续性，最终还要确认是否真正有效。创伤中的质量完善过程是一项多系统的工作。

## 十一、创伤救治中的错误及死亡防治

创伤救治系统的发展使得创伤后死亡人数明显减少。现在被大家广泛接受的是：可以预防的死亡率应该小于2%。但是，毕竟还有一些患者会死亡，或者最终出现为各种并发症，而这种情况有时是因为人为的错误而导致的，这些错误可以发生在创伤治疗的各个阶段（包括创伤复苏期、手术以及治疗的关键阶段），这些阶段中出现的错误称为获得性错误。这些错误会导致诊断延迟以及在技术、判断、治疗或沟通中出现问题。诊断延迟是指创伤的诊断在 24 小时之后才得出。诊断错误是指发生了诊断的遗漏，往往是由于表述的问题、体格检查不充分或者诊断流程的欠缺等原因。技术错误是指在诊断及治疗的过程中发生的错误。

不可避免的死亡（nonpreventable death）是指受到了致死性的创伤，即便根据标准的操作指导（如 ATLS）给予了正确的评估和处理，通过使用 TRISS 方法进行计算，其生存的可能性会低于 25%。可能避免的死亡（potentially preventable death）是一种严重的或者复合型创伤，但是如果给予正确合理的治疗，患者可以存活下来。通常这种创伤的患者看上去情况不稳定，有时对治疗的反应也不是很敏感，需要准确的评估和正确的处理，一般生存的可能性在 25% ～ 50%。

可防止的死亡（preventable death）是指把损伤及创伤的并发症都考虑在内，仍然可以存活的创伤患者。这类患者的整体情况稳定，或即便不稳定但经过治疗也会稳定。一般生存的可能性会超过 50%。

在创伤中心，可防止的死亡发生的原因与非创伤中心的性质不同。在非创伤医院，可防止的死亡发生是因为创伤程度的严重性及多种类型的创伤没有被充分地认识，导致了诊断延迟、监测不足、治疗不当等。在创伤中心，如果发生可防止的死亡，其原因包括判断失误、技术错误等。在创伤中心，诊断和治疗的延迟一般不会发生。

这些概念对监测创伤救治系统工作及比较不同的系统非常实用。如果可防止的死亡比例在创伤救治系统实施的过程中到达了一个平台，系统的运行就应该更加关注相关的并发症。这些方法能帮助确定存在的问题并提出实施解决的方法。

## 十二、创伤救治系统运行分析

有很多研究都用于评估创伤救治系统运行的效果。目前比较通用的方法是：现场讨论研究可防止的死亡（panel review preventable death study）、分析创伤登记的运行（trauma registry performance）、研究人口基线（population-based study）。现场讨论是现场的专家回顾创伤相关性死亡并确定这种死亡是否能够预防。现场抢救以及预防相关的标准和概念已经被广泛地应用，但是目前仍然存在一些导致结果的不连续以及资料内容不连续的方法学原因。登记资料的研究经常会被用于比较各个创伤中心及创伤系统的不同，如比较同一个系统中的不同创伤中心的不同，或者在同一个创伤中心的不同时期的不同。登记系统研究的好处还包括描述和记录了创伤的严重程度及生理学资料。

人口基线研究来源于在这一区域中致死性事件报告系统（fatal accident reporting system，FARS）、死亡证明及医院的出院患者资料。这些资料的收集和分析对于结果的评估非常重要。

## 十三、创伤救治系统存在的问题

尽管在过去的 30 年中，创伤救治系统从设计到实施有了很大的进步，但是，目前仍然面临很多问题和挑战。有很多创伤中心也出现了维持困难，甚至关闭的问题。经费不足以及救治系统中持续存在的一些问题是导致创伤中心关闭的主要原因。所以，稳定的经费支持是创伤救治系统存在和发展的基础。除此之外，还需要有经费支持创伤的预防。小儿及老人在区域性创伤救治系统中也会面临一些特殊的问题。

尽管人们已经认识到创伤救治系统的运行能够降低死亡率和致死率，但是全面实施时仍然会面临很多障碍。创伤救治系统在将来的规划中需要进一步明确并制定更为细致的标准。在实施时，进一步加强社区医疗、急诊救治和康复训练。另外，要加强针对创伤救治的日常培训，这是灾难预防的基础，也会成为社区急救能力和早期创伤救治的基础。简而言之，“区域化是创伤救治系统的重要表现，因为在一定地理范围内的医疗救治才会更加合理而有效。”更为重要的是：创伤救治系统下的救治过程是多学科的联合行为，这种联合需要贯穿在救治的各个阶段，并持续地发挥作用，包括从院前到院内，一直到康复治疗完成。

区域性创伤救治系统中的首要因素是根据患者的数量及区域人口设计创伤中心。West 等人列举了他们认为的创伤救治系统中需要包括的八个因素，其中最重要的标准就是创伤中心数量与人口比。这个概念的出现首先是为心血管和肿瘤患者服务的，后来也被推广应用于处理复杂的创伤。事实上，多次大型调查结果显示：在一级及二级创伤中心，对钝性创伤和腹部穿刺伤中的严重创伤患者（损伤严重度评分＞ 15）的治疗大大增加了其生存率。另外的优势在于为复杂的医疗问题提供了治疗模式。所以救治系统会更加专注于解决难度大和风险高的医疗问题，同时也使得医疗设备的应用、医疗费用更加合理。

# 第4章

# 创伤救治信息与创伤数据库系统 V3.0

周继红

## 一、创伤救治信息

创伤救治信息是指与创伤的发生、急救、治疗和康复过程中有关人员、损伤、医疗救治与结局等相关的信息。创伤信息主要包括以下几个部分：

### （一）个人健康信息

个人健康信息主要包括三个部分：个人身份信息、基本健康状况和伤病史。个人健康信息属于个人隐私，不能向社会公开，因此，查询和利用个人健康信息的必须是本人，或是法律许可的向该个人提供医疗或其他健康服务的有执业医师资格证的医师。查询和利用个人健康信息的机构和个人必须严格遵守相关的保密法规。

1．个人身份信息　比如姓名、性别、身份证号码、出生地址与日期等，它是确定个人身份并搜索个人信息的核心。

2．基本健康状况　有些健康信息是不会发生改变的，如基因、血型、过敏药物、家族病史等，有些是会随着生理状况和时间发生改变的，如身高、体重、血压、血糖等。

3．伤病史　包括既往伤病的诊治、慢性疾病随访、康复、结局等信息资料。

### （二）急救信息

随着医疗急救系统的不断发展，急诊医疗服务体系（emergency medical service system，EMSS）的作用变得日益复杂，并且相应地增加了对信息的需求。EMSS 急救信息中包括大量伤员急救治疗过程的组织、实施、管理、结局及患者救治的医学信息。其中，医疗救治的相关信息主要包括：医疗救治过程中患者受伤情况、早期伤情分类、诊断、急救、治疗、后送等信息。早期伤情分类为及时评估伤员的伤情并给予及时准确的救治提供了坚实的基础。在此过程中，可靠和足量的伤员基本生理和损伤信息是关键，对这些信息准确、迅速地处理是伤员获得高质量救治的基础。医疗急救信息主要包括以下几个方面：

1．调度信息　基本内容包括：患者姓名；现场地址；患者的主诉、伤（病）情；来电者姓名及电话号码；来电日期、时间；通知出车时间；救护车出车时间、到达现场时间、到达医院时间、在医院任务完成后汇报时间；出车分站站名；救护车值班人员姓名、班次、车次；调度员姓名等。

通过调度信息可反映每天急救业务的情况，包括出车次数、参加人员等，从中可以较为客观地计算出平均急救反应时间、回车率等急救效率的重要综合数据，从而总结经验，找出薄弱环节，合理配置医疗急救资源，提高调度能力与水平。

2．院前急救医疗信息　主要包括：患者姓名、性别和年龄；现场地址；出车时间、到达现场时间和到达医院时间；送往的医院；伤（病）员的主诉及简要病史；体格检查；初步诊断；急救处理；病情判定（包括创伤评分等）；急救效果判定；伤（病）员的去向和交接；医生签名等。

院前急救医疗信息是制定工作计划、检查急救质量、改进管理以及发展急诊医学、进行医疗科研的重要资料，由随车医生填写。从这些信息中可统计出如下资料：年度病种分类，危重病种及其在总病例中的百分率，疾病死亡及所占百分率，现场心肺复苏成功人数及所占百分率，显效、有效、无变化及恶化所占百分率，某项治疗技术开展情况等。

3．车辆运行信息　基本内容包括：患者姓名、性别、年龄、主诉、患者住址或现场地址，要车人姓名及电话号码，送往的医院；救护日期、调度通知时间、出车时间、到达现场时间、到达医院时间、返站时间、出站公里数、到院时公里数、到达现场时公里数、收费公里数。

这些信息是每次急救工作的综合记录，是发生医患纠纷时的法律依据，也是急救医疗过程各环节时间和救护车收费的原始依据。一般由驾驶员在现场填写。

4．收费信息　基本内容包括：患者姓名、收费项目、收费金额、已收金额；急救中心（站）收费许可证号、单位地址和电话号码、收费收据编号、收费日期、财务收款章、收款员姓名。收费依据是财务入账的依据，也是患者的报销依据。

通过对急救信息进行统计分析，可从数量方面反映急救工作效率、质量和经济效益，进而阐明急救工作中各种事物和现象的相互关系及其规律性，客观地反映各部门、各环节的工作质量与效率和经济的运作情况，发现急救过程中的长短和优劣的关键与核心，有效地改进工作效率，促进急救医学的不断提高与发展。

### （三）院内创伤救治信息

院内创伤信息涵盖伤员进入医院后的所有检查、诊断、医学处理、结局等与医疗相关的信息，可以记录和反映患者在医院内的主要救治情况。主要包括以下几个方面：

1．急诊室救治信息　包括急诊医生呼叫时间、到达时间等急救反应信息，患者在医院急诊室内的创伤评分信息，以及患者到达急诊室后的检查信息、用药信息、手术措施等医疗处理信息。

2．院内主要救治信息　包括损伤部位、损伤原因与机制、救治科室与医生信息、物理检查与实验室检查信息、会诊信息、用药信息、详细手术信息等。

3．诊断信息　包括患者的损伤评分、损伤的国际疾病分类（International Classification of Diseases，ICD）诊断和AIS伤情描述、并发症情况、基础疾病情况等。

4．救治质量评价　包括对检查、手术等实施的适宜性、医疗措施的合理性与实时性、医疗文书书写的质量等进行评估。

5．救治结局信息　包括创伤救治结局信息、出院时间信息、出院时功能状态、ICU监护时间、住院时间等信息。

6．费用支付信息　包括损伤与工作相关性、医疗费用、费用支付类别等信息。

通过对院内创伤救治信息的分析，可了解各部门、各环节在创伤救治过程中的工作质量与效率，比较创伤救治流程中不同救治技术、方法对创伤救治结局和质量的影响，了解不同创伤医疗的救治成本等，从而找出提高救治质量的措施，促进创伤救治水平的提高。

### （四）康复信息

康复的过程和信息渗透到整个医疗过程，包括预防、早期识别、急诊、门诊、专科、检验和影像、康复和出院的患者医疗计划中。

康复有三个主要原则：①避免继发性残疾；②尽量减少医源性残疾；③残疾的诊断不同于疾病的诊断。因此，康复信息的重点与特点在于各种功能的医学评价与变化、与功能变化相关的影响因素以及功能障碍预防与康复处理的计划与实施。其中，康复医学评定是客观地用量化的方法有效和准确地评定残疾者功能障碍的种类、性质、部位、范围、严重程度和预后，是正确康复治疗的基础和前提。

为此，康复信息有很强的针对性和特殊性。其针对性和特殊性表现在对个体和残疾病种上，因此，功能评定的数据收集表格，包括给临床专家的描述都要详细定义每个技术水平的细节。这些表格的设计要较易输入计算机。要求规定严格的定义、描述标准，并减少评判时出现模糊不清的情况。收集不同患者的材料（如多发伤、头颅伤和脊髓损伤）就可以研究整个人群。根据需要，可以将患者作为一个整体对待，也可以详细分类。病例越多，分类越详细，因为不同程度的损伤会有不同的结果。例如，C5 损伤的四肢瘫痪者经过训练，可以洗脸、刷牙、驾驶电动轮椅，但他们常需要移动的技巧，进行脊髓高位损伤后的膀胱、肠道护理，以及复杂的日常活动，如穿鞋、裤子等。C7 损伤的四肢瘫痪者在轮椅上通常能独立活动，但他们的耐力和呼吸量有限，只有健康情况很差的下肢瘫痪者在轮椅上不能独立活动和自理。如果把所有的脊髓损伤的患者归为一类，则忽视了这些差别。

## 二、 创伤救治信息平台与创伤数据库

### （一）创伤救治信息平台

创伤救治信息平台是储存、管理、分析创伤及其救治信息的数据处理系统。创伤救治信息平台可以细分为门急诊管理子系统、住院管理子系统、病房管理子系统、患者信息子系统、医疗保障供应子系统、卫生管理子系统、血库管理子系统、药品管理子系统、手术室管理子系统、器材管理子系统、检验信息管理子系统、综合查询子系统、系统支持子系统、医疗收费子系统、医疗成本核算子系统、人员信息管理子系统等多种子系统。医院创伤信息系统建设的主要目标是提高创伤救治速度，有效地支持医院对创伤患者的管理，简化流程，提高医疗资源使用率，提高医务人员的工作效率，支持临床教学和研究。因此，医院创伤信息系统对提高诊治效率、规范医院管理、增加经济效益等多方面都有着重要作用。主要表现在以下几个方面：

1．为医疗、科研、教学提供良好的数据积累与分析平台　医院创伤信息系统可以为医务人员及管理人员提供随时任意查询各种医疗数据、患者信息、病种分析、医疗经济等各种信息的平台，还可用于单病种分析、病种治疗过程分析、药物治疗等。医院创伤信息系统可自动生成统计分析报表，为医疗、科研、教学提供种类繁多的信息资料。同时，可利用这些丰富的信息资源进行临床医疗管理、医院行政管理、卫生经济管理及药品物资管理等方面的综合对比与研究。由于采用计算机网络管理模式，彻底改变了传统的经验管理方式，信息服务更加快速、准确，服务质量更高、更优，从而推动了医院现代化管理的进程。

2．提高医疗质量控制的效率和水平　医疗质量控制是医院、患者、政府都十分重视的问题。可通过管理人员给出的定量评测指标进行自动监控，对创伤救治过程进行实时质量管理和评价，管理人员进而可以使用监控得到的信息评价管理的效果和潜在的问题。美国在医疗经费控制中使用了相关疾病分组方法，保险公司根据患者疾病治疗的平均估计支付费用，这样有效地控制了医疗经费过快增长，促进医院改善经营和内部管理，严格控制支出，合理使用药物和其他治疗措施，促进医疗救治质量和效率的提高。

3．提供创伤医疗决策支持　医学所涉及的医疗、教学、科研、管理等各方面，都有大量的决策问题存在。

### （二）创伤数据库

1．简介　创伤数据库是存储在一起的创伤救治相关数据信息的集合，这些数据是结构化的，无有害的或不必要的冗余，并为多种应用服务；数据的存储独立于使用它的程序；对数据库插入新数据、修改和检索原有数据均能按一种公用的和可控制的方式进行。简单通俗地说，创伤数据库就是按照数据结构来组织、存储和管理创伤救治数据信息的仓库。

在工作和生活中，可以看到越来越多的医院将一些相关的数据放进这样的“仓库”，然后根据研究、管理等的需要进行相应的处理。在创伤救治过程中，将伤员的基本情况（姓名、年龄、性别、籍贯）、受伤与诊治情况（伤因、诊断、手术、结局）以及财务（费用及其支付来源等）存放于表中，这张表就可以看成是一个数据库。有了这个数据仓库我们就可以根据需要随时查询某

伤员（或某类伤员）的受伤原因、诊治情况、结局、费用等。这些工作如果都能在计算机上自动进行，那么我们的总结、研究、管理水平均可以得到大大地提高。

当某个系统中存在结构上完全分开的若干个数据库时，则该系统包含一个“数据库集合”。这种数据集合具有如下特点：尽可能不重复，以最优方式为某个特定组织的多种应用服务，其数据结构独立于使用它的应用程序，对数据的增、删、改和检索由统一软件进行管理和控制。创伤数据库系统是管理和控制创伤数据库的软件平台，是在计算机技术、网络技术等信息技术发展的基础上，综合创伤救治信息平台各子系统中主要和基本的创伤救治信息，将现有的上述信息系统中与创伤救治相关信息进行结构化处理后，建立的创伤救治数据储存、管理、维护、查询、分析的创伤救治信息系统，可以实现对创伤数据的增、删、改和检索进行管理和控制。

创伤数据库系统是创伤救治信息平台的精简，弱化了医疗行政管理，突出了创伤医学救治流程中各环节的比重。通过对创伤发生、救治和结局过程中创伤相关信息的产生、识别、获取、交换、传输、存贮、显示、处理等进行统一化、规范化的处理，对其信息和相互关系进行标准的结构化处理，形成规范的创伤数据库录入和管理的计算机信息系统，建立医院创伤信息系统的标准化、结构化共享平台，对创伤的发生、救治、康复、管理等信息和救治的全过程进行管理、分析，以促进创伤预防与救治的进步与发展。简单地说，创伤数据库系统就是优化后的创伤救治信息平台。

2．基本结构　创伤数据库的基本结构分为三个层次，它反映了观察创伤数据库的三种不同角度。

（1）物理数据层：它是创伤数据库的最内层，是物理存贮设备上实际存储创伤数据的集合。这些创伤数据是原始数据，是用户加工的对象，由内部模式描述的指令操作处理的位串、字符和字组成。

（2）概念数据层：它是创伤数据库的中间一层，是数据库的整体逻辑表示，指出了每个数据的逻辑定义及数据间的逻辑联系，是存贮记录的集合。它所涉及的是创伤数据库所有对象的逻辑关系，而不是它们的物理情况，是数据库管理员概念下的创伤数据库。

（3）逻辑数据层：它是用户所看到和使用的创伤数据库，表示了一个或一些特定用户使用的创伤数据集合，即逻辑记录的集合。

创伤数据库不同层次之间的联系是通过映射进行转换的。

3．主要特点

（1）实现创伤数据共享：创伤数据共享包含所有用户可同时存取创伤数据库中的数据，也包括用户可以用各种方式通过接口使用创伤数据库，并提供创伤数据共享。

（2）减少数据的冗余度：同文件系统相比，由于创伤数据库实现了创伤数据共享，从而避免了用户各自建立应用文件，减少了大量重复数据，减少了数据冗余，维护了数据的一致性。

（3）具有数据的独立性：数据的独立性包括创伤数据库中数据库的逻辑结构和应用程序相互独立，也包括数据物理结构的变化不影响数据的逻辑结构。

（4）实现创伤数据集中控制：在文件管理方式中，数据处于一种分散的状态，不同的用户或同一用户在不同处理中其文件之间毫无关系。利用创伤数据库可对创伤数据进行集中控制和管理，并通过数据模型表示各种创伤数据的组织以及数据间的联系。

（5）创伤数据具有一致性和可维护性，以确保数据的安全性和可靠性：①安全性控制：防止数据丢失、错误更新和越权使用；②完整性控制：保证数据的正确性、有效性和相容性；③并发控制：使在同一时间周期内，允许对数据实现多路存取，又能防止用户之间的不正常交互作用；④故障的发现和恢复：由数据库管理系统提供一套方法，可及时发现故障和修复故障，从而防止创伤数据被破坏。

## 三、创伤数据库的发展

### （一）国外创伤数据库的发展

1．国外创伤数据库的发展概况　早在20世纪80年代以前，美国的一些创伤救治专家就开始想到并着手于创伤相关数据库的建设与发展，以支持和促进临床创伤救治技术与水平的提高。在此之后的几十年中，随着创伤发生率的不断升高和其造成的社会危害的加大，社会对创伤的关注程度不断加大。计算机和信息技术的高速发展为数据库的发展和运用提供了极其方便而有效的方法和手段，使得在不少大医院或系统内，各种与创伤相关的专业数据库不断出现，并得到了迅速的发展。

长期以来，由于在创伤救治过程中缺乏有效的创伤相关数据，对于创伤程度的严重性判断和创伤防治效果的评估均无法得以实现。1982 年美国的 Champion 教授等提出开展创伤数据积累与评价研究，在美国开展了创伤登记（trauma registry，TR）研究，建立了严重创伤结局研究（major trauma outcome study，MTOS）数据库。针对 AIS > 3 分的创伤患者进行诊治，开展了多中心的广泛数据收集和研究工作。随后，在 Champion 和 Frey 等人的倡导下，在美国创伤外科医师学会的协调下进行了创伤流行病学调查，并开发了以创伤评分为基础的生存概率检测规范，要求所有的一至三级创伤中心进行 MTOS 登记，引领了全世界创伤救治过程中的创伤评分、创伤程度判断和生存概率等的发展和方向，为全球创伤救治的发展起到了极其重要的推动作用。

从此之后，创伤数据库得到迅猛发展。不同的机构根据各自研究目的和对象的不同，研究和建立了各种各样的创伤数据库，并在此基础上开展了大量深入的创伤预防、救治和结局研究，如水牛城儿童医院的儿童医院损伤研究与预防项目数据库（Children's Hospital Injury Research and Prevention Project Database）、皇家维多利亚医院儿童外科数据库（Pediatric Surgery Database of the Royal Victoria Hospital）、底特律密歇根康复研究所的残疾和康复国立研究所创伤性脑损伤数据库（National Institute for Disability and Rehabilitation Research TBI Model Systems Database）、休斯敦贝勒医学院神经外科数据库（Neurosurgical Database of Department of Surgery，Baylor College of Medicine，Houston）、科罗拉多州创伤性脑损伤数据库（Colorado Traumatic Brain Injury Database）、得克萨斯大学西南医学中心泌尿生殖器创伤数据库（University of Texas Southwestern Medical Center Genitourinary Trauma Database）、宾夕法尼亚创伤结局研究数据库（Pennsylvania Trauma Outcome Study Database）、全军损伤和健康结局数据库（Total Army Injury and Health Outcomes Database）等。

紧随美国之后，世界上不少经济发达的国家和地区也相继开展了创伤相关数据库的工作，如在英国建立了全国交通事故数据库和创伤中心登记数据库（Statewide Traffic Crash Database and the Trauma Center Registry）、英国创伤稽核和研究网数据库（The UK Trauma Audit and Research Network Database）等。其他很多国家和地区也先后在这方面进行了大量的工作，建立了很多创伤相关数据库，如苏格兰创伤稽核组数据库（Scottish Trauma Audit Group Database）、澳大利亚严重创伤数据库（Australian Major Trauma Database）、西部澳大利亚脊柱损伤数据库（Western Australian Spinal Cord Injury Database）、西部澳大利亚道路损伤数据库（Western Australian Road Injury Database）、澳大利亚约翰猎人医院创伤数据库（Australian John Hunter Hospital Trauma Database）、西班牙儿科创伤登记数据库（Spanish Pediatric Trauma Registry Database）、马来西亚卫生部国家创伤数据库（Malaysia National Trauma Database）、中国台湾急诊医学服务数据库、中国台湾创伤注册数据库等。

但是，人们逐渐注意到，因各项目的目的与组织实施单位的不同，使各数据库内容、结构、数据标准及数据库软件平台各不相同，相互之间数据的相容性差，难以相互共享交流。同时，由于各数据库依托于研究项目，导致其延续性差，难以形成持续、长期稳定、大规模的效应，不能有效地发挥数据库的作用与效率。

为了对更大范围内的创伤损伤及救治情况进行经济和高效的监控与评价，开展更多、更广泛的创伤救治临床研究，美国很多创伤预防与救治专家纷纷提出了建立各州和（或）国家的创伤数据库的要求，并致力于相关的研究和基础工作，大大促进了各州和国家数据库的发展。

1988 年由美国外科医师学会、急诊医师学院与急救医学会、高速公路安全部及疾病预防和控制中心（Centers for Disease Control and Prevention，CDC）等资助建立了创伤登记工作站（Trauma

Registry Workshop)。1989 年美国外科医师学会董事会提出并建立了美国国家创伤数据库(National Trauma Data Bank, NTDB), 1995 年推出了第 1 版 NTDB 的数据元定义, 1997 年正式开始收集 NTDB 数据,形成了全球第一个国家创伤数据库。

近年,美国、加拿大、澳大利亚、新西兰等国家的专家学者正在探讨国家间的创伤数据库的国际合作与发展问题。相信在不久的将来,会形成国家间创伤数据的合作共享平台,让创伤数据为全人类的健康和安全做出更大的贡献。

2. NTDB 的发展　美国 NTDB 的前身为严重创伤结局研究数据库(创伤注册系统)。在多年前期严重创伤结局研究数据库研究和应用的基础上,美国外科医师学会联合多个相关组织和单位,在 1989 年后正式开始了 NTDB 的建设。美国 NTDB 的发展历程主要如下:

1989 年,NTDB 正式被确定建立。美国外科医师学会董事会作出历史性的决定:建立美国的国家创伤数据库。

1995 年,美国外科医师学会的创伤专业委员会征集了美国创伤学会(American Trauma Society, ATS)、健康资源与服务管理局(Health Resources and Services Administration, HRSA)、国家高速公路交通安全管理局(National Highway Traffic Safety Administration, NHTSA)和 CDC 等的意见,提出了从创伤注册研究发展而来的 NTDB 数据元定义,形成了第 1 版 NTDB 的数据元定义。

1997 年,NTDB 第一次正式向全国收集数据。

1999 年,NTDB 开始进行数据库的分析工作。

2001 年,NTDB 发布了第一份美国年度报告。

2002 年,NTDB 成员数量和数据量飞速增长。

2003 年,NTDB 扩展到网络。

2004 年,NTDB 的创伤病例数达到 1 000 000 例,开始数据原标准化项目。

2003 年,获得并启动国家抽样调查计划(National Sample Project)。NTDB 与 CDC 联手合作开展创伤国家抽样调查计划。

2006 年,发布新的数据字典。在以往国家《创伤注册数据字典》的基础之上,NTDB 与国家健康资源与服务管理局、各州创伤管理人员、创伤注册数据买家、各创伤社团的股东等合作,研究制定并发布了新的《国家创伤数据标准——数据字典 V1.0》(National Trauma Data Standard——Data Dictionary V1.0),以后逐年不断完善。

现在 NTDB 已有超过 500 万病例,涵盖美国 697 个创伤中心,其中包括:219 所经认证或指定的一级创伤中心,239 所经认证或指定的二级创伤中心,125 所经认证或指定的三级和四级创伤中心,28 所经认证或指定的一级或二级儿科中心。

NTDB 拥有全美国最大的创伤数据资源,其数据库内容涵盖了创伤发生、救治、结局等多方面的信息,其主要内容有:人口统计学信息、损伤信息、院前信息、急救部信息、院内救治信息、诊断信息、损伤严重度信息、结局信息、财务信息和质量保证信息等。其最终目标是收集美国所有创伤中心的每一个患者数据,告知医学社团、公众、政策决策者美国当前创伤患者的救治状况和特点。其数据包括详细的临床指征、伤员入院的创伤救治信息。这些数据对研究创伤的流行病学特点、损伤预防与控制、紧急救治、研究、教育、资源配置和健康服务政策等都是非常有意义和价值的。

目前 NTDB 已经形成了年度报告制度,通过年报的方式将每年全美的创伤发生现况和特点,以及对创伤的临床救治情况等告知医学社团、公众、政策决策者,为政策制定者制定损伤预防策略提供了数据支撑,也为创伤研究者及其他社会需求者提供了数据平台,有力地促进了美国创伤预防和救治的水平。

### (二)中国创伤数据库的发展

20 世纪 90 年代以后,我国的一些数据库逐渐出现了部分与创伤发生相关的信息资料,如公安部的中国道路交通事故数据库、全军医院病例首页数据库(创伤部分)以及部分保险行业的数据库等。但由于这些数据库更重视其管理方面的功能,在其数据资料中创伤损伤程度与治疗方面的相关资料极少,甚至缺乏。即使来自各医院住院患者信息的创伤患者的病例首页数据库,也仅有创伤的诊断等简单信息,无法对于伤员损伤程度的严重性和创伤救治效果等进行有效的判断和评估,更无法进行创伤严重程度评分、预后判断、防治技术与方法等方面的研究,远远不能满足创伤医学发展的需要,因此,20 世纪 90 年代,在王正国、朱佩芳、石应康等专家的倡导下,中华医学会创伤学分会大力倡导发展我国的创伤数据库和适用于中国人的创伤评分系统。

创伤评分作为创伤数据库的重要内容之一，是对创伤患者的损伤严重程度及结局进行评估的有效方法，是伤情判断的共用“标尺”，它为创伤患者的分类、后送、救治及其质量的评价提供了科学和快捷的手段，有助于对创伤患者进行快捷、准确的分类后送和选择合理的治疗方案，并可进行结局预测、治疗水平的评价以及创伤资料的分类、比较和统计。早在1989年，石应康教授就在创伤总结中使用了AIS；20世纪90年代周志道教授、朱佩芳教授和王正国院士将多种创伤评分向全国创伤界同仁进行广泛的推广和宣传。1992年4月，中华医学会创伤学分会在山东肥城成立了创伤评分学组，由周志道教授任组长，蔡汝宾教授任副组长，并组织了一系列的学术交流会，有力地促进了创伤评分与创伤数据库知识在中国的宣传和推广。

20世纪90年代中后期，国内的部分单位自发地开展了有关创伤数据库的研究与建设工作，虽然这些数据库大多为小型临床创伤数据库，规模小、指标不统一、内容单一，但对我国创伤数据库的发展起到了积极的作用。1996年，重庆市第三军医大学大坪野战外科研究所的周继红和尹志勇等人推出了我国第一套DOS版的《创伤评分系统V1.0》计算机软件，它包括6种创伤临床常用的评分方法（PHI、RTS、CRAMS、GCS、ISS、Ps），为临床创伤评分的推广提供了良好、方便的工具和平台。1997年周继红建立了第一个具有医学救治特点的“重庆市交通事故伤数据库”，并收录了重庆市部分区县10年来的道路交通事故约2.5万起，对交通创伤的发生、急救、后果、预防等流行病学特点进行了大量研究；随后又研制和建立了“眼创伤数据库”，并开始了创伤数据库的研究。

1998年华西医院获得了卫生部课题“中国人创伤数据库建设”，1999年兰州铁路分局立项了“火车创伤严重度评估和数据库建设”，2001年深圳市政府立项了“TRISS在创伤救治质量评估中的应用”。2000年7月22—23日，华西医院石应康教授发起和组织了“‘中国人创伤数据库建设项目’专家联席会议”。会议上华西医院、第三军医大学全军交通医学研究所、重庆医疗急救中心等单位专家就建立中国人创伤数据库（注册数据库）的框架、字段内容和定义、可能的组织形式等进行了广泛深入的探讨，初步形成了含有91个字段的“中国人创伤数据结构”，研究设计了“中国创伤数据库登记表”。在此创伤数据库结构规范标准之下，华西医院、第三军医大学、重庆医疗急救中心和兰西铁路分局兰西铁路医院分别研制推出了各自的创伤数据库登录管理软件，正式开启了中国的创伤数据库建设的序幕。

2003年在沈阳中华医学会创伤学分会换届时，创伤评分学组更名为“交通伤与创伤评分学组”，周继红教授任组长。此后，重庆市医疗急救中心先后将1998年修订版和2005年版的《简明损伤定级标准》翻译出版。华西医院、第三军医大学大坪医院野战外科研究所、西京医院、铁西医院等单位开展了大量创伤评分的研究。由华西医院牵头组织的“中国人创伤数据库建设项目”经过多年的艰辛努力，特别是在杨建教授的大量努力下，收录了来自全国9个省、市、自治区18个城市25家综合性医院的严重创伤（AIS ≥ 3）病例资料24 454例。其中包括三甲医院11家、三乙医院4家、二级医院10家。通过该数据库的建设和数据资料，对创伤的流行病学特点进行了广泛的研究，并就Ps计算中的权重进行了探讨，研究了胸部穿透伤进程评分，对不同时代的创伤特点、不同地区或医院等级的伤情分布特点、多种创伤的急救治疗特点与方法等进行了研究，使中国创伤数据库的研究和应用得到了极大的推动。

第三军医大学大坪医院野战外科研究所周继红教授课题组先后研制出“创伤评分系统V2.0”“创伤评分系统V3.0”“创伤数据库系统V2.0”，为创伤评分和创伤数据库的应用推广提供了更佳的工具平台，使创伤评分与数据库的理论与技术水平得到了实质性发展。

为了更有力地促进中国创伤数据库的发展，2008年中华医学会创伤学分会将原“交通伤与创伤评分学组”改为“交通伤与创伤数据库学组”，特聘王正国院士、石应康教授和朱佩芳教授等为顾问，学组决定在创伤数据库方面的工作将着重于支持：①研究与发展中国创伤数据库的内容与构架，制定相关的规范；②建立全国创伤数据库网络协作体系，促进创伤数据库的发展与使用；③在创伤数据库数据资源的基础上，研究和探讨创伤评分方法及其应用；④利用数据库平台，开展创伤救治质量评估方法与标准以及创伤救治规范研究。学组于11月2日在杭州西湖召开了第一届全国交通伤与创伤数据学术研讨会。

## 四、创伤数据库系统V3.0

2007年6月“中国创伤评分与数据库论坛”召开以后，为了适应创伤数据库的发展和创伤救治单位的需求，中华医学会创伤学分会、第三军医大学大坪医院野战外科研究所、全军交通医学研究所和重庆创码科技有限公司联合开展了“创伤数据库系统V3.0”平台与软件开发的研究，希望能实现在我国创伤救治中不同层面和需求的差异性，即中小创伤救治中心或单位的创伤注册数据库与大型创伤救治中心和教学科研医院的创伤临床数据库的共同需要。

### （一）创伤数据库系统V3.0研究的目标

因为不同的创伤数据使用者所关心的创伤救治数据是有明显侧重差异的，即不同的数据需要者对创伤数据的需求重点和细节是有明显差异的。例如，管理者更多的是关心损伤发生的原因、创伤的严重程度及影响、急救治疗的过程、关键环节、救治结局，及人力、物力的投入情况等；对于创伤预防和急救者而言，需要的信息主要为创伤的原因、受伤现场、现场与院前急救治疗、伤情诊断和结局等内容；对普通创伤救治医生和研究者而言，则在急救人员关心的信息基础之上，更特别需要创伤伤员入院时的伤情、院内诊治过程与细节、伤情诊断与手术、并发症、原有疾病、救治结局等信息。然而，对于研究型的专科创伤医生而言，则需要大量细致的专科检查、治疗、手术和康复的信息资料，甚至需要大量的影像学资料。针对临床创伤救治过程，应用现代计算机数据库技术，对创伤数据库录入内容、数据管理和分析平台进行研究，研制适用于医院创伤救治信息积累和分析的网络创伤数据库系统。

为此，创伤数据库系统V 3.0的研究设计的目标为：针对临床创伤救治过程，应用现代计算机数据库技术，对创伤数据库录入内容、数据管理和分析平台进行研究，研制适用于医院创伤救治信息积累和分析的网络创伤数据库系统。该系统旨在为临床创伤救治和管理人员提供一个规范、系统的创伤数据内容规范和录入过程信息管理平台，并提供一个良好的创伤数据库管理、分析的平台，满足医疗系统对创伤救治的评估与管理，以及临床医生对创伤救治资料进行高效的积累与比较分析的需要，为创伤循证医学的进步和发展提供科学和坚实的数据基础，促进临床创伤救治能力和科研水平的提高。

### （二）创伤数据库系统V3.0的设计原则与定位

创伤数据库系统V3.0旨在建立一个包含创伤注册数据库和创伤急救数据库的创伤临床数据库的框架，采用同一数据平台，实现其数据库间的数据互通共享。

研制的创伤数据库信息要求包括从创伤发生到出院康复全过程的规范信息，可采用专人录入管理，同时也是能适应医院分级医疗管理体制的数据录入和管理体系，能将创伤信息的录入与创伤救治过程及管理过程相结合呼应，与现有医院的信息管理系统进行最大程度的信息数据交流，具有能随时开展创伤评分、伤情评判、创伤救治质量评估的能力，能方便非计算机专业的医务人员简便、准确、科学地进行创伤数据资料的分析、统计和形成所需报表等。主要功能板块包括：

（1）部门与人员的设置与管理。

（2）数据库内容标准的管理与维护。

（3）病历数据的录入与修改。

（4）病历数据资料的管理与维护。

（5）病历数据资料的查询、统计分析与报表。

### （三）创伤数据库系统V3.0的主要数据录入内容

1．内容版块设计　依据：根据创伤发生及其医疗救援和救治过程时序，结合创伤救治的重点与核心问题等，将创伤数据库内容分为以下几大板块，以利于创伤救治过程信息流及过程管理的实施与评估。

（1）基本信息板块：登记与管理创伤患者的

基本情况。

（2）受伤情况板块：对患者的受伤情况进行描述，包括：受伤时间、受伤地点、致伤原因、致伤机制、受伤类型、防护措施等。

（3）现场救治板块：对患者在受伤现场救治情况进行描述，包括：急救时间、急救距离、现场生命体征及院前评分情况、现场救治措施（补液、药物应用等）。

（4）转运医院模块：对转运医院的资料及在转院前的救治情况进行描述。

（5）急诊救治板块：对患者在急诊室的救治情况进行描述，包括：病员运送、来源情况、到达时间、离开时间、生命体征及评分情况、救治医生情况、生理检查、实验室检查、手术情况、药物使用情况等。

（6）急诊救治医生板块：对急诊救治时医生的情况进行描述，包括：参与急诊救治医生的科室、医生姓名、呼叫时间、到达时间、反应时间等。

（7）院内救治板块：对患者在院内救治情况进行描述，包括：救治科室、医生、输血情况、心肺复苏情况、诊断、生命体征及评分情况、物理检查、实验室检查、手术情况、药物使用情况、会诊情况等。

（8）并发症和原发病板块：对患者的并发症及原发疾病进行描述，包括：并发症名称、发生时间、鉴定情况以及说明、原发病名称以及说明等。

（9）救治质量板块：对整体的救治质量情况进行描述，包括：救治质量描述、鉴定情况、结论、说明等。

（10）出院及结局板块：对结局及出院情况进行描述，包括：出院科室、出院时间、结局、独立性功能评价、住院时间、工伤判断、住院费用及支付方式等。

2．各版块的主要内容　在 V3.0 的创伤数据库中，临床版共有 313 个录入字段，其中有 171 个字段内容是可以重复记录的，故其录入数据量是可远超过其字段数的。在注册版中，共有 186 个字段，其中有 60 个字段是可重复记录的；而在院前（急救）版中，共有 116 个字段，其中 34 个字段可以重复记录。

下面以临床版的创伤数据库信息录入字段为例，对 V3.0 的创伤数据库内容做简单的介绍。

（1）基本信息版块：记录收治医院、伤员的个人信息和通讯方式等信息。主要内容有：登记医院名称、医院等级；住院号、入院次数、入院时间；伤员姓名、性别、出生日期（或年龄）、民族、身份证号、职业；电话（办公室电话、家庭电话、手机）、电子信箱；住址（或通讯地址）及邮编。

（2）受伤情况板块：记录伤员受伤时的情况。主要内容有：受伤时间和受伤地点；受伤部位（头部、面部、颈部、胸部、腹部、脊柱、上肢、下肢、体表）；致伤原因：对于交通伤，还应记录事故类型、事故形态、交通方式、安全措施、碰撞部位、事故对方、气囊、座椅位置、事故车辆，对于战伤，还应记录战伤原因和战伤伤类；致伤机制和致伤意图；伤因的编码；受伤时的活动情况等。

（3）现场救治板块：记录在受伤现场伤员获得救治的情况。主要内容有：急救人员派出时间、急救人员到达现场时间；伤员离开现场时间、伤员到达医院时间；急救距离、急救时间、运送用时；伤员失血量、现场补液量、通气方式、现场主要救治措施（心肺复苏、静脉给液、抗休克裤、包扎固定、胸外心脏按压、胸腔闭式引流）；药物使用记录，如使用时间、药物名称、剂量、单位、给药途径；伤员的院前评分，如 RTS、GCS、CRAMS、院前指数、创伤指数、创伤评分等创伤评分的选项，并计算各创伤评分值。

（4）转运医院板块：记录伤员在转运来医院的救治情况。主要内容有：转运医院的名称和等级；转诊医生的具体姓名；到达和离开转诊医院时间；是否进入 ICU、通气方式；物理检查时间、检查项目、检查部位、检查结果、检查说明、图像附件；实验室检查时间、检查项目、检查部位、检查结果、检查说明；药物的使用时间、药物名称、剂量、单位、给药途径；手术时间、手术者、术后患者去向、手术名称、手术名称 ICD 编码和描述；院前评分，如记录伤员的 RTS、GCS、CRAMS、PHI、TI、TS 等创伤评分的选项，并计算各创伤评分值。

（5）急诊救治板块：记录伤员在到达医院和

入住病房前这段时间接受急诊治疗的情况。主要内容有：伤员的来源、运送方式；到达时间、离开时间、急救后安排；是否行心肺复苏、通气方式；参与救治医生的姓名和科室、呼叫时间、医生到达时间、反应时间；物理检查时间、检查项目、检查部位、检查结果、检查说明、图像附件；实验室检查时间、检查项目、检查部位、检查结果、检查说明；药物使用时间、药物名称、剂量、单位、给药途径；手术时间、手术者、术后去向、手术名称、手术名称ICD编码和描述；院前评分，记录伤员的RTS、GCS、CRAMS、PHI、TI、TS等创伤评分的选项，并计算各创伤评分值。

（6）院内救治板块：记录伤员在入院后创伤诊治的主要信息。主要内容有：救治科室、收治医生和主治医生；伤员来源、首24小时输血量、心肺复苏情况；物理检查时间、检查项目、检查部位、检查结果、检查说明、图像附件；实验室检查时间、检查项目、检查部位、检查结果、检查说明；药物使用时间、药物名称、药物剂量、药物单位、给药途径；手术时间、手术者、术后去向、手术名称、手术名称ICD编码和描述；会诊时间、会诊科室、会诊结果说明；创伤临床诊断、ICD诊断与编码、AIS编码与描述，身体各部位（头部、面部、颈部、胸部、腹部、脊柱、上肢、下肢、体表）的最大AIS值、ISS和NISS评分值，是否是多发伤；创伤评分：记录伤员的RTS、GCS、CRAMS、PHI、TI、TS、生存概率等创伤评分的选项和分值。

（7）并发症和原发病板块：记录伤员救治期间发生的并发症情况以及伤员原发疾病的信息。主要内容有：并发症名称和发生时间，同行鉴定和鉴定情况，并发症的疾病相关性、医源相关性和系统相关性的评估，鉴定与鉴定活动说明；原发疾病名称及说明。

（8）救治质量板块：记录对创伤救治过程质量评估的活动、结果及改进的信息。主要内容有：救治质量评估日期和描述；救治质量鉴定日期、结论与判断；疾病相关性、医源相关性和系统相关性的评估；改进活动及其说明。

（9）出院板块：记录伤员出院及结局的信息。主要内容有：出院科室、出院时间、结局、出院去向；死亡地点、尸检与器官捐献；独立性功能评分及其评分状况；住院时间、住ICU天数、通气支持天数；工伤判断；住院费用及支付方式等。

## （四）创伤数据库系统V3.0运行硬件和软件条件

硬件：服务器为奔腾4 2.4G（或AMD 3000+）以上处理器、1G以上内存、3G以上剩余硬盘空间；客户端为奔腾3（或AMD2500+）以上处理器、256M以上内存。

软件：服务器安装IE 6.0以上浏览器、SQL SERVER 2000以上数据库、IIS 5.0以上国际互联网信息服务器；客户端安装IE 6.0以上浏览器。

编程：采用vb. net和asp. net软件编程语言，基于SQL SERVER 2000数据库平台，采用浏览器/服务器访问模式进行开发（图4-1）。

特点：通过浏览器/服务器访问模式运行，客户终端不需要安装任何本数据库软件，只要用户计算机联入网络，键入管理员提供的网络地址，即可打开登录界面。用户通过管理员分配提供的登录名和密码即可登录系统。

## （五）系统运行功能板块设计

创伤数据库系统V3.0软件具有独立完整的网络创伤数据库的用户管理、数据录入、数据管理、分析与初步数据统计等功能板块。其功能板块主要包括：

1. 系统设置　实现对管理和使用的单位、人员进行设置和管理，包括部门设置、人员设置、修改登录密码三个部分。①部门设置：用于设置医院科室名称及其排序位置。②人员设置：是对用户信息、密码及使用权限等的设置。③修改登录密码：用于对用户密码进行修改。

2. 数据库管理　实现对数据库内的数据进行备份与恢复、导入与导出，对数据库内各选择项字典内容进行维护，包括数据备份、数据恢复、数据导出、数据导入、字段维护和数据提取。①数据备份：对当前数据库所有数据进行备份。②数据恢复：将备份数据恢复到当前数据库内，将覆盖取代当前数据库内的数据。③数据导出：将当前数据库内数据资料根据设定时间条件导出到文件中。④数据导入：将导出的数据恢复到当前数据库内，它将数据添加到当前数据库内

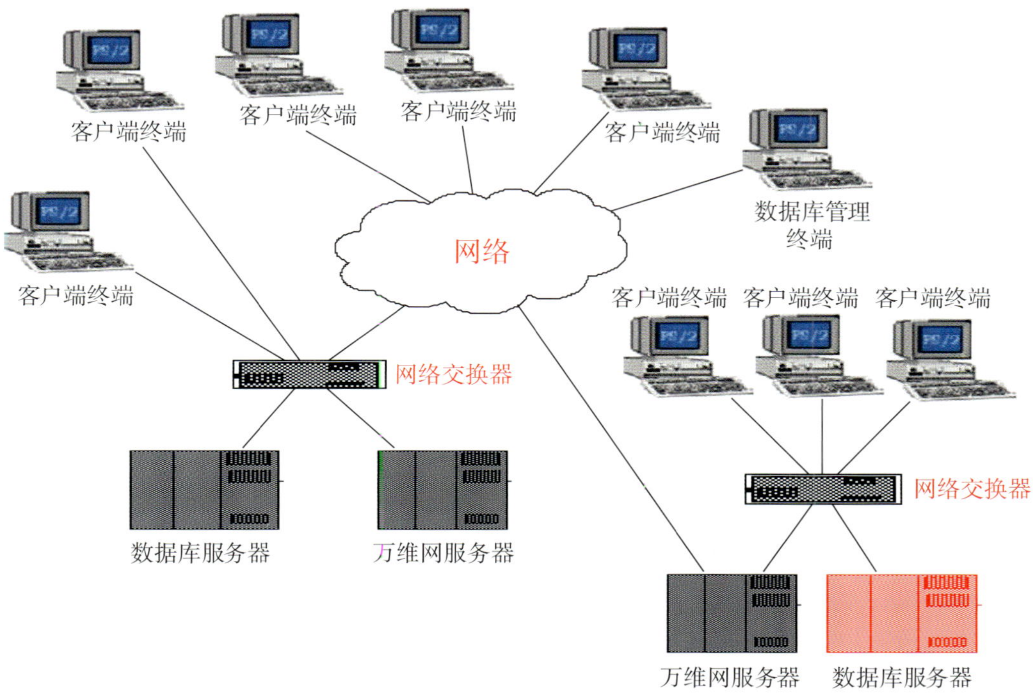


图 4-1　创伤数据库系统 V3.0 采用浏览器 / 服务器访问模式

的数据后面。⑤字段维护：对数据库内的字段内容选项进行维护。⑥数据提取：实现从医院信息系统（hospital information system，HIS）提取出可用的创伤登记信息。

3．创伤病历登记　实现对创伤病历资料信息的实时或回顾性规范地登记录入。

4．查询　实现通过创伤数据库任意内容的查寻和筛选，并可导出到电子表格文件，包括高级查询和自由查询。两者都可通过数据库中的任意字段内容进行查询。其中，自由查询可根据用户的需要，设定查询条件，保存后随时用之进行查询。

5．报表　可根据需要，根据任意合理条件生成规范的定制报表，以及生成任意自定义的列表式报表、汇总式报表和矩阵式报表，并可将报表结果导出到电子表格文件。

6．帮助　提供系统的操作使用帮助与指导。

### （六）数据库管理层次的设计

数据库管理层次的设计是根据创伤临床救治管理工作层次和数据库使用管理流程等特点进行的，并保证适应实际应用中的灵活性。数据库管理层次的设计设置了使用人员数据库管理功能的权限限定，实现了数据库的使用层次和权限管理，以适应于创伤临床数据录入和管理的需要。

1．管理层次　根据一般临床创伤救治医生的管理层次特点，设计了管理员和四级用户。

数据库管理员：即医院的信息管理员。各级用户的登录名和密码由医院管理员进行注册分配。

第四级用户：一般为科室信息管理负责人（员），可以在所给予的权限范围内对全院的创伤数据信息进行相应的处理和分析。

第三级用户至第一级用户：相当于三线、二线、一线医生，可对科室的创伤数据库信息进行录入、修改和分析。

2．管理权限　医院管理员可对医院内各级用户的操作权限进行规定和修改。操作权限设定的内容主要包括：系统设置（用户密码修改、部门人员设置）、数据库管理（字段维护、数据导入、数据导出、数据备份、数据恢复）、创伤病例登记（数据录入）、查询（高级查询、自定义查询）、报表（一般报表、创伤救治报表、自定义报表）、帮助（帮助文档）等。具体为：

（1）数据库管理员：拥有所有板块的操作权限，包括部门设置、人员设置、字段维护、数据录入、数据管理和数据统计与报表，可以查看数据库中所有的病历资料。

（2）第四级用户：可录入和修改本院各科室所有下级用户建立的病历（包括已提交的病历）以及同级用户建立的未提交病历，但不能修改自己和同级用户已提交的病历。

（3）第三级用户：可录入和修改本科室所有下级用户建立的病历（包括已提交的病历）以及同级用户建立的未提交病历，但不能修改上级医生建立的病历以及自己和同级用户已提交的病历。

（4）第二级用户：可录入和修改本科室所有下级用户建立的病历（包括已提交的病历）以及同级用户建立的未提交病历，但不能修改上级医生建立的病历以及自己和同级用户已提交的病历。

（5）第一级用户：可录入和修改本科室所有第一级用户建立的未提交病历，但不能修改上级医生建立的病历以及自己和同级用户已提交的病历。

在创伤病历登记窗口，第三级至第一级用户可以看到本科室最新录入的500条病历的目录，可以查寻到本科室的所有创伤病历，但不能看到和修改医院其他科室的病历。

录入用户可以使用管理员赋予的对数据库各功能的操作权限。第四、三、二、一级用户初始功能权限仅为密码修改（修改自己的密码）、病历登记、帮助。

通过医院管理员，可为第四、三、二、一级用户修改其功能权限范围，使其拥有相应的使用或管理数据的功能。

病历登记：第三级至第一级用户仅能对本科室的病历进行登记修改。

### （七）创伤信息的录入信息流设计

根据我国临床创伤患者救治流程与路径特点，建立了相对独立的创伤信息录入版块并构成相互关联，形成符合创伤临床救治过程的创伤信息流，并规范了创伤信息的录入内容与标准，将原有的一些后台内容放到了前台。

根据临床创伤救治过程，建立了从受伤到出院的完整创伤信息流，形成了相对独立又相互联系的信息录入版块（图4-2）。对于现行医院信息系统中已有的共有信息，创伤数据库系统V3.0实现了数据自动抓取功能。

在创伤数据库系统V3.0共有810个字段，其中信息录入过程中显示字段313个，其中有171个字段是可重复录入的字段，规范了录入内容的录入标准与表达方式，主要内容均采用点击选择方式获得。所有选择项内容均可通过管理员对数据库字典的维护进行修改和调整，以适应创伤临床救治发展以及专科科研的需要。例如，对受伤部位是采用AIS九分法；对手术记录采用医生自由记录与ICD10手术分类名称和编码相结合的方式；对于药物使用、物理检查、实验室检查、会

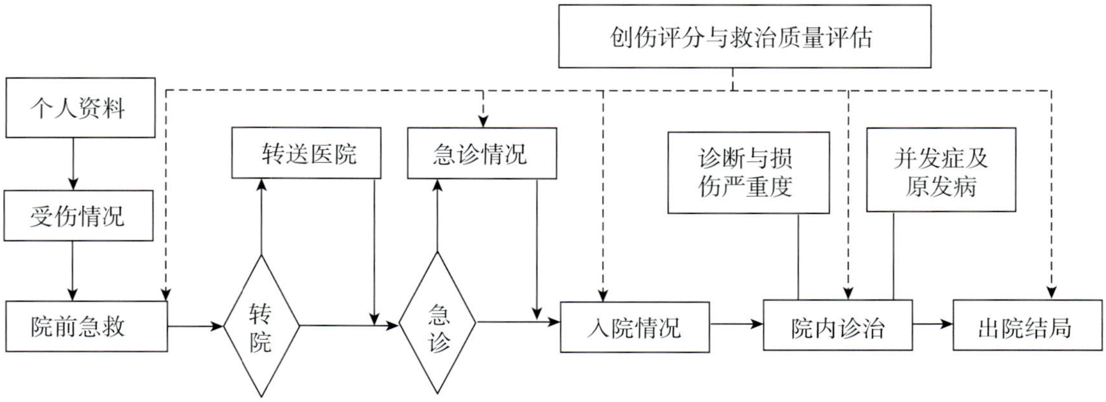


**图4-2　创伤数据库系统的创伤信息流示意图**

诊等也都在各处得到规范的表现。

同时，该系统实现了与医院信息系统的信息互用，可直接通过“提取”键将医院信息系统中可获取的内容抓取到创伤数据库中来，最大限度地减少录入的工作量。

该系统采用选择方式登录规范的创伤信息，并使数据录入的流程与管理层次与对创伤患者的临床救治管理和流程一致，使其可形成数字化创伤救治信息流，适用于医院创伤患者救治过程信息流的管理和医生创伤救治的层次管理。对手术方式与诊断等采用ICD诊断与临床描述相结合，并将ICD诊断与AIS评分形成相互对应的提示与选择，使得对各创伤的部位、性质和严重程度有准确、科学的判断与记录。同时，将10种创伤评分动态地运用于创伤急救治疗的过程中，实现了对伤员的伤情程度进行随时的评判和比较。

## （八）创伤诊断与损伤严重程度评估

采用规范的ICD10的创伤临床诊断，将创伤临床诊断与AIS形成自动对应提示选择，并将多种创伤评分融于登记过程中。

为了方便、准确地获得规范的诊断与损伤严重度评估，创伤数据库系统V3.0诊断实现了ICD10与AIS联动提示选择，可通过三种方式中的任一种对诊断和损伤严重程度进行查找：①通过ICD10或AIS2005编码查找；②通过受伤部位、原因和损伤性质等层次选择查找；③通过任意文字查找ICD10或AIS2005中相同的描述内容。最终通过一次查询就实现对ICD诊断和AIS评分的准确选择，并可对AIS与ICD的对应条目进行调整。

为了便于对创伤患者的伤情程度进行实时的评估与记录，该系统分别在院前、急诊室和院内各阶段对伤员的改良创伤评分、格拉斯哥评分、CRAMS评分、院前指数、创伤指数、创伤评分、生存概率$Ps_{(TRISS)}$和$Ps_{(ASCOT)}$、损伤严重度评分和新损伤严重度评分10种创伤评分进行计算和记录，在出院时还设立了功能独立性评价，以对伤员康复的质量和程度进行评估。

该系统还特别设立了创伤救治质量控制活动记录板块，可对创伤救治过程中的重要质量控制与改进活动进行记录和评价。

## （九）查询与报表

创伤数据库系统V3.0具有一般普通查询、高级查询和自定义查询功能。高级查询可根据需求选择患者的任意基本情况、院前救治和院内救治信息条件，对数据库内资料进行随意查询；自定义查询则可根据使用者的需要，任意设定查询内容、显示内容与次序等，形成自定义查询模板文件，自主设置查询条件和相互关系，随时可对所有数据库内容进行条件设定和筛选查询。所有查询结果均可导出形成电子表格文件，以供进一步的分析和统计。

报表主要分为定制报表和自定义报表两类。在运行这些报表时，可对报表数据条件进行任意的选择限定。自定义报表包括列表式报表、汇总式报表和矩阵式报表三类，通过查询目的设定条件可对数据进行任意筛选，分别将查询到的内容通过列表列出详细内容，或汇总为分类统计汇总报表（表4-1）或矩阵式的交叉报表（表4-2）。其中矩阵式报表最多可形成行、列各三重因素的交叉统计表。

为了测试该系统的使用情况，在2008年年底，采用该系统进行了10 000多例历史创伤病历的创伤数据录入和800多例住院创伤患者信息的实时录入。并在“5·12”地震后，对近3500名住院伤员和2000多出院伤员的创伤信息资料进行了登记录入和资料分析（表4-1、表4-2）。结果显示该系统能很好地规范创伤相关信息，较全面地收

**表4-1 3401例地震住院伤员伤因分布**

| 致伤原因 | 病例（例） |
|---|---|
| 交通事故 | 7 |
| 钝器伤 | 2213 |
| 利器伤 | 16 |
| 跌倒或坠落 | 375 |
| 挤压或掩埋 | 608 |
| 烧、烫或电击伤 | 11 |
| 咬蜇伤 | 2 |
| 其他意外 | 15 |
| 无记录 | 154 |
| 总计 | 3401 |

表 4-2　5063 例地震伤的损伤部位与 AIS 的关系（例）

| AIS 分值 | 损伤部位（例） | | | | | | | | | |
|---|---|---|---|---|---|---|---|---|---|---|
| | 头部 | 面部 | 颈部 | 胸部 | 腹部 | 脊柱 | 上肢 | 下肢 | 体表 | 小计 |
| 1 | 614 | 83 | 10 | 225 | 64 | 1 | 276 | 633 | 301 | 2207 |
| 2 | 61 | 8 | 1 | 96 | 23 | 287 | 458 | 944 | 4 | 1882 |
| 3 | 62 | 1 | | 121 | 8 | 55 | 18 | 517 | | 782 |
| 4 | 7 | | | 2 | 2 | 5 | 6 | 28 | | 50 |
| 5 | 5 | | | | 1 | 20 | | 2 | | 28 |
| 6 | 1 | | | 2 | | | | | | 3 |
| 9 | 1 | | | | | 30 | 30 | 50 | | 111 |
| 合计 | 751 | 92 | 11 | 446 | 98 | 398 | 788 | 2174 | 305 | 5063 |

集创伤信息，方便地对创伤信息资料进行归类分析和统计，对住院患者可形成与创伤救治过程管理相适应的信息流，促进创伤救治质量与过程的数字化管理。

创伤数据库系统 V3.0 软件分为急救版、注册版和临床版，采用共同的后台数据标准，因此，数据实现共享。其中，临床版共有 810 个字段，在信息录入过程中显示字段 313 个。该系统采用选择方式登录规范的创伤信息，并使信息录入的流程与管理层次与临床救治管理和流程相一致，使其可形成数字化创伤救治信息流，适用于医院创伤患者救治过程信息流的管理和医生创伤救治的层次管理。对手术方式与诊断等采用 ICD 诊断与临床描述相结合，并将 ICD 诊断与 AIS 评分形成相互对应的提示与选择，使对各创伤的部位、性质和严重程度有准确、科学的判断与记录，并可分类记录保存特殊检查的图像资料等（如 X 线片等）。同时，将 10 种创伤评分动态地运用于创伤急救治疗的过程中，实现了可对伤员的伤情程度进行随时的评判和比较。

创伤数据库系统 V 3.0 已在中华人民共和国国家版权局进行软件著作权登记，并通过软件行业检测机构的测评，在重庆市信息产业局进行软件产品登记。

## 五、创伤数据库在严重创伤救治规范研究中的应用

### （一）“严重创伤救治规范的研究与推广”项目简介

1. 严重创伤救治规范研究的必要性与目的　创伤是我国 45 岁以下人群死亡的第一位原因，同时是导致伤残的主要原因之一，不仅造成巨大的社会和经济经济损失，同时还导致了巨大的社会、家庭和心理的负担。由于严重创伤救治能力、技术规范等原因，使我国严重创伤的死亡率、致残率远远高于世界发达国家。

降低严重创伤的死亡率和伤残率的关键之一是科学高效的创伤急救治疗机制、规范高效的救治路径和技术。然而，由于历史、经济、技术与能力等原因，目前我国各地的严重创伤急救治疗体系和机制仍存在一些问题，难以适应当前医药卫生体制改革的需要，也远远落后于我国现阶段的整体医疗水平，与实现社会对严重创伤的高效救治需求有着较大的差距。目前存在的问题主要表现为：我国的国情复杂，人口、道路及不同地区医疗水平及医疗资源差异性巨大；各地严重创伤的治疗体系、治疗规范各不相同；严重创伤救治体系过程中信息不规范、信息交换不流畅；各级医疗机构交通伤的救治技术与水平参差不齐，

严重创伤救治流程与技术不规范；缺乏不断积累和改进的长期机制；缺乏严重创伤的预警与质量考评体系等。这些因素都严重地影响着我国严重创伤救治整体水平的提高。

如何根据中国自己的国情及现状，建立有中国特色又符合地方特点的严重创伤救治系统及严重创伤急救治疗规范是目前我国公共卫生领域中的一项重要任务和需求。

面对我国目前的严重创伤救治形势，卫生部和计划生育委员会批准了卫生部公益基金专项“严重创伤救治规范的研究与推广”项目，旨在建立高效的救治规范、救治技术与方法，有效地降低严重创伤的死亡率与伤残率，促进伤员的康复，提高生存质量，有效地减轻国家和社会的损失与负担。

2．“严重创伤救治规范的研究与推广”项目的主要内容　该项目主要包含4单元内容：①严重创伤救治信息平台建设与应用；②院前及院内救治人员的规范化培训；③严重创伤救治流程联动系统的研究与推广；④严重创伤救治预警系统的研究与推广。

该项目拟通过在不同规模的城市和地区试点，针对以上四个任务单元，分层次、分阶段地了解国内严重创伤救治模式的运行情况和救治现状，通过建立严重创伤救治信息平台、严重创伤急救人员规范化培训、严重创伤救治过程的联动系统及严重创伤救治医院院内预警系统等一系列措施，整体提高严重创伤救治水平（图4-3），并对比干预前后严重创伤的救治效果，进一步根据地区特点完善救治流程，在总结经验的基础上，建立具有中国特色、符合地方特点的严重创伤救治规范，并逐步向全国推广，以期能有效地降低国人严重创伤的死亡率与伤残率。

### （二）“严重创伤救治信息平台建设与应用”单元的研究内容简介

“严重创伤救治规范的研究与推广”项目的第一单元为“严重创伤救治信息平台建设与应用”。其主要研究内容包括：

1．不同城市严重创伤医疗急救与治疗现况调查。采用创伤数据库，回顾性研究调查近5年所选择的试点城市的严重创伤急救与治疗情况；通过对近5年严重创伤急救与治疗的调查，分析严重创伤发生及其救治现状，探讨不同救治模式之间的差异和优劣，提出严重创伤院前急救和院内救治流程规范和改进建议，为提出和建立高效的严重创伤救治体系、救治路径与规范、严重创伤预警指标与系统等提供循证医学基础数据支持，为严重创伤院前急救和院内急救培训内容与规范的确定提供支持。调查内容包括：各城市的地理、气候、交通、经济、文化等的现况；各城市医疗急救系统的严重创伤急救体系、救治能力、效率、水平、结局、与医院救治衔接情况等；严重创伤院内救治的模式、特点、流程和规范，不同类别严重创伤患者救治的质量、结局、费用等情况。

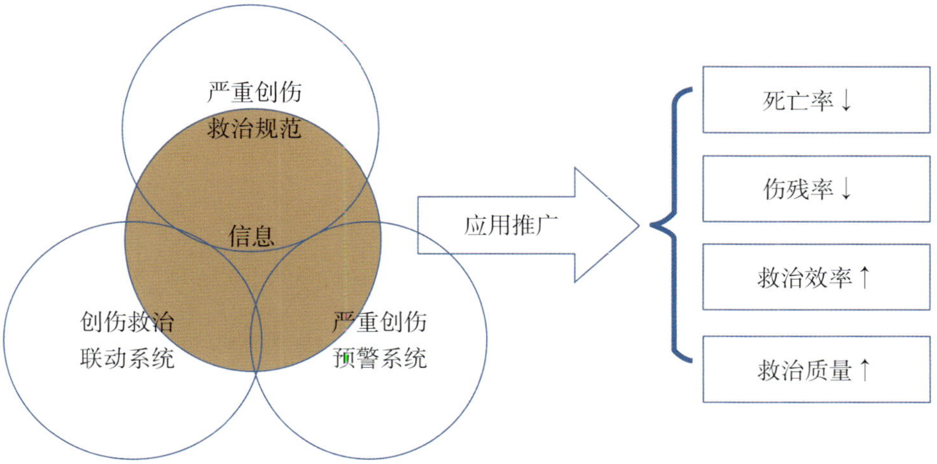


**图4-3　“严重创伤救治规范的研究与推广”项目研究内容示意图**

2．规范严重创伤急救医疗信息。根据当地严重创伤救治现状，加强和完善严重创伤院前急救与院内救治的信息交流平台建设，实现严重创伤急救信息与院内救治信息的及时交换，以缩短院前急救时间，提高院前与院内救治的衔接效率。

3．验证和评价本课题所提出的严重创伤救治体系、救治路径与规范、严重创伤预警指标系统，评价严重创伤院前急救和院内救治培训的效果，并进一步提出改进建议、措施或需要解决的问题，促进严重创伤救治体系与能力的不断提升。

4．在中华医学会创伤学分会的创伤数据库中心平台的基础上，建立我国严重创伤数据信息研究基地，不断完善和发展严重创伤信息联动交流平台、发展严重创伤救治数据库，为严重创伤救治体系和救治规范的长期不断改进、救治质量评判、严重创伤预警以及严重创伤院前与院内救治的人员培训提供持续的技术和数据支持。

### （三）创伤数据库在临床创伤救治规范研究中的作用与意义

创伤数据库信息系统的建立和应用是“严重创伤救治规范的研究与推广”项目的核心平台和串联各部分的线条，也是第一单元“严重创伤救治信息平台建设与应用”的核心任务。

严重创伤救治规范研究的结果将表现为系列的严重创伤救治规范、严重创伤救治联动系统和严重创伤救治预警系统，并通过这些规范的实施实现严重创伤死亡率和伤残率的显著降低，以及救治效率和救治质量的显著提高。但是了解和掌握在项目实施前各地各医疗单位的严重创伤救治现况，建立科学有效的信息和评价体系，以评估各创伤救治机构间严重创伤的不同救治阶段、救治技术手段、创伤救治效率与质量，是本项目的基础和关键，建立具有科学性、准确性、公平性、可行性、适用性的严重创伤信息平台和评估体系是其核心。

基于创伤数据库的严重创伤信息平台建设内容主要包括以下几个方面：①建立规范的数据结构关系。②规范数据来源和标准，保证数据的完整与准确。③采用统一的评判指标。④形成创伤信息平台的管理运行机制。⑤形成共享数据平台，促进数据积累，等等。

通过规范的创伤数据库建设，可建立和提供统一规范的创伤数据信息平台，它为整个项目的实施提供了完整规范的数据内容、统一的数据标准、共同的评估标准体系、实施监督管理的共同高效平台，为项目组提供了丰富的共享的数据平台与信息资源、提供了开展长期灵活的多中心临床研究的平台和数据，并形成了开展长期临床救治规范的标准、方法、效果的评价与完善机制（图4-4、4-5）。

本项目研究中，采用创伤数据库系统 V3.0 作为共用创伤数据录入和管理平台，是由于其具有以下一些特点：①完整的数据内容：数据内容包括了创伤原因、发生、急救、转院、诊断、治疗、出院、结局与评分、质量评估等从创伤发生到结局的完整的数据信息内容。②具有规范、结构化的数据结构。③具有多种科学、标准的评分方法

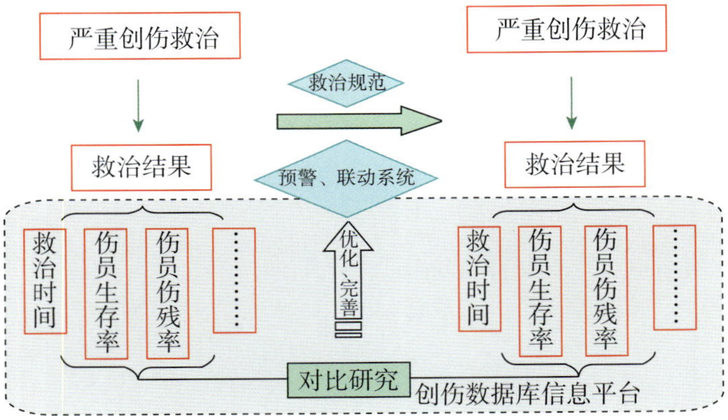


**图 4-4 创伤数据信息平台与严重创伤救治规范研究的关系示意图**

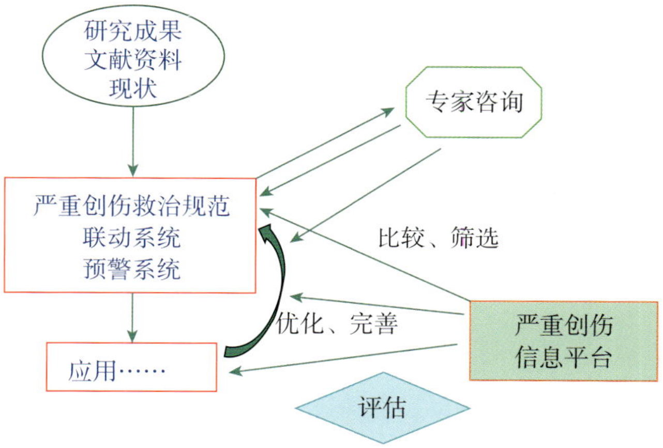


图 4-5 项目中严重创伤信息平台实施节点示意图

组合。④具有灵活、可拓展的软件模块。⑤具有方便的数据录入方式（集中、适时）。⑥具有较强的、简捷方便的数据统计汇总功能。

创伤数据库为严重创伤救治信息的收集、分析提供了良好的信息平台和支撑，保证了对严重创伤救治规范实施效果的评估、优化和完善的需求。以此为基础建立我国创伤数据信息研究基地，建立严重创伤救治规范的不断完善和可持续发展的机制，必将有力地促进创伤救治水平和效率的不断提高，造福于社会和人民。

# 第5章

# 创伤评分及其在创伤严重度评估中的应用

邱　俊　周继红

## 一、创伤评分的定义与分类

在对创伤伤员的现场急救、转运、分诊、后续救治、预后判断的过程中，以及在对创伤伤员救治疗效评价、救治质量评估中都需要有统一的标尺对伤员的损伤严重程度、伤情的变化等进行标定。自20世纪50年代开始，创伤研究和临床工作者经过长时间的研究逐渐形成了一些创伤评分方法，并用于创伤严重度评估，这些方法统称为“创伤评分”。创伤评分是根据伤员伤后的生理学指标改变或解剖部位的具体损伤用定量记分的方法评定伤员损伤的严重程度。这样的方法具有科学性、准确性、统一性、可对比性等优点，可以简洁、准确、快速地评价不同损伤伤员的伤情严重程度，辅助创伤诊断和分类，指导伤员的急救和合理后送，并能为伤员的预后和康复进行评估，也可以为评估不同的救治方法或救治机构间的创伤救治质量提供依据和参考。同时，创伤评分的应用有利于创伤基础和临床质量改进研究，可以促进创伤救治技术、方法的改进和创伤救治水平的提高。

根据创伤评分使用的时间阶段和场所不同，创伤评分通常分为院前评分和院内评分。院前评分是指从受伤现场到医院确定性诊断治疗前这段时间内，医护人员为定量判断伤员损伤的严重度而采用的评分方法。院前评分主要用于受伤急救现场对伤员的分类和伤情快速判断，其目的是使伤员能尽快得到合理的分诊和后送，进而得到及时的救治，因此，这类评分方法往往简便易行，同时有一定的敏感性，即能较准确地评估损伤的严重程度，不遗漏应该送往创伤中心或专科医院救治的重伤员。同时，院前评分还具有一定的特异性，即把一些不该送往创伤中心的轻伤员分拣出来，以减少创伤中心的负担。院内评分是指伤员到达医院后，在相对详细检查的基础上，根据伤员的生理学指标改变、具体解剖部位的损伤情况及其严重程度对伤情进行定量评估的方法，因此，院内评分通常较院前评分有更高的准确性，但往往更为复杂。

根据创伤评分使用的评分指标的差异，创伤评分又分为生理学评分、解剖学评分、生理学和解剖学组合评分等。生理学评分采用的评分指标以生理学指标为基础，如评分中以伤员的呼吸、脉搏、血压等的变化为评分参数。解剖学评分采用的评分指标是以解剖学损伤为基础，如评分中以损伤的部位、伤型、伤类等作为评分参数。生理学和解剖学组合评分结合了上述两种评分的指标，以生理学指标结合解剖损伤作为评分的参数。

目前临床使用的创伤评分方法种类较多，不是每种评分都能很明确地被归于某一类评分方法之中，常常有一定的交叉。每种评分都有各自的优点和缺陷，同时也有其最为适合的使用条件和时机。作为一种合理的评分方法，它应当是可用于不同人群创伤流行病学研究、创伤的治疗研究和救治系统比较，并能指导临床创伤救治的标准化工具。本章由于体例的原因主要采用院前评分和院内评分的分类方法对创伤评分进行介绍。但由于评分方法及应用的交叉，因此，并不能以此为依据限定某一种评分方法只能用于院前过程，相反，也不能限定某一种评分方法只能用于院内救治过程。事实上，在实际使用中它们也是互有交叉的。

## 二、院前评分

院前评分要能够快速地为伤员的损伤严重程度进行打分，以便在较短的时间内按照伤情进行分类，并决定后送医疗单位的等级和途径。从此目的出发，绝大多数院前评分法是以生理学参数为依据进行伤情的评定。目前使用较多的院前评分方法主要有格拉斯哥昏迷评分、院前指数、创伤指数、创伤评分、改良创伤评分、CRAMS评分等。

特别需要注意的是院前评分并不仅仅应用于院前急救，在后续的院内救治过程中也可以用于伤情评价。

### （一）格拉斯哥昏迷评分

格拉斯哥昏迷评分（GCS）是格拉斯哥大学的两位神经外科教授 G. Teasdale 与 BJ. Jennett 在 1974 年提出的，是神经损伤伤员最常用的评分方法之一，是主要反映伤员意识状况的一种评分方法，也是其他一些评分方法、生存概率预测等的基础指标。GCS 是通过对伤员的运动反应、言语反应和睁眼反应的记分来进行计算的（表 5-1）。

GCS = 睁眼反应记分 + 言语反应记分 + 运动反应记分

GCS 总分为 15，分值越低，则伤情越重。

在紧急情况下，也可以用伤员的临床表现进行评分（表 5-2）。

用描述法进行 GCS 相对粗略，需要由评分者根据个人经验进行主观评定，不推荐使用。

### （二）院前指数

院前指数（PHI）是以伤员的收缩压、脉搏、呼吸和意识四项生理指标为依据，根据每项指标的测量值分别记 0 ～ 5 分（表 5-3），四项指标记分之和即为 PHI 的分值。在记录 PHI 总分值时，它还有一条特别规定：如果伤员合并有胸部或腹部穿透伤时，PHI 的总分要加 4 分。伤员的 PHI 分值越高，则提示伤员的伤情越重，一般把总分 0 ～ 3 分定为轻伤，4 ～ 20 分定为重伤。本评分对重伤判断的灵敏度达 94.4%，其灵敏度优于其他院前评分。

### （三）创伤指数

创伤指数（TI）是 1971 年由 Kirkpatrick 等提出的，1974 年由 Ogawa 等进行修改。该评分是根据伤员受伤的部位、损伤类型、循环、呼吸和意识状态五个方面进行评分（表 5-4）。每项指标为 4 级记分（分别为 1 分、3 分、5 分和 6 分）。五项记分值之和即为 TI 的总分值。TI 分值越高，则

表 5-1　格拉斯哥昏迷评分的计算方法

| 记分 | 睁眼 | 言语（小于 4 岁儿童） | 运动 |
|---|---|---|---|
| 6 | – | – | 按吩咐动作 |
| 5 | – | 回答切题（微笑） | 对刺痛能定位 |
| 4 | 自动睁眼 | 回答不切题（哭闹，但可以安慰，或不正确地互动） | 对刺痛能躲避 |
| 3 | 呼唤睁眼 | 答非所问（对安慰产生异常反应，呻吟） | 对刺痛肢体屈曲 |
| 2 | 刺痛睁眼 | 只能发音（无法安慰） | 对刺痛肢体过伸 |
| 1 | 不睁眼 | 不能言语（无语言反应） | 无运动反应 |

表 5-2 格拉斯哥昏迷评分（描述法）

| 昏迷症状 | 记分 |
|---|---|
| 清楚 | 15 |
| 迟钝 | 14 |
| 淡漠 | 13 |
| 烦躁 | 12 |
| 嗜睡 | 11 |
| 谵妄 | 10 |
| 昏睡 | 9 |
| 浅昏迷 | 8 ~ 6 |
| 昏迷 | 5 ~ 4 |
| 深昏迷（强直） | 3 |

损伤程度越严重。通常把总分≤ 9 定为轻度或中度伤，10 ~ 16 分定为重度伤，≥ 17 分定为极重伤，一般把总分≥ 10 分的患者后送至创伤中心或有创伤救治能力的大医院。

需要注意的是，评分指标中的“血压”和“脉搏”都是反映循环状态的指标，在评分时应二选一。由于血压相对比较准确，因此，在评分中推荐选用血压代表循环状态。

### （四）创伤评分

创伤评分（TS）是由 Champion 在 1981 年首次提出的评分方法，是通过对伤员的 GCS、呼吸频率、呼吸幅度、血压、毛细血管充盈度五个方面的指标进行记分，用以反映伤员的伤情程度。TS 的总分值等于 5 项指标记分值之总和（表 5-5）。其分值越低，则说明损伤越严重，通常以分值＜ 12 分定为重伤。其灵敏度在 63% ~ 85%，相对较低，易于遗漏严重患者，特别对头部损伤患者的严重性往往估计不足。

### （五）改良创伤评分

由于 TS 灵敏度相对较低，易遗漏严重患者，特别是对头部创伤患者的严重性估计不足，因此，Champion 在 1989 年对 TS 进行了改进，提出了改良创伤评分（RTS）。它是在 TS 的基础上改进并

表 5-3 院前指数

| 项目 | 分值 | | | | |
|---|---|---|---|---|---|
| | 0 | 1 | 2 | 3 | 5 |
| 收缩压（mmHg） | ＞ 100 | 86 ~ 100 | 75 ~ 85 | – | 0 ~ 74 |
| 脉搏（次 / 分钟） | 50 ~ 119 | – | – | ＞ 119 | ＜ 50 |
| 呼吸 | 正常 | – | – | 费力、浅 | 呼吸次数＜ 10 次 / 分钟，需插管 |
| 意识 | 正常 | – | – | 模糊或烦躁 | 所述言语不能被人理解 |

表 5-4 创伤指数

| 项目 | 分值 | | | |
|---|---|---|---|---|
| | 1 | 3 | 5 | 6 |
| 受伤部位 | 四肢 | 背部 | 胸部 | 头、颈、腹 |
| 损伤类型 | 撕裂伤 | 挫伤 | 刺伤 | 钝器伤、子弹伤 |
| 循环状态 | | | | |
| 血压（mmHg） | ＞ 97 | 60 ~ 97 | ＜ 60 | 测不到 |
| 脉搏（次 / 分钟） | 50 ~ 100 | 100 ~ 140 | ＞ 140 | ＜ 50 |
| 呼吸状态 | 胸痛 | 呼吸困难 | 发绀 | 无呼吸 |
| 意识状态 | 嗜睡 | 恍惚 | 半昏迷 | 深昏迷 |

表 5-5 创伤评分

| 项目 | 分值 | | | | | |
|---|---|---|---|---|---|---|
| | 5 | 4 | 3 | 2 | 1 | 0 |
| 呼吸 | – | 10 ~ 24 | 25 ~ 35 | > 35 | < 10 | 无 |
| 呼吸幅度 | – | – | – | – | 正常 | 浅或困难 |
| 收缩压（mmHg） | – | > 90 | 70 ~ 90 | 50 ~ 69 | < 50 | 0 |
| 毛细血管充盈 | – | – | – | 正常 * | 迟缓 + | 不充盈 |
| GCS 分值 | 14 ~ 15 | 11 ~ 13 | 8 ~ 10 | 5 ~ 7 | 3 ~ 4 | – |

注：* 正常：前额、口唇及甲床再充盈时间≤ 2 秒；+ 迟缓：前额、口唇及甲床再充盈时间> 2 秒。

简化了检测指标，因为 TS 中的毛细血管充盈和呼吸动度两项指标在现场，特别是在夜间观察时很难确认。RTS 取消了这两项指标，同时增加了 GCS 的权重。RTS 记分是依据伤员的 GCS、收缩压和呼吸次数的数值分别给予记分，将这三项记分值相加即为 RTS 的总分。RTS 总分为 0 ~ 12 分，分值越低，损伤越严重。通常把< 12 分的患者送到创伤中心。RTS 是目前院前评分中使用最为广泛的评分方法之一，其灵敏度明显优于 TS，特异度稍低于 TS。同时，RTS 在结局预测的可靠性方面也优于 TS，对头部损伤的患者的结局估计也较准确。

### （六）CRAMS 评分

CRAMS 评分首先由 Gormican 在 1980 年提出，1985 年 Clemmer 对其进行了修正。“CRAM”是由循环（circulation）、呼吸（respiration）、腹部（abdomen，包括胸部）、运动（motor）及言语（speech）五个英文单词的首字母组成的缩写词。其评分要素也是通过对伤员的循环、呼吸、腹部、运动和言语状态分别记分，每项指标记 0、1、2 分不等，最后把 5 项指标的记分相加，即为 CRAMS 评分的总分。CRAMS 评分 = 循环记分 + 呼吸记分 + 胸、腹部记分 + 运动记分 + 言语记分（表 5-6）。伤员的 CRAMS 评分分值越低，其伤情就越重。一般把总分≥ 9 分定为轻伤，≤ 8 分定为重伤。通常把 8 分以下的患者送至创伤中心。

需要注意的是，评分指标中的“毛细血管充盈”和“收缩压”都是反映循环状态的指标，在评分时二选一。由于收缩压指标相对比较准确，因此，在评分中推荐选用收缩压代表循环状态。

### （七）病伤严重度指数

病伤严重度指数（illness injury severity index，IISI）是通过观察患者的脉搏、血压、肤色、呼吸、意识、出血、受伤部位、受伤类型八项指标，每项指标分 5 级记分，八项指标的记分相加得 IISI 总分（表 5-7）。年龄< 2 岁或> 60 岁的

表 5-6 CRAMS 评分

| 项目 | 分值 | | |
|---|---|---|---|
| | 2 | 1 | 0 |
| 循环 | | | |
| 毛细血管充盈 | 正常 | 迟缓 | 不充盈 |
| 收缩压（mmHg） | ≥ 100 | 85 ~ 99 | < 85 |
| 呼吸 | 正常 | > 35 次 / 分钟，费力或浅 | 无自主呼吸 |
| 胸、腹部 | 无触痛 | 胸部或腹部有压痛 | 腹肌紧张、连枷胸、深部穿透伤 |
| 运动 | 正常 | 对疼痛刺激有反应 | 无反应或去皮质强直 |
| 言语 | 正常 | 语无伦次 | 发音听不懂或不能发音 |

患者加 1 分。分值越高则伤情越重，一般将 0 ～ 6 分定为轻伤，7 ～ 13 分定为重伤，14 ～ 24 分定为危重伤，25 分以上的患者救治难度极大，可能死亡。

## 三、院内评分

院内评分是在创伤伤员到达医院以后，在相对详细检查的基础上，结合伤员的生理学指标、解剖损伤部位和损伤类型、甚至实验室检查指标对伤员的伤情进行更准确的评定。院内评分的目的主要是对伤情进行准确的评估、指导后续的救治、对伤员的预后进行预测，并可对不同的救治方法和不同机构间的救治质量进行比较。院内创伤评分包括简明损伤定级标准，以及由其派生出来的损伤严重度评分、新损伤严重度评分、基于创伤和损伤严重程度评分的生存概率预测、急性生理学和慢性健康状况评估、胸部穿透伤进程评分、穿透性腹部创伤指数、国际疾病诊断编码基础上的损伤严重程度评分等。

### （一）简明损伤定级标准

最新的简明损伤定级标准（AIS）2005 对旧版损伤描述进行了扩展，更新了医学诊断和术语，结合器官损伤定级，对损伤严重性和结局的描述更为精确，为世界各地创伤医学研究和临床工作者认同和接受，并成为其他一些损伤严重度评定方法的基础。

1．AIS 的基本原则　随着创伤救治的发展，AIS 进行了多版的修订，但 AIS 总是遵循一些基本原则，以保持良好的连续性。

（1）AIS 是一种按严重度来对损伤进行分级的简易方法。

（2）用来描述损伤的术语应该是标准化的。

（3）AIS 应适用于多种原因导致的损伤。

（4）AIS 应既能适用于大数据样本，又能适用于小数据样本。

（5）损伤描述应以解剖学概念为基础，而非生理学概念。

（6）每一个严重度分值只能反映已发生的一种损伤。

（7）每一种损伤的 AIS 严重度分值应是专一的，与时限无关。

（8）AIS 只评定损伤本身，而非损伤造成的长期后果。

（9）AIS 不是仅仅用来评价死亡率或致命性的一种方法。

（10）AIS 应能反映在其他方面仍然是健康成人的损伤严重度。

（11）特定损伤的严重度应该考虑其对全身的严重性影响。

AIS 是以解剖学为基础的、专家一致认同的、

表 5-7　病伤严重度指数

| 项目 | 分值 | | | | |
|---|---|---|---|---|---|
| | 0 | 1 | 2 | 3 | 4 |
| 脉搏（次 / 分钟） | 60 ～ 100 | 100 ～ 140 或＜ 60 | ＞ 140 或不规则 | 无 | |
| 血压（mmHg） | （97 ～ 150）/（60 ～ 90） | （83 ～ 90）/（90 ～ 120）或（150 ～ 203）/（90 ～ 120） | ＜ 83/ ＞ 120 或＞ 203/120 | 无 | |
| 肤色 | 正常 | 淡红 | 苍白 / 潮湿 | 发绀 | |
| 呼吸（次 / 分钟） | 12 ～ 19 | ≥ 20 | ＜ 12 或胸痛、费力 | 无自主呼吸 | |
| 意识 | 能定向，回答切题 | 语无伦次，反应迟钝 | 嗜睡 | 丧失 | |
| 出血 | 无 | 能止住 | 止血困难 | 止不住 | |
| 受伤部位 | | 四肢 | 背部 | 胸部 | 头、颈、腹 |
| 受伤类型 | | 撕裂伤，挫伤 | 骨折 | 刺伤 | 钝伤，投射物伤 |

全球通用的损伤严重度评分方法。它依据损伤的程度，并按照身体区域对每一损伤进行六个等级序列的划分。AIS 严重度分值作为评价死亡率的指标是有意义的。但应注意，死亡率并不是 AIS 严重度分值的唯一决定性因素，损伤严重度绝不是靠单一因素（如死亡率）就可以决定的。AIS 作为一种实用可行的研究工具，目前是公认的判断损伤严重度的金标准。

2．AIS 的编码准则　AIS 是以解剖损伤为基础，每一个损伤只有 1 个 AIS 记分，它只评定伤情本身而不评定损伤造成的远期后果。

AIS 将身体部位分为九个：头部；面部，包括眼和耳；颈部；胸部；腹部及盆腔脏器；脊柱（颈椎、胸椎、腰椎）；上肢；下肢，骨盆和臀部；体表（皮肤）和热损伤，以及其他损伤。

AIS 2005 给每个损伤条目以特定的 6 位数的编码，并加一个 AIS 严重度评分（共 7 位数）。如图 5-1 所示：首位数表示身体区域；第 2 位数表示解剖结构的类别；第 3、4 位数表示具体的解剖结构或在体表损伤时表示具体的损伤性质；第 5、6 位数表示具体部位和解剖结构的损伤程度（表 5-8）。小数点后的数字就是 AIS 评分值。

AIS 编码小数点后的 AIS 分值表示损伤严重度的 6 个等级（表 5-9），即 AIS 1 ～ 6。其中，AIS 1 定为轻度伤，AIS 2 为中度伤，AIS 3 为较严重伤，AIS 4 为严重伤，AIS 5 为危重伤，AIS 6 为极严重伤。AIS 分值编码指定为 9 的编码仅表明损伤的存在，而不代表损伤的严重度。例如闭合性腹部损伤，但不知是哪个器官损伤，即编码为 AIS 9。AIS 9 不能用于损伤严重度评分。

在前期版本的基础之上，AIS 2005 增加了标题为“功能能力指数”（function capacity index，FCI）一栏，以便于在相关工作完成后可以添加预期的功能能力指数值；增设了一种损伤定位标识

**表 5-8　AIS-98 编码前 6 位数的具体内容**

| 第 1 位数：身体区域 | 第 2 位数：解剖结构的类别 | 第 3、4 位数：特定的解剖结构或损伤性质 | 第 5、6 位数：损伤程度 |
|---|---|---|---|
| 1．头部<br>2．面部<br>3．颈部<br>4．胸部<br>5．腹部及骨盆<br>6．脊柱<br>7．上肢<br>8．下肢<br>9．皮肤和未特定指明的部位 | 1．全区域<br>2．血管<br>3．神经<br>4．器官（包括肌肉 / 韧带）<br>5．骨骼（包括关节）<br>6．头—意识丧失 | 全区域<br>02　皮肤—擦伤<br>04　皮肤—挫伤<br>06　皮肤—裂伤<br>08　皮肤—撕脱伤<br>10　断肢<br>20　烧伤<br>30　挤压伤<br>40　脱套伤<br>50　损伤—无其他特殊<br>60　穿透伤<br>90　非机械性损伤<br>头部—意识丧失<br>02　意识丧失的时间<br>04、06、08 意识水平<br>10　脑震荡<br>脊柱<br>02　颈椎<br>04　胸椎<br>06　腰椎<br>血管、神经、器官、骨、关节都从 02 开始用两位数字顺序编排 | 从 02 开始，用两位数字顺序编排，以表示具体的损伤。00 表示严重度未指明的损伤，或表示该解剖结构在本手册中只有一项条目的损伤。99 表示损伤性质或严重程度都不明者 |

表 5-9 AIS 严重度分值

| AIS 分值 | 描述 |
|---|---|
| 1 | 轻度 |
| 2 | 中度 |
| 3 | 较重度 |
| 4 | 重度 |
| 5 | 危重度 |
| 6 | 极度（目前不可救治） |

表 5-10 计算 ISS 时的六个分区

| 分区 | 内容 |
|---|---|
| 1．头部或颈部 | 脑或颈椎损伤、颅骨或颈椎骨折 |
| 2．面部 | 口、耳、眼、鼻和颌面骨骼损伤 |
| 3．胸部 | 膈肌、肋骨、胸椎损伤和胸腔内的所有脏器损伤 |
| 4．腹部和盆腔 | 腹部和盆腔内所有脏器损伤和腰椎损伤 |
| 5．四肢和骨盆 | 四肢、骨盆和肩胛带损伤（扭伤、骨折、脱位和断肢均计入内） |
| 6．体表 | 身体任何部位的体表损伤，包括擦伤、撕裂伤、挫伤和烧伤 |

码系统，以帮助确定某一损伤在体内或体表的确切部位；同时还具备了用四位数损伤原因（cause of injury，COI）编码来表达损伤原因的功能，以帮助研究人员用于记录每种 AIS 损伤所需要的损伤原因资料。

### （二）损伤严重度评分

AIS 不评价多发伤的综合影响。虽然最高 AIS 被用来描述多发伤的总严重度，但在创伤研究中发现，最高 AIS 与创伤死亡概率呈非线性关系，因此，意义不大。此外，相同的最高 AIS 值，其第 2 位严重伤的 AIS 不同，死亡率也明显不同，因此，Baker 于 1974 年提出了损伤严重度评分（injury severity score，ISS），此法仍然以解剖部位损伤为基础，且更适合于评价损伤严重程度和生存概率间的关系。ISS 用于评价多发伤的严重程度目前已被创伤界所公认，并已被广泛用于临床。

ISS 是用于多发伤严重程度判断的方法，该方法是把人体分为六个区域，将身体损伤最严重的三个区域的最高 AIS 分值平方后相加即为 ISS 分值。

ISS 的六个分区为：头颈、面、胸、腹部或盆腔、四肢或骨盆架、体表（表 5-10）。

ISS 分值范围为 1 ～ 75 分，1 ～ 8 分为轻度伤，9 ～ 15 分为中度伤，16 ～ 24 分为重度伤，＞ 24 分为极重度伤。近来有人认为把 ISS ≥ 20 分算为严重多发伤较为合理，他们总结的一组伤员的结果是：ISS 分值＜ 20 分时死亡率为 2.67%，而当 ISS 分值≥ 20 分时死亡率急剧上升至 24.3%，因此，提出 ISS ≥ 20 分为严重伤的标准，但更多的学者接受前述的标准。

另外，ISS 评分规定了在以下两种情况时其分值为 75 分：①有 3 个 AIS 为 5 的损伤或至少有 1 个 AIS 为 6 的损伤；②任何 1 个损伤为 AIS 6 时，ISS 就自动确定为 75 分。

ISS 虽已广泛使用，但在评定伤情上也存在一定的不足。例如，ISS 是以解剖损伤为依据的，因此，未能反映伤员伤后的生理变化，也未能反映年龄和伤前健康状况对伤情的影响。由于 ISS 在 1 个身体区域只能取 1 个损伤最严重部位的编码，如当某一身体区域有多个脏器损伤时，就不可能充分反映损伤的严重程度。此外，ISS 对重度和特重度颅脑伤的伤情严重程度的表达也不充分。

### （三）新损伤严重度评分

为了解决 ISS 对一个区域多处损伤时，不能充分反映损伤严重程度的缺点，研究者对 ISS 进行了改进，取消了评分中损伤部位的限制。新损伤严重度评分（new injury severity score，NISS）把伤员损伤中的三个最高 AIS 分值平方相加而得，而不考虑损伤部位的分布。NISS 在对穿透伤及钝器伤的结局预测中表现均优于 ISS，在预测创伤后多器官功能衰竭时有较好的前景。

NISS 分值 = 最高 $AIS^2$ + 第二高 $AIS^2$ + 第三高 $AIS^2$

### （四）生存概率预测

1．基于创伤和损伤严重程度评分（TRISS）的生存概率预测　1987 年 Boyd 介绍了 TRISS 法生存概率预测［$Ps_{(TRISS)}$］，该法将反映伤员生理学指标的 RTS 和解剖学指标的 ISS 结合起来。

$Ps_{(TRISS)}$ 应用数学模型，结合伤员的年龄、RTS、ISS、创伤的机制（钝器伤和锐器伤）来预测伤员的存活概率（Ps）。其计算公式如下：

$$Ps_{(TRISS)} = 1/(1+e^{-b})$$

e 为常数，其值为 2.718 282。

$$b = b_0 + b_1(RTS) + b_2(ISS) + b_3(A)$$

$b_0$ 为常数，$b_{1\sim3}$ 为不同伤类时各项参数的权重值，钝器伤和穿透伤所采用的权重值不同（表 5-11）。

表 5-11　TRISS 系数

| 损伤类型 | $b_0$ | $b_1$ | $b_2$ | $b_3$ |
|---|---|---|---|---|
| 钝器伤 | −0.4499 | 0.8085 | −0.0835 | −1.7430 |
| 穿透伤 | −2.5355 | 0.9924 | −0.0651 | −1.1360 |

RTS 为修正的创伤评分，其计算方法与前面所述方法有所区别，具体为：采集伤后的收缩压（S）、呼吸频率（R）和 GCS 分值（前述 RTS 计算中各对应分值），将它们的 RTS 计算分值代入下述公式，即可得到 RTS 值：RTS = 0.9368 GCS + 0.7326 S + 0.2908 R（0.9368、0.7326、0.2908 为各项参数的权重值）。

ISS 为 ISS 评分值，其计算方式参照前述 ISS 的计算公式。

A 为年龄参数，其取值为：年龄≥ 55 岁时，A = 1；年龄＜ 55 岁时，A = 0。

$Ps_{(TRISS)}$ 提供了一种根据创伤伤员生理学和解剖学指标预测生存概率的方法，但也存在一些不足：比如计算公式中具有 ISS 参数，故在身体同一区域出现多种严重损伤时，就会出现 ISS 固有的缺陷，即未能给同一部位其他创伤以应有的权重。此外，TRISS 法只有两个年龄分段，过于简单。有研究者认为，该法对坠落伤患者的存活常预测过多，而未考虑到性别和伤前健康状况的影响，这可能也是其不足之处。

2. 基于创伤严重度特征描述（a severity characterization of trauma，ASCOT）的生存概率预测　由于 $Ps_{(TRISS)}$ 的一些缺点，1990 年 Champion 提出了新的生存概率预测方法——$Ps_{(ASCOT)}$，该法也是一种将生理学指标和解剖学指标结合的预测方法。它的计算与 $Ps_{(TRISS)}$ 相似，需要计算 RTS 值，并区分钝器伤和穿透伤两种损伤类型。不同的是：ASCOT 的年龄分段更为细致，分 5 个年龄段。为了克服 ISS 的固有不足，采用解剖部位分类法区分损伤的部位（将身体区域分成 A、B、C 和 D 四个部分），并对伤员的全部严重损伤给予较多的权重。计算方法如下：

$$Ps_{(ASCOT)} = 1/(1+e^{-k})$$

$$k = k_1 + k_2G + k_3S + k_4R + k_5A + k_6B + k_7C + k_8 \times 年龄$$

$k_1 \sim k_8$ 为不同伤类的权重系数（钝器伤和穿透伤各不相同）（表 5-12）。

表 5-12　$Ps_{(ASCOT)}$ 的权重值

| 系数 | 钝器伤 | 穿透伤 |
|---|---|---|
| $k_1$ | −1.1570 | −1.1350 |
| $k_2$ | 0.7705 | 1.0626 |
| $k_3$ | 0.6583 | 0.3638 |
| $k_4$ | 0.2810 | 0.3332 |
| $k_5$ | −0.3002 | −0.3702 |
| $k_6$ | −0.1961 | −0.2053 |
| $k_7$ | −0.2086 | −0.3188 |
| $k_8$ | −0.6355 | −0.8365 |

G、S、R 分别为 GCS、收缩压和呼吸频率的编码值（前述 RTS 计算中各对应分值）。

A、B、C 分别为 AP 分类法中 A、B、C 3 个区域中涉及的各损伤器官 AIS ＞ 2 的所有损伤分值的平方和再平方根值（表 5-13）。

“Age”为各年龄段取值（表 5-14）。

在计算 $Ps_{(ASCOT)}$ 时需要排除的四种情况为：① AIS = 6，RTS = 0；② 最大 AIS ＜ 6，RTS = 0；③ AIS = 6，RTS ＞ 0；④ 最大 AIS = 1 或 2，RTS ＞ 0。

$Ps_{(ASCOT)}$ 在对钝器伤和穿透伤伤员的生存概率预测上均优于 $Ps_{(TRISS)}$，前者的误判率也低于后者，特别是考虑到伤员伤前健康状况的影响时 $Ps_{(ASCOT)}$ 更为准确而可靠。$Ps_{(ASCOT)}$ 本身对穿透伤伤员 Ps 评估的准确性又优于其对钝器伤伤员的评估。

表 5-13 AP 分区和 AIS 评分取值范围

| AP 分区 | 损伤部位 | AIS 评分 |
| --- | --- | --- |
| A | 头、脑 | 3 ~ 5 |
| | 脊髓 | 3 ~ 5 |
| B | 胸部 | 3 ~ 5 |
| | 颈前 | 3 ~ 5 |
| C | 腹部、盆腔 | 3 ~ 5 |
| | 脊柱（不含脊髓） | 3 |
| | 骨盆骨折 | 4 ~ 5 |
| | 股动脉 | 4 ~ 5 |
| | 膝上挤压 | 4 ~ 5 |
| | 膝上截肢 | 4 ~ 5 |
| | 动脉 | 4 |
| | 面部 | 1 ~ 4 |
| D | 其他所有部位 | 1 ~ 2 |

表 5-14 各年龄段取值

| 分值 | 年龄（岁） |
| --- | --- |
| 0 | 0 ~ 54 |
| 1 | 55 ~ 64 |
| 2 | 65 ~ 74 |
| 3 | 75 ~ 84 |
| 4 | ≥ 85 |

不管是 $Ps_{(ASCOT)}$ 还是 $Ps_{(TRISS)}$ 所应用的权重系数均来源于美国重伤研究，不少学者也注意到这些方法对中国人体质的适应性问题，并进行了一些权重系数的改进研究，但苦于国内目前创伤数据库建设滞后，适合国人的权重系数改进没有取得明显的进展。

### （五）急性生理学和慢性健康状况评估

急性生理学和慢性健康状况评估（APACHE）是主要用于对 ICU 危重伤病员伤情严重度评定的系统，该系统由 APACHE 评分和 APACHE 伤病员死亡危险性预测两部分组成。1981 年提出了 APACHE Ⅰ，经 1985 修订后称为 APACHE Ⅱ。在此基础上，1991 年又制定了 APACHE Ⅲ，虽然 2005 年有学者对 APACHE Ⅲ 进行整理、改进形成了 APACHE Ⅳ，但运用较成熟的还是 APACHE Ⅱ 和 APACHE Ⅲ。死亡率预测的准确性由高到低依次是 APACHE Ⅲ、APACHE Ⅱ、APACHE I。

1．APACHE 评分 APACHE 评分主要由伤病员急性生理学评分（acute physiology score，APS）（0 ~ 252 分）、慢性健康状态或称伤前慢性疾病情况记分（0 ~ 23 分）以及伤病员年龄评分（0 ~ 24 分）构成。

APACHE Ⅲ总分值 = APACHE Ⅲ生命指标和实验室检测的记分（16 项）+ 年龄分值 + 伤前慢性疾病情况记分。

APACHE Ⅲ分值越高，则伤情越重。

其中 APS 由伤员入院（或入 ICU）后第 1 个 24 小时内最差的 16 项生理、生化或临床检验参数记分相加而得（表 5-15、5-16、5-17）。

APACHE Ⅲ的年龄记分分为 7 个分级，伤前慢性疾病情况记分也按 7 种慢性疾病分 7 档记分（表 5-18）。

2．APACHE 伤员死亡危险性（R）预测 伤员死亡危险性预测公式为：ln［R/（1 － R）］= 患者入 ICU 的主要疾病危险系数 + 患者入 ICU 前接受治疗的场所分值 + APCHE 总分 ×0.0537。

APACHE Ⅲ采用了除血清钾和 $HCO_3^-$ 以外的 APACHE Ⅱ的所有参数，同时新增加了葡萄糖、胆红素、白蛋白、尿素氮和尿排出量等参数。对 pH 和 $PCO_2$ 不单独记分，而是由两者共同决定参数的分值。神经系统是通过对疼痛和言语刺激能否睁眼的判断来计算分值，而不用 GCS，它同样也考虑年龄和既往健康状况对伤情的影响。但没有公开 78 种入住 ICU 的主要疾病危险系数和患者入住 ICU 前接受治疗的场所，从而限制了 APACHE Ⅲ的使用。

### （六）其他与创伤相关的评分

1．胸部穿透伤进程评分（penetrating thoracic trauma course score，PTTCS） PTTCS 是针对胸部穿透伤的创伤严重程度及预后进行判断的一种评分方法，它以伤员 GCS、收缩压、脉压和伤后时间 4 项指标建立数学模型，分值越高则死亡率越低。其计算公式为：

表 5-15 APACHE Ⅲ对生命体征和实验室检查的记分

| 指标 | | 低于正常 | | | | | 正常 | 高于正常 | | | | |
|---|---|---|---|---|---|---|---|---|---|---|---|---|
| 1. 脉搏 | 记分 | | | | 8 | 5 | 0 | 1 | 5 | 7 | 13 | 17 |
| | 数值（次/分钟） | | | | ≤ 39 | 40 ~ 49 | 50 ~ 99 | 100 ~ 109 | 110 ~ 119 | 120 ~ 139 | 140 ~ 154 | ≥ 155 |
| 2. 平均动脉压 | 记分 | | 23 | 15 | 7 | 6 | 0 | 4 | 7 | 9 | 10 | |
| | 数值（mmHg） | | ≤ 39 | 40 ~ 59 | 60 ~ 69 | 70 ~ 79 | 80 ~ 99 | 100 ~ 119 | 120 ~ 129 | 130 ~ 139 | ≥ 140 | |
| 3. 体温 | 记分 | 20 | 16 | 13 | 8 | 2 | 0 | 4 | | | | |
| | 数值（℃） | ≤ 32.9 | 33 ~ 33.4 | 33.5 ~ 33.9 | 34 ~ 34.9 | 35 ~ 35.9 | 36 ~ 39.9 | ≥ 40 | | | | |
| 4. 呼吸频率* | 记分 | | | 17 | 8 | 7 | 0 | 6 | 9 | 11 | 18 | |
| | 数值（次/分钟） | | | ≤ 5 | 6 11 | 12 ~ 13 | 14 ~ 24 | 25 ~ 34 | 35 ~ 39 | 40 ~ 49 | ≥ 50 | |
| 5. $PaO_2$** | 记分 | | | 15 | 5 | 2 | 0 | | | | | |
| | 数值（mmHg） | | | ≤ 49 | 50 ~ 69 | 70 ~ 79 | ≥ 80 | | | | | |
| 肺泡动脉氧压差 | 记分 | | | | | | 0 | 7 | 9 | 11 | 14 | |
| | 数值（mmHg） | | | | | | < 100 | 100 ~ 249 | 250 ~ 349 | 350 ~ 499 | ≥ 500 | |
| 6. 血细胞比容 | 记分 | | | | | 3 | 0 | 3 | | | | |
| | 数值（%） | | | | | ≤ 40.9 | 41 ~ 49 | ≥ 50 | | | | |
| 7. 白细胞计数 | 记分 | | | | 19 | 5 | 0 | 1 | 5 | | | |
| | 数值（$\times 10^9$/L） | | | | < 1.0 | 1.0 ~ 2.9 | 3.0 ~ 19.9 | 20 ~ 24.9 | ≥ 25 | | | |
| 8. 肌酐（急性肾衰竭时血清肌酐）*** | 记分 | | | | | 3 | 0 | 4 | 7 | | | |
| | 数值（mmol/dl） | | | | | ≤ 43 | 44 ~ 132 | 133 ~ 171 | ≥ 172 | | | |
| 肌酐（急性肾衰竭时肌酐清除率） | 记分 | | | | | | 0 | 10 | | | | |
| | 数值（mmol/dl） | | | | | | 0 ~ 132 | ≥ 133 | | | | |

续表

| 指标 | | 低于正常 | | | | | 正常 | 高于正常 | | | |
|---|---|---|---|---|---|---|---|---|---|---|---|
| 9．排尿量 | 记分 | 15 | 8 | 7 | 5 | 4 | 0 | 1 | | | |
| | 数值（ml/d） | ≤ 399 | 400 ~ 599 | 600 ~ 899 | 900 ~ 1499 | 1500 ~ 1999 | 2000 ~ 3999 | ≥ 4000 | | | |
| 10．尿素氮 | 记分 | | | | | | 0 | 2 | 7 | 11 | 12 |
| | 数值（mmol/L） | | | | | | ≤ 6.1 | 6.2 ~ 7.1 | 7.2 ~ 14.3 | 14.4 ~ 28.5 | ≥ 26.6 |
| 11．血钠 | 记分 | | | | 3 | 2 | 0 | 4 | | | |
| | 数值（mmol/L） | | | | ≤ 119 | 120 ~ 134 | 135 ~ 154 | ≥ 155 | | | |
| 12．白蛋白 | 记分 | | | | 11 | 6 | 0 | 4 | | | |
| | 数值（g/L） | | | | ≤ 19 | 20 ~ 24 | 25 ~ 44 | ≥ 45 | | | |
| 13．胆红素 | 记分 | | | | | | 0 | 5 | 6 | 8 | 16 |
| | 数值（mmol/L） | | | | | | ≤ 34 | 35 ~ 51 | 52 ~ 85 | 86 ~ 135 | ≥ 136 |
| 14．葡萄糖 | 记分 | | | | 8 | 9 | 0 | 3 | 5 | | |
| | 数值（mmol/dl） | | | | ≤ 2.1 | 2.2 ~ 3.3 | 3.4 ~ 11.1 | 11.2 ~ 19.3 | ≥ 19.4 | | |

注：* 对 6 ~ 12 次 / 分钟人工机械通气患者，在第 4 项“呼吸频率”不予记分。

** 仅在气管插管的患者吸入氧气分数（fraction of inspired $O_2$，$FiO_2$）≥ 0.5 时，使用肺泡气 - 动脉血氧分压差，对此类患者不能使用动脉血氧分压（partial pressure of $O_2$，$PaO_2$）。

*** 急性肾衰竭：被定义为肌酐≥ 1.5mg/dl（133mmol/L）并尿排出量＜ 410ml/d，未进行慢性透析。

表 5-16 APACHE Ⅲ中酸碱异常的生理记分

<table>
<tr><th rowspan="2">pH</th><th colspan="9">$pCO_2$（mmHg）*</th></tr>
<tr><th>< 25</th><th>25 ~ 29</th><th>30 ~ 34</th><th>35 ~ 39</th><th>40 ~ 44</th><th>45 ~ 49</th><th>50 ~ 54</th><th>55 ~ 59</th><th>≥ 60</th></tr>
<tr><td>< 7.15</td><td colspan="6" rowspan="2">12</td><td colspan="3" rowspan="2">4</td></tr>
<tr><td>7.15 ~ 7.19</td></tr>
<tr><td>7.20 ~ 7.24</td><td colspan="2" rowspan="3">9</td><td colspan="2" rowspan="2">6</td><td colspan="2" rowspan="2">3</td><td colspan="3" rowspan="2">2</td></tr>
<tr><td>7.25 ~ 7.29</td></tr>
<tr><td>7.30 ~ 7.34</td><td colspan="3" rowspan="3">0</td><td colspan="4">1</td></tr>
<tr><td>7.35 ~ 7.39</td><td colspan="2" rowspan="3">5</td><td colspan="4" rowspan="2">1</td></tr>
<tr><td>7.40 ~ 7.44</td></tr>
<tr><td>7.45 ~ 7.49</td><td>0</td><td colspan="2">2</td><td colspan="4" rowspan="5">12</td></tr>
<tr><td>7.50 ~ 7.54</td><td colspan="4" rowspan="2">3</td><td rowspan="4">12</td></tr>
<tr><td>7.55 ~ 7.59</td></tr>
<tr><td>7.60 ~ 7.64</td><td rowspan="2">0</td><td colspan="3" rowspan="2">3</td></tr>
<tr><td>≥ 7.65</td></tr>
</table>

表 5-17 APACHE Ⅲ神经学检查记分

| 疼痛或语言刺激 | | 运动 | | | |
|---|---|---|---|---|---|
| | | 按嘱运动 | 疼痛定位 | 肢体屈曲或去皮质强直 | 去皮质强直或无反应 |
| 能自动睁眼或对疼痛/语言刺激有反应 | 回答正确 | 0 | 3 | 3* | 3* |
| | 回答错乱 | 3 | 8 | 13* | 13* |
| | 语句或发音不清 | 10 | 13 | 24 | 29* |
| | 无反应 | 15 | 15 | 24 | 29 |
| 不能自动睁眼或对疼痛/语言刺激无反应 | 回答正确 | * | * | * | * |
| | 回答错乱 | * | * | * | * |
| | 语句或发音不清 | * | * | 24 | 29 |
| | 无反应 | 16 | 16 | 33 | 48 |

注：* 表示不常见或不可能出现这种临床组合。

表 5-18 APACHE Ⅲ年龄和伤前慢性疾病记分

| 年龄（岁） | 分值 | 伤前慢性疾病 * | 分值 |
|---|---|---|---|
| ≤ 44 | 0 | 艾滋病 | 23 |
| 45 ~ 59 | 5 | 肝衰竭 | 16 |
| 60 ~ 64 | 11 | 淋巴瘤 | 13 |
| 65 ~ 69 | 13 | 转移性癌 | 11 |
| 70 ~ 74 | 16 | 白血病/多发性骨髓瘤 | 10 |
| 75 ~ 84 | 17 | 免疫抑制 | 10 |
| ≥ 85 | 24 | 肝硬化 | 4 |

注：* 排除择期手术患者。

$$PTTCS = 1.210\,G - 0.835\,S + 1.034\,P + 0.583\,T - 1.982$$

其中G、SBP、P、T分别为GCS、收缩压、脉压和伤后时间的编码值（表5-19），常数为 −1.982。

PTTCS评分作为一种特殊的伤情进程评分，较RTS能更好地反映胸部穿透伤的创伤严重程度及预后，重要的是这是我国学者在专科创伤评分研究中较为成功的探索（图5-19）。

表 5-19　PTTCS 生理学指标和伤后时间编码值

| GCS（分） | 收缩压（mmHg） | 伤后时间（h） | 脉压（mmHg） | 编码值 |
|---|---|---|---|---|
| 13 ~ 15 | > 89 | ≥ 4 | ≥ 30 | 4 |
| 9 ~ 12 | 76 ~ 89 | 3.0 ~ 3.9 | 21 ~ 29 | 3 |
| 6 ~ 8 | 50 ~ 75 | 2.0 ~ 2.9 | 10 ~ 20 | 2 |
| 4 ~ 5 | 1 ~ 49 | 1.0 ~ 1.9 | 10 | 1 |
| 3 | 0 | < 1 | 0 | 0 |

2．穿透性腹部创伤指数（penetrating abdominal trauma index，PATI），PATI是专门用于对腹部锐器伤的严重程度评估，以及对需要剖腹探查的伤员出现并发症的危险性进行评分的方法。PATI为每一个腹腔内脏器确定了一个危险因子（1 ~ 5）（危险因子5的器官为十二指肠、胰腺；危险因子4的器官为肝、大肠、大血管；危险因子3的器官为脾、肾、肝外胆管；危险因子2的器官为小肠、胃、输尿管、膀胱；危险因子1的器官为骨、小血管），对每一器官的各种损伤分别确定损伤评分（1 = 轻微伤，2 = 轻伤，3 = 中度伤，4 = 中度伤，5 = 极重度伤），见表5-20。PATI各脏器分值为各损伤器官的损伤评分乘以该器官的危险因子，然后将每一脏器的分值相加即得到总PATI分值。PATI值越大则损伤越严重。

用同样的原理和方法还有穿透性胸部创伤指

表 5-20　腹腔脏器创伤危险系数及严重程度评分

| 脏器 | 危险系数 | 评分 | | | | |
|---|---|---|---|---|---|---|
| | | 1 | 2 | 3 | 4 | 5 |
| 十二指肠 | 5 | 单纯肠壁损伤 | ≤ 25% 的肠壁损伤 | > 25% 的肠壁大清创术 | 肠壁及血供损伤 | 胰、十二指肠切除 |
| 胰 | 5 | 浅表损伤 | 穿透（胰管无损伤） | 大清创术或远侧胰管损伤 | 近侧胰管损伤 | 胰、十二指肠切除 |
| 肝 | 4 | 边缘出血已止 | 中心出血或小清创术 | 大清创或肝动脉结扎 | 肝叶切除 | 肝叶切除并腔静脉修补或两叶清创 |
| 大肠 | 4 | 浆膜 | 单纯肠壁损伤 | ≤ 25% 的肠壁 | > 25% 的肠壁 | 肠壁及血供 |
| 大血管 | 4 | ≤ 25% 的管壁损伤 | > 25% 的管壁损伤 | 完全横断 | 血管移植或旁路手术 | 结扎 |
| 脾 | 3 | 出血已止 | 电灼或药物止血 | 小清创或缝合 | 部分切除 | 脾切除 |
| 肾 | 3 | 出血已止 | 小清创术或缝合 | 大的清创 | 肾蒂或大的肾盂 | 肾切除 |
| 肝外胆道 | 3 | 挫伤 | 胆囊切除 | ≤ 25% 的胆总管壁 | > 25% 的胆总管壁 | 胆肠吻合 |
| 小肠 | 2 | 单纯肠壁 | 穿透伤 | ≤ 25% 肠壁或 2 ~ 3 处伤 | > 25% 肠壁或 4 ~ 5 处伤 | 肠壁及血供或多于 5 处伤 |
| 胃 | 2 | 单纯肠壁 | 穿透伤 | 小清创 | 楔形切除 | > 35% 的胃切除 |
| 输尿管 | 2 | 挫伤 | 穿透伤 | 小清创 | 节段切除 | 重建 |
| 膀胱 | 2 | 单纯膀胱壁 | 穿透伤 | 清创 | 楔形切除 | 重建 |
| 骨 | 1 | 骨膜 | 皮质 | 穿透伤 | 关节内损伤 | 大块骨质缺损 |
| 小血管 | 1 | 不继续出血的小血肿 | 血肿 | 缝合止血 | 无名血管的结扎 | 有名血管的结扎 |

数（penetrating thoracic trauma index，PTTI），用于胸部穿透伤和心脏穿透伤的严重度评定。PATI和PTTI相加代表伤员穿透性创伤指数（penetrating trauma index，PTI）。

3．国际疾病诊断编码基础上的损伤严重程度评分（international classification based injury severity score，ICISS） ICISS的定义为对于给定伤员的所有存活风险比值的乘积。ICISS的优点是易于获得，可从医院的出院病历中直接获取信息，不需要AIS编码，其对伤员存活的预测优于ISS评分。它可用来比较缺乏详细创伤登记的医院的创伤救治结果。

由于创伤评分方法种类多，每种评分采用的评分参数不同，且各评分的计算方法也有差异，参与创伤救治的临床医生要熟练地掌握所有创伤评分的计算方法和细则是较为困难的，而且不同医生之间的理解与主观认识存在差异，所计算的结果还会产生一定的偏倚。计算机的广泛应用为创伤评分的推广和应用提供了良好的平台。创伤临床工作者只要了解创伤评分的原理和意义，通过标准化的计算机评分软件工具（如第三军医大学全军交通医学研究所研发的“创伤评分系统”）可除去中间繁杂的计算分析过程，通过简捷的选择，即可准确地获得多种评分的结果，使创伤评分变为一个简单快捷的过程。

## 参考文献

[1] 王正国．实用创伤外科学．福州：福建科学技术出版社，2009.

[2] 兰秀夫，王爱民．创伤评分在伤情评估和风险预测中的研究进展．创伤外科杂志，2008，10（4）：373-375.

[3] Champion HR，Sacco WJ，Copes WS，et al. A revision of the trauma score. J Trauma，1989，29：623-629.

[4] Moore L，Lavoie A，LeSage N，et al. Statistical validation of the revised trauma score. J Trauma，2006，60（2）：305-311.

[5] 美国机动车医学促进会．简明损伤定级标准．重庆市急救医疗中心、重庆市急救医学研究所编译．重庆：重庆出版社，2005.

[6] Champion HR，Copes WS，Sacco WJ，et al. A new characterization of injury severity. J Trauma，1990，30：539-546.

[7] 杨建，石应康，刘启茂，等．中国人创伤结局预测模型——根据国人资料修订ASCOT参数和权重．中华创伤杂志，1998，14（3）：135-138.

[8] Knaus WA，Wagner DP，Draper EA，et al. The APACHE Ⅲ prognostic system. Risk prediction of hospital mortality for critically ill hospitalized adults. Chest，1991，100（6）：1619-1636.

[9] 梁贵友，石应康，杨建，等．胸部穿透伤损伤严重度新评分方法初探．中华创伤杂志，2005，21（2）：112-115.

[10] Moore EE，Dunn EL，Moore BJ，et al. Penetrating abdominal trauma index. J Trauma，1981，21（6）：439-445.

[11] 邱俊，周继红，张静帮，等．“创伤评分系统”软件的研制．医疗卫生装备，2007，28（8）：14-15，18.

# 第6章

# 严重创伤的院前及院内救治流程

吕德成　刘谟震

严重创伤的院前急救与院内急救虽然是两个独立的救治团队，却又是有着密切联系的救治体系。院前急救与院内急救的有效衔接是保证患者能够得到正确的及时救治的关键环节。虽然近几年因群发伤事故数量的增加，对群发伤救治的观念逐渐引起人们的重视，但目前我国院前急救与院内急救仍缺少科学、统一的救治规范，缺乏专业化救治理念与培训。院前与院内急救缺乏联动，院前救治对患者初步病情不能及时、准确地与院内沟通，缺乏规范的严重创伤急救预警机制，导致院内接诊的突然性和盲目性，并延误救治时间。随着我国院前与院内急救联动系统的启动，以及严重创伤救治预警机制的建立，对急救人员到达事故现场、实施救治、伤员转运、途中观察处理、患者交接、院内救治及专业救治的救治流程进行规范。

## 一、严重创伤患者院前急救流程

### （一）现场评估

1．确定环境安全　严重创伤患者的致伤原因多为车祸、塌方事故及其他机械损伤和有毒气体等，在赶往现场途中通过现有的通讯资源了解事故现场的概况，做好预防护措施。到达现场后要立即观察周围环境，确定是否安全，尽力排除不安全因素，并安放警示标志等，防止造成对患者的二次损伤及对周围群众和施救人员造成损伤。

2．确定伤者人数　施救人员到达现场后应及时清点受伤人数，可请了解事故现场且病情较轻的伤员协助清点人数，避免遗漏，并准确地向上级汇报，决定是否需要增援。

3．确定受伤机制　及时了解受伤原因，根据受伤机制，排除伤员是否存在连带性损伤，避免忽略表面损伤之外更严重的损伤，以免在救治和搬运过程中加重损伤程度。

4．初步判断伤情和部位　根据所看到的现场，明确有多少伤员能走动，多少伤员伤情严重，伤员具体的受伤部位，根据初步判断受伤情况向上级汇报，决定是否需要增援。

5．确定是否需要增援　对现场情况初步评估后，要根据安全隐患是否排除、现场秩序能否控制等因素，迅速确定是否需要消防、交警的支援。根据伤员人数及初步判断伤情，决定增援急救人员的数量、急救车数量以及必要的急救设备和药品（图6-1）。

距城市较近的事故现场，在转运过程中常发生堵车现象，应考虑是否需要交通警察等的协助。

### （二）初步评估启动预警

评估流程见图6-2。

对伤员的伤情初步评估后，在及时进行现场急救、处置的同时，要根据病情尽快启动预警机制，以便确定伤员需要转运的医院，并使院内急救人员了解伤员的伤情程度。

根据伤员的受伤部位、程度、功能损害的情况及生命体征是否平稳，将预警系统分为绿色预

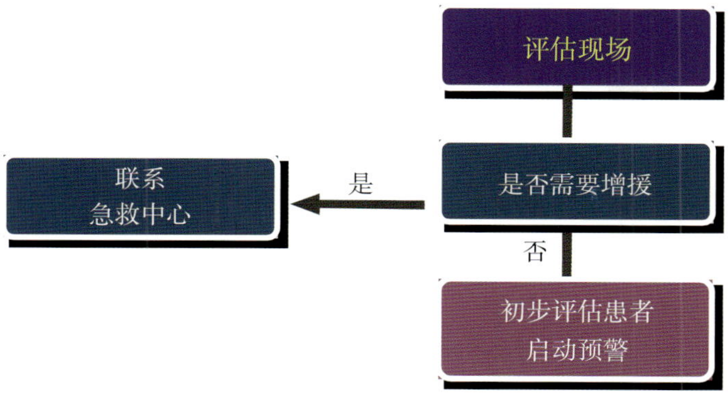


图 6-1 现场评估流程

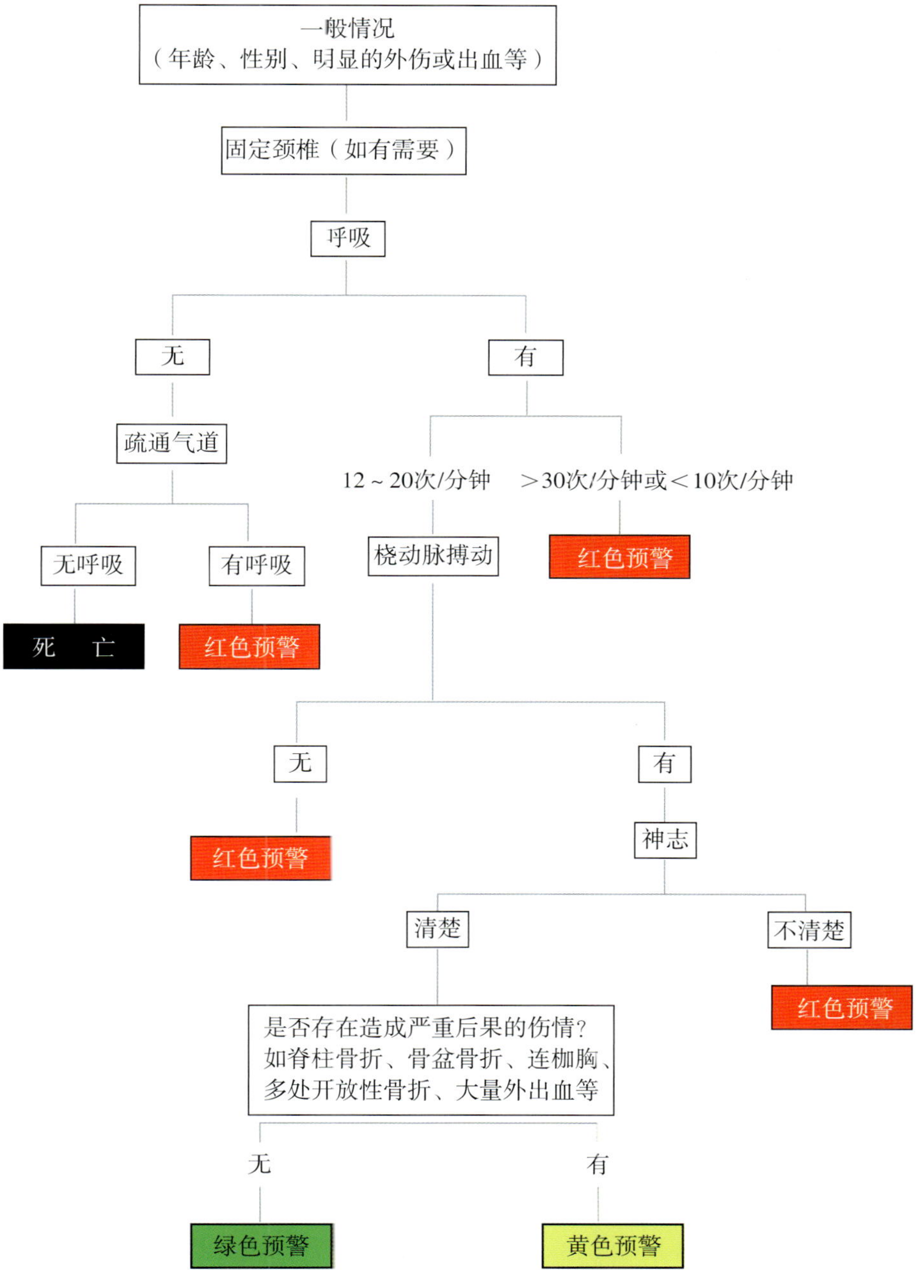


图 6-2 初步评估启动预警

警、黄色预警和红色预警三个级别。①绿色预警：单部位受伤，仅需简单处置，主要是受伤部位功能受损或障碍。生命体征基本平稳，没有生命危险。②黄色预警：多个部位损害严重，有功能损害和障碍，生命体征不稳定，如不救治患者会死亡。③红色预警：单个或多个部位损害，生命体征极不稳定，如不迅速处置伤员将于4小时内死亡，为难以逆转的濒死状态。

在处理严重多发伤患者时，要分清轻重缓急，尽早排除危及生命的病情。如为群发伤，应根据伤员的伤情程度决定救治的顺序。

根据初级创伤救治步骤进行初步评估：A．气道；B．呼吸；C．循环；D．神经损伤程度；E．全身检查。初步评估不应超过2～5分钟。如存在多个影响生命的伤情时应同时救治。对于昏迷、头部外伤和明确有颈部外伤的患者应早期进行颈部颈托固定。

1．气道评估　伤者能否说话？呼吸有无费力？如存在气道梗阻，处理措施是：

（1）提下颌（将舌体附着在下颌骨上）。

（2）清除异物及分泌物。

（3）放置口咽或鼻咽通气道。

（4）气管内插管。以上步骤每实施一项应观察呼吸情况是否改善，如有改善则不需要进行下一步。如气道存在梗阻则启动红色预警。如呼吸＞30次/分钟或＜10次/分钟，则启动红色预警。

2．呼吸评估　如气道管理四个步骤都已做完，呼吸仍无改善，应检查是否存在张力性气胸和血胸，进行引流减压。如为开放性胸外伤，应及时关闭开放伤。如呼吸情况仍无改善则进行人工辅助通气。

3．循环评估

（1）触摸颈动脉与桡动脉是否有搏动，如无搏动，进行胸外按压等心肺复苏措施，并启动红色预警。

（2）观察有无肢体出血部位，如有则及时止血。

（3）抗休克，建立两条以上静脉通道，及时补液。

4．神经系统损伤程度评估　根据伤员是否有呼应反应、对疼痛的反应及是否存在意识障碍评估神经系统损伤程度。GCS略有繁杂，为了在初步评估时争取时间，可应用简单的AVPU系统评估法：是否清醒（awake，A)；有无语言应答（verbal response，V）；对疼痛刺激有无反应（painful response，P)；是否无反应（unresponsive，U)。无语言应答或对疼痛刺激无反应均应启动红色预警。

5．全身检查　对意识不清的患者，脱去患者的全身衣服，检查受伤部位。有顺序地对头、颈、胸、腹、骨盆、四肢、背部进行全面、快速的检查。如气道、呼吸、循环、神经评估无异常，但存在可能导致严重后果的伤情时，如骨盆骨折、脊柱骨折、连枷胸、多处开放性骨折、大量外出血等，则现场对伤口进行包扎、骨折固定、患肢制动等，启动黄色预警。对无上述严重损伤的软组织损伤，及小伤口、小关节的损伤患者可立即使其离开事故现场并启动绿色预警。

### （三）确定接收医院，合理调度

1．对已经启动红色预警的严重创伤的伤员，如转运路程远、时间长，无疑延误了最佳救治时间，故不宜远距离转运，应选择就近的救治网点，向就近救治医院直接汇报患者情况，告知准备需要的救治设备、药物和检查等。

2．对启动黄色或绿色预警的轻中度创伤患者选择区域性创伤救治中心。具体也需要根据受伤人数及就近的医疗条件情况选择。

3．根据我国大部分地区医疗资源的现状，建议救治网点收治红色预警伤员2名，黄色预警伤员4名，绿色预警伤员6名。区域创伤救治中心收治红色预警伤员5名，黄色预警伤员8名，绿色预警伤员10名。但具体情况需要按创伤事故的实际情况处理。

### （四）伤员转运

确定接收救治医院后，依患者伤情的轻重缓急情况使患者先后离开事故现场。离开事故现场时应确定无伤员遗漏。在安全转运途中应做到以下几点：

1．二次评估（再次全身查体）　在初步评估时发现的影响生命的创伤已得到了初步处理，二次评估的目的是检查初步治疗的效果，观察病情演变情况，对初步评估遗漏的次要损失进行治疗。二次评估的顺序仍遵循上述阐述的ABCDE

五个检查顺序，如发现问题则再次给予治疗。如病情演变，轻、中度创伤伤员病情加重，则及时修改预警级别。

2．填写病情评估表　评估表便于院前与院内交接时院内急救人员快速了解伤员病情。

3．与院内急救人员进行信息交换　包括预警级别、评分、预计到达时间、主要伤情、必需的急救措施和其他特殊情况。让院内专科急救人员了解伤员情况，以远程指导院前急救，保证救治的全程化、专业化。

### （五）伤员的交接

将患者送达最近的救治网点或区域创伤救治中心，并记录患者病情交接、预警级别、评分、伤情评估表、主要伤情、次要伤情、已经采取的急救措施（止血带时间等）、急需的急救措施和其他特殊情况。

## 二、严重创伤患者院内急救流程

### （一）接电话时需要了解的情况

包括伤员的数量（超出所能容纳的能力时，告知其分流至其他医院）、预警级别、评分、预计到达时间、主要的伤情、必需的急救措施、其他特殊情况。

### （二）启动相应级别的预警

1．绿色预警　通知相关创伤救治组医师在患者到达医院前到达急诊室，确保多种基本检查处于备用状态，6 小时内实施急诊手术。

2．黄色预警　通知所有创伤救治组听班医师尽快赶到急诊室，确保监护设备开启，血管活性药品、晶体液、各辅助检查设施等处于备用状态，患者在到达 2 小时内可实施手术。

3．红色预警　通知所有创伤急救组听班医师尽快赶到急诊室，确保监护设备和呼吸机开启，连接管路、插管设备到位，除颤仪、血管活性药品、晶体液、各辅助检查设施等处于备用状态，并通知血库做好配血准备，患者到达后可即刻实施抢救，30 分钟内可实施手术。

### （三）组成创伤急救组

1．包括急诊科、创伤骨科、胸外科、普外科、神经外科、泌尿外科、麻醉科、ICU。

2．以上科室所有中级及以上职称人员均须接受专业培训，并均成为创伤救治组成员。

3．各组值班医师 24 小时佩戴传呼设备，收到预警信号后即刻到达急诊室。

### （四）伤员交接

院前急救人员将伤员送达后，及时确定预警级别、评分、伤情评估表、主要伤情、次要伤情、已经采取的急救措施（使用止血带时间等）、急需的急救措施和其他特殊情况。

### （五）院内救治

院内急救流程如图 6-3 所示，交接红色预警伤员的同时要注意伤员的生命体征是否平稳。如生命体征平稳，则进行院内初次评估（ISS 评分）。如患者的生命体征不平稳，在初次评估的同时进行心肺复苏及必备的抢救措施。需急诊手术的伤员，进行术前检查和术前准备。应缩短术前准备时间，尽早进行手术以挽救伤员生命。

对于生命体征尚平稳且不需要急诊手术的伤员，在初步评估后进行初步处理。专科医师同时进行专科评估，完善相关的辅助检查，制订治疗方案，进行术前准备，选择限期或择期手术治疗。

总之，院前急救是给予伤员初步救治并将患者安全迅速地送达救治点，以争取救治的黄金时间，最大限度地降低死亡率和致残率。院内急救则根据预警级别和院前急救人员的信息沟通，明确即将接诊患者的主要救治方向，做好必要的救治人员人数、设备、药品等的准备，接诊后不延误抢救时间，使伤员得到全程化的救治。院前急救与院内急救必须高度配合，充分利用我们建立的联动信息平台，提高伤员的生存率和降低致残率，以造福百姓。

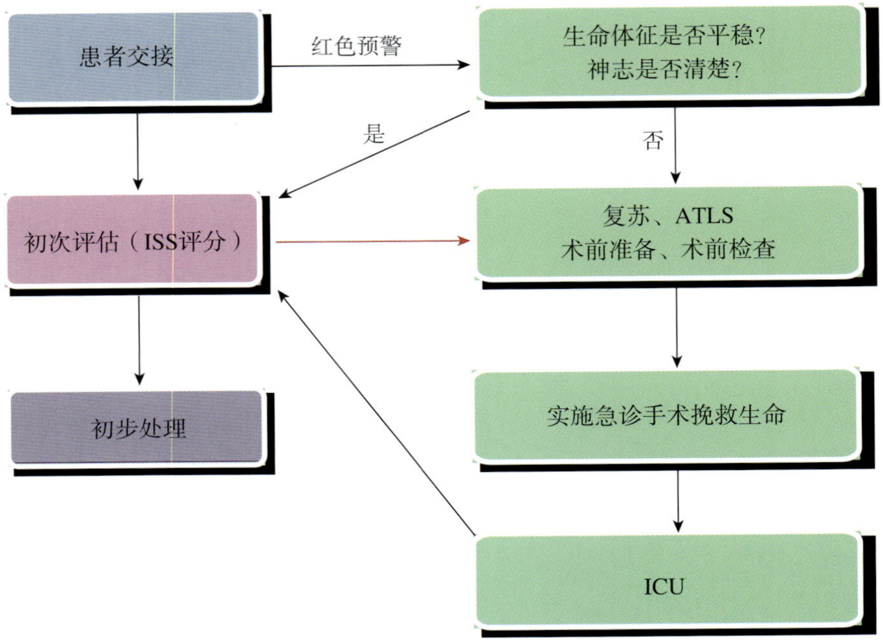
患者交接
红色预警
生命体征是否平稳?
神志是否清楚?
是
否
初次评估（ISS评分）
复苏、ATLS
术前准备、术前检查
初步处理
实施急诊手术挽救生命
ICU

图 6-3　院内救治流程

# 第7章

# 严重创伤救治团队

姜保国　寇玉辉　刘　洋

现代创伤中交通伤以高能创伤（机动车高速行驶时所发生的交通伤）为特点，瞬间作用于人体后可伤及多个部位和器官，在局部损伤的同时可并发心、脑、肺、肾等诸多脏器的损伤，加之创伤应激和内毒素的释放，免疫系统受到激惹，内分泌系统发生紊乱，发生水、电解质平衡失调，细胞内、外环境发生严重紊乱，重者可发生全身严重反应综合征、及多器官功能衰竭，如不能及时、准确地救治，患者可能随时会发生死亡。

目前我国对于严重创伤患者的抢救多是由急诊外科医师先接诊、急救，遇到不能处理的专科病情时邀请并等待专科医师会诊和处理，这就造成抢救时间延长、救治过程脱节而耽误患者病情。另外，由于严重创伤患者病情复杂、变化较快，各专科医师在接诊过程中缺乏整体观念，缺乏对损伤发病机制的认识，不同科室的专科医师在处理伤员时常在救治顺序、手术安排和用药选择等方面存在混乱，导致抢救时间延搁和处理冲突，丧失了手术及抢救时机，导致严重创伤漏诊、误诊率较高。

笔者认为对于严重创伤患者的救治应施行创伤流程环节管理，充分协调并利用院内医疗资源，使创伤患者从接诊、会诊、检查、检验到治疗、手术均能在第一时间完成，没有延误，顺利、快捷地得到有效、专业化的救治。组建严重创伤救治团队以开展专业化救治是解决上述问题的有效方法。

## 一、严重创伤救治团队的人员组成及组织实施办法

严重创伤救治团队的人员组成应包括急诊科、骨科、泌尿外科、心胸外科、神经外科、普通外科、麻醉科、ICU 的医师。严重创伤救治团队实行岗位准入制度，上述 8 个科室所有中级及以上职称人员均需接受严重创伤规范化救治专业培训，熟练掌握严重创伤的诊疗原则及相关医疗急救的基本理论、操作技能和救治流程。

严重创伤救治团队严格执行值班组长负责制。值班组长须由副高级以上职称、急救经验丰富的医师担任。接到指令或信息后，值班组长应根据患者的伤情和患者数量启动院内预警并组织创伤救治团队值班医师开展救治。具体标准见第 6 章。

严重创伤救治团队各组值班医师须 24 小时佩戴传呼设备，收到红色预警信号后应于 2 分钟内到达急诊室，收到黄色预警信号后应于 5 分钟内到达急诊室，收到绿色预警信号后应于 10 分钟内到达急诊室。严重创伤救治团队各组值班医师不得以任何理由延误或推诿。严重创伤救治团队各组值班医师不得以检查不全面或涉及其他专科为理由延误手术。手术由主要相关专科医师负责，其他成员应积极配合。各成员之间应遵从统一安排，积极配合，相互协调，不得推卸责任。

## 二、严重创伤救治团队接诊处置的工作流程

院前急救人员在接诊严重创伤患者后，通过车载信息联动系统将患者伤情传递给拟要送达的医院，使救治医院对患者伤情有一定的了解，并做好相应的准备。救治医院在接到院前救治预警信号后，提前了解患者的伤情，根据患者的伤情信息确定下一步采取的急救措施。在做好相关的人员、设备、物资等准备工作的同时，通过院内呼叫系统呼叫相应的严重创伤救治团队成员提前到达急诊室等候患者的到来。

严重创伤患者被送达医院后，首诊的急诊医师应按照“评估 - 决策 - 处理 - 再评估 - 再决策”的原则迅速判断病情并处理可能立即致死的情况，如通气障碍、循环障碍、未制止的浅表活动性大出血等情况。如有严重的专科致死病情（如遇严重休克、多发伤、活动性出血、脑疝、心包填塞、大血管破裂等紧急情况）则由严重创伤救治团队的专科医师在门诊手术室实施救命手术，或使患者尽快进入手术室、ICU 或专科病房，实现创伤急救的时效性。

遇五人或五人以上的成批患者抢救时，严重创伤救治团队值班组长和急诊分诊护士应立即向急诊科主任、门诊部和医务部值班室报告，迅速评估病情，分类编组，明显标识，迅速抢救。急诊科主任、门诊部和院有关机关人员接到通知后，应立即到达现场组织抢救。

严重创伤救治团队可将急救、检查、诊断等多种项目同时进行（并联），边抢救、边诊断、边治疗，使患者在最短的时间内得到积极、有效的救治，能阻断失血性休克、颅脑外伤、脑疝等危及患者的病情的发展，提高严重创伤救治效率，降低严重创伤致残率和致死率。

### 参考文献

[1] 王正国．现代交通医学．重庆：重庆出版社，2011.

[2] 姜保国．我国严重创伤救治的现状与救治规范的建立．中华外科杂志，2012，50（7）：577-578.

[3] 方伟敏，李能平，王澎．急救小组救治重度创伤的效果分析．中国初级卫生保健，2006，20（11）：49-50.

[4] Jiang BG．Status of road traffic injury rescue and current work in China. Chin Med J，2011，124：3850-3851.

[5] German Society for Trauma Surgery. Whitebook medical care of the severely injured：recommendations on structure，organization，and facilities for the care of the severely injured in the federal republic of germany. 2006，1-38.

# 第8章

# 严重创伤救治中的信息交换、预警及联动系统

殷晓峰

随着社会生产力和科学技术的高速发展，交通事故、生产事故、社会突发事件、自然灾害等已成为世界各国面临的社会问题。随之而来的便是创伤事件的发生不断增加。据世界卫生组织报告，2000年全球死于创伤的人数约为500万，占全球死亡总数的9%。中国作为世界上最大的发展中国家，近三十多年来经济迅速发展，机动车持有量、公路总里程数快速攀升。同时，城市化所带来的建设效应及工矿企业生产的扩增，导致交通事故、工伤以及其他意外伤害事故亦随之迅速增加，使得中国创伤患者的治疗面临前所未有的挑战。2010年中国共发生道路交通事故500 254起，造成108 738人死亡，5 069 911人受伤，直接财产损失达17.71亿元，直接医疗费用达650亿元。此外，创伤导致的死亡和残疾对社会经济的影响呈明显上升趋势，特别对于青壮年人群的影响尤为突出，给社会、家庭带来了沉重的负担。

严重创伤的救治非常重要的一个因素是抢救时机。文献报道，急、危、重症患者死于原发病者不到10%，多由于抢救时机延误导致并发症加重而死亡，因此，发病10分钟内为白金时间，发病1小时内为黄金时间，6小时内为白银时间，6小时以上为白布单时间（死亡时间）。可见，无治疗期（即从患者发病至获得治疗为止的时间为“无治疗期”）的长短对于疾病的预后有很大的关系，特别对严重创伤患者更显重要。争分夺秒的创伤急救，尤其是在伤后黄金1小时抢救是救治的关键所在，因此，如何充分利用现代化的信息技术为患者提供方便、快捷、有效的急救医疗服务已成为急救医学发展的重要课题。

## 一、我国严重创伤救治的发展现状

我国的急救医学服务始于20世纪50年代，当时基本是参照苏联模式。急救的重点是在一些大中城市设立急救站，主要是实施现场简单抢救和伤员的运送。改革开放以来，随着我国国民经济的快速发展，急救医学也开始步入了新的发展阶段。经过近三十多年的发展，我国的急救医学从组织机构、设施建设、队伍建设、设备装置以及业务学术等得方面都得到了很大的发展。目前，全国各大中城市都建立了急救中心，小城市和县、镇也基本建立了急救医疗站，并开通了“120”急救呼救电话专线，急救医疗的社会化、专业化的格局已经初步形成。另外，交通、公安、工矿、企业等行业亦就交通事故、生产事故等突发事件的院前急救服务建立了一系列可行的方案。尽管在我国大多数地区或城市已开通了“120”急救

电话，但是由于我国院前急救最主要的运行模式为单纯院前型模式，在这种模式下，急救中心单独从事院前急救服务，拥有独立的指挥调度、人员和车辆，地区院前急救统一指挥。院前急救主要强调的是快速转运，院外急救人员以医助人员为基础，现场的工作非常简单，最常用的是止血、包扎、固定和搬运四项基本救治措施。优先考虑的是迅速向医院急诊转运患者，这种医疗转运仅仅到达急诊科，而不能直接转入相关科室。与此同时院前急救系统属于独立的部门，其内部指挥调度只负责派急救车，不负责与各医院急诊联系，导致接诊医院毫无准备，只有在急救车到达医院后，院内急诊医生才知道送来了伤员并开始对伤情进行了解，进而着手安排抢救人员、抢救设施等工作，救治工作也会在准备过程中花费相当长的一段时间，而且不时出现因相关急诊医生在参加其他抢救，无法立即赶来参加救治的情况。伤员很可能无法在第一时间得到最有效的救治，进而延误病情。与此同时，中国院内急诊具有代表性的模式分为大急诊和小急诊两种。所谓大急诊，是指急诊科具有完善的内、外科诊断和救治能力，配备独立的手术间和相应的术后监护条件，能够独立完成急诊危重患者的抢救工作。小急诊模式是目前中国大多数医院采用的模式。该模式下，专科医生平时分布于各科室，遇到紧急情况方至急诊科进行会诊，这种模式的优点在于最大程度地节约了医生资源，但各专科之间会诊时间不同，信息沟通不畅，特别是对于涉及多器官、多专科的复合损伤患者容易出现病情延误的可能。由此可见，传统的模式已经越来越不能满足人民群众对院前急救管理的更高要求。如何利用现代先进的计算机技术、通讯技术和信息工程技术，建立快速高效运作的严重创伤救治中的信息交换、预警及联动系统成为亟需解决的问题。

## 二、现代信息技术在急救医学领域的发展应用现状

现代信息技术的发展，尤其是信息高速公路的兴起和互联网的广泛应用，给急救医学提供了更加科学化、现代化、快速化、准确化的发展空间，对急救医学的全球性合作、全国性合作和地区性合作，以及急救中心的指挥、协调、救护发挥了重要作用。目前，急救医学已经进入了高科技的信息时代，其应用范围已经发展到了以下方面：

1．全球定位系统（global position system，GPS） 它能高性能、高清晰度、高准确度、高定位地全天候、全地域性对地面、海上、空中突发事件进行目标定位，对发生时间、伤亡情况实施跟踪监测，并以最快的速度将数字和图片传递给指挥中心，为救护决策提供服务。全球定位系统由空间卫星、地面测控和用户终端设施三部分组成。

2．全球公用数字无线通讯技术 主要特点是网络覆盖面广、信号稳定，能为指挥中心各急诊医疗站和院后急救准备提供语音、图像、传真、计算机文件、消息传播等多种服务。

3．无线网络数据传输系统 是一种分组交换的数据承载和传输技术，能更有效地利用无线网络信息资源，尤其适合城市、矿山等突发事件、频发性事件的急救医疗信息数据反馈。该系统对急救医学的中心指挥、调度和前后方的抢救配合发挥了非常快速、方便的作用。

4．移动车载调度终端 它是利用GPS的定位数据，通过无线传输技术，利用地理信息技术动态显示并进行实时控制，在地图范围内对一定数量的急救车辆实施24小时的实时、动态现场监控、跟踪和指挥调度，并将急救车辆及医生、护士、司机等人员及药品、器械管理和费用计算等纳入自动管理系统中，大大提高了指挥中心指挥的科学性和工作效率。

5．3G 即第三代移动通信技术（the third generation communication system） 指支持高速数据传输的蜂窝移动通讯技术。3G服务能够同时传送声音（通话）及信息（电子邮件、实时通信等）。3G的代表特征是提供高速数据业务。基于3G通信的远程医疗结合了移动通信和无线上网技术，能够实现无线远程医疗、远程监护和远程医疗教学等。它融合了移动通信和多媒体网络技术，可以提供足够带宽以保证大容量多媒体数据的安全高速传输。3G技术有助于医疗资源的高度共享。随着远程家庭监护的推广，患者可以随时随地得

到医护人员的帮助和救护，特别是在战场上和灾害、事故突发地更加发挥了其独特优势。

6．4G 即第四代移动通信技术（the fourth generation communication system），也是3G之后的延伸。除了与现有网络的可兼容性外，4G有更高的数据吞吐量、更低时延、更低的建设和运行维护成本、更高的鉴权能力和安全能力等。对于集影像、多种监护信号以及实验室检查结果实时性要求非常高的远程医疗而言，将极大地提高现有系统的实用性并拓展其功能。

## 三、严重创伤救治的信息交换、预警联动系统

构建一个容量大、覆盖面广、智能化、安全可靠的严重创伤救治的信息交换、预警联动通讯网络是创伤急救管理中的一项重要课题。全国各地，特别是大中城市都加快了现代信息基础设施的建设，以现有的电信传输网、有线电视传输网和宽带多媒体网以及宽带无线网、3G、4G网络为基础，组建互联互通、容量大、快速高效、覆盖面广、安全可靠的网络，利用各地区或城市的主干网，构建创伤急救的计算机通讯网络，改变目前院前急救与院内救治脱节的落后状况，为一种投入少、见效快的解决方案。

创伤急救的信息交互与联动预警网络可以大致分为三个层次：地区级或城市级的创伤急救计算机通讯网络、省级创伤急救监控中心和国家级创伤急救指挥中心。本地区或城市的急救站或医疗单位可以通过本地区或城市的宽带主干网，采用以太网、非对称数字用户线路（analog to digital simulation language，ADSL）、超高速数字用户线路、有线电视网混合光纤同轴网双向接入和无线宽带接入等多种技术手段和多样化接入设备，与“120”急救指挥中心联网，组成地区级或城市级的创伤急救计算机通讯网络。同时，借助地理信息系统和GPS，实现创伤急救的声音、文字和动态图像等信息的高速传送，全方位、多途径、实时地指挥、调度、监控院前急救的全过程。在几个地区级或城市级的院前急救计算机通讯网络之间，可以选择比较发达的中心城市建立省级创伤急救监控中心，负责接受地区级或城市级的急救，如“120”急救指挥中心的呼叫，以解决在发生重大事故时创伤急救的组织、协调、医院选择、患者疏散等问题。国家级创伤急救指挥中心除了负责全国院前急救的组织、协调和监控外，还具有建设国家创伤急救公共信息库、指导全国创伤急救计算机通讯网络建设、制定创伤急救行业标准、急救知识和技能的远程培训和远程会诊等功能。

## 四、严重创伤救治的信息交换、预警联动系统的设计要求

由于严重创伤急救管理的特殊性，严重创伤救治过程中的信息交换联动预警系统的设计要求有别于一般的信息管理系统。

1．信息录入和输出必须快而准 时间就是生命，除了要选择响应快、性能稳定可靠的硬件设备外，呼救信息的录入和处理、地理信息的调用、文字图像的传输等应尽可能减少人工键盘的输入，多用简洁的菜单或按钮选择，以提高人机交换速度，减少误操作。

2．信息处理的智能化 根据呼救的性质和地点自动选择合适的急救方案、出动最近的救护车或急救站（医院）、选择最佳的路线图；根据患者的情况和救护车的配备自动选择合适的信息传输方法等。智能化地处理信息关系到能否缩短急救距离、减少呼救响应时间，直接关系到创伤急救管理信息系统的成败。

3．进行创伤救治的信息交换 预警联动系统必须充分利用现代先进的计算机网络技术、通讯技术和信息工程技术，采用有线、无线和网络等多种通讯方式，实现声音、文字和图像等信息的无缝、高速高效和安全传输，以满足各种情况下的院前急救需要。

4．实时性强 创伤救治的信息交换、预警联动系统必须能实时地以声音、文字和图像等形式储存和处理院前急救的整个过程，包括受理呼救的录音和文字信息、救护车的卫星动态跟踪指引、组织院外现场抢救的声音指令和动态图像、返回急救站等信息，并且能利用所储存的院前急救信息为院内外急救的组织、指挥和调度以及科研等

提供强有力的支持。

## 五、严重创伤救治的信息交换、预警联动系统的基本功能

本部分内容主要讨论区域严重创伤救治的信息交换、预警联动系统设计，必须具备以下的基本功能：

1．兼容现有“120”应答子系统功能

（1）主叫资料显示：当呼救电话拨打“120”或自动呼救用户发出急救信号时，系统自动判别主叫电话号码或自动呼救用户的号码，并在相应的资料库中检索其有关信息，包括姓名、地址、所属急救站、派出所和街道等。

（2）自动启动录音系统：记录调度员与呼救者的对话过程以及日期、起始和终止时间、录音编号等。

（3）自动调出呼救者一定范围内的电子地图和周围联网救护车的动态，自动选择最佳急救方案、会面地点、行车路线图等。

（4）呼救受理：调度员了解患者的主诉、病种、病史、病情和其他必需的基本资料，并确认汇合地点等。

（5）自动远程启动急救站的计算机或直接自动呼叫选中的救护车，把急救调度的信息（俗称“派车单”）发送给相应的终端。

（6）启动GPS，跟踪监视救护车的动态位置、瞬时速度、到达现场时间、返回急救站时间等，并随时为救护人员提供指引。

2．能够实时串联严重创伤救治的所有环节并实现信息共享与预警发布

（1）院前急救端功能：包括记录发车、到达现场、离开现场、到达救治医院时间等，进行伤情评估、患者信息实时传递以及选择救治医院与传递预警信息。

（2）院内急救端功能：包括实时监测远程预警信息并给出声光信号、实时显示并回传患者伤情、院内群组预警呼叫等。

（3）后台功能：主要包括事件记录与备份以及科学数据的提取与分析。

3．多发伤与群体性事故处理子系统

（1）大型事故基本信息录入：包括事故类型、发生时间、地点、原因、伤亡人数等。

（2）根据大型事故的基本特点，自动启动大型事故调度程序，推荐调度方案，可以同时统一调度多个急救站和多部救护车。

（3）在必须了解急救现场情况时，可以接收急救现场传送的视频图像和声音、文字等信息。

（4）接收各急救站的反馈信息，包括救护车状态、患者情况、空床位数量、救护人员安排、药品库存等，并组织协调和调度。

（5）大型事故的通报：根据需要，可以向“110”和“119”发出呼救，并即时传送大型事故的基本信息；向上级主管部门汇报请示，请求支援和协调。

4．创伤急救公共信息库的建立和维护　主要包括：

（1）医院信息库：本地区或城市范围内的医院名称、地址、电话、医护人员、救护车、床位、设备、专科特长等。

（2）地理信息系统：包含本地区或城市范围内的所有街巷、主要单位、建筑物位置的通用比例尺和专用比例尺。

（3）常见疾病的抢救常规和应急措施。

（4）特殊事故的抢救常规和应急措施：包括各类爆炸、有毒物品污染、中毒等。

5．查询和统计

（1）院前急救原始资料查询：根据呼救时间、电话号码、患者姓名、派车单号、录音编号等，对院前急救调度全过程的声音、文字、图像和急救站的反馈信息等进行查询。

（2）大型事故的查询统计：包括查询大型事故的基本信息和处理过程的声音、文字、图像信息，并进行分类统计。

（3）院前急救调度信息统计：包括接电话总数、有效接电话数、平均响应时间、形成派车单时间、误差率等。

（4）院前急救出车统计：包括出车总数、空诊率、到达现场时间、返回急救站时间、误差率等。

（5）院前急救病例统计：按病例的性别、年龄、病种、急救结果（死／活）等分类统计。

6．远程通讯　在发生重大事件时，可以通过

远程通讯功能实现多方可视电话会议，访问各地区或城市的院前急救信息同时，可以利用远程通讯功能，实施院前急救知识和技能的远程培训以及开展远程会诊等。

## 六、信息联动预警呼叫系统在“严重创伤救治规范的研究与推广”项目中的应用

“严重创伤救治规范的研究与推广”项目是由北京大学交通医学中心为牵头单位的国家卫生部卫生公益性行业科研专项基金。该项目旨在建立高效的救治规范、救治技术与方法，有效降低严重创伤的死亡率与伤残率，促进伤员的康复，提高生存质量，有效减轻国家和社会的损失与负担。为了解决目前严重创伤救治过程中的两个关键环节——院前-急诊、急诊-专科之间的有效链接问题，我们设计了一种严重创伤患者远程信息联动院内预警呼叫系统，并在国内15家区域性创伤救治医院进行使用，初步评估了该系统的使用效果。

1．严重创伤救治信息联动预警呼叫系统的结构　该系统主要由车载伤情评估预警信息发布终端、医院联动呼叫服务器终端以及后台数据交换平台构成。其特征在于车载伤情评估预警信息发布终端通过触摸屏平板电脑，点触完成急救时刻记录，患者ISS、创伤指数、GCS评分，以及内科急症与疾情描述、医院选择与预警信息发布等功能；医院联动服务器终端实时监测远程预警信息并给出声光信号，实时显示并回传患者伤情信息，发布院内群组呼叫。后台数据交换平台完成事件记录与备份以及科学数据的提取与分析。

2．严重创伤救治信息联动预警呼叫系统的使用　2011年6月至2012年6月，先后在国内15家区域性创伤救治医院统一安装了严重创伤救治信息联动预警呼叫系统（图8-1）并制定了统一的救治流程。当急救车遇到创伤救治出诊时，院前急救团队将采集到的患者信息输入车载平板电脑，通过3G无线网络将信息传输至数据中心，并根据现场及患者的实际情况选择救治医院。数据中心将相关信息传输到所选医院的院内服务器端并发出警报，院内急诊团队根据收到的预警信息进行判定，确定需要召集的院内专科救治团队人员，启用院内呼叫联动机制，呼叫相关人员在5～10分钟内提前到达指定地点。

3．严重创伤救治信息联动预警呼叫系统的优势　严重创伤联动预警呼叫系统在实际意义上建立并加强了院前急救团队、院内急诊救治团队以及院内专科救治团队间的有效链接，使得患者的病情信息能够提前到达救治医院，从而获得预警，使院内创伤团队能够在患者到达医院前即可就位，从而赢得了患者伤后最为宝贵的救治时间，最终降低死亡率和致残率。同时也实时获得患者的院前信息，如事件发生时间、损伤严重度评分、创伤指数、生命体征等，为科学地分析提供了数据来源，为规范化管理提供了事实依据。系统整体可操作性强，设计简单，所有的信息采集与预警发布均采用触摸式，全部操作完成耗时少于1分钟。院前急救团队可在患者转运途中不影响现场救治的前提下完成院前预警操作。严重创伤救治信息联动预警呼叫系统的院前、院内部分界面图见图8-2。

4．严重创伤救治信息联动预警呼叫系统在严重创伤救治规范建设中的作用　“严重创伤救治规范的研究与推广”项目的核心工作之一是通过强

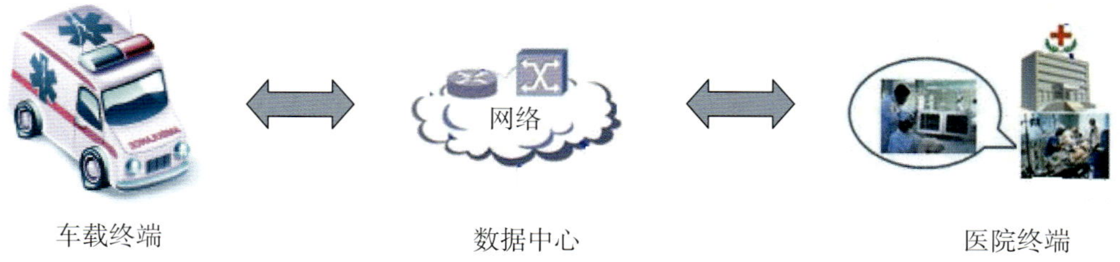


图8-1　严重创伤救治信息联动预警呼叫系统机构示意图

化2个链接，即院前与院内急诊的信息交换以及急诊与院内各专科之间的信息交换，加强3个团队，即院前急救团队、急诊急救团队以及院内专科救治团队的建设，在1个区域内建立起区域性严重创伤急救体系，规范创伤救治的流程。创伤联动预警呼叫系统从技术和可执行层面为1个区域内的3个急救团队间2个链接的实现提供了必要的手段与工具。通过系统的使用，使得创伤救治过程中各时相的操作有了具体记录，患者的伤情评估与结果亦同时记录在案，这使得救治规范的执行过程得到了监控与备份，使既定制度的执行有了可查之据，同时也获取了大量的患者病情信息，为创伤救治的不断改进与发展提供了可靠的数据基础。

5．严重创伤救治信息联动预警呼叫系统使用中的思考　作为新生事物，严重创伤救治信息联动预警呼叫系统在使用过程中由于救治团队习惯于既往的救治流程，对新系统整体的科学意义与

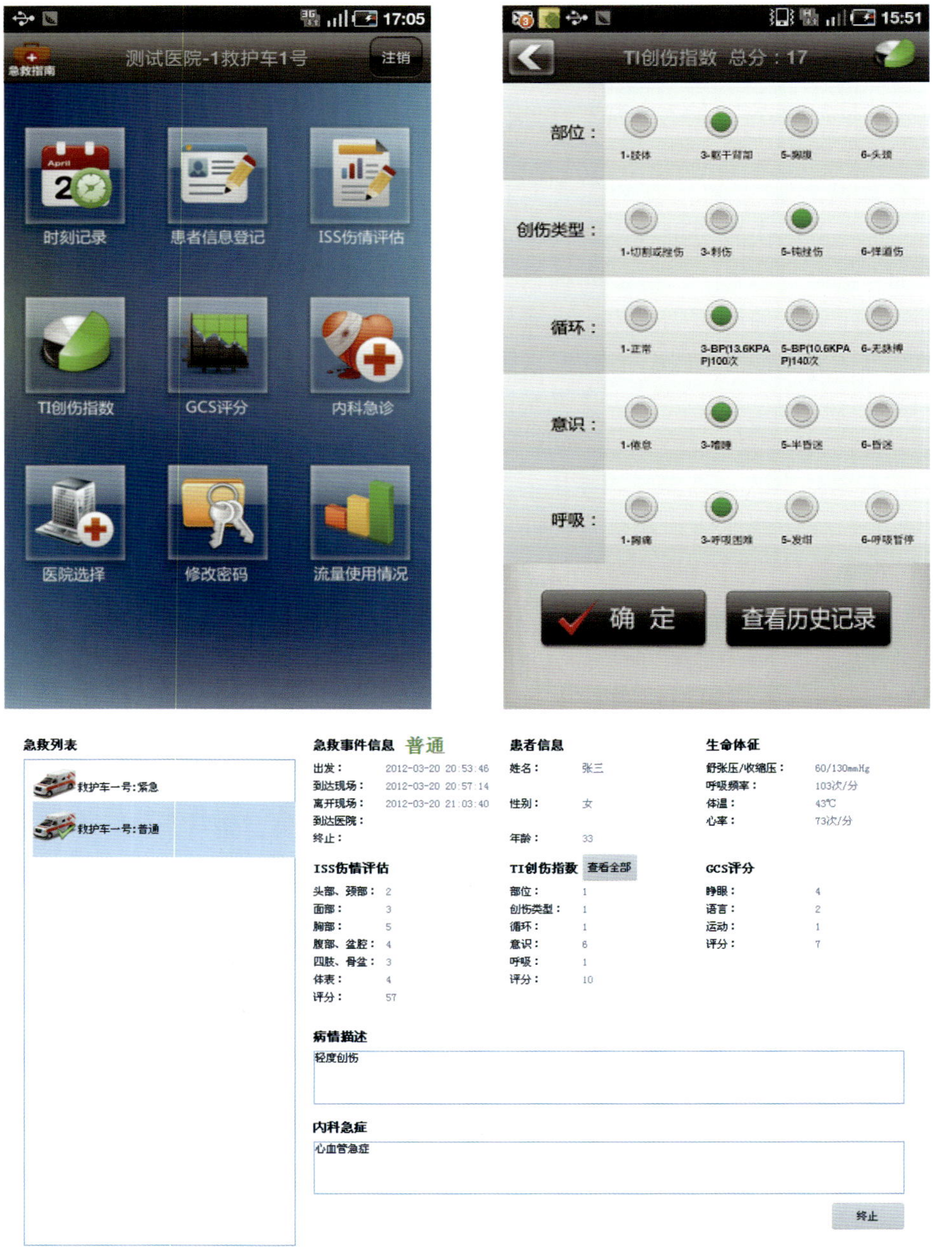
17:05
测试医院-1救护车1号
注销
急救指南
时刻记录
患者信息登记
ISS伤情评估
TI创伤指数
GCS评分
内科急诊
医院选择
修改密码
流量使用情况
15:51
TI创伤指数 总分：17
部位：
创伤类型：
循环：
意识：
呼吸：
确 定
查看历史记录
急救列表
救护车一号:紧急
救护车一号:普通
急救事件信息 普通
出发： 2012-03-20 20:53:46
到达现场： 2012-03-20 20:57:14
离开现场： 2012-03-20 21:03:40
到达医院：
终止：
患者信息
姓名： 张三
性别： 女
年龄： 33
生命体征
舒张压/收缩压： 60/130mmHg
呼吸频率： 103次/分
体温： 43℃
心率： 73次/分
ISS伤情评估
头部、颈部： 2
面部： 3
胸部： 5
腹部、盆腔： 4
四肢、骨盆： 3
体表： 4
评分： 57
TI创伤指数 查看全部
部位： 1
创伤类型： 1
循环： 1
意识： 6
呼吸： 1
评分： 10
GCS评分
睁眼： 4
语言： 2
运动： 1
评分： 7
病情描述
轻度创伤
内科急症
心血管急症
终止

图8-2　严重创伤救治信息联动预警呼叫系统院前、院内部分界面图

临床价值认识不够，部分人员使用不规范，因此，进一步加强制度建设以及新规范的培训与宣教至关重要。部分人员对于技术手段过分强调，如前后方实时视频会诊系统的使用，而忽视了可能存在的技术与目前的人员配备脱节，以及可能的医学伦理问题与风险，因此，硬件技术的升级需要循序渐进，只有在落实规范流程的基础上方可稳步增加系统的功能。

总之，严重创伤救治信息联动预警呼叫系统通过运用简单可靠的技术手段，将先进的创伤救治理念融入其中，有效地建立起院前急救团队、院内急诊救治团队以及院内专科救治团队间的链接，改变了目前国内严重创伤救治过程中各环节脱节的普遍问题，大大缩短了患者的救治时间，值得推广使用并进一步改进其功能。

## 参考文献

[1] 程天民．对加强创伤医学研究的思考．中华创伤杂志，1999，15：1-2.

[2] 王正国．新世纪道路交通事故的发生趋势．中华创伤杂志，2002，18：325-328.

[3] 王正国．道路交通事故研究拾零．中华创伤杂志，2003，19：517-520.

[4] Anantharaman V，Han LS. Hospital and emergency ambulance link：using IT to enhance emergency pre-hospital care. Int J Med Inform，2001，61（2-3）：147-161.

[5] Michael JV，Tamare LT，Kathleen J. International emergency medical services：assessment of developing pre-hospital system aboard. J Emerg Med，1999，17（4）：691-699.

[6] 田利华，廖忆刘．创伤评分法应用评价．中华创伤杂志，2001，17（3）：138.

[7] Giovas P，Papadoyannis D，Thomakos D，et al. Transmission of electrocardiograms from a moving ambulance. J Telemed Telec，1998，1（4）：5-7.

# 第 9 章

# 区域性严重创伤救治体系的建立

姜保国

## 一、严重创伤的概念和特点

严重创伤是指危及生命或肢体的创伤，即 AIS ≥ 3 或者 ISS ≥ 16 的创伤。在引起严重创伤的众多原因中，交通伤占创伤的首要位置。现代创伤中交通伤以高能创伤（机动车高速行驶所发生的交通伤）为特点，瞬间作用于人体后可伤及多个部位、多个器官，在局部损伤的同时可并发心、脑、肺、肾等诸多脏器的损伤，加之创伤应激和内毒素的释放、免疫机制受到激惹、电解质及内分泌系统紊乱、细胞内外环境严重紊乱，重者可发生全身严重反应综合征及多器官功能衰竭，从而导致死亡，这也是严重创伤致残和死亡率居高不下的原因。另外，严重创伤临床表现复杂、病情隐匿，也容易导致伤员死亡。

从创伤的发生、发展过程看，通常会存在 3 个死亡高峰：第一个高峰出现于伤后 1 小时内，死因多为中枢神经系统损伤、心脏或主动脉破裂；大出血、呼吸道梗阻等约占 50% 以上。第二个高峰出现于伤后 14 小时，死因常为胸、腹腔脏器破裂出血、严重骨折等，约占 30%。第三个高峰出现于伤后 15 周，多以创伤后出现多脏器功能障碍综合征为主，约占 20%。有文献报道，急、危、重症患者死于原发病者不到 10%，多由于抢救时机延误，并发症加重而死亡，因此，有人说发病 10 分钟内抢救为白金时间。这段时间救治的关键是减少或避免心脏停搏、预防窒息以避免死亡，为后续的救治赢得时间。发病 1 小时内抢救为黄金时间，6 小时内为白银时间，6 小时以上称白布单时间（死亡时间）。可见无治疗期（即从患者发病至获得治疗为止的时间为“无治疗期”）的长短对于疾病的预后有很大的关系，特别对严重创伤患者更为重要，因此，争分夺秒地进行创伤急救，尤其是伤后黄金 1 小时内急救是救治的关键所在。然而，我国落后的创伤急救医疗体系不仅严重制约了创伤急救学科的发展，也是造成我国的救治率同发达国家相比一直比较低的重要因素。

## 二、国内外严重创伤救治的现状

### （一）国外严重创伤救治体系概况

当前国际上有两种主要的院前急救服务模式，即英美模式和巴黎模式。前者强调在现场紧急处理后尽快把伤病员安全转运到医院再进行有效治疗，就是“将患者带到医院”；后者强调医院抢救小组尽快到达现场，在现场对伤病员进行救治，然后再转运到医院继续治疗，就是“将医院带给现场的患者”。采用英美模式的国家或地区有澳大利亚、加拿大、中国香港、以色列、日本、新西兰、菲律宾、韩国、英国、美国、中国台湾。采用巴黎模式的国家和地区有奥地利、比利时、拉脱维亚、挪威、波兰、葡萄牙、俄罗斯、瑞典、瑞士、法国和德国。由于观点的不同，所以在院前急救人员的技能培训、职称、现场时间、病种选择、急救药械配制等各方面有较明显区别。这两种模式哪一类更科学合理，哪一类更有效且经济，现在没有大规模比较研究作出定论，最关键的是根据实际情况来决定模式。

1. 美国急救医疗体系简介　创伤急救体系的完善取决于政治、经济和地理等诸多因素。20世纪前半叶，美国几乎没有院前急救服务的标准或条款。随着洲际高速公路的发展，高速撞击事故不断发生，这促进了国家对急救医疗服务体系建设的关注。ACSCOT与美国急诊医学学院（American College of Emergency Physicians，ACEP）负责创伤急救水平的改进。

美国的创伤急救医疗服务系统的主要特点是实行划区负责和区间合作协调的原则。美国将全国划分成303个急救医疗服务区，每个地区都有一个主管部门负责协调，接受急救服务公司的拨款；各急救医疗服务区的医院联合组成急救医疗服务网，ACSCOT与ACEP根据各医院的急救能力不同将其分为一、二、三、四级。设立全国统一的应急电话911。

院前急救信息来自于应急电话911，由警察局接警并转介至相应的创伤中心，而消防员、警察、医疗急救人员必须一起到达事故现场施救，并迅速将伤员转运至创伤中心的急诊室。如路途稍远，则由直升机进行空中急救转运。通过急救车或直升机将急诊急救技能熟练的高级生命支持人员送达现场实施急救，并将患者快速转运到创伤中心或其他能及时进行外科手术治疗的医疗机构。院前急救由急诊科主任直接指挥。院前急救人员由医师和护士组成，按照创伤急救指南与急诊主任制定的处理方案进行院前急救处理。急诊医师负责对院前急救进行电话指导。在无创伤中心资格的医院，急诊室按照ATLS原则负责稳定伤情，通知相应的创伤中心并由其进行转诊。

创伤急救体系是一个权威的急救设施网络，ACSCOT与ACEP将创伤中心分为一、二、三、四级，提供不同层次的创伤急救服务。在有足够一级创伤中心的地区，不必设立二级创伤中心，在一、二级创伤中心能够提供该地区创伤急救服务时，无须设置三级创伤中心。有效的创伤体系必须由一家级别最高的医院领头。在大多数地区，一级创伤中心是领头医院；在人口稀少的地区，二级创伤中心为领头医院；在较小的社区和乡村，三级创伤中心为领头医院。

一级创伤中心是当地级别最高的创伤中心，通常服务于大城市或人口稠密地区，是创伤体系的核心，包括从创伤预防至康复的各个环节，必须具备处理所有创伤患者的资源和能力。要求创伤住院人数至少＞1200例/年。其中ISS≥15的患者超过20%。每位创伤外科医师每年应至少对35例严重创伤患者实施过手术。二级创伤中心是对任何程度的损伤都能提供早期确定性急救的医院。二级创伤中心可以是位于城市、郊区或乡村的一个医疗学术机构或公共或私人的社区医疗机构，在没有一级创伤中心的地区，二级创伤中心则作为当地创伤体系的领头医院，承担创伤教育的责任。三级创伤中心服务于社区，可提供及时的创伤评价、复苏、急诊手术，以及稳定病情、安排转运到具备确定性处理能力的机构。要求配备外科医师，需要有转诊协议和标准化处理方案。四级创伤中心多设置在无高级创伤中心的偏僻地区，其职责是进行初步创伤评价与提供高级生命支持。多数患者需被转运到高级创伤中心。四级创伤中心可能连外科医师也没有，只能提供早期急救，必须与一、二、三级创伤中心密切合作。

创伤中心必须遵循ACSCOT制定的指南和最新版"创伤患者最佳急救资源"的要求组建创伤小组。创伤小组由创伤外科医师、创伤住院医师、急诊主治医师和住院医师、急诊护士、ICU护士、麻醉师或注册护士麻醉师、呼吸治疗师、放射与实验室技术员、手术室护士、安保人员、牧师和社会工作者组成。组长由创伤外科医师担任。创伤小组组长具备指导诊断和治疗的能力，视患者情况决定邀请相关专科专家会诊，选择手术时机和决定是否将患者送至手术室、ICU或普通创伤病房，以及解释并协调各创伤小组成员提出的会诊意见。院前急救人员按照损伤严重程度将创伤患者分为三类。一类患者为伴或不伴生命体征不稳定，有生命威胁的创伤。对于一类损伤患者，接诊医院的创伤服务主任带领全体创伤小组成员等候在急诊室，以便患者到达后及时开展诊断和抢救。二类患者为生命体征稳定，有潜在生命威胁的创伤。接诊医院的创伤服务主任根据实际需要选择性地要求创伤小组成员在患者到达急诊室时及时开展诊断与救治。三类患者为生命体征稳定、无生命威胁的创伤。此类患者损伤较轻，仅由创伤小组中的急诊医师和急诊护士提供服务，必要时邀请创伤外科医师会诊。多学科专业协作为患者的康复提供了最大的可能。根据各地协定，在急诊创伤复苏期，创伤小组与各专科进行不同层次的合作。如要求各专科全面参加，多以创伤小组长组织多学科进行会诊。创伤外科医师负责将患者救护至出院或转到相关专科进行救治。

2．德国急救体系简介　德国的急救体系始建于20世纪50年代。德国的创伤概念不同于英美国家的创伤概念。在英美国家中创伤手术主要指创伤骨科手术，而在德国，创伤则包括身体所有部位的创伤。正因为如此，德国的创伤急救体系也与英美体系存在一定的差异。

德国的创伤急救强调现场急救。全国急救医疗组织者是红十字会和汽车俱乐部。主要的急救交通工具为急救车和急救直升机。医院不承担运送患者的任务，只负责收治。急诊救护车由消防局、红十字会或私立公司设立。急诊救护车分别位于不同级别的医院，24小时准备创伤急救。其工作半径为10公里。急救直升机由联邦德国政府、德国汽车俱乐部设立，该飞机上配置1或2名训练有素的急救医士和专业急救医师。急救直升机设置于较高级别的创伤中心，主要救治严重创伤，其工作半径为50公里。直升机转运的优点是可以将严重创伤患者迅速从郊区转运到高级别创伤中心。

急诊救护车和急救直升机上均配备齐全的急救药品和工具，包括呼吸机、吸引器、监护仪以及麻醉手术器械等。救护车或急救直升机上的急救医师必须能够迅速给予患者高质量的救治，而且必须按急救流程诊断与治疗，同时必须根据具体病情具体分析。根据医院结构，急救车上的医生可以是外科医师、麻醉师或专业内科医师。直升机上的医师主要为创伤外科医师和麻醉师。救护车或急救直升机上的创伤外科急救医师必须经过以下附加培训：毕业后临床培训（最少2年）、重症监护病房培训（最少0.5年）、特殊急救训练培训（如复苏、休克治疗等）、基本麻醉技能（插管、周围及中心静脉输液）、基本技术技能（胸腔引流、骨折复位、包扎等）。

上述两种救助方式并非互相竞争，而是相互补充的。急救行动通常由急救协调中心协调。至1991年，德国已有442个急救协调中心。这些中心一旦收到个人的电话急救呼叫或警察通过电台等的呼叫，将立刻根据情况决定委派哪支急救队伍。

在现场急救处理中，急救医师负责协调现场抢救，并保证抢救的有效性，确保出事现场不继续出现事故，评估是否需要其他急救队伍的支援。在现场急救的同时，急救医师将决定将患者转运至哪一级别的医院，然后通知急救协调中心，由后者通知创伤中心。创伤中心将根据患者的病情组织抢救队伍，准备急诊手术室等。急救医师将负责患者的转运工作。

德国的创伤中心与其他国家不同，多发伤患者主要在大学创伤中心或教学医院救治。一般情况下，院内急救在休克抢救室进行，将根据急救协调中心提供的信息进行准备。创伤外科医师和其他科室会诊医师等待患者。创伤小组包括一名高级创伤外科医师，2～3名初级创伤医师以及数名护士。创伤外科医师必须接受4年普通外科基本技能培训和3年创伤外科专业培训（包括创伤骨科培训）。创伤外科医师不仅需要负责患者从入院到出院所有部位创伤的治疗，而且还应负责患者的康复以及重新恢复工作。总之，德国的创伤手术的概念是对全部创伤负责。

3．日本急救医疗系统简介　1963年日本的《消防法》明确规定，急救患者的运送由消防机构负责。消防部门设有急救队，每辆救护车配备3名急救队员。1964年厚生省发布《确定急救医院的条令》，规定了急救医院及诊疗所必需具备的基本条件，建立了急救医疗设施申报告示制度。日本的急救医疗体系从此起步，开始在全国有计划地全面实施急救医疗计划。同年厚生省设立了急救医疗恳谈会，并提出了《急救医疗对策》。1977年提出针对不同程度的急性疾病、意外伤害等建立三级急救医疗服务网。1986年《消防法》修改后，将急性病患者也纳入急救车义务搬运对象。经过这一系列的变革，日本的急救医疗体系已基本形成，主要包括急救医疗系统、急救运送系统以及急救情报系统。

日本的急救医疗系统主要由三部分医疗机构组成，即初级、二级以及三级急救医疗机构。这是日本厚生省在1977年对全国急救医疗体制进行全面整顿时划分的。目前，初级急救医疗机构有节假日、夜间疾患中心和在宅值班医师制度两种形式，主要收治相对较轻的急诊患者，患者只需门诊治疗后即可回家，实行24小时服务制；二级急救医疗机构是经政府正式批准的急诊定点医院，主要有医院群轮班制方式和共同利用性医院两种形式，主要收治需短期住院的急诊患者。要求配备麻醉科、脑神经外科和心血管科等，可随时接纳一级急救医疗机构转运的急诊患者。三级急救医疗机构也称救命救急中心，数量相对较少，可随时接收二级或初级急救医疗机构转运的严重急诊患者，要求设有脑血管病中心、心脏病中心等特殊医疗服务，是确保急、危、重患者诊疗的高级急救医疗机关，同时也是临床研修医师、住院医师、护士等进修和急救医学科研的机构。

日本急救运送系统包括急救运送工具和急救专业人员。急救运送工具包括不同等级和层次的急救车、医护救护车、直升机等运输工具。急救专业人员包括急救队员、救命救急士、急救护士、急救医师。其中急救队员由消防队员组成。他们承担着搬运急救患者的任务。救急救命士是指经厚生省劳动大臣允许，在医师的指示下实施救急救命处置为职业的人。救急救命士制度是日本急救系统中一项极为重要的制度。它的诞生弥补了日本急救模式中院前救护较为薄弱的缺陷，增强了院前急救的能力，大大提升了日本的急救成功率。

日本急救医疗服务的重要组成部分是急救医疗情报系统，该系统通过电子计算机将本地区的医疗机构和消防系统联系起来，其作用是掌握医疗机构情况（医师、床位、手术条件等），当接到呼救信息后可迅速根据病情和医疗机构情况选择最恰当的医疗机构通知家属或由急救中心派救护车运送。

### （二）我国严重创伤救治的现状

降低严重创伤的死亡率和伤残率的关键之一是建立科学、高效的创伤急救网络或体系，相关规范、高效的救治路径以及先进而实用的检查与救治技术。然而，由于历史、经济、技术与救治能力等各方面的原因，目前我国各地的严重创伤急救治疗体系和规范中仍然存在很多问题，难以适应当前医疗卫生体制改革的需要，也远远落后于我国现阶段的整体医疗水平，难以满足社会对严重创伤的救治需求。

自20世纪80年代，在北京大学交通医学中心名誉主任、第三军医大学全军交通医学研究所名誉所长、国家重点学科——野战外科学学术带头人王正国院士的领导下，第三军医大学野战外科研究所率先成立了唯一的全军交通医学研究所，并在交通创伤流行病学、发生机制、预防等方面做了大量卓有成效的工作。2005年10月，在王正国院士等老一辈专家的关怀和指导下，北京大学交通医学中心正式成立。中心以北京大学的优势资源为依托，充分整合了北京大学三家附属医院相关临床科室及北京大学公共卫生学院、北京市公安局、北京市交通管理局等多个单位的专家的优势及特长。针对道路交通损伤的特点和救治规范，中心先后启动了一系列的严重创伤流行病学、创伤救治流程及救治规范的研究。本中心旨在探讨研究适合中国国情的交通创伤救治规范和救治模式。北京大学交通医学中心先后多次组织专家分赴德国、澳大利亚、日本、韩国、美国以及中国香港等多个国家和地区进行创伤救治体系考察。2006年北京大学交通医学中心与澳大利亚乔治中心合作，启动了交通创伤流行病学、创伤救治程序及提高救治效果的系统研究。2010年，由北京大学交通医学中心牵头，与第三军医大学、浙江大学、吉林大学一起整合了全国十多所顶级医疗研究机构共同申请并获得了卫生部卫生公益性行业科研专项“严重创伤救治规范的研究与推广”。通过在国内多个城市和地区开展交通创伤救治现状调研，通过对现有的严重创伤及交通创伤救治现状进行深入的调查和研究后发现，目前严重创伤救治过程中存在诸多问题：缺乏完善的区域严重创伤急救网络或体系，在严重创伤院前救治过程中缺乏规范的救治流程，存在检伤不规范、救治人员水平不足、技术落后，救治人员缺乏系统的专业培训等现象。在转运途中缺乏院前与院内急救人员之间的医疗信息交换，院前急救人员对所要转诊的医院现状缺乏了解，院内救治人员对拟要送达的患者数量及伤情缺乏了解，缺乏有效的预警分级系统；在救治医院内缺乏专业的创伤救治团队，急诊科与各专业科室以及各专业科室之间缺乏科学的联动机制；缺乏科学规范的创伤数据收集系统和严重创伤救治质量考评体系。这与我国改革开放三十多年来的经济发展水平不相适应，与现阶段国内总体医学水平不相适应，与各专业学科的学术进步不同步，因此，建立科学的严重创伤救治体系、提高严重创伤的综合救治水平、建立完善的救治流程、强化专业化救治规范、降低致死率及致残率是目前亟待解决的问题。

## 三、区域性严重创伤救治体系的建立

现代创伤救治体系的任务是使伤员在受伤后的各个阶段均能得到科学规范的救治，并能够较快、科学地承担突发公共事件等所致的大批伤员的抢救任务，因此，解决目前我国严重创伤救治的诸多问题的关键是要构建符合地方区域特点的区域性严重创伤救治体系，并通过开展严重创伤规范化救治培训，培养一批院前和院内专业救治人员、业务骨干，整体提高严重创伤救治人员的救治能力和水平；安装严重创伤救治的信息联动系统，加强院前救治团队与院内急诊救治团队，以及院内急诊团队与创伤救治团队之间的信息链接，解决救治脱节、医疗信息交换不畅等问题；通过完善创伤患者院前快速评估分检体系和院内伤情评估分检体系，优化院前和院内救治流程，形成并建立符合我国国情的严重创伤预警系统；同时，组建专业的严重创伤救治团队，以提高严重创伤救治水平，降低严重创伤的致残率和致死率。区域性严重创伤救治体系应包括院前急救、院内急诊急救、ICU或专科急救三部分。如何将这三个治疗的环节有机联系起来，以更加有效地抢救危重伤员？笔者认为，概括起来，区域性严重创伤救治体系的建立和实施可以概括为“1、2、3工程”，即“一个区域”“两个链接”“三个团队”。

### （一）“一个区域”

“一个区域”指通过地方政府组织该地区的相关医疗单位参与建立区域性严重创伤救治网络，并在政府的协助下通过开展规范化培训，普及严重创伤规范化救治的流程和技术，以整体提高区域内严重创伤整体的救治水平。

组织实施急救医疗服务网络是公共卫生体系的重要组成部分，合理科学规划建设急救医疗服务网络，使之能够适应社会经济的发展和人民群众对急救医疗服务的需求，是发挥政府职能、保障人民健康的重要手段。具体做法为按照国家有关要求，由地方政府根据急救区域内卫生资源的分布情况，坚持区域管理、分级救治的原则，在救治结构上建立以创伤救治医院（区县级医院）—区域创伤救治中心（区域内救治能力较强的大型综合性三甲医院）为层次的创伤急救一体化救治体系，从而形成依托1个救治中心，在辐射区域内含有4～6个救治医院的严重创伤救治网络。

创伤区域救治中心的主要职责为对红色预警严重创伤患者进行一期或终末急救处理和确定性治疗，对绿色预警、橙色预警等生命体征稳定的患者进行终末急救处理或确定性治疗。医院需有专业的创伤救治团队，24小时均有专科医师值班（神经外科、骨科、普通外科、放射科等）。每年均有一定数目的严重创伤患者入院治疗。建议严重创伤救治中心每年接诊创伤患者不少于2000例，接诊严重创伤患者不少于300例，创伤救治医师每年参与治疗严重创伤患者不少于40例，以满足对创伤救治的能力、技术和设备的维持。但是，过多的患者压力也会影响救治效果。医院需配备监护仪、创伤复苏室、高压氧舱、麻醉剂、呼吸机、CT、MRI、数字减影血管造影术等抢救及辅助检查设备或药品；建议创伤救治医院或创伤中心必须建立由多学科专家组成的专家委员会。专家委员会的工作内容包括：讨论死亡病例；讨论并发症；讨论与创伤救治相关事宜；明确和解决新问题；将信息反馈到各科室及其他相关部门；为区域性创伤发生的原因及救治中存在的问题提出建议和意见；定期对严重创伤救治流程、效果进行评估和回顾，并向政府、医疗管理部门及医院行政部门提出建议。

创伤救治医院的主要职责为对收治的部分红色预警患者进行一期救治，待患者的生命体征平稳后协助转运至区域救治中心进行终末或确定性治疗。对橙色预警及绿色预警的患者进行一期救治，待患者的生命体征平稳后，如有条件可对病情简单的患者实施终末治疗，如无能力救治则协助转运至区域救治中心进行救治。医院应具备24小时值班的急诊医师，可以对就诊的患者进行初步处理、复苏、急诊手术，待患者的生命体征稳定后转运至区域救治中心以便进行确定性治疗。医院需配备血压计、脉搏血氧饱和度监测仪、急救箱等常备急救器材。

区域创伤救治中心作为固定的区域内严重创伤规范化救治的培训基地，应根据国内严重创伤救治的最新进展定期对区域救治网络内的创伤急救人员开展规范化的培训，培养不同层次且能够应对各类突发事件的创伤救治人员，以提高整个区域救治体系的整体救治能力和救治水平。以广西柳州为例，由柳州市政府组织构建了以综合救治能力较高的柳州市工人医院为区域救治中心、以柳江县人民医院等6家县级医院为救治点单位的柳州市严重创伤救治网络，制定统一、规范的救治流程，并在北京大学交通医学中心的帮助下先后多次组织国内外知名专家对柳州市严重创伤救治从业人员展开规范化培训，以提高救治技能和水平。自2011年4月开始，柳州市以这种全新的救治模式对严重创伤患者进行救治，收到了不错的效果，并逐步形成了符合柳州市特点的区域性严重创伤救治体系。

### （二）“两个链接”

“两个链接”主要是强化院前与院内信息交换，强化急诊与创伤救治团队之间的信息交换，从而建立规范的救治流程和整体的救治体系。

在严重多发伤、复合伤或创伤失血性休克患者的伤后“黄金60分钟”的救治，以及后续的治疗对伤员救治的成功率和预后有决定性的作用。如这段时间内伤员的致命伤或并发症得到了处置和预防，则可能避免早期死亡。在我国现行的严重创伤患者救治过程中，院前急救团队与院内急诊救治团队缺乏必要的信息沟通，导致院前急救人员对拟要送达的医院缺乏必要的了解，如医院的救治能力及伤病员的接纳能力等，从而导致二次转诊的情况时有发生。同时，由于缺乏信息沟通，院内急救人员对患者的伤情缺乏必要的了解，往往是患者被送至医院急诊以后医院的急救人员方才开展抢救前的准备工作，而多发伤的患者到达医院后常常需要等待相关专科的医师前来会诊处置，从而出现患者等医师的情况。这势必会拖延患者的有效救治时间，影响对严重创伤患者的最终救治效果，因此，需要加强“两个链接”，即加强院前救治团队与院内急诊救治团队的信息交换，加强院内急诊救治团队与创伤救治团队之间的信息交换，使院内和院外的抢救形成无缝链接。

1．第一个链接：院前急救与院内急诊救治团队的链接　区域急救网络内的院前急救车辆均需配备车载信息联动系统，院内急救室需配备院内呼叫系统（关于车载信息联动系统和院内呼叫系统见第8章）。区域急救网络的建立和信息联动系统的安装为强化院前救治团队与院内急诊救治团队信息交换提供了条件：院前救治人员利用信息联动系统中的平板电脑对现场情况进行拍照、收集信息、现场伤情评分并将信息实时、完整地发至拟要送达的救治医院，在患者未到救治点或中心之前启动相应级别的预警。向要送达的救治点或中心明确预警级别、评分、预计到达时间、主要的伤情、必需的急救措施以及其他特殊情况，使救治医院对现场情况有一定的了解，并做好相应的准备。这样极大地提高了抢救的效率，特别是针对病情危重的患者。

2．第二个链接：院内急诊与严重创伤救治团队及各个专科之间的链接　院内急诊急救团队在接到院前预警信息后应询问预计到诊人数、伤情、预计到达时间、到院后急需的急救措施以及其他特殊情况。告知院前救治人员本救治点或中心所能容纳的不同预警级别的患者数量（救治网点可收治红色预警患者2名、黄色预警患者4名、绿色预警患者6名。创伤救治中心可收治红色预警患者5名、黄色预警患者8名、绿色预警患者10名）。超出容纳能力时应告知现场急救人员及早分流至其他的救治点或中心，避免因信息沟通不畅出现二次转运而耽误患者救治。如接受患者来院就诊，则应详细询问预警级别、评分、预计到达时间、主要的伤情、下一步必须采取的急救措施以及其他特殊情况，并根据患者的伤情及时做好救治前的相关准备工作：接诊人员根据院前急救人员提供的患者伤情及人数启动相应级别的院内预警，并通过院内呼叫系统呼叫相应的严重创伤救治团队的医师及值班组长。严重创伤急救团队的值班医师和组长在接到院内呼叫联动系统的预警呼叫信息后即刻赶到急诊科待命。值班组长应由急诊科临床经验丰富的高年资副主任医师及以上职称的人员担任，他将负责组织院内急救救治工作。患者到达医院前应确保监护设备开启、呼吸机开启及连接管路、插管设备到位，除颤仪、血管活性药品、晶体液、各种辅助检查设施（检验、放射、B超等）、手术室等处于备用状态，通知血库做好配血准备，通知有关行政部门负责人（如护工、保卫等）赶到现场，协调抢救工作的支持系统，使伤员一到急诊便可立即进入抢救室。需紧急手术而伤情不允许搬动时，就地实施紧急开颅、开胸、开腹或大动脉修复等“救命性”手术，这样可大大缩短了现场至实施综合性复苏措施和伤后至确定性手术治疗的时间，使“院前抢救-急诊室抢救-手术-监护”的“绿色通道”从院外向院内延伸。

### （三）“三个团队”

目前我国严重创伤患者的抢救一般由急诊外科医师先诊治，对于复杂的专科情况再由专科医师会诊、处理。这种机制势必会造成抢救时间延长、救治过程脱节。由于缺乏整体观念，专科会诊制度还会在救治顺序、手术安排和用药选择等方面存在问题，这都会导致抢救时间延搁和救治效率低下，甚至丧失最佳手术及抢救时机，从而影响救治效果。为了能够顺利、快捷、高效地进行专业化救治，应该建立并强化“三个团队”，并在此基础上开展严重创伤救治工作。具体来讲，三个团队是指院前急救团队、急诊急救团队和专业的创伤救治团队，在建立规范的救治流程和整体的救治体系的同时，通过开展规范化培训提高三个团队的救治能力和相互协作能力，并通过规范化的培训提高整体救治水平。

1．院前急救团队　院前急救是指伤病员从现场到医院之前的就地抢救、监护、运送到医院的过程，是我国急救过程中的薄弱环节。院前急救强调迅速、及时地把急救医疗送到急、危、重患者的身边，最大限度地减少患者的“无治疗期”（从患者发病至获得治疗为止的时间称为“无治疗期”），因此，院前急救要求较强的时效性和针对性。这就要求院前急救在设备上，需配备先进的运输工具（装备先进的救治设备）和现代化的通讯设施，以确保较短的急救半径和应答时间；在人员上，需要组建一支专业化的急救队伍，接到呼救后立即到达现场进行救治与分类，并负责转运途中的监护和救治。

在我国，院前救治团队通常由各个城市的急救中心构成。由于我国院前急救模式的不同，导致从事院前创伤急救的人员也不尽相同，专业技术水平和救治能力参差不齐。院前救治人员处理威胁生命情况的能力和水平已经成为影响严重创伤救治质量的重要阻碍因素。只有经过专业训练的院前急救医师才能对各部位损伤的内在联系及整体影响有全面的认识，因此，应加强对院前急救团队的规范化培训，经过规范化培训后使其能够基本对受伤患者的病情作出准确判断，熟悉严重创伤伤员的转运和运送流程，掌握规范的严重创伤常见类型如头部创伤、胸部创伤、神经创伤、脊髓创伤等救治原则及处理方法，熟练掌握特殊创伤患者的气道管理（经口气管插管术、紧急气管切开术）、心肺复苏、电除颤、止血、固定、包扎及搬运方法等急救操作。院前急救团队的医务人员需要定期地进行演练，并定期接受严重创伤规范化培训。院前急救团队在现场救治的同时，要密切保持与接诊医院的联系，有责任将患者的信息实时向医院传输，并协助医院完成接诊的准备及启动预警级别。

此外，院前救治团队应施行统一的分级预警机制和救治流程，以便院前、院内进行信息交换和开展规范化救治。

2．急诊急救团队　院内急救是严重创伤抢救的第二个环节，包括ATLS、检查、确诊、请各专科会诊以防止病情进一步恶化或死亡等，因此，急诊急救团队医师的救治能力和水平对于提高抢救的成功率至关重要。急诊急救团队的人员主要由急诊护士、急诊外科医师及急诊ICU医师组成，其职责是在院前急救团队及院内专科救治团队之间起到链接作用；在严重创伤患者进入医院之前，了解患者伤情；进行接诊的准备工作；启动不同级别的预警；通知专科救治团队人员到急诊科待命。对于普通创伤患者，往往由急诊团队的医师完成整体的救治。急诊急救团队的医师应施行准入制度，全体医师应经过专业培训且考核合格后方可加入急诊急救团队。急诊急救团队的医师在经过专业的培训后应熟练掌握以下技术：心肺复苏术、气管插管术、环甲膜穿刺术、简易呼吸器和呼吸机（有创、无创）、吸痰术、心电复律术、临时心脏起搏术、清创缝合术、加压止血术、搬运术、无菌操作术、深静脉置管术、床旁血液净化术、ATLS、检伤分类、洗胃术、灌肠术、导尿术、三腔管压迫止血术、胸腔闭式引流术、石膏固定术、关节脱臼复位术及腰、腹、胸穿刺术等。同时，为了保证急诊急救的水平，应定期组织急诊急救团队的成员参加规范化培训，以及时学习并掌握最新的救治理念和技术，提高自身的救治能力和水平。

急诊急救水平的高低，尤其是抢救急危重症患者水平的高低，直接反映了一个医院的医疗水平。严重创伤患者是急诊患者中发病急、病情重、变化快、危险性大、死亡率高的患者群体。急诊部门应在伤员到达医院前做好抢救准备，建立创伤救治的“绿色通道”。该通道的所有工作人员应对进入绿色通道的伤病员提供快速、有序、安全、有效的诊疗。患者到达急诊科后，由分诊护士将患者送入抢救室，并立即完成患者合适体位的摆放、吸氧、开通监护仪进行监护，并完成第一次生命体征监测（体温、脉搏、呼吸、血压）、建立静脉通道、采取血液标本（常规、生化、凝血和交叉配血标本）备用，建立患者抢救病历。首诊医师询问病史、查体、迅速判断影响生命的主要因素、下达抢救医嘱、下达会诊医嘱、下达检查医嘱、下达手术医嘱。所有医嘱可下达口头医嘱，由护士记录并复述，医师确认后执行。抢救后6小时内由抢救医师完成急诊抢救病历和补记口头医嘱。伤病员一旦进入绿色通道，应先抢救后交费，避免因费用问题而延误了患者的诊疗。

此外，严重创伤患者的救治是一个连续的过程，为了确保与院前急救相衔接，应建立院内分级预警机制和严重创伤急诊救治流程（见第6章）。这样使伤员一到医院就能立即对其进行分流救治，将危重伤员迅速送入抢救室，边抢救、边监护、边检查。若需紧急手术治疗可立即将患者送入急诊手术室施行开颅、开胸、开腹和大动脉修复等手术；对生命体征稳定但又存在器官损伤的伤员，可直接送往相关专科做进一步观察、检查与治疗；对损伤较轻不需要专科特殊处理者可仅做门诊简单治疗。

3．创伤救治团队　目前绝大多数医院并没有专业的创伤救治团队，创伤急救多是将创伤患者分至各科进行救治，对于多发伤和出现并发症如ARDS、多器官功能衰竭等的患者则进行多科会诊救治。这种创伤急救模式实际上是对创伤急救的不重视，每一个专科有它自己独特的疾病，这是专科研究和临床治疗的重点。创伤是一种急症，随时都可能发生，而且常常涉及全身多个部位，缺乏专门的人员去研究和救治，尤其是缺乏创伤救治的整体观念，多科会诊也很难抓住创伤患者的主要矛盾，也很难尽心尽力地去观察和处理危重病员的变化，因此，将来院的创伤患者分至各专科，既耽误了救治的时间，又影响了创伤救治的结局。

为了确保急诊创伤患者得到及时有效的救治，使抢救流程畅通，建立方便快捷的一体化救治新模式，应在院内组建“严重创伤救治团队”。组建严重创伤救治团队的目的是使创伤患者从接诊、会诊、检查、检验到治疗、手术均能在第一时间完成，没有延误，顺利快捷地得到有效的救治。严重创伤救治团队包括急诊科、骨科、泌尿外科、心胸外科、神经外科、普通外科、麻醉科、ICU医生。创伤救治团队实行岗位准入制度，上述8个科室所有中级及以上职称人员均需接收项目组专业培训，熟练掌握相关医疗急救基本理论和操作技能。经项目组考核合格后方可加入救治团队。严重创伤救治团队严格执行值班组长负责制。值班组长须由副高以上职称、急救经验丰富的医生担任。接到指令或信息后，值班组长应根据患者的伤情和患者数量启动院内预警并组织严重创伤救治团队值班医生开展救治。

总之，三个团队在严重创伤急救过程中各自的工作如下：院前急救人员在接诊严重创伤患者后，通过车载信息联动系统将掌握的患者伤情通知接诊医院，并协助其做好相应的准备工作。急诊急救团队启动不同级别的预警；通知专科救治团队人员到急诊科待命。院内专科救治团队的成员必须在伤者到达医院之前到达急诊室。伤者送达医院后，严重创伤救治团队中的急诊医生按照“评估-决策-处理-再评估-再决策”的原则迅速判断病情并立即进行生命支持、损伤控制或准备确定性手术。

### （四）建立严重创伤救治流程及规范

为了提高救治效率，降低严重创伤患者的死亡率，在救治体系内应建立包括现场评估、伤者的伤情评估、确定转送医院、伤者转运、伤者交接以及院内的复苏、生命支持、损伤控制及确定性治疗在内的统一规范的院前及院内创伤救治流程。

院前救治流程包括的内容有：现场评估、伤者伤情评估、确定接收医院或创伤中心、伤者转运与信息交换、伤者的交接等环节。

1．现场评估的内容　包括环境安全、伤者人数、受伤机制、伤情和受伤部位，并决定是否需要增援。另外，在城市及城市周边的事故现场，转运过程中常发生堵车现象，应考虑是否需要交通警察的协助。

2．伤者伤情评估的步骤　包括气道、呼吸、循环、神经的损伤程度及全身检查。建议根据伤情评估结果启动救治的预警级别，预警的级别分为绿色预警、黄色预警和红色预警三个级别（见第6章）。

3．确定接收医院或创伤中心　对已经启动红色预警严重创伤的伤者，建议不宜远距离转运，选择就近治疗，在将患者送达医院之前与救治医院交流伤者情况，并向救治医院提出需要准备的救治设备、药物和检查等。对启动黄色预警或绿色预警的中、轻度创伤患者建议选择区域性创伤救治医院或救治点。

4．伤者转运与信息交换　确定接收救治医院后，建议根据伤者的轻重缓急次序先后离开事故现场，离开事故现场时应确定无伤者遗漏情况。

5．伤者的交接　交接内容包括预警级别、评分、伤情评估表、主要伤情、次要伤情、已经采取的急救措施（止血带时间等）、急需的急救措施和其他特殊情况。

6．院内救治流程　包括电话了解情况、启动相应级别的预警、患者交接及院内救治。电话了解包括患者的数量（超出所能容纳的能力时，告知其将患者分流至其他医院）、预警级别、评分、预计到达时间、主要的伤情、必需的急救措施、其他特殊情况。启动相应级别的预警，包括绿色预警、黄色预警和红色预警（见第6章）。院内救治是伤者救治效果的关键，根据预警级别和院前急救人员的信息沟通，明确即将接诊患者的主要救治方向，做好必要的救治人员人数、设备、药品等的准备，接诊后不延误抢救时间，使患者得到从复苏、损伤控制、确定性治疗到康复的全程化救治。

此外，创伤患者的损伤严重程度主要通过各种创伤评分系统进行评估，包括院前伤情评估和院内伤情评估。目前使用较多的院前评分方法有：GCS、PHI、TI、TS、RTS、CRAMS评分等，我们建议院前急救中使用GCS、PHI及TI。其中GCS是在颅脑损伤、有神志意识障碍患者中使用；PHI是针对患者生命体征的判断，以了解患者受伤后的全身状况，适用于所有院前急救的患者；TI是专门针对创伤患者的评分系统，应用于所有的创伤患者。

院内创伤评分是在伤者到达医院以后，在相对详细的检查基础上，结合伤者的生理学指标、解剖损伤部位和损伤类型、实验室检查结果对伤者的伤情进行更准确的评定。常用的院内创伤评分包括AIS，以及由其派生出来的ISS、NISS等，建议使用的院内伤情评分为AIS及ISS。

从目前广西柳州的运作情况来看，区域性严重创伤救治体系在严重创伤救治过程中有其独特的优势：缩短了创伤救治时间，加强了救治过程中三个环节的有机联接，提高了救治效率。同时，经过多次培训的三个团队综合救治能力和理念也得到了有效提高。这种全新的区域性创伤救治体系在国内尚不多见，还处于试行阶段。其推广应用的过程也必将是在实践中不断完善和改进的过程。笔者认为，院前、院内一体化救治是体现创伤救治的时效性和整体性的关键，也是未来严重创伤规范化救治的发展方向，而区域性严重创伤救治体系的建立为一体化救治的开展提供了更好的平台，希望国内外同道对此多提建议和意见，共同推动我国严重创伤救治事业不断向前发展。

## 参考文献

[1] 王正国．现代交通医学．重庆：重庆出版社，

2011.
[2] 姜保国．我国严重创伤救治的现状和救治规范的建立．中华外科杂志，2012，50（7）：577-578.
[3] 李巍．院前创伤救治教程．北京：人民卫生出版社，2012.
[4] 吕传柱，周才旺，张玉霞，等．院前急救在急救医学与医疗卫生服务体系中的重要作用．中国急救医学，2002，22（6）：370-377.
[5] 程传苗，黎爱军，霍正禄，等．大城市区域性创伤急救医疗的进一步探索．中国医院管理，2008，28（11）：7-9.
[6] 郝志梅，田炜．日本急救医疗服务体制的现状及问题．中国卫生事业管理，2009，(02)：139-140.
[7] 都定元．美国创伤急救体系介绍．中华创伤杂志，2006，22（9）：718-720.
[8] 赵宇．德国创伤急救见闻．中国矫形外科杂，2002，9（6）：626-627.
[9] 尹林．关于日本急救医疗的考察报告．中国急救医学，1999，8（1）：52-54.
[10] Wang ZG，Zhou JH，Yin ZY. Commentary：how traffic crashes were reduced in China-experience and difficulties. Traffic Inj Prev，2009，10：399-402.
[11] Hu G，Wen M，Barer TD，et al，Road-traffic deaths in China，1985-2005：threat and opportunity. Inj Prev，2008，14：149-153.
[12] The German Sea Rescue Service（SAR）. Int Marit Health，2002，53：127-138.

# 第 10 章

# 香港的创伤救治体系

杨晓红　邓　宁

中国香港是一个国际城市，也是亚洲一个重要的国际商贸、金融及旅游中心。香港的面积仅有 1092 平方公里，人口却多达 7 026 400 人（2010 年，政府统计处）。香港受地震、海啸、飓风等自然灾害影响较少，但市民会因为跌倒、车祸、烧伤和其他严重事故而受伤。机动车辆交通事故和跌倒是香港导致创伤的两个最常见原因。香港卫生防护中心的统计数字表明，近十年来，创伤是 15 ～ 44 岁香港人死亡的首要原因，是整体人口的第六大死因。 2010 年，共有 1864 人因创伤而死亡。 创伤除了导致死亡外，还会造成患者丧失工作能力，遭受长期的疼痛，甚至永久性残疾。对个人而言，这些患者丧失了多年的劳动能力，不仅使家庭失去了经济来源，还给家人带来了沉重的经济负担，对整个社会也造成了沉重的负担。

根据创伤的流行病学研究，创伤在世界其他地方也是导致公众死亡的主要因素之一。 然而，在日常生活中，因创伤造成的伤残率和死亡率却被忽视了。1966 年，美国国家研究委员会下属的美国科学院医学科学部创伤及休克委员会认为创伤是“沉默的流行病”。这份报告指出创伤导致的意外死亡和伤残是“被忽视的现代社会疾病”。当代社会忽视了对创伤受害者的照顾，如缺乏适当的设施、分流等其他有关的配套措施。 不应该将创伤被视为“意外”，而应将其看作一个重要的公共健康课题。另一方面，创伤也被看作一个可以预测和预防的疾病。世界卫生组织更是确认创伤为严重威胁人类健康和安全最重要的“疾病”之一。

严重创伤常为多发伤或复合伤，往往同时影响多个器官、多个系统，而且急救时间紧迫，需要多个专科联合给予及时的整体救治。一个从院前急救到急救医疗及康复的完整创伤服务体系对这些患者来说是极其重要的。过去的军事经验已经证明，快速分流和运输受伤的患者可提高患者的生存机会。 另一方面，创伤系统的概念在近年来得到了大力的发展。

创伤救治体系的设计是一个连续性的系统，它包括以下几个方面：①促进创伤的预防；②为创伤患者提供适当的院前护理；③及时分流和运输创伤患者；④运送患者进入创伤救治体系并接受最终的急诊治疗和康复服务。其目标旨在优化资源运用，并确保创伤患者在正确的地方、在正确的时间内得到正确的专科治疗。

在美国，创伤中心分为五个级别，同时又分成人创伤中心和儿童创伤中心。根据美国外科学院（the American College of Surgeons）的标准，作为一级创伤中心，每年至少要有 1200 例创伤病例，其中至少有 240 例的 ISS ＞ 15 的患者。

Mackenzie 等（2003）的研究报告显示，创伤中心的患者死亡率低于非创伤中心。 Lansink 和 Leenen（2007）的研究报告也证明严重受伤的患者经创伤中心治疗死亡率降低了 15% ～ 25%。Cudnik 等（2009）的研究报指出送到一级创伤中心的患者一般比较严重，穿透性损伤和多发伤所占比例较高。虽然未经调整的死亡率与二级创伤中心的死亡率相同，调整后的分析显示一级创伤中心的患者比二级创伤中心的患者有较佳的生存机会。

另外，其他研究（Smith 等，1990；Konvolinka 等，1995；Liberman 等，2005；Simons 等，1999）证明在一个有大量伤者的创伤中心，患者的治疗效果较佳。随着创伤中心患者数量的增加，调整后相关的死亡风险则减少（Liberman 等，2005），这可能与创伤中心累积更多的经验有关。

香港的创伤救治体系在最近的十年发展非常迅速。香港创伤急救医疗的体系模式基本参照英美模式的创伤登记，利用前瞻性数据的收集，并进行回顾性分析，采用创伤严重程度评分法（TRISS 法）、W 评分、Z 评分、M 评分、Ws 统计法等数据来评估存活率及临床成效。

以我院为例，W 评分成绩显示创伤系统建立后的存活率有显著改善。W 评分从 1997 年的 −4.79 升至 2011 年的 0.7（$P < 0.05$）。这表明，与美国标准比较，1997 年香港每 100 名创伤患者比美国标准有额外 4.79 个患者死亡。但是，引入创伤救治体系之后，2011 年香港每 100 名创伤患者比美国标准有额外 0.7 个患者生存。W 评分显示我们的创伤患者的存活率得以改善。

另外，院前创伤的分流系统使伤者从现场到接受手术或其他救治治疗的平均时间大大减少，为 97 分钟（$P < 0.001$）。创伤队的成立也显著降低了严重创伤患者的死亡率（$P = 0.007$）。创伤审计、创伤联络主任的设置及临床教育及指引均能提升创伤医疗服务的质量。以下将重点介绍香港创伤救治体系。

## 一、香港创伤中心设立的背景

香港在 19 世纪后期才发展创伤救治体系。在 1994 年，美国教授 D. Trunkey 应邀检验香港的创伤医疗服务。他认为香港需要发展创伤体系，建立创伤中心，加强 ICU 的设施，并提供资源以发展创伤服务。于是，各大主要医院纷纷于 20 世纪 90 年代后期建立了创伤中心。

伊丽莎白医院于 1996 年在香港成立了第一个创伤救治体系。创伤救治体系包括创伤队、传呼创伤队的标准程序、创伤重症监护病房的设置、创伤登记和绩效改进计划、创伤服务审计委员会，并每个月举行创伤发病率和死亡率审核会议。

1997 年，威尔斯亲王医院和玛丽医院也成立了创伤中心，建立了类似的创伤系统，于 1998 年聘请了香港第一位创伤联络主任。

2000 年，香港医院管理局总部（Hospital Authority Head Office，HAHO）全面审查和调查了 14 家急诊医院的创伤服务。结果显示 14 家急诊医院中有 10 家医院提供专科联合创伤服务。2000 年，各医院每年接收入院的创伤患者数为 1099 ~ 6605 人，每家医院创伤死亡人数为 2 ~ 71 人。

香港医院管理局总部还邀请了来自美国、英国、加拿大和澳大利亚专家小组成员的访问，检验香港的创伤服务。他们建议香港必须建立一个有全方位组织和设施的网络系统去照顾创伤患者，根据香港创伤患者的数目、人口的分布及资源建立两个或三个一级创伤中心。

之后，香港医院管理局总部设立了创伤工作小组，领导香港创伤服务的发展。创伤工作小组制定了香港创伤系统短期、中期和长期的发展计划的蓝图。创伤工作小组也审查了香港整体的外科服务。参考美国外科学院创伤委员会（the Committee on Trauma of the American College of Surgeons）1998 年提出的创伤外科概念，它建议创伤系统应由急诊医疗系统开始，逐步扩展至包括康复设施和服务。它还建议每个创伤中心应制定和推行创伤的预防方案。

在院前创伤服务发展方面，报告指出需要结合训练有素的紧急医疗人员及临床规范指引（protocol）去提供院前创伤服务。紧急医疗人员必须根据规定的临床规范指引去实施及指导患者服务，直接分流患者，确保把患者送到最近及最适当的创伤中心。此外，它强调有必要维持创伤登记和定期分析评估患者的治疗效果，以提高患者的生活质量和降低患者死亡率（香港医院管理局总部，2001 年的报告）。

2002 年，香港医院管理局总部对救护车的服务进行了深入调查，由资深的急诊医生进行了审查。调查包含所有救护车把创伤患者送到急诊室的文件，旨在评估直接分流患者（primary trauma diversion）对急诊室工作量的影响，并检测救护人员在评估及转移患者上的准确度。调查结果发现，高估病情的分流率（over diversion）为 56.5%，低估病情的分流率（under diversion）为 1.7%，工作量预测是 8% 的创伤患者将被转移至创伤中心。

消防处（Fire Services Department，FSD）逐步为所有的救护员提供有关现场分流创伤患者的在职培训，创伤中心也为急诊室医生和护士提供培训和教育，并于 2003 年在新界东联网进行了救护车新分流试点方案。总结经验及取得成功后，于 2006 年在全港 5 个创伤中心全面推行。

2003 年，香港医院管理局总部正式成立了 5 个创伤中心。这 5 个创伤中心分别是由威尔斯亲王医院、伊丽莎白医院、玛丽医院、屯门医院和玛嘉烈医院设立的。每个创伤中心都建立了自己的创伤系统，并成立了一个多专科合作的创伤咨询委员会或创伤服务委员会。他们通过引入多专科合作的创伤队，规范了启动创伤队的标准程序，设立了创伤联络主任，建立了创伤登记，开展了创伤培训，例如 ATLS 以及创伤队训练，发展了创伤治疗指南，进行了多专科联合的创伤审计会议，实施了现场创伤患者分流措施等策略，以提高创伤的治疗效果。

2004 年，香港医院管理局总部成立了为创伤服务的中央委员会，成员包括各专科代表（麻醉科、放射科、重症监护科、神经外科、骨科、普通外科）、手术室代表、各创伤中心代表、各联网创伤联络主任及其他各相关部门的代表。

虽然香港是根据美国外科学院创伤委员会建议的标准建立了创伤急救系统，但香港和美国两者间的创伤系统也有一些差异。首先，美国的创伤中心是根据美国外科学院的标准建立的，香港的创伤中心是由香港医院管理局总部根据联网服务的区域、主要大医院的设施和专科技术分化成立的，而非只根据重伤患者数设立的。其次，香港没有创伤外科医生制度，而是在急诊创伤室由创伤队多专科联合抢救。

## 二、院前创伤急救

香港的院前急救主要由香港政府消防处承担，包括现场简单抢救，以及监护运送至医院的过程。当突发大型灾难性事件时，医院管理局总部会启动灾难应变计划，并派出特派专员加入监督指挥现场的抢救和分流。

香港政府消防处提供 24 小时免费的救护车紧急运输和急救服务。香港的院前紧急服务的主要任务包括：①紧急呼救服务；②一般院前急救的安排、协调和实施；③指挥及处理大型灾难急救。发生大型事故时，为了更有效地分流伤者，救护人员会按伤者的受伤程度进行分流。

香港消防处是法定的紧急救护服务的政府机构，这一服务具有相当长的历史。早在 1979 年，政府的救护行动与消防合并成一个统一的服务。在此系统中包含分布全港 8 个区 36 个救护消防站，257 辆紧急救护车，35 辆摩托车以及 2200 人的服务团队。2011 年的救护服务召唤总共有 690 114 宗（2010 年共有 687 133 宗），即每日平均有 1891 宗（2010 年每日平均有 1882 宗）。

香港消防处紧急救护服务提供方便快捷的呼救电话“999”。此号码为全港通用的急救电话号码，也可在紧急情况下作为联络警察的系统，以方便伤者求救，它的通讯覆盖面积广阔，能够及时接收呼救，协调多方院前急救。香港消防处紧急救护承诺以接收呼救电话后 12 分钟内抵达现场实施抢救为服务目标。

在服务承诺表现方面，2011 年 93.5% 的紧急救护召唤可以在 12 分钟的目标召达时间内到场协助伤病者。截至 2011 年年底，消防处已按计划更换及添置了 257 辆救护车。救护车的平均车龄在 2009 年年底为 4.7 年，到 2011 年年底，有关车龄已经进一步降至约 2.4 年。此外，3 辆快速应变急救车及 12 辆新型救护摩托车在 2011 年已相继投入服务，2012 年将会有 70 辆新救护车投入服务。

## 三、其他提供紧急救护车的机构

圣约翰救伤队、医疗辅助队和其他慈善机构以及政府运行的志愿服务队也在灾难中提供额外的救护车。其中香港圣约翰救伤队最为大众所熟悉。圣约翰救伤队的救护车部署在三个救护站，分别服务香港岛、九龙及新界。他们不但提供 24 小时的紧急救护服务，也提供现场待命的救护车服务，为大型体育赛事和赛马、赛车等做好紧急救护准备。

紧急呼救电话是公众获取院前急救服务最重要的途径。接听紧急呼救电话的中心调度人员具有一定的医疗知识，能够正确地获取第一手最为重要的医疗信息并且调派合适的救护人员及救护车抵达现场。救护人员可以通过通讯网络直接或间接与目的医院联系，及时通知医院做好接收患者的准备。

## 四、现场创伤患者分流

早期紧急救援服务会将伤者先送往最近的急诊医院，而不是直接送到设备及各个专科齐全的创伤中心。全香港有 14 家医院提供急诊服务，但各家医院的设备及提供的专科服务有所不同，有些医院并没有 24 小时脑神经外科、心胸外科或放射治疗的专科服务。严重受伤的患者被送到最近的医院后，很可能需要再转送至较大并能提供全面创伤服务的医院。

在抢救严重创伤的黄金 1 小时内，转送患者是分秒必争的，必须将严重创伤的患者立即转移至创伤中心才能提高患者被救活的机会。很多证据显示，应直接将创伤患者从现场转移到一个专门的创伤中心，以改善疗效和提高生存概率（Young 等，1998；Kam 等，1998；Sampalis 等，1997）。

降低院前的时间、及早识别严重受伤、在创伤中心接受足够的初级复苏和治疗是创伤治疗效果的决定性因素（Roy，1987；Cooper 等，1998；Smith 等，1990；HA，2002，Rainer 等，2006）。西方发达国家早已实行现场分流，救护人员会根据伤者的伤情轻重分类。

2006 年，香港在新界东联网威尔斯亲王医院首先实行了现场分流的先导实验计划。评估结果显示，现场分流可减少约 100 分钟的转送时间。由于这一措施大大减少了从受伤到接受治疗的时间，从而证实了现场分流创伤患者的优势，所以于 2008 年在全港所有联网都推行此政策，至今行之有效。

在香港，救护员通常以两至三个人的团队为单位，其中至少有一名救护员拥有急救医疗助理（emergency medical assistant，EMA）二级的资格。救护队员会根据现场创伤患者分流专用表格（共四个步骤）决策流程图来决定是否需要将患者转移至创伤中心，每张专用表格都会备份收集以进行审核，以确保决策的一致性和准确性。

医院方面，所有急诊科的医生和护士都需要通过在职培训了解创伤患者现场分流的程序及条件。医院也为救护员提供了 24 小时专家咨询热线电话。

### （一）救护员分流创伤患者的步骤

救护员分流创伤患者的步骤为：

1．步骤 1：检查患者是否有心搏骤停，如果有，送患者到最近的医院。

2．步骤 2：如果患者不能维持气道或呼吸，送患者到最近的医院。

3．步骤 3：如果患者有呼吸和心跳，但有下列情况，送患者到创伤中心。

（1）解剖标准

1）连枷胸。

2）两条或以上长骨骨折。

3）手腕或足踝以上的截肢。

4）头部、颈部或身躯有穿透性创伤。

5）肢体瘫痪。

6）盆骨骨折。

7）≥ 20% 的皮肤面积涉及二度或以上的烧伤。

（2）生理标准

1）GCS ≤ 13 或 AVPU 等级评分为不完全清醒。

2）收缩压＜ 90mmHg 或毛细管血液回流灌注需时多于 2 秒。

3）呼吸频率＜ 10 次 / 分或＞ 29 次 / 分。

如果病情不符合以上所述任何一种生理学或解剖范畴，应将患者送到最近的医院。如有疑问，救护员可用无线电或手提电话直接联络创伤中心及咨询当值急诊医生的意见。

### （二）创伤患者的现场分流程序

见图 10-1。

## 五、创伤中心

创伤救治体系的组成部分非常广泛，包括创伤救治体系的管理、紧急医疗服务、创伤中心、其他接收创伤患者的医院、康复服务、公共卫生、

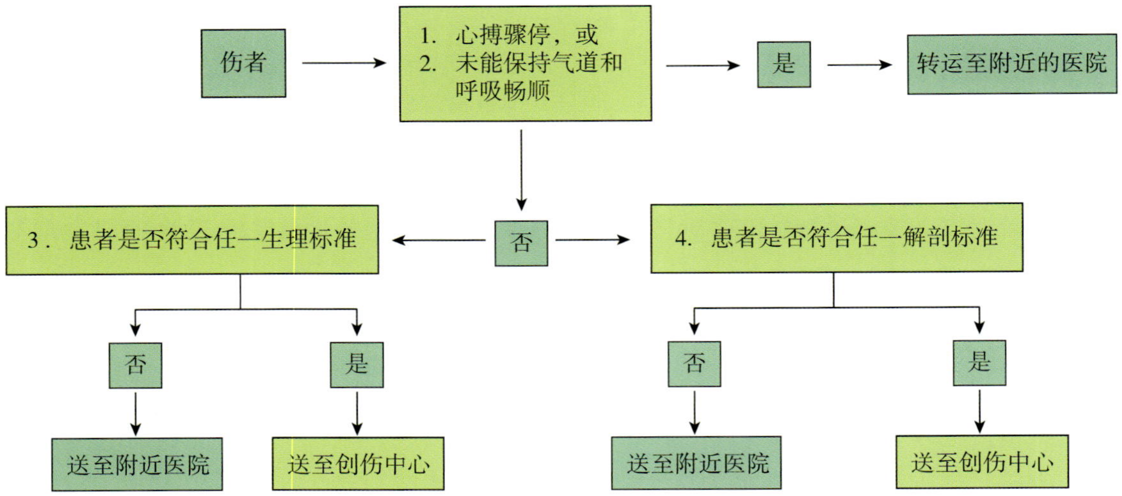


**图 10-1　创伤患者的现场分流程序**

预防受伤的活动和教育、创伤研究和教育等。

创伤救治体系的有效运作基于在硬件上有足够的设备，以及软件上创伤中心的有效管理，以确保创伤救治团队在有高度组织性及协调的方式下运作。

国际上创伤中心的创伤队一般包括创伤团队的领导、创伤外科医生、普通外科医生、骨科医生、麻醉科医生、神经外科医生、心胸外科医生、创伤护士、创伤联络主任等。

当创伤患者被送到创伤中心时，护士会根据受伤机制、受伤的严重程度和患者的生命体征（血压、血氧饱和度、脉搏、呼吸频率等）分流。一般急诊室按病情的严重情况分流为五级：一级（危殆）、二级（紧急）属于严重创伤，医护人员必须马上齐集急救；三级程度创伤必须在半小时内诊治；四、五级属于较轻创伤。当重大的或潜在的重大创伤患者被送到创伤中心时，他们将经特殊的紧急通道被送到专门的创伤复苏室抢救。

危重伤患者的初期处理对最终疗效有着深远的影响。治疗、照顾严重受伤的患者需要有足够和最佳的人员和配套设备。当重大的或潜在的重大创伤患者被送到创伤中心时，他们应得到由包含多个专科的创伤队给予的及时的评估和整体救治。

香港的不同创伤中心的创伤队组成各有不同，一般包括急诊科医生、普通外科医生、骨科医生、麻醉科医生、神经外科、重症监护科医生、创伤联络主任，以及其他专职医疗人员，如放射科医生和技师。此外，再按患者的情况传呼其他专科医生，如胸外科医生和泌尿科医生。有些创伤中心的创伤队组合稍有不同，他们会按患者的病情传呼不同的创伤队，例如专门负责脑外伤或骨盆骨折的创伤队。

以威尔斯亲王医院为例，创伤中心只有一组创伤队，常规队员包括麻醉科医生、重症监护科医生、2 位外科医生、1 位骨科医生，2 ～ 3 位急诊科医生、创伤联络主任和 2 ～ 3 位急诊科护士，再按患者的情况传呼其他所需的专科医生，如脑外科医生、心胸外科医生、整形外科医生、耳鼻喉科医生、泌尿科医生等。

传呼创伤队需要符合一定的生理学或解剖的标准。香港的不同创伤中心有稍微不同的启动创伤队的标准。一般原则是根据受伤机制、受伤的严重程度和患者的生命体征进行传呼，这一点与前述护士对患者的分流原则相同。

## 六、创伤队启动的标准

香港医院管理局总部创伤服务中央委员会全面审查了 5 家创伤中心创伤队的启动标准，确认了这5家创伤中心应根据医院和各专科的条件和整体需要而制定合适的创伤队的启动标准，同时也规范了包含以下最基本的创伤队的启动原则：

1．生理紊乱

（1）出血性休克，收缩压< 90 mmHg。

（2）GCS ≤ 13分。

（3）呼吸频率< 10次/分或> 29次/分。

2．严重的区域性解剖受伤

（1）头部、颈部或身躯有穿透性创伤。

（2）脊髓损伤并有神经系统症状（如肢体瘫痪）。

（3）连枷胸。

（4）胸部或腹部有明显的钝挫伤或挤压伤。

（5）严重的盆骨骨折（如不稳定型盆骨骨折）。

（6）两条或以上长骨骨折。

急诊科的医生检查被送到创伤复苏室抢救的创伤患者后，会根据患者的情况启动创伤队，多专科的创伤队专科医生必须在10～15分钟内到达急诊科创伤复苏室协同参与会诊和抢救。

## 七、创伤队成员的职责

准确分配的创伤队成员的职责的目的是为了让整体工作人员在充分协调的最佳情况下工作，发挥出最好的表现。另外，在同时收到多个创伤患者时，则必须按实际人力资源情况进行灵活的调配。

创伤队队长的角色一定要明确清楚，他必须与各专科沟通及协调，及时果断地作出判断和指挥整个急救流程。

在开始复苏抢救之前必须明确界定成员的职责和责任。其他专科医生和工作人员应只在需要时才调请。为了避免混乱，“沉默是金”是会诊时重要的态度：谈话应保持到最低限度，并在可能的情况下通过创伤队队长作为联系点，观察队员应与患者保持一定的距离，以免阻碍救援。

创伤队包括以下职责成员：创伤队队长、呼吸道医生、程序医生、循环医生、各相关专科医生、创伤联络主任、护士长、呼吸护士、程序护士、循环护士。

### （一）创伤队队长

创伤队队长由急诊科或普通外科专科副顾问医生或以上级别医生担任。其职责如下：

（1）贴上“创伤队队长”贴纸作为标识。

（2）佩戴带个人防护装备。

（3）不直接参与复苏急救，即“放手”。除非在某些情况下，需要特定的专业知识要求，例如需要对外伤患者做聚焦于腹部创伤超声检查（focused abdominal sonography in trauma，FAST），或者没有足够的工作人员时才直接参与急救复苏。

（4）在ICU医生尚未到达前担任气道医生的角色，直到已稳定呼吸道或气道医生到达。

（5）接收由救护人员移交的患者，特别要注意有关损伤机制的描述。

（6）确保根据准则传呼创伤队。

（7）指派一个队员（通常是程序医生）执行次级评估。

（8）统筹协调创伤队各成员及有关单位的运作。

（9）实施人群控制。

（10）协调及决定诊断和治疗的措施及次序。

（11）确保及时进行X线检查和CT扫描。

（12）确保与其他部门适当的沟通，如CT扫描、手术室等。

（13）确保环境控制，如温度、安全等。

（14）评估所有的数据和检查结果。

（15）制定一个明确的计划并与其他组员保持沟通。

（16）确保完成医疗文件的记录。

（17）与患者亲属保持沟通联系。

（18）护送患者到CT检查室、手术室或病房，并确保适当的交接。

### （二）呼吸道医生

呼吸道医生（airway doctor）由ICU医生、麻醉科医生或急诊科医生担任。其职责是：

（1）佩戴防护装备。

（2）保持患者的气道畅通及维持呼吸，如有需要为患者行气管插管术。

（3）与队长讨论保持气道和颈椎护理的方案。

（4）与呼吸道护士（airway nurse）共同施行

有关的计划。

（5）在患者有潜在的插管困难时，与队长讨论后打电话寻求专家帮助。

（6）与呼吸道护士合作，检查及准备供氧，清除积痰，提供气道畅通所需设备及插管所需要的药品。

（7）确保脊椎稳定，维持呼吸，例如：①为患者戴上适当的硬颈托。②转移患者途中维护脊柱的稳定。③协助以圆木滚动法（log roll）检查患者。

（8）按队长的指示给药。

（9）需要的话为患者插入鼻管或胃管。

（10）如果不需要支持气道或呼吸管理，可与队长讨论后离队。

### （三）程序医生

程序医生（procedure doctor）由急诊科医生担任。其工作职责是：

（1）佩带个人防护装备。

（2）协助相关人员将患者从救护车推车转移至复苏床。

（3）与队长讨论所需程序。

（4）与程序护士（procedure nurse）确定有关的急诊程序。

（5）建立两条足够大的静脉注射通道，静脉滴注要够大，以便大量输液。

（6）插管期间要固定颈椎。

（7）执行初级和次级的评估。

（8）抽取血液样本，并确保适当的标签。

（9）确保将血液样本送至实验室。

（10）执行急诊医疗程序，如FAST、中央静脉注射通道、动静脉通路、胸腔引流管、胃管插入、夹板或其他必要的程序。

（11）协助以圆木滚动法检查患者，如直肠检查。

### （四）外科医生

外科医生的职责是：

（1）佩带个人防护装备。

（2）执行队长委派的任务。

（3）参与所有创伤队的工作，直到完成次级评估。

（4）评估检查患者的腹部。

（5）向队长报告检查的结果。

（6）决定患者是否需要腹腔手术。

（7）就所有的决定和计划例如手术或CT检查与队长联系。

（8）如无外科腹部损伤，可经与队长商量确认后退队。

### （五）骨科医生

骨科医生的职责是：

（1）佩带个人防护装备。

（2）执行队长委派的任务。

（3）参与所有创伤队的工作，直到完成次级评估。

（4）专注骨科有关的损伤。

（5）向队长报告检查结果。

（6）决定患者是否需要骨科手术。

（7）就所有的决定和计划例如手术或CT检查与队长联系。

### （六）其他专科医生

其他专科医生包括神经外科医生、心胸外科医生、泌尿科医生、妇科医生、儿外科医生、儿科ICU医生等。他们需要佩带个人防护装备，执行队长委派的任务，专注于自己专业有关的工作。

除此之外，放射技师和专职护士的职责如下：

1．放射技师　放射技师的职责是：

（1）操作使用创伤室架空的X线机。

（2）把X线片放在创伤床底下的可移动托盘上，以减轻患者因移动而产生的痛楚。

（3）在医生完成初级评估和复苏后，进行以下X线检查：胸部、骨盆、颈椎（前后位、侧位、张嘴，共三张）以及其他所需部位的X线或CT检查。

2．护士队长　护士队长由护士长或创伤联络主任担任，其职责是：

（1）负责记录备案。

（2）负责协调诊治创伤的过程。

（3）评估人力和协调护理队伍。

（4）确保护理团队成员都准备好救治患者。

（5）确保创伤室的设备和设施已经准备就绪。

（6）从亲戚或救护人员处获取记录文件以及病

史。①确定受伤的原因（极为重要）。②进行已知的受伤。③进行转移途中的急救措施。④确定到达时的状况。

（7）确保所有创伤队成员收到通知。

（8）向队长报告。①确定所有团队成员的数据和抢救情况。②确定病情的变化，抢救的反应。③确保输液量。④确定尿液及其他引流量。

（9）记录初级评估和次级评估。

（10）记录患者的贵重物品。

（11）联络其他科室，如X线检查、实验室、手术室和其他人。

（12）记录所有的观察和治疗照顾及联络亲属。

（13）及时联络亲属，协调转送患者。

（14）进行护理队伍的总结陈述。

3．呼吸道护士　呼吸道护士由注册护士担任，其职责是：

（1）佩带个人防护装备。

（2）检查和准备供氧设备、吸痰器、呼吸辅助气袋设备、呼吸器。

（3）协助呼吸道医生插入呼吸道。

（4）在运输过程中，照顾患者的呼吸道和固定脊椎。

（5）评估患者的呼吸道通畅情况和呼吸频率。

（6）保持呼吸道通畅，吸除痰和呕吐物，需要时协助插入呼吸道管辅助呼吸。

（7）用适当的颈托固定保护颈椎。

（8）保证患者有充足的氧气，并在必要时提供氧气。

（9）协助气管切开术。

（10）评估AVPU、GCS与瞳孔的大小和反应。

（11）监视二氧化碳终末潮气量（end tidal $CO_2$，$ETCO_2$）及患者的体温。

（12）协助插入胃管。

（13）护送患者到手术室、CT检查室或病房。

4．程序护士　程序护士（procedure nurse）由注册护士或护士担任，其职责是：

（1）佩带个人防护装备。

（2）准备创伤病房接收患者的设施和设备。

（3）为患者系上手腕身份标签。

（4）剪去患者身上的衣服以做全身检查。

（5）使用架空暖板为患者保暖，防止低温。

（6）如果有必要执行胸外心脏按压。

（7）用3导及12导心电监护仪观察患者。

（8）监测血压、脉搏和血氧饱和度。

（9）插管时协助按压环状软骨。

（10）协助以下医疗程序，例如：①建立两条静脉通路；②协助以圆木滚动法检查患者；③协助插管、导尿、腹腔灌洗、胸腔引流管插入；④牵引夹板；⑤控制出血和冲洗伤口。

（11）向队长报告所有的观测数据。

## 八、创伤队成员的理想位置分布

见图10-2。

## 九、创伤审计

每个创伤中心的创伤服务由创伤委员会负责领导、管理和监控创伤服务。委员会直接向联网行政长官报告，不断检讨医院创伤服务，并对改善医院创伤服务提出建议。绩效监测获得越来越多的关注，创伤委员会主要是通过创伤审计和创伤登记作为评估医疗服务的工具。

世界卫生组织指出应每天积极地收集资料以作为评估创伤服务，改善治疗和护理，以提高整体的服务标准。评估创伤服务是照顾重伤患者的

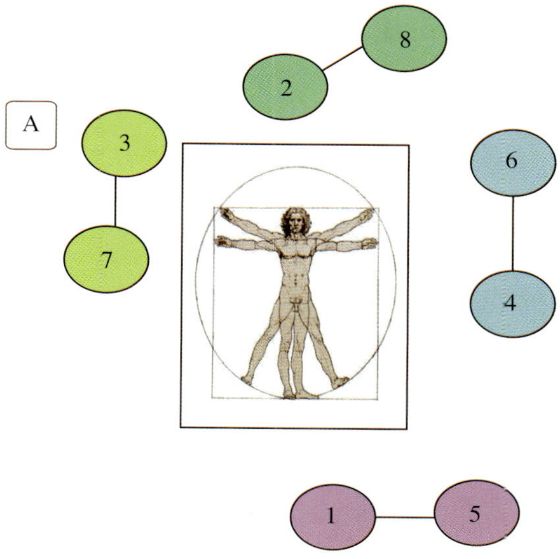


**图10-2　创伤队成员的理想位置分布**

A：监视器；1：创伤队长；2：呼吸道医生；3：外科医生/程序医生；4：程序医生/外科医生；5：护理组长：记录；6：流通护士/护士程序；7：流通护士/护士程序；8：呼吸道护士

系统不可分割的一部分。评价的结果必须达到国家标准或规范。

衡量创伤服务质量有许多方法，例如通过存活率、36项短期健康调查（36-item short-form health survey，简称SF-36）的结果、功能独立性评定的M分数、生活质量和住院时间等。但是，严重受伤的患者的生存仍然是治疗的首要目标。死亡率是最常用的指标之一，可视为质量指标，为监测和评估医院的整体质量和医院的排名提供数据。

1981年，美国研发了创伤严重度评分（trauma injury severity score，TRISS），给医生提供了一个识别严重创伤患者治疗结果的评分，通过这个评分可比较机构之间的治疗效果。目前，香港也采用Boyd（Boyd，1987）提出的TRISS法监测结果。TRISS评分是根据患者入院时的改良创伤评分、受伤机制、年龄及损伤严重度评分以TRISS法量化生存概率，并用TRISS探讨W、Z和M统计，因此，我们可以与美国标准做比较。

## 十、创伤登记

创伤登记是任何创伤系统的一个重要组成部分。创伤登记是一个庞大的数据库，记录受伤住院患者的很多细节，从而收集创伤患者的临床和流行病学数据，因此，它能提供完整可靠的资料，是创伤中心一个重要的管理工具。

创伤登记提供及保存以下的信息：

1．患者数据

2．受伤数据　包括受伤的原因、人为因素、受伤时的活动、受伤地点、受伤类型、保护装置。

3．入院前数据　包括运输方式、救护人员、救护车或直升机联系成员、到达及运输时间、现场的观察所得、现场的特殊医疗程序。

4．急诊科数据　包括患者的来源、创伤队启动的标准、成员（包括所有专科成员）的到达时间。抵达医院的初次观察结果及数据、在第一个24小时的检查和治疗，X线、CT、MRI等检查结果，以及血液检查、输血和院内转移情况。

5．住院数据　包括进入的专科部门；ICU的记录和呼吸器的使用；并发症；24小时使用的血液及其他血制品总血量；采用的紧急手术及医疗程序；手术时间；受伤的解剖描述；各种评分，如RTS、AIS、ISS、NISS、Ps。

6．结果　包括并发症、格拉斯哥结局量表（Glasgow outcome scale，GOS）、并发症的严重性量表（complications severity scale）、审计过滤、同行评议与绩效改善、TRISS评分、Z统计、W统计、M统计、Ws统计。

## 十一、审计过滤表

审计过滤表主要包括：

（1）GCS＜14，未行头部CT检查。

（2）GCS＜8，未予气管插管或气管切开术治疗。

（3）腹部枪伤，未予手术治疗。

（4）腹部受伤及收缩压＜90mmHg，在1小时内未行剖腹手术治疗。

（5）4小时之后行剖腹手术治疗。

（6）硬膜外或硬膜下血肿，4小时后才行开颅手术（不包括颅内压力监测）。

（7）开放性胫骨骨折（不包括低速枪伤），初步治疗时间＞8小时。

（8）24小时后才施行腹部、胸部、血管或颅部手术。

（9）成人股骨干骨折没有固定。

（10）创伤死亡。

（11）6小时之后才从最初的医院转移。

（12）气管插管拔管后48小时内再次插管。

（13）没有遵守创伤队启动标准。

进行创伤登记的目的是提供信息和数据，以用于确定创伤的模式、统计创伤的工作量、审计过滤表的分析、研究患者的治疗效果等。通过随后的统计分析，以支持临床审计，促进创伤服务的发展，并让我们知道存在的问题并制定研究议程。这是创伤体系中一个基于国际基准的重要组成部分，可以用来提高创伤救护的效率和质量。整体工作的最终目的在于降低创伤患者的发病率和死亡率。在香港，所有的创伤中心有自己的创伤登记，医院管理局从各中心收集数据做年度报告。

## 十二、创伤联络主任

美国外科医师学院创伤委员会认为创伤联络主任是创伤救治体系发展和功能的核心。创伤联络主任填补了医生和护士传统角色之间的许多缺口，已成为一级和二级创伤中心重要的基本配置。

1．资格

（1）经验丰富的资深护士，最好有重症监护病房和（或）急救护理的训练。

（2）了解临床创伤护理的复杂性。

（3）能够找出问题，并做适当的护理。

（4）有良好的沟通技巧。

（5）能够独立工作。

（6）有高度的机动性。

（7）有监督技能和经验。

（8）有当前的卫生保健服务概念的知识。

（9）具备计算机技能。

2．职责

（1）临床患者的管理：目标是保持高品质，顺利整合多学科的患者护理。①出席日常查房，监测患者的进展情况和识别高危患者；②对确定的重点病例进行后续审查；③澄清不同专科的合作问题，促进多学科的协同抢救；④估计患者的康复需求；⑤协助家属了解和适应患者的外伤和残疾。

（2）改善患者的治疗：目标是确保患者得到最佳治疗和护理，识别低于最佳水平的病例，并制定纠正措施。①检查医生和护士是否遵守预先核准的复苏协议，决策是否符合所制定的优先次序；②从患者入院开始审查患者的病历；③调查不寻常的事件，例如医源性伤害、延误履行医疗和护理措施等；④规划未来创伤医疗和护理的方针。

（3）创伤登记：①管理计算机化数据库，信息包括患者院前护理、急救护理、急诊护理、治疗和发病率、患者死亡率等；②计算所有患者损伤严重度评分、存活概率、并发症发生率、医疗和系统错误、流行病学模式发展趋势以及监测数据；③从创伤登记中识别潜在的问题，在创伤审计会议上进行讨论。

（4）教育与研究：①为护理人员提供创伤护理的讲座及训练；②为创伤队提供多专科协同诊治训练；③将目前的临床指导方针和政策反馈给医生；④直接参与协助创伤抢救并树立榜样；⑤协助创伤相关的研究项目。

（5）创伤审计：创伤中心每1～3个月举办一次创伤审计会议，目标是制定服务标准，并用这些标准来衡量实际的服务水平。各部门将轮流进行简报。创伤审计会议所涉及的内容包括：流行病学资料、有意义的特殊案例、有待改善的地方、任何可预防的死亡、创伤管理协议和准则。

病例选择的标准为：①存活概率 $< 0.75$ 和患者生存；② $Ps > 0.25$ 和患者死亡；③所有入住ICU的患者；④ $ISS > 15$；⑤ $RTS < 7.84$；⑥被审计过滤甄别的患者。

## 十三、小结

综上所述，创伤救治体系有效地提高了香港的创伤医疗服务水平。在过去十多年里，创伤中心的工作人员一直在努力提高危重创伤患者的医疗服务质量和治疗效果。

建立创伤登记增强了我们的知识，使我们更加了解香港创伤服务的状况，也能够与国际公认的医疗服务质量标准做比较。同时使我们完成了许多创伤研究项目并在国际医学期刊上发表了具有巨大影响的论文。

创伤患者的现场分流、创伤审计的定期会议、创伤队的训练、不断检讨管理协议、临床指引和教育计划、创新服务和工作人员的奉献精神都是香港创伤救治体系成功的关键因素。

但是，香港创伤救治体系的许多方面仍然在进一步改进中，有必要将改善预防受伤的计划放在更重要的位置，未来的发展方向是使抢救严重创伤患者的工作更集中，可能需要精简创伤中心的数量，以便集中资源，确保创伤队增加及积累抢救经验。同时需要建立中央创伤登记，做好更全面的质量保证、研究、规划和伤害预防计划的建议。受伤后患者功能的恢复和创伤患者的生活质量也需要进行更严密的监测，以为临床疗效的评估提供更全面的参考资料。

### 参考文献

[1] American College of Surgeons. Resources for

optimal care of the injured patient. Chicago: American College of Surgeons, 2006.

[2] Cudnik MT, Newgard CD, Sayre MR, et al. Level Ⅰ versus Level Ⅱ trauma centers: an outcomes-based assessment. J Trauma, 2009, 66 (5): 321-326.

[3] 香港消防处网页.(2008-1-1)[2012-1-1] http://www. hkfsd.gov. hk/eng/index. html.

[4] Lansink KW, Leenen LP. Do designated trauma systems improve outcome? Curr Opin Crit Care, 2007, 13 (6): 686-690.

[5] Liberman M, Mulder DS, Jurkovich GJ, et al. The association between trauma system and trauma center components and outcome in a mature regionalized trauma system. Surgery, 2005, 137 (6): 647-658.

[6] MacKenzie EJ, Rivar FP, Jurkovich GJ, et al. A national evaluation of the effect of trauma-centre care on morality. New Eng J Med, 2003, 354: 366-378.

[7] MacKenzie EJ, Hoyt DB, Sacra JC, et al. National inventory of hospital trauma centers. J Am Med Assoc, 2003, 289 (12): 1515-1522.

[8] NTEC Trauma Advisory Committee, Prince of Wales Hospital. Trauma Manual, 2012.

[9] Simons R, Eliopoulos V, Laflamme D, et al. Impact on process of trauma care delivery 1 year after the introduction of a trauma program in a provincial trauma center. J Trauma, 1999, 46 (5): 811-815.

[10] Smith JS Jr, Martin LF, Young WW, et al. Do trauma centers improve outcome over non-trauma centers: the evaluation of regional trauma care using discharge abstract data and patient management categories. J Trauma, 1990, 30 (12): 1533-1538.

[11] Konvolinka CCW, Copes WS, Sacco WJ. Institution and per-surgeon volume versus outcome in Pennsylvania's trauma centers. American J Surg, 1995, 170 (4): 333-340.

# 第二部分

# 严重创伤的整体救治

# 第11章

# 院前急救的原则与流程

张进军

作为医疗和社会保障体系的重要组成部分，院前急救是急诊医学体系的首要环节，也是非常重要的环节。尤其在重大创伤事件的事发现场，院前急救是抢救生命的重要保障。本章分别从日常院前急救和突发公共事件的紧急救援两部分进行阐述。

## 一、日常院前急救

日常院前急救的意义是在急、危、重症伤员的发病初期就给予及时有效的现场抢救，维持伤员的生命，防止伤员的再损伤，减轻伤员的痛苦，并快速安全地护送伤员到医院进行进一步的救治，为院内急救赢得时间和条件，减少急、危、重症伤员的病死率和致残率。据北京急救中心统计，在北京日常院前急救工作中创伤占近20%的比例，创伤已是40岁以下成人死亡的首位原因，是现代社会的一大公害。

### （一）急救原则

院前急救的目的是采取及时有效的急救措施和技术，最大限度地减少患者的痛苦，最低限度地延缓或制止院外死亡的发生，以维护患者的生命为中心是院前急救的核心原则。

急救人员应评估现场环境，预防和阻断危险环境对急救人员和患者的伤害；根据先重后轻、先救后送的原则对患者实施快速有效的处置，即进行生命体征的紧急维护和进一步的伤病处理；依据就近、就急、就能力的原则将患者及时转送到医院，争分夺秒，最大限度提高患者的预后水平。此外，在现场处置过程中遇到其他困难时，可请求警察、消防等相关部门的协助。

### （二）急救流程

1．受理120呼救电话　受理120呼救电话时调度医生必须了解和掌握患者的身份和联系方式等以及呼救者拨叫120电话求助的目的、患者病情或伤情的相关情况、现场地址、周围环境和接车地点等相关信息，并在短时间内作出有效判断后尽可能迅速地发出调度指令。

2．选派合适的救护车和抢救组奔赴现场　120调度医生在受理了医疗呼救电话后，会根据不同情况派出合适的救护车和抢救组。派出救护车是院前急救工作的重要环节之一，应遵循就近、救急、就能力的原则来派车和转送患者。

3．现场评估　院前急救时环境中可能存在各种危险，应充分预估现场可能存在的危险性及导致伤害的可能性，尤其是在突发事件及灾害进行救援时更应做充分的考虑，因此，要求院前急救人员在进入事故现场前，一定要对现场环境进行彻底全面的评估，充分了解事件性质及救援的相关协作单位，以期在进入现场前有充足的医疗准备以及完备的个人防护措施。

4．快速处置　进入现场后对患者采取快速的处置程序，归纳为DRCAB处置流程，即对患者进行必要的基本检查，对可能立即危及生命的情况给予最简单、有效的处置，旨在保证患者的基本生命安全。DRCAB 的处置流程包括：现场（danger）评估、意识状态（response）评估、循环状态（circulation）评估、气道（airway）评估、呼吸状态（breathing）评估。

5．创伤伤员的现场评估

（1）初步评估：指对伤员进行快速全身查体，旨在寻找可能在短时间内危及生命的致命伤，这些伤情的严重程度往往不允许院前急救人员将伤员送达医院后再行处理。这一步骤强调快速、全面，在不超过 6 ~ 8 分钟的时间内对伤员完成从头到脚的粗略查体，并在检查的同时指导助手进行必要的处置。

（2）二次评估：指对伤员进行详细的全身查体。初步评估之后，伤员的主要创伤已经得到了初步的处置。二次评估是为了检查伤员的全部创伤，发现在初步评估时没能发现或没来得及处理的次要伤情，同时检查评定之前的治疗效果。二次评估强调全面、详尽，并对潜在危险作出适当的判断。

6．转运途中的处置流程　经现场处置后的患者被运送到救护车之后，已经处于相对安全的环境中，然而救治工作仍然没有结束。在将患者转运至医院的途中，要严密观察患者生命体征的变化，持续进行抢救性工作，并对生命体征和急救措施做详细记录。另外，还有一项至关重要的工作就是与院方取得联系，建立绿色救治通道，全面地向院内医务人员报告患者情况，请求进一步处置，为院内救治争取宝贵的时间。将患者快速安全送达医院，最大限度地提高预后水平，是急救工作的最终目标。

7．交接患者　救护车到达医院后，院前急救人员必须与医院的接诊人员详细交接，让其充分了解患者情况，以有利于患者的后续诊断和治疗。实施无缝衔接既是对患者负责，减少诊疗失误，又能明确相关医务人员的医疗责任。院前急救和院内救治是一个完整医疗过程的两个阶段，院前急救和院内衔接是所有急诊医疗过程中的重要一环。

## 二、突发公共事件的紧急救援

突发公共事件是指突然发生，造成或者可能造成严重社会灾害，需要采取应急处置措施予以应对的自然灾害、事故灾害、公共卫生事件和社会安全事件。突发公共事件的发生常常导致严重创伤，因此，降低严重创伤的死亡率和伤残率已成为全社会关注的热点话题。院前创伤急救是指对创伤伤员在到达医院前所实施的紧急救护，包括现场紧急处理和监护转运过程，是创伤救治的第一环节，也是至关重要的环节。院前创伤急救的目的是挽救生命，减少伤残。

### （一）急救原则

突发公共事件时常引起群死群伤，尤其在重大创伤事件的事发现场，局面非常嘈杂混乱。院前急救人员在现场进行医疗救援时，应与消防、公安以及各级救援队密切合作，遵循现场处理原则和优先治疗转运顺序，即首先确立统一的指挥和管理系统，在确保安全、建立流畅通讯的基础上，进行检伤分类、现场处置、治疗以及转运。

1．确立统一的指挥和管理系统　确立统一的指挥和管理系统的意义在于：

（1）向医疗总指挥部报告情况：在急救现场成立现场医疗指挥所。医疗指挥所主要负责管理和协调现场医疗活动以及现场实施诊疗活动的急救人员。医疗指挥所最初是由先遣医疗队负责。先遣医疗队是指首先到达灾难现场的医疗救援队。先遣医疗队到达现场后应优先确立现场的统一指挥和管理系统，而并非将重点放在对每一个伤员的观察处理上。先遣医疗队到达现场，第一时间报告医疗总指挥部后，首先评估现场的总体情况，把握受伤人数和重伤伤员状况，考虑需要的救援医疗人员数目以及必要的装备等，并依次向医疗总指挥部汇报，同时应将未受伤的人群和可步行的伤员安置在一个安全的场所。之后在现场的医疗处置包括设置检伤分类场所、现场救治所、现场医疗指挥所，并要与消防、公安等进行有效的沟通，最后对其他到达的医疗救援队按照顺序分配任务。

（2）正确的联络、沟通和协调：灾难现场早期的活动包括搜索、救助和医疗，需要消防、公安、军队、急救医疗队、当地政府、媒体以及志愿者等多个部门或人员参与。院前急救人员在去往现场的途中，应尽可能通过先期到达的消防等部门了解现场情况，确认所携带的设备。在灾难现场，急救医疗队必须与其他部门进行有效的协调，有组织地活动，才能正确、高效地完成任务，在灾难现场发挥医疗的最大作用。

（3）制订医疗流程：为了确保灾难现场的活动安全，需要严格设置警戒区域和活动区域。为了保证医疗活动有组织、有计划地进行，应按照以下分区进行转运和安置伤员：灾难现场⟶伤员聚集区⟶检伤分类区⟶现场医疗救护所⟶转运等待区⟶救护车。力求将现场医疗救护所设置在警戒区域内，将转运等待区设置在救护车容易进出且尽量与活动区域接近的地方；将自行脱离灾难现场的伤员和由消防员、救援队救出的伤员聚集在伤员聚集区以便进行首次检伤分类；根据结果将红色和黄色标签的伤员优先转运到检伤分类区，在该区进行二次检伤分类；将紧急度高的伤员收治到现场医疗救护所内，在该所内对伤员进行必要的稳定化治疗；将在现场治疗完成的伤员放置在转运等待区，接受转运前的检伤分类；按照优先转运顺序原则将伤员转运到医疗机构。

（4）明确医疗任务：突发事件现场的医疗救援队伍必须共同协调，明确各自组织在现场承担的任务。如果出现任务重复或某个任务没有任何组织承担，不仅使有限的人力、物力资源不能有效地运用，同时还可能妨碍各组织的活动。

2．确保安全　指挥系统确立后优先考虑的是确保安全，首先应该进行现场评估，因为在灾难现场存在多种多样的危险，比如毁损的车辆、玻璃碎片、燃料、爆炸物品、火灾、漏电、高空坠落物、粉尘、噪声、伤员的血液污染等。

3．建立流畅的通讯和广泛的信息交流渠道　通讯信息的交流在突发事件现场的指挥中不可欠缺，如不能真实地了解现场的受灾状况，就无法确立现场应对的必要体制。如果各部门的活动不能真实、恰当地汇报，就会导致不当的部署，产生配置过度或配置不足。尤其是紧急避难等命令下达时，可关系到队员的生死。可以说，通讯信息的交流对有效的现场活动以及确保人员的安全是最重要的因素。建立健全、灵敏的通讯网络是提高急救应急能力的基础，要充实无线电话设施，力求信息通畅，使各级城市的区域性急救通讯网络化。

4．突发事件现场的医疗活动　在突发事件现场进行的医疗活动包括检伤分类（triage）、紧急医疗处置（treatment）和转运（transport），简称为3T。

（1）检伤分类：现场检伤分类的目的是合理利用事件现场有限的医疗救援人力、物力，对大量伤病者进行及时有效的检查、处置，挽救尽可能多的生命，最大限度降低伤残程度，以及安全、迅速地将全部患者转运到有条件进一步治疗的医院。如果现场伤病员不多，且有充足的医疗救护力量，应对所有伤员同时进行检查、处理。如现场伤病员多，又没有足够的医疗救护人力、物力时，必须先对全部伤病员进行快速检伤分类，确定哪些有生命危险应最先获得救治，哪些可暂不救治。

但事实上，是我们经历过很多次重大事故的现场救援，却很少能够正确地进行检伤分类，甚至根本不做检伤分类。究其主要原因，一是现场指挥不重视检伤分类的作用和意义；二是现场指挥根本就不清楚检伤分类的具体流程。检伤分类至少在重大事故中可以迅速判断出事故的严重程度，即可以清点到底有多少重伤伤员、有多少轻伤伤员，以便于决策层的管理和指挥，同时也便于现场的有效管理。现场检伤分类流程图见图11-1。

（2）紧急医疗处置：在突发事件的现场，救出伤员前常常需要对其进行医疗干预。在治疗上，应首先对最优先的红色标签伤员的进行必要的医疗处置，以稳定伤员的伤情为原则，绝非根治性治疗，即是为了将大多数伤员安全地转运到医疗机构所并进行最低限度的稳定伤情的处置。

（3）转运：应将在现场接受治疗后等待转运的伤员移动到转运等待区，在此接受转运前的检伤分类，按照优先顺序使用救护车等运输工具将患者转送到医疗机构。转运伤员时最重要的考虑是分散转运，对伤员一定要分散转运到地区内的各个医疗机构。依据现场的具体情况，如有必要可使用急救直升机等，使分散转运的医疗机构选择性增大。要提前考虑到包括人力资源在内的医疗资源消耗的程度和各医疗机构的收治能力等影响转运优先顺序的因素。

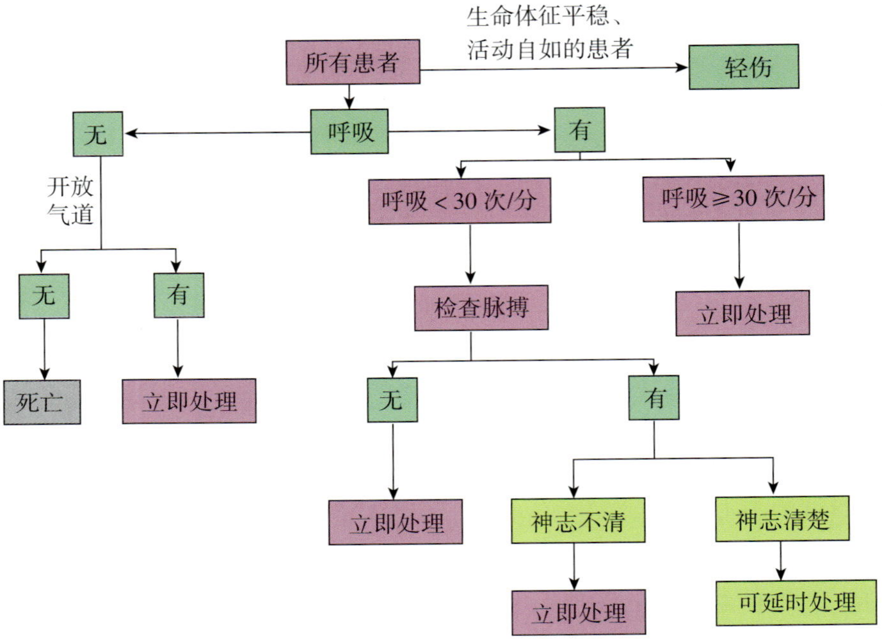


图 11-1　现场检伤分类流程图

## （二）急救流程

突发公共事件的救援流程与日常院前急救相似，但工作重点又有很大的区别。整个救援流程是在各方力量协作的基础上开展和实施的，大批伤员的紧急救治和转运一定要遵循既定的工作流程。现场医疗指挥流程应包括三次报告、两次指挥、一次信息收集，简称现场指挥三、二、一。

1. 第一指挥者到达现场后，立即初步评估现场情况，并向调度指挥中心报告事件名称、事件类型、发生时间、发生地点、涉及的地域范围等，并视伤亡人数决定是否要求增援（第一次报告）。

2. 第一指挥者组织现场急救人员对现场伤员进行初级检伤分类和现场处置，并指定一人做好登记，必要时联系公安、消防、交通等相关部门共同处理（第一次指挥）。

3. 检伤分类完毕后，将伤员总人数、检伤分类结果（重伤人数、中度伤人数、轻伤人数、死亡人数）、伤员情况上报调度指挥中心，同时请求调度指挥中心联络分流伤员的医院（第二次报告）。

4. 按照调度指挥中心指示，指挥各急救车组转送伤员至目标医院（第二次指挥）。

5. 信息收集　及时记录伤亡人数、伤员基本信息、伤情及转送医院等信息（一次信息收集）。

6. 现场处置完毕后将伤员分流，将目前的现场情况报告调度指挥中心，请求下一步指示（第三次报告）。

7. 上级领导到达现场后报告现场情况并移交指挥权。

在针对突发公共事件的院前救援时，现场情况千变万化，尤其是重大创伤事件往往给人民群众的生命财产安全带来严重危害，必须启动科学有效的应急预案，协调和调集足够的救援力量和资源，与消防、公安以及各级救援队密切合作，迅速减轻灾害造成的影响和损失。

院前急救是院内急救的基础，它不是处理疾病的全过程，而是把工作重点放在救治伤病的急性阶段，为患者接受进一步诊治创造条件。准确、合理、快速的院前急救措施对挽救患者生命和降低伤残率起着举足轻重的作用。特别是对突发公共事件的医疗救援，其突发性和紧急性、救援的复杂性和环境的恶劣性，以及组织机构的临时性，决定了在处理该类事件时必须掌握救援的基本原则和流程。作为灾害事故多发的国家，我国院前急救在其中的作用日趋凸显，希望未来在处理突发公共事件的过程中，能遵循紧急救援的基本原则，按照基本流程合理安排和实施救援工作。

## 参考文献


[1] American College of Surgeons Committee on Trauma. Advanced trauma life support for doctors. Chicago：American College of Surgeons，2008，18.

[2] 王正国．创伤外科学．上海：上海科学技术出版社，2002：87-138.

[3] 樊坤，王雪里红，吴贵苹等．北京市突发事件中成批伤病的特点及救治研究．中国急救医学，2006，26（9）：698-700.

[4] 岳茂兴．创伤的现场急救与治疗模式探讨．中华创伤杂志，2006，22（9）：644-646.

[5] 张玲，张进军，王天兵等．严重创伤院前救治流程：专家共识．创伤外科杂志，2012，14（4）：379-381.

[6] 王一镗．现代急症医学．北京：中国医药科技出版社，2002：312.

[7] 栗华，张中朝，谢晨．我国伤害现状及研究进展．中国慢性病预防与控制，2009，17（5）：544-546.

[8] 朱国雄．现代国际创伤评分分类法．实用医药杂志，2003，20（11）：869-871.

[9] Mackersie RC. History of trauma field triage development and the American College of Surgeons criteria. Prehosp Emerg Care，2006，10（3）：287-294.

[10] Sasser SM，Hunt RC，Sullivent EE，et al. Guidelines for field triage of injured patients：recommendations of the national expert panel on field triage. MMWR Recomm Rep，2009，58（RR-1）：1-35.

[11] Brown WE Jr. From fragmentation to unity：how to make the transition to the national EMS scope of practice model. J Emerg Med Serv，2008，33（9）：46-48.

# 第12章

# 医院急诊室伤害监测

李丽萍

## 一、伤害监测及伤害监测系统

伤害监测（injury surveillance）是指长期不间断地收集不同人群伤害的发生、死亡、伤残和直接经济损失等资料，其主要目的是阐明伤害类型 - 人群 - 时间分布的特点与趋势。伤害监测的目的是监视某种特定类型伤害的发展变化趋势，掌握何人、何时、何地和如何发生伤害等详细资料，旨在用于寻找与环境、人群和成本 - 效益相关的伤害预防与控制方法，确定与特定地点、特定人群相关的伤害发生类型，最终实现从根本上减少伤害发生的目标。

一般来说，根据伤害监测的指标及范围，将伤害监测分为：①死亡监测；②发生监测：包括医院监测、社区监测、职业监测、特殊人群监测等；③危险因素监测；④环境监测；⑤产品监测；⑥预后监测；⑦干预监测。

伤害监测系统（injury surveillance system）是一个技术协作系统，应具备将资料收集、分析和反馈同公共卫生项目连接起来的功能，即在国家或某地区的统一领导下，分别在不同级别（如国家、省、市、区或县）的医院、职业病防治部门、交通部门、公安部门、社区、保险业、教育部门、厂矿、中毒防治部门、医疗事故管理部门等多个部门中建立伤害监测点，在不同级别各监测点之间建立起综合收集各种来源资料的各类伤害基本数据的网络组织，以便可以进行长期连续的收集、计算机录入、分析、结果解释、反馈，并对干预效果评价的系统。伤害监测系统可作为向研究者和公共卫生政策制定者提供有用资料的重要来源，可提供当地居民伤害发生及其严重程度的资料，阐明主要伤害问题，确定对伤害问题及高危人群进行优先预防的活动，还可及时针对主要伤害问题采取干预措施，评价预防措施效果。

鉴于伤害事故发生后，受害者常常是首先被送到医院急诊室救治，因而急诊室记录是伤害监测资料的主要来源，有关专家也建议将急诊室医疗记录作为当地伤害监测的主要资料来源。目前部分发达国家已建立了地方或国家的医院急诊室伤害监测系统，而且已在伤害的预防控制工作中发挥了较大的作用。已有研究证实：急诊室伤害监测系统是能够提供在一定社区范围内伤害发生情况的一种既有效又有用的途径，其监测资料既利于制定针对性的伤害预防措施，也有利于伤害预防活动的效果评估。

目前，许多国家已经建立了全面的伤害监测系统和报告制度，而我国尚未全面开展伤害监测，也未建立全国伤害监测系统。从2006年开始在全国部分地区建立了伤害的哨点监测，希望能够通过该监测网络为政府主管部门了解伤害监测资料质量及其合理利用资料提供科学依据。

预防伤害必须广泛动员全社会参与，包括政府部门及社区和有关的社会团体、企业、家庭、学校、托幼机构、老师、医生、保健工作者等部门或职业群体的共同努力。此外，国家及各部门还应制定预防与控制伤害的计划和策略，建立全国范围的伤害监测系统及必要的报告制度，普及伤害防治知识，制定企业、公共场所、家庭、学校等场所伤害的防范措施和预案。

世界上最早建立的伤害监测系统是1983年由瑞典的Andersson和Lagerlof建立的职业伤害监测系统。20世纪90年代初，美国、澳大利亚、加拿大等国家分别建立了专门的伤害监测系统。总结下来，伤害监测系统主要可分为以下六类：

1．以地区范围分类　即地区监测，包括全国、省、市等伤害监测系统。

2．以伤害发生场所分类　即在道路交通、娱乐场所、医疗服务、公共场所等地发生的伤害。

3．特殊人群监测　包括运动员、残疾儿童、老年人等的伤害监测系统。

4．基于企业、中小学校或托幼机构的伤害监测系统。

5．以医院急诊室为基础的伤害监测系统。

6．产品监测　消费产品导致的伤害，如玩具、食物、日常用品等。

## 二、医院急诊室伤害监测工作的参与部门及人员

目前，我国医院急诊室伤害监测工作主要涉及卫生行业的多个部门，包括卫生部（厅、局）、疾病预防控制机构、医院管理部门（医务科、预防保健科等）、急诊室等各科室，当然，也需要职业病防治部门、交通部门、公安部门、社区、保险业、学校、厂矿、中毒防治部门、医疗事故管理部门等多部门的支持及其相关资料，以便全面了解受害者发生伤害的原因及影响因素。

在医院急诊室伤害监测工作中，主要的直接参加人员包括医院伤害监测管理人员（即监测医院的主管院长、急诊室主任）、伤害监测报告卡填报人员（即医院急诊室医护人员或急救员）、医院伤害监测工作人员（即地方疾病预防控制中心伤害监测相关科室人员）。其工作职责分别如下：

1．医院伤害监测工作组　组织、协调当地各医院的伤害监测工作，培训伤害监测工作人员，督导医院伤害监测工作，收集、审核和录入伤害卡片。

2．医院伤害监测管理人员　组织、协调医院的伤害监测工作，督促伤害监测工作的正常运转。

3．伤害监测报告卡填报人员　及时、准确地填写伤害监测报告卡，有问题应及时反馈给科室主任。

## 三、医院伤害监测工作人员的培训

1．培训目的　建立各伤害监测医院的管理队伍，培训各地监测医院急诊室涉及伤害工作的医务人员，为各监测医院伤害监测工作正常运转、质量控制提供技术保障。

2．培训对象　医院伤害监测工作组工作人员、每个伤害监测医院的主管院长、急诊室主任等相关管理人员；每个伤害监测医院急诊室的所有医护人员或急救员、伤害监测报告卡填报人等人员。

3．培训方式　培训采用集中面授方式进行。各医院伤害监测工作组按照工作方案要求，充分利用多媒体教学、软件演示及操作，可采用互动式教学方式，以提高学员的理论与实际操作能力、医务人员的责任心和报告卡填写的正确率，减少漏报率。

4．培训安排　按照分类指导、统筹兼顾、因地制宜、注重实效的原则，应用统一的培训教材，采用统一的培训方式和方法。培训师资应掌握伤害监测的意义和目的、流行病学抽样基本方法、统计学知识、监测数据录入、数据分析、质量控制方法和途径、组织和协调、报告的撰写等，同时能够把理论、方法和技能熟练地应用到实际工作中去。培训时间一般以1天为宜。

培训内容要注重实效性，了解伤害监测的意义和目的，了解监测工作的程序，明确各监测医院的职责和任务，明确急诊室医护人员或急救人员的职责和任务，重点掌握伤害监测报告卡的规范性填写。

根据培训内容，采用考卷方式对受训的医务人员进行考核。考试不合格者继续接受培训，直至考试合格为止。

各医院伤害监测工作组可根据培训所需时间，

同医院协商后确定培训内容、时间、方式等方面的具体安排。

## 四、医院伤害监测的内容

一般而言，我国医院伤害监测目前使用的监测报告卡为由中国疾病预防控制中心统一制定的《全国医院伤害监测报告卡》（见附件 1），其内容主要包括：

1．伤害患者的一般信息　如姓名、性别、年龄、身份证号码、户籍、文化程度、职业等。

2．伤害事件的基本情况　如伤害发生的时间、地点、原因、意图，以及患者就诊的时间和伤害发生时的活动等。

3．伤害的临床信息　如伤害的性质、部位、临床诊断、严重程度、结局等。

4．填报人信息。

## 五、医院伤害监测的工作制度

### （一）医院伤害监测工作流程

1．结合当地的实际情况，统一设计、制定医院伤害监测方案、医院伤害监测工作手册，并下发至各个医院监测点的每一位参加人员。

2．根据《医院伤害监测方案》《医院伤害监测工作手册》，对医院伤害监测工作人员、医院伤害监测管理人员及伤害监测报告卡填报人员进行统一培训。

3．各医院伤害监测工作组分别负责当月伤害监测报告卡的定期核查、保存和管理。

4．当地疾病预防控制中心对所有医院伤害监测点的资料进行及时分析，对结果进行解释，撰写并发布医院伤害监测季度、年度报告。

5．卫生主管部门定期召开医院伤害监测工作会议，总结、完善监测工作。

### （二）伤害监测报告卡的报告流程

1．确定调查对象　到监测医院急诊室就诊且符合伤害诊断标准的首次就诊患者（已到其他医院就诊过的转诊患者除外）。

2．明确监测医院伤害就诊流程　由于各医院收治伤害病例的流程不同，医院伤害监测点应收集本医院急诊室的病例，制定监测医院伤害病例急诊流程图。

3．填写报告卡　确定报告卡填写人员为监测点医院急诊室的医护人员或急救员，明确报告卡填写流程，按照《医院伤害监测工作手册》的要求正确填写报告卡，并由专人保管（见附件 2）。

4．审核和上报数据　医院伤害监测工作组人员定期对收集的伤害报告卡审核无误后，定期将数据库通过互联网上报。

5．反馈资料　当地疾病预防控制中心对医院伤害监测工作组上报的数据库复核发现的问题，及时反馈给相关医院的伤害监测工作组，医院伤害监测工作组应及时和相关医院核实有关情况，及时纠正存在的问题，提高监测数据质量。

6．伤害监测报告卡报告流程图　见附件 3。

### （三）医院伤害监测的质量控制制度

1．质量控制的定义　质量控制是为了达到质量要求所采取的作业技术和活动，其目的在于监视整个过程，查找和排除质量环节所有阶段中导致不满意的原因，以便及时纠正。

2．医院伤害监测工作的质量控制原则

（1）重视组织工作：医院伤害监测工作组及监测医院应分别成立各自的监测工作组，各级监测工作组明确职责，分级承担各自所辖区域内的监测质量的全程控制工作（图 12-1），并进行年度总结。

（2）统一质量控制方法：对抽样、报告卡填写、监测对象确认、数据管理、培训等制定统一的质量控制方案。

（3）加强工作督导：各医院伤害监测工作组

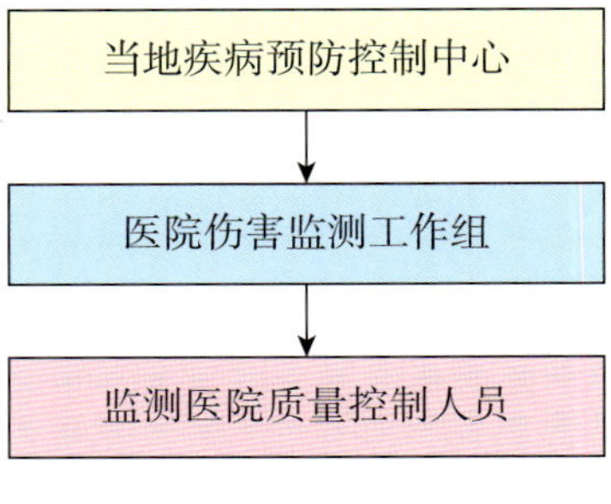


图 12-1　质量控制系统组织结构图

承担各自所辖区域内的医院伤害监测的督导任务，定期评估监测系统的运行情况，并保证数据的质量。

3．监测工作启动前的质量控制　当地疾病预防控制中心需要对医院伤害监测方案的科学性和可行性进行论证，同时制定医院伤害监测方案。设立医院伤害监测专家咨询委员会和技术指导组，为监测的工作提供技术咨询和技术指导。

当地疾病预防控制中心要掌握各医院伤害监测工作组工作人员的联络方式，以便通过电话、电子邮件、现场督导等手段向医院伤害监测的工作组负责人反馈监测工作各环节的可疑错误信息，并要求其对错误进行核实及纠正。

医院伤害监测工作组在监测工作启动前必须尽量取得监测点卫生行政部门的充分支持，包括召开协调会议、形成例会制度、将监测工作纳入卫生工作的年度考核内容等。

医院伤害监测工作组应与辖区内的监测医院进行充分沟通，做好医院伤害监测工作组和医院之间的协调工作。

监测医院应成立伤害监测领导小组，落实专人负责本单位伤害监测工作的组织管理和质量控制，协调及指导医院急诊室的伤害监测工作。

4．抽样选点环节的质量控制　各医院伤害监测工作组负责医院伤害监测点的选点工作，样本点的选取应兼顾科学性和可行性，在分层随机抽样的基础上，结合各地的工作基础及意向，对样本点进行置换调整。

5．资料准备环节的质量控制　当地疾病预防控制中心负责伤害监测报告卡和指导手册等文字材料的统一编写、校对和印刷，并负责将资料分发到各医院伤害监测工作组。各监测点指定专人接收，验收资料的数量及质量，并反馈信息到各医院伤害监测工作组，以便及时纠正可能出现的偏差。

6．培训环节的质量控制　当地疾病预防控制中心负责制定《医院伤害监测培训材料》和统一的培训方案，合理安排教学内容。选择熟悉监测内容、具有良好的沟通技巧和一定培训经验的人员作为培训师资，对各医院伤害监测工作组工作人员、辖区内监测医院伤害监测管理人员、医院急诊室所有医护人员或急救员进行培训。培训结束后采用考卷的方式对受训人员进行考核，考核不合格者重新培训或予以更换。

培训的重点是监测总体方案、监测的工作程序、监测对象的确定标准、报告卡的填写说明及质量控制方案等。

7．数据收集和处理环节的质量控制　当地疾病预防控制中心负责制定医院伤害监测方案，确定伤害报告流程，提供统一的数据管理程序，明确数据收集、清理、核查和纠正的统一方法；不定期地对各医院伤害监测工作组的监测工作进行抽查督导。

医院伤害监测工作组的专职人员对辖区内医院的伤害监测工作的情况进行检查和指导（每月一次），发现问题、解决问题，并对医院伤害监测系统进行评估，现场督导完成后应撰写督导报告，上报医院伤害监测工作组，并及时反馈至被督导医院。

监测医院的质量控制人员应经常性地对本医院医务人员（监测卡填写者）的伤害报告情况进行检查和指导。

8．数据上报环节的质量控制　当地疾病预防控制中心应明确数据分级管理、上报要求，并负责医院伤害监测资料和数据的保存与管理。

当地疾病预防控制中心对各医院伤害监测工作组上传的数据库进行逻辑审核，对可能有逻辑错误的数据应督促各医院伤害监测工作组进行核实纠正。

各医院伤害监测工作组的专职人员应每周从急诊室收集伤害报告卡片进行核查，如发现有漏项、错项或有疑问、有逻辑错误的卡片应退回医院进行复查并核实，核实无误后使用提供的统一数据库进行录入，录入完成后将原始卡片和卡片数据库每月一次通过邮寄或互联网的方式上传给当地疾病预防控制中心，同时妥善保管本级的报告数据库。

## 六、医院伤害监测工作督导和评估制度

### （一）督导评估的目的

了解、检查各监测点监测医院伤害监测工作

的开展情况，同时解决所发现的问题。

### （二）督导评估的对象

1．对医院伤害监测工作组的工作情况进行督导检查。

2．对监测医院的工作情况进行督导检查。

### （三）组织管理

1．医院伤害监测工作组督导评估工作由当地的疾病预防控制中心统一安排。

2．各监测医院的督导评估工作由两地医院伤害监测工作组安排。

3．被督导地区的工作组人员共同参与。

### （四）现场督导

1．当地疾病预防控制中心定期或不定期对医院伤害监测工作组及监测医院督导、检查。

2．医院伤害监测工作组不定期督导和检查各医院伤害监测点工作的开展情况。

### （五）对医院伤害监测工作组的督导评估方法

1．调查对象　医院伤害监测工作组的工作人员。

2．调查人数　2人以上。

3．评估方法　每个月一次，通过询问、座谈了解其工作情况。

### （六）对监测医院的督导方法及具体内容

1．伤害监测系统的回顾性评估

（1）调查对象：监测医院的病历登记资料。

（2）评估方法：在评估期间随机选择至少2天（1个工作日和1个休息日）。评估期间可以是1个星期或1个月。本次研究中评估期间为1个月，评估包括选定日的24小时。通过回忆最近一段时间系统运转情况来确定该监测系统的优劣。

2．伤害监测系统的过程评估

（1）调查对象：急诊室伤害病例。

（2）评估方法：每个月一次。在工作日的不同期间检查和监测系统的运转，至少追踪6例伤害在确定工作日的一定期间的表现并填写表格。总结评估结果后，阐明经常出现错误的伤害类型、时间、人员等情况，并仔细检查是否出现病例数计算错误、病例分类错误、遗漏病例及编码错误等。

3．伤害监测系统的系统环境评估

（1）调查对象：参与医院伤害监测系统的工作人员。

（2）评估方法：每个月一次，采用问卷调查的形式。着重评估工作人员是否能操纵系统，如是否具备所需要的能力及物质基础，他们是否能够发现问题等。

## 七、资料报告和信息传递制度

1．医院伤害监测工作组于每个月5号前收集各监测点上个月的监测卡片。

2．医院伤害监测工作组对收集到的监测报告卡进行审核，核对后将报告信息录入计算机后，在下个月的15号前上报上个月的伤害监测报告卡及数据库至当地的疾病预防控制中心。若监测医院已经实施网络直接填报监测信息，则定期审核、校对已经在网上填报的信息。

3．当地疾病预防控制中心汇总各医院伤害监测工作组的资料后，撰写监测工作年报，反馈给各医院伤害监测工作组和监测医院。

## 八、资料管理和利用制度

1．资料审核　医院伤害监测工作组对伤害监测报告卡进行核对检查，如发现错误则需督促监测现场医院急诊室加以改正。

2．数据录入　各医院伤害监测工作组负责数据录入，录入时使用统一的数据库。

3．数据整理　对医院伤害监测工作组上报的数据库进行数据整理，主要检查有无缺失和逻辑错误，并及时反馈给医院伤害监测工作组。

4．数据保存　医院伤害监测工作组要安排专人对录入后的伤害监测卡片数据库长期保存，计算机数据要备份。

5．数据利用

（1）在未公布资料之前，未经课题组批准同意，不得擅自向课题组外的任何人或单位提供监测点内的有关伤害监测资料，。

（2）未征得个人同意，不得向其他部门和个人提供监测点内有关伤害监测的个人资料。

## 九、其他相关工作制度

1．例会制度 每个月由医院伤害监测工作组召集监测医院的监测管理人员进行伤害病例的报告、卡片的填写和卡片审查的会议，对各家医院伤害监测遇到的疑难问题给予技术上的指导，同时各监测医院可以进行经验交流。

2．资料管理及有关档案制度 建立伤害监测信息（包括原始卡片、各种调查表和计算机数据库）管理制度。医院伤害监测工作组要安排专人对资料进行管理。原始资料须长期保存，录入后的数据应使用有效方式（硬盘、移动硬盘、光盘或软盘）备份保存。

3．人员培训制度 对新从事医院伤害监测的工作人员应给予基础知识的培训。医院伤害监测工作组每年对监测现场医院的急诊室报告人员（医护人员或救护员）进行业务知识培训。

4．资料审核制度 为了提高监测数据的质量，医院伤害监测工作组对监测医院上报的每张卡片的完整性、逻辑性等指标都要进行审核。

审核时要检查上报资料是否有逻辑错误，对出现异常现象的原因进行审查，应保证无明显的逻辑矛盾。根据评价监测资料质量的指标和模型，对资料的质量进行评价，并通报监测点资料质量的结果，以利于提高资料的质量。

5．工作考核制度 为了保证伤害监测工作质量，提高伤害监测水平，医院伤害监测工作组定期对监测现场医院的报告卡的填写完整及漏报情况等工作进行监督、检查。

## 十、常见医院伤害监测的问题及其原因分析

作为一个重要的公共卫生问题，伤害越来越受到很多国家的重视，我国的伤害问题也很严重。卫生部公布的伤害预防报告显示，中国每年各类伤害发生约为2亿人次，因伤害导致的死亡人数为70万～75万人，占死亡总人数的9%左右，是第五位死亡原因。国内外的经验证明，控制伤害的前提条件是掌握伤害的分布、伤害发生的原因及其危险因素，从而采取针对性的防治措施，降低伤害的发生。伤害监测作为伤害预防的首要步骤，也是制定长期预防控制计划的基础，而伤害监测质量直接影响伤害预防策略和措施的正确制定，因此，在开展医院伤害监测工作过程中，不断提高伤害监测质量是该项工作的重点内容。只有获取高质量的伤害监测资料，才能确保监测结果全面真实地反映我国伤害的实际情况，继而切实为我国伤害预防与控制策略和措施的制定提供基础资料和科学依据。

虽然目前我国尚未建立全国的伤害监测系统，但已进行了43个试点的伤害监测，此外，也有一些科研机构已开展了伤害监测的研究工作，例如：汕头大学医学院伤害预防研究中心基于国家自然科学基金项目，在部分地区建立了医院伤害监测点或系统。在长达8年的伤害监测的过程中，我们发现其中存在的一些问题，并据此制定了“医院急诊室伤害监测的常见问题及其原因分析访谈提纲”，通过电话、面谈和网络等多种访谈方式与医院伤害监测直接参与人员进行沟通，寻找监测过程中存在问题的真实原因，以便采取针对性的解决办法，更有效地开展医院伤害监测，获取准确可靠的伤害监测资料，为伤害预防与控制工作提供基础数据和科学依据，同时也为今后建立全国伤害监测系统提供参考意见。

下面将访谈发现的主要问题归纳如下：

### （一）漏报

漏报问题一直以来都是疾病监测系统的首要常见问题，同时也是伤害监测质量的重要影响因素，它可能导致低估伤害的发生率，从而导致预防策略制定不当。

对医院伤害监测工作人员的访谈结果显示，以下时间段容易漏报：0～6点（即后半夜）；患者多且集中就诊时；患者病情急且较重时；中午休息和交接班时。

导致伤害监测漏报的原因主要有：

1．患者较多，医生忙于救治患者，使医护人员顾不上填报伤害监测卡。当患者集中就诊或

者病情比较严重时，容易漏报。比如：当发生多人车祸时，较多患者同时就诊于一家医院急诊室，救护的医务人员力量严重不足。此时，救治患者的生命是第一要务，医务人员无法顾及填报伤害监测卡。事后有些责任心较强的专业人员根据自己的记忆，回顾性地填报监测卡，而有些责任心不太强的医务人员则干脆不填报，从而导致伤害监测出现漏报及准确性不够的问题。

2．医生对于伤害监测的认识不到位，缺乏积极性，责任心不强。医生对监测工作普遍不够重视，缺乏内在动力，他们只是作为被动的信息收集者应付该项工作。在此种情况下，有时医生就会出现忘记填报或填报不准确的情况。尤其是目前医院伤害监测的经费一般较少，难以满足医院及其医生的需要，难以激励医生主动参与伤害监测工作。

3．患者自行离院或无法回答监测项目。有些患者因经济因素或其他因素，接受伤口处理后就带走病历并离开医院，导致无法获得此类患者的完整信息；对于转科或者昏迷的患者，因患者无法回答监测项目而致使监测报告卡的信息不完整；还有个别患者不理解医生，不愿意配合填报伤害监测卡。

4．填报人员的队伍不稳定。在我国，不同医院急诊室的医生轮转制度不一致，有些医院急诊室的医生是固定的，而有些医院则是采取轮转制度，这在很大程度上限制了伤害监测工作的开展，需要根据人员更换的频率进行多次专业人员的伤害监测培训。例如：有些医院要求实习学生参与伤害监测，但他们是短期实习，实习一段时间（两周或一个月）后，将由新的一批学生接替。在新轮转实习学生上岗前，必须对他们进行伤害监测培训，否则会出现监测不到位或不规范的问题。

5．医院领导的重视程度，以及是否建立并实施伤害监测的相关制度。医院管理者是否重视伤害监测工作，对该项工作运转起着至关重要的作用；此外，需要结合医院的实际情况，制定并实施医院伤害监测的制度，使医务人员将伤害监测工作视为常规工作。

### （二）信息的准确性

伤害信息的准确性涉及对伤害发生率的准确估计。如果伤害信息不准确，就会错误地估计伤害发生情况，从而导致伤害预防措施难以达到预期效果。本次访谈结果显示，在信息准确性方面存在以下主要问题和原因：

1．对伤害定义理解不清或错误，存在概念判断偏倚。个别临床医生对伤害监测病例的入选标准和排除标准模糊，例如将复诊病例当作填卡对象。尤其是一些新加入的填报人员，由于培训不及时或培训力度不够，容易发生错填现象。

2．由于某些伤害类型涉及法律和利益问题，医生会选择性地掩盖某些信息。例如：骑摩托车者因碰撞或路面较滑等原因而跌倒，在填写伤害监测报告卡时，医生将该类伤害归为跌倒。究其原因，是医生及受伤者考虑到“跌倒”所致伤害的医疗费用可以报销，而因驾驶机动车辆造成的伤害或“跌倒”则需要确定肇事者的责任，在很多情况下无法获得赔偿。

3．患者不愿意准确提供个人信息。在监测卡中，有些项目如文化程度、职业属于私人信息，患者认为与病情无关，不愿意提供，或提供虚假信息。

### （三）资料的完整性

资料的完整性对于后续的资料分析、伤害监测质量至关重要，这也是伤害监测的常见问题之一。但目前的报告卡填报系统比较容易缺一些项目，常见的漏填项目主要有：身份证号码、联系电话、伤害结局、是否故意以及一些需要文字记录的项目等。

1．“身份证号码”作为与其他数据库连接的重要标识符，是伤害监测报告卡的重要选项，但目前在我国难以实现。究其原因，主要有两个，一是目前很多医院没有要求患者提供身份证号码，二是患者不习惯随身携带身份证，或者记不清自己的身份证号码。

2．关于患者的“联系电话”，若病历上有“联系电话”的项目，医生就会填写；如果没有，医生一般不会询问、填报。

3．漏填“伤害结局”，主要是因为部分病例需要做进一步的检查才能进行正确诊断并填报，但是，待检查结果出来后，医生却容易忘记填写此项。

4．对“是否故意”的漏填主要是因为填报者粗心所致。

5．“伤害诊断”需要用文字描述，医生容易因为疏忽而漏填该项，或不愿意花费时间描写。

另外，应对监测报告卡的排版进行调整和完善，减少因排版的不合理造成的漏填。其他项目的漏填也主要是因为大意而忘记或漏掉，上述问题都是可以避免的问题。这些问题目前只能依靠监测医院预防保健科经常核实、检查，及时反馈所发现的问题，并追踪、督促填报者，使其填写完整。

### （四）监测资料的质量评估标准

日志虽然只有简单的信息，但它能比较全面地记录到医院就诊的患者信息。但以日志作为金标准，将伤害报告卡与日志中的伤害病例进行对比时，我们发现在有些情况下两者并不匹配，主要是因为日志漏掉了某些伤害病例，而在伤害报告卡中却有日志漏报的病例记录，这种情况说明仅用日志作为金标准难以满足要求，还应结合医院的收费系统、住院病历等其他相关资料。另外，有些医院门诊日志不规范，导致漏报、错登和重登，导致无法全面掌握伤害信息，也给伤害监测质量的评估带来一定影响。在一些基层（如县级）医院，根本没有门诊日志，或者有日志制度，但该制度未能全面实施，很多医务人员没有登记门诊日志的习惯，常常直接为患者看病、开处方；还有部分患者直接入住病房，也就不可能在门诊日志中登记该类患者的信息。不同等级及地区的医院软硬件也不一样，例如，浙江省县级及县级以上的医院都实现了门诊日志电子化，北京市所有的医院也实现了门诊日志电子化，而有的省份的部分市级医院和县级医院却没有实现门诊日志电子化，还停留在纸质日志，这样就带来字迹潦草而无法准确辨认的问题。

### （五）其他方面

1．关于伤害监测的培训、督导等相关制度，大规模的培训往往达不到预期效果。由于伤害监测不是医生的首要工作任务，因此，他们对该项工作的重要性及必要性都没有深刻的认识，没有较大的动力和积极性执行该项工作。目前对于新加入伤害监测工作的医生培训还比较薄弱。由于新增人员数量较少，常常由以往从事伤害监测的医生进行比较简单的口头培训，可能存在培训的准确性问题。

2．不同监测医院的报告流程不同。附件3是目前很多伤害监测医院的报告流程。不合理的报告流程不仅浪费时间，而且容易出现漏报、多报等问题。由于有些监测医院内伤害监测涉及的科室较多，而各科室间伤害病例填报责任不明确，有些患者的伤情涉及多科室，当该类患者分别在多科室就诊后，会造成重复报告的情况；也可由于多位医生参与伤害监测而造成重复填报，多位医生相互之间缺乏交流的机会或平台，因此，存在卡片填报责任不明确而导致多报的可能性。各监测医院都应根据实际情况，设置运转顺畅的报告流程，以提高填报效率，同时减少漏报和多报等问题。

针对上述问题及其主要原因，为了更好地开展伤害监测工作，获得全面准确的伤害基本信息，同时也为今后建立全国伤害监测系统提供可行性建议，我们提出了下列建议：

1．开发与医院的电子日志系统相连接的伤害监测电子报告系统，以减少漏报率，同时减轻医生的工作量，以便提高监测质量。

2．对伤害监测应设置相应的报告流程，确保伤害卡片的填报。报告卡实行医生首诊负责制，以减少漏报和重复报告。

3．加大培训力度，结合医院的实际情况采取不同的培训方式（如面对面讲授、现场讲授及示范、网络交流等），使更多的医生认识到伤害监测的重要性及其意义，进而更加积极地开展伤害的监测工作。

4．在有条件的医院内，可由专职人员进行伤害监测，或者增加伤害监测人员，也可考虑护士加入伤害监测工作，但必须协调好他们之间的关系，采取医生和护士联合填卡，护士填写患者的基本信息、伤害发生等部分的内容，医生填写临床诊断方面的内容。还可鼓励他们参与数据的分析和论文的撰写，以提高填报监测报告卡的积极性。

5．医院应建立相应的伤害监测制度，其中包括激励和奖惩制度，医院预防保健科应参与报告卡的管理和核对工作，发挥监测过程中的桥梁作用。对于表现优秀的医生可以给予学术交流或者学习培训的机会，对于不同职责的伤害监测人员给予不同程度的奖励。

6．政府应加大经费投入，增加伤害监测人员的报酬，并由专人负责经费的发放和使用。

# 附件 1　医院伤害监测报告卡

监测医院编号：□□□　卡片编号：□□□□□

| 一、患者的一般信息 |
|---|
| 姓名：＿＿＿＿＿＿　性别：1. □男　2. □女　年龄：＿＿＿＿岁<br>身份证号码：□□□□□□□□□□□□□□□□□□□□　电话：＿＿＿＿＿＿＿＿<br>户籍：1. □本市/县　2. □本省外地　3. □外省　4. □外籍<br>文化程度：(8 岁以上填写此档)<br>1. □文盲、半文盲　2. □小学　3. □初中　4. □高中或中专<br>5. □大专　6. □大学及以上<br>职业：<br>1. □学龄前儿童　2. □在校学生　3. □家务<br>4. □待业　5. □离退休人员　6. □专业技术人员<br>7. □办事人员和有关人员　8. □商业、服务业人员　9. □农牧渔水利业生产人员<br>10. □生产运输设备操作人员及有关人员　11. □军人　12. □其他/不详 |
| 二、伤害事件的基本情况 |
| 伤害发生时间：＿＿＿＿年＿＿＿＿月＿＿＿＿日＿＿＿＿时（24 小时制）＿＿＿＿分<br>患者就诊时间：＿＿＿＿年＿＿＿＿月＿＿＿＿日＿＿＿＿时（24 小时制）＿＿＿＿分<br>伤害发生原因：<br>1. □机动车车祸　2. □性侵犯　3. □跌倒/坠落　4. □钝器伤<br>5. □火器伤　6. □刀/锐器伤　7. □烧烫伤　8. □窒息/悬吊<br>9. □溺水　10. □中毒　11. □动物伤　12. □不清楚<br>13. □其他<br>伤害发生过程的描述：<br>伤害发生地点：<br>1. □家中　2. □公共居住场所　3. □学校与公共场所　4. □体育和运动场所<br>5. □公路/街道　6. □贸易和服务场所　7. □工业和建筑场所<br>8. □农场/农田　9. □其他　10. □不清楚<br>伤害发生时的活动：<br>1. □体育活动　2. □休闲活动　3. □有偿工作　4. □家务/学习<br>5. □驾乘交通工具　6. □其他　7. □不清楚<br>是否故意：<br>1. □非故意（意外事故）　2. □自残/自杀　3. □故意（暴力、攻击）<br>4. □不清楚 |
| 三、伤害临床信息 |
| 伤害临床诊断：＿＿＿＿＿＿＿＿＿＿＿＿＿＿＿＿＿＿＿＿<br>＿＿＿＿＿＿＿＿＿＿＿＿＿＿＿＿＿＿＿＿＿＿＿＿<br>伤害严重程度：1. □轻度　2. □中度　3. □重度<br>伤害结局：1. □治疗后回家　2. □观察/住院/转院　3. □死亡<br>4. □其他＿＿＿＿＿＿ |

填报人：　　　　填卡日期：＿＿＿＿年＿＿＿＿月＿＿＿＿日

# 附件 2 《医院伤害监测报告卡》填写说明

## 一、填写对象

1．伤害的定义　伤害是由于能量（机械能、电能、化学能、热能、电离辐射等）突然或短暂地作用于人体，超过机体的耐受能力而导致的机体损伤。

2．填卡对象确定

（1）伤害病例：到医疗机构就诊并被诊断为某种伤害的患者，其 ICD-10 诊断编码为 S00 到 T98。

（2）填卡对象：首次就诊于医院急诊室，并被诊断为伤害病例；因同一次伤害在本医疗机构复诊的病例不作为填卡对象。

## 二、一般填写要求

1．卡片填写必须使用钢笔或圆珠笔，字迹要端正清楚，不得潦草模糊、随意涂改，阿拉伯数字必须按正楷体书写，不得使用自由体。

2．将选中的选项，在该选项左侧相应的□内打✓；需要填写数字的，则将数字写在相应位置，不得超出编码格外。

3．在指定的横线上填写相应的文字。

4．卡片填错后的更正方法：先在错误项的✓、文字或数字上用双横线划去，选择正确的选项打✓，或在画线上方另行填写正确的文字或数字，切勿在原文字上涂改。

## 三、注意事项

1．急诊室医护人员或救护员处理好患者后应及时填写报告卡，以免遗忘相关信息。

2．尽可能完整地填写报告卡，如因患者昏迷或其他原因不能完整填写报告卡的，请在报告卡的右上角注明原因。

注明格式，例：报告卡不完整，原因：患者昏迷，陌生人送诊。

## 四、具体填写说明

### （一）监测医院编号

一般，监测医院编号根据地域进行编码排列。

### （二）卡片编号

为监测报告卡片的顺序号，5 位，由监测医院负责监测人员编号填写，每个监测医院均从 1 开始，按顺序逐个编号，换年度后重新从 1 开始。

### （三）患者的一般信息

1．姓名　患者本人姓名为户口登记本上所用的正式姓名，填写时避免使用非规范化的简写字。

2．性别　1 为男性，2 为女性。

3．年龄　伤害患者的年龄是根据公历出生日期计算出来的实际年龄，按实足年龄（即满 ×× 岁）填写，年龄不满 1 岁的填写为 0 岁。

4．身份证号码　尽量填写 18 位身份证号码，便于与其他系统数据连接和剔除重卡。

5．户籍　根据患者常住户口登记地确定。

（1）本市 / 县：指患者常住户口登记地在就诊医疗机构所在的县或市内。

（2）本省外地：指患者常住户口登记地不在就诊医疗机构所在的县或市内，但属同一个省份。

（3）外省：指患者常住户口登记地不在就诊医疗机构所在的省内，包括台湾、香港、澳门人员。

（4）外籍　指患者是非中国籍人员。

6．文化程度：文化程度指调查对象接受国内外教育所取得的最高学历或现有文化水平相当的学历，对于尚未毕业的学生或肄业的调查对象，则指的是正常情况下将获得的学历，如调查对象是一个高一学生，则选择选项“高中或中专”。

（1）文盲、半文盲：文盲和半文盲是指未上过学，或不能阅读通俗书报，不能写便条的人。

（2）小学：指接受小学教育5年或6年的毕业、肄业及在校生，也包括能阅读通俗书报、写便条，达到扫盲标准的人。

（3）初中：指接受初中教育的毕业、肄业及在校生。技工学校相当于初中的，填写“初中”。

（4）高中或中专：指接受高中（包括普通高中、职业中学和中等专业学校）教育的毕业、肄业及在校生。

（5）大专：指接受国家大学专科教育的毕业、肄业和在校生，国家承认的自考、夜大、电大、函大和其他形式的大专也在此类。

（6）大学及以上：指大学本科、硕士研究生和博士研究生等高等教育的毕业、肄业和在校生，国家承认的自考、夜大、电大、函大和其他形式的大学也在此类。

7．职业　请打钩选择一项。目前职业是指当前所从事并且持续时间至少达1年的工作，如调查对象从事现职业不满1年，则填写此前的职业；如此前的职业也少于1年，则填写从事时间最长的职业。离退休人员如返聘或继续工作的，则不归入“离退休”一栏，而以当时从事的职业根据前述原则填写。各主要职业所包括的具体种类如下：

（1）学龄前儿童：指年龄未满上学年龄（一般指7岁以下）。

（2）在校学生：包括目前在小学、中学、初中、高中、大学及科研机构等全日制教育机构内学习的人员，不包括在职进修、在职函授、夜校等性质的人员。

（3）家务：指无业长期在家从事家务工作（如做饭、洗衣、看孩子、养猪等），可为女性也可为男性，但不包括离退休人员和下岗人员。

（4）待业：指在就业年龄，目前仍在寻找就业机会者，包括下岗人员，不包括离退休和退养或自愿从事家务者，也不包括自由职业者。

（5）离退休人员：指原有正式工作，现因年龄及身体状况等原因正式离开工作岗位，并且未被重新聘用而在家的人员（包括离休、退休、退养等）。如离退休后继续工作则以当前职业为准。

（6）国家机关、党群组织、企事业单位负责人：包括党委政府各级组织负责人、民主党派和社会团体及其工作机构负责人、事业单位负责人、企业负责人（包括各种所有制形式）。

（7）专业技术人员：包括科学研究人员、工程技术人员、农业技术人员、卫生专业技术人员、飞机和船舶技术人员、金融业务人员、经济业务人员、法律专业人员、教学人员、文学艺术工作人员、体育工作人员、新闻出版人员、文化工作人员、宗教职业者等。

（8）办事人员和有关人员：包括行政办公人员、安全保卫人员、邮政和电信业务人员等。

（9）商业、服务业人员：包括商业工作人员（售货、采购、仓储、供销和收购等）和服务性工作人员（饭店服务员、售票员、幼儿保育员、厨师、餐饮、导游、娱乐健身、生活用品维修人员）和其他服务人员（清洁员、理发员、出租汽车司机等）、医疗卫生辅助人员、社会服务和居民生活服务人员。

（10）农牧渔水利业生产人员：指在农业、林业、牧业、渔业直接从事种植、林木养护、采伐、饲养、渔业养殖捕捞、水利设施管理养护等工作的劳动者。

（11）生产运输设备操作人员及有关人员：包括在全民、集体、私营或外企的各种生产工人、设备操作工人、司机、船员和其他生产运输工人及乡镇企业的各类人员。

（12）军人：为正服现役的军人，包括武警、警察、消防人员等。

（13）其他/不详：包括各种不便分类的其他人员，如自由职业者、无固定职业者、无须工作而有稳定收入者等。

### （四）伤害事件的基本情况

1．伤害发生时间　指伤害发生的具体时间必须按公历填写年、月、日和时。时的填写按24小时方式。

2．患者就诊时间　指伤害患者到达医疗机构开始做医疗处理的具体时间，按公历填写年、月、日和时，时的填写按24小时方式。

3．伤害发生原因　填写伤害是如何发生或造成的，如果有多个原因，填写最严重导致伤害的原因。

（1）车祸：包括行人、骑脚踏车人员、骑摩托车人员、机动车乘员和非机动车乘员等在陆地交通事故中的伤害，不包括水上交通、航天和航空事故伤害等。

（2）性侵犯：指未经对方同意进行的强迫的性攻击行为，并造成身体损伤。

（3）跌倒/坠落：包括跌伤、坠落伤、摔伤，包括同一平面的滑倒、绊倒和摔倒，如因路面有冰而滑倒，以及从一个平面至另一个平面的跌落如从高处跌落。

（4）钝器伤：包括硬物击伤，用身体等部位如拳头、肘、脚等的击伤和踢伤，方式有击、扎、夹、碰撞、摩擦、挤压、踩踏等。

（5）火器伤：枪支造成的伤害。

（6）刀/锐器伤：包括割伤、撕伤、削、切、砍、劈、锯等造成的伤害。

（7）烧烫伤：火及热的液体、水蒸气、气体、家用电器、电流、闪电和其他热物质等造成的伤害，包括化学物质、放射性物质等引起的烧伤。

（8）窒息/悬吊：悬吊、异物梗阻、陷入低氧环境等。

（9）溺水：包括在浴盆、游泳池、自然水域等淹溺或沉没。

（10）中毒：由药品、乙醇、有机溶剂及其蒸气、有毒气体、杀虫剂、食品、有毒动植物的毒素等导致，包括意外用药过量、不明意图中毒或有意中毒，不包括感染性食物中毒。

（11）动物伤：由动物的咬、抓（挠）、踢、压、蛰伤等，主要由动物毒素、毒液引起的伤害则归入中毒，如毒蛇咬伤。

（12）其他：未能归入上述分类中，填写“其他”时请注明。

（13）不清楚：不能确定伤害原因或者拒绝回答。

4．伤害发生地点　指患者发生伤害时所在的地点。

（1）家中：指伤害发生时，患者所处的场所为住宅及相关的建筑，如住宅、公寓、私家车库、私家花园或院落及建筑物周围空地等相关场所。不包括与居住有关的公用场所，如护士站、旅馆等。

（2）公共居住场所：指伤害发生时，患者在宿舍、疗养院、养老院、孤儿院、监狱、教养院等公共居住设施内。

（3）学校与公共场所：包括幼儿园、小学、初中、高中、大学等教育机构内（包括教育机构内的运动场所）、会议厅、教堂、电影院、俱乐部、舞厅、医院、图书馆、公共娱乐场所、法院等公共场所。

（4）体育和运动场所：包括各种球场、体育馆、公共游泳池等运动场所，不包括私人住家或花园中的游泳池或球场。

（5）公路/街道：伤害发生时，伤害患者所处的地点为高速公路、国道、市内大小街道、乡村公路、人行道、自行车道等地方。

（6）贸易和服务场所：指机场、车站、银行、旅馆、饭店、商场、店铺、商业性车库、办公建筑物等。

（7）工业和建筑场所：指工厂、矿场、车间、建筑工地等。

（8）农场/农田：指在农场、农田、田野、耕地等区域，不包括农场中的住宅场所。

（9）其他：未能归入上述分类，需要注明，如海滨、露营地、湖泊、山、池塘、河流、动物园等。

（10）不清楚：指患者不能准确描述受伤的地点或者不愿意说明受伤的地点。

5．伤害发生时活动　指伤害发生时患者正在进行的活动。

（1）体育活动：正在进行体育活动，包括各种方式的体育活动，如打球、慢步、田径运动、游泳、滑雪、爬山等。

（2）休闲活动：指业余爱好、伴有娱乐成分的活动，如看电影、跳舞、参加聚会，不包括体育活动。

（3）有偿工作：职业性有偿的工作，也包括在去工作场所的路上发生的伤害。

（4）家务/学习：通常不会获得收入的工作，包括家务劳动、做饭、照顾儿童及亲属、上学或听课等受教育活动。

（5）步行：指发生伤害时正徒步走。

（6）驾乘交通工具：指自己驾驶或乘坐私人或公共交通工具。交通工具可以是机动车和非机动车、飞机、轮船等。

（7）其他：未能归入上述分类，需要注明。

（8）不清楚：不能确定或者不能回答伤害发生时的活动情况。

6．是否故意　指伤害发生是否由自己故意、他人故意，还是非故意导致，通过询问和结合临床诊断来判断。

（1）非故意（意外事故）：偶然或者意外发生的情况导致受伤。

（2）自残／自戕（自杀或自杀企图）：患者自己完成，并知道会产生受伤或死亡结果的某种积极或者消极的行动直接或间接引起的受伤。

（3）故意（暴力、攻击）：受到别人故意的攻击或者暴力。

（4）不清楚：不能确定意图或者患者不回答该问题，或者还需要进一步深入了解。

## （五）伤害临床信息

1．伤害性质　为最严重的一种伤害的性质诊断，具体根据选项选择，并在相应框中打√。

2．伤害部位　选择最严重伤害性质诊断伤害的部位，并在相应框中打√。

（1）中毒、窒息、触电、冻伤等：指发生中毒、窒息、触电、冻伤、脑震荡、牙齿受伤以及外表无法察觉的伤害时，选择本选项。

（2）多部位：指受伤的部位包括下述部位中的两个或两个以上。

①头部：包括眼、鼻、耳、头皮、面部、头骨和颈部。

②上肢：包括锁骨、肩胛骨、肩部、肱骨、上臂、肘、前臂、手等。

③下肢：包括臀部、大腿、小腿、踝、脚等。

④躯干：包括肋骨、脊柱、骨盆、胸部、腹部、背部、生殖器以及心、肾、膀胱等为脏。

⑤呼吸系统：包括咽、喉、气管、支气管、肺。

⑥消化系统：包括口腔、食管、胃、十二指肠、小肠、结肠、直肠、肝、脾、胰腺等。

⑦神经系统：包括大脑、脑干、延髓、胸部脊髓、腰部脊髓及外周神经等。

3．伤害临床诊断　填写临床诊断。

4．伤害严重程度　根据受伤者的临床情况确定。

（1）轻度：无明显或者轻微受伤，或者只是浅表擦伤，或者轻微的割伤。

（2）中度：需要专业化的治疗，包括骨折，或者需要进行缝合。

（3）重度：需要立即进行急救医疗或者外科手术治疗，包括发生内出血、器官穿透伤、血管受损。

5．伤害结局　指医疗机构对伤害患者处理后的情况。

（1）治疗后回家：患者经过治疗后，即可以回家。

（2）观察／住院／转院：患者还需要进一步治疗，包括观察、住院或者转往其他医院。

（3）死亡：患者死亡。

（4）其他：上述三种情况之外的结局。

## （六）其他内容

1．回答（三）、（四）部分者　具体回答本报告卡的（三）、（四）部分的人。

2．填报人　本报告卡的具体填写人。

3．填卡时间　本报告卡填写完成的时间。

# 附件 3　医院伤害监测报告流程

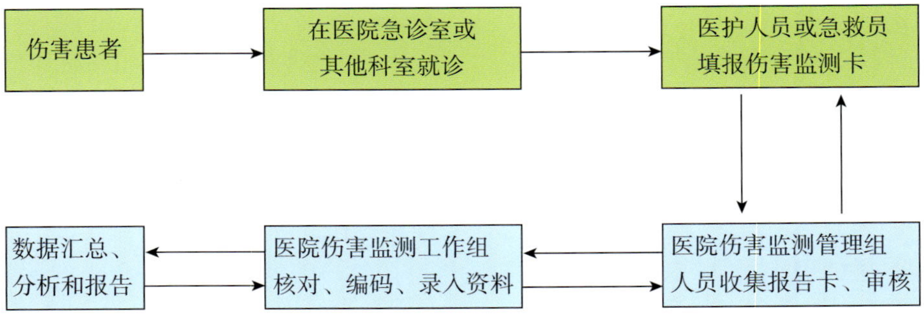

# 第 13 章

# 创伤凝血病的防治

张　茂　王建安

重型颅脑损伤、大出血和脓毒症/多器官功能衰竭是创伤患者死亡的三个主要原因，其中大出血是严重创伤早期死亡的最常见原因，也是可以通过努力而得到有效防控的死因。严重创伤患者容易发生凝血功能紊乱，尤其是大出血的患者，往往容易进展为凝血功能障碍、低体温、酸中毒的“致死性三联征”，导致很高的病死率。针对严重创伤后的凝血功能障碍，先后提出“急性创伤性凝血病（acute traumatic coagulopathy）”“创伤早期的凝血病（early coagulopathy of trauma）”“创伤相关的凝血病（trauma-induced coagulopathy）”“创伤休克的急性凝血病（the acute coagulopathy of trauma-shock）”等概念来描述。因为凝血病对严重创伤的预后起着非常重要的作用，尽早诊断和积极处理凝血病有助于更好地控制出血，也是降低创伤病死率和并发症的关键。有关专家在 2006 年发起了“针对创伤大出血的教育努力”（Educational Initiative on Critical Bleeding in Trauma，EICBT）的国际行动，以提高创伤救治人员对创伤后凝血病的认识和救治水平。

## 一、创伤凝血病的发生率和临床意义

创伤凝血病的临床表现包括凝血酶原时间（prothrombin time，PT）和部分凝血活酶时间（partial thromboplastin time，PTT）延长、血小板（platelet，PLT）计数和纤维蛋白原水平降低等。凝血功能障碍导致伤员出血量增多，加重休克程度，增加病死率和脏器功能衰竭的发生率；同时伤员接受的输血量明显增加，而大量输血则会抑制机体的免疫功能，容易发生脓毒症和多器官功能衰竭。长期以来，人们一直认为凝血病是在伤员入院接受大量液体复苏后才发生，并将其归因于凝血因子的丢失、消耗和稀释，以及乳酸中毒和低体温导致的凝血因子功能障碍。而事实上，凝血病在创伤的极早期、接受液体治疗之前就可以发生，并且和预后密切相关。在一组 10 790 例的创伤患者中，28% 的伤员入院时有凝血功能指标的异常，其中 PT 异常者调整后的死亡危险度为 1.35，而 PTT 异常者则达到了 4.26。在一家战地医院收治的 347 例接受输血的伤员中，到达急诊室时凝血病的发生率为 38%，其病死率较无凝血病者明显增高（24% 对 4%），死亡危险度为 5.38。Brohi 等发现 24.4% 的伤员在到达医院时就有凝血病，他们的病死率是那些没有凝血病者的 4 倍多（46% 对 10.9%）。对于入院时发生凝血病的创伤患者，其 ICU 和总住院时间延长，更容易发生急性肺损伤、急性肾损伤和多器官功能衰竭。目前比较一致的观点认为创伤凝血病的发生率为 25% 左右，病死率为没有凝血病组的 4.6 倍。笔者的研究发现，对于收住 ICU 的严重创伤患者，凝血病的发生率达到 23.3%，病死率为 36.5%，明显高于对照组的 9.4%。

## 二、创伤凝血病的发病机制

与传统的观念不同，现在认为创伤凝血病是多种因素共同作用的结果，涉及损伤严重度、失血、凝血底物消耗、纤维蛋白溶解（简称纤溶）、低体温、低钙血症、酸中毒、机体对创伤及后续治疗的反应等。具体机制包括以下几点。

1．组织损伤　组织损伤是创伤凝血病发生的基础。创伤的直接暴力、休克、炎症反应、自由基等都可以引起内皮细胞损伤，内皮下的Ⅲ型胶原和组织因子暴露，通过与 vW 因子、血小板及Ⅶ因子结合，激活凝血进程。同时，受损的内皮细胞释放组织型纤溶酶原激活剂（tPA）增加，而Ⅰ型纤溶酶原激活剂抑制剂（plasminogen activator inhibitor type 1，PAI-1）减少，纤溶酶激活，使机体的纤溶活性增强。在凝血因子减少或功能受损时，纤溶活性增强进一步导致了血凝块形成减少或不稳定，从而增加出血量和加重凝血病。

2．休克　休克是创伤早期发生凝血病的重要原因。在一组 208 例患者的前瞻性研究中，可以观察到伤员入院时的凝血功能障碍与休克严重程度有着明显的量效关系，那些损伤程度虽然严重但没有休克者大多未表现凝血病。在组织低灌注时，内皮细胞释放血栓调节蛋白增多。血栓调节蛋白通过与凝血酶结合而抑制其功能，同时还激活蛋白 C 和抑制Ⅴ、Ⅷ因子的功能，导致机体抗凝活性增强，因此，组织内皮细胞损伤和休克是诱发创伤凝血病的两个关键因素。

3．血液稀释　近年来的研究证实，伤员在接受明显的液体复苏之前就表现出凝血病，提示在创伤早期血液稀释并不是凝血病的主要原因。创伤失血可以直接丢失凝血因子，体液从细胞内和组织间隙向血管内转移、后续的大量液体复苏都导致凝血因子稀释。

4．低体温　当体温从 37℃降到 33℃时，凝血因子的酶活性受到一定的抑制，但对血小板功能的影响更为显著。低体温抑制了血小板的激活和聚集，这是通过影响 vW 因子、血小板表面糖蛋白 Ib/IX 复合体的结合而起作用的。低于 33℃以下的低温无论对凝血因子还是血小板均有明显的影响。

5．酸中毒　代谢性酸中毒在创伤患者中很常见，可以抑制各种凝血因子的活性，也促进纤维蛋白原的降解。当 pH 从 7.4 降到 7.0 时，Ⅶa 因子的活性降低 90%，Ⅶa 组织因子复合体的活性降低 55%，Ⅹa/Ⅴa 触发的凝血酶原激活率降低 70%。虽然可以使用各种缓冲剂纠正酸中毒，但并不能单纯地治疗凝血病，提示酸中毒与凝血病之间还有着另外的联系。

6．炎症反应　凝血过程和炎症反应之间存在着内在的交联关系。创伤是诱发炎症反应的一个重要因素，后者同样影响凝血的过程。单核细胞可以表达组织因子并黏附到损伤部位的血小板上，炎症反应引发内皮细胞损伤，通过血栓调节蛋白 - 蛋白 C 途径激活抗凝系统，从而影响凝血病的发生和发展。

## 三、创伤凝血病的早期预警和诊断

创伤凝血病在严重创伤患者中具有很高的发生率，并且和预后密切相关，应该重视早期的识别。首先，要关注创伤凝血病的高危因素，包括损伤程度严重、失血量大、休克时间较长、存在重型颅脑损伤、有活动性出血、接受大量输液或输血的伤员。其次，患者入院后要常规进行凝血、纤溶相关等指标的检测，包括血 PT、PTT、凝血酶时间（thrombin time，TT）、纤维蛋白原、D 二聚体、纤维蛋白降解产物（fibrinogen degradation product，FDP）、血小板计数等。虽然目前还没有统一的创伤凝血病诊断标准，但已有的研究一般是以 PT ＞ 18s、PT 的国际标准化率（international normalized ration，INR）＞ 1.5 或 PTT ＞ 60s 作为基本的标准。其中 PT 异常比 PTT 异常更为常见，但 PTT 异常预测不良预后的特异性更好。根据病情变化的需要，必要时可每隔 2 ～ 4h 重复检查上述指标。再次，要注意体征的观察，包括皮肤瘀斑是否扩大、伤口渗血的性状和速度等。另外，还要注意监测体温和酸中毒的程度，警惕发生“致死性三联征”。

常规的凝血功能指标通常要将血液标本送到中心实验室去检测，耗时 20 ～ 60 min 甚至更长，不能反映患者即刻的状况，不利于及时指导有效的治疗。床旁快速检测技术能够克服这种不足，但和标准的实验室检测方法相比，前者的精确度和准确性还有待进一步的评估。此外，这些常规指标只反映凝血初始阶段的功能，并不提供血小板功能、血栓强度、纤溶活性等信息。而且，体外检测时的温度、pH、血小板、红细胞水平均与体内环境不同，不能真实地反映体内的凝血功能。已有商用的手持式凝血功能分析仪，使用全血代替血浆来快速检测，但还只局限于活化凝血时间（activated clotting time，ACT）和 PT/INR 的测定。血小板计数和纤维蛋白原检测也只能提供数值，不能反映它们的功能状况。Jacoby 等发现创伤患者整体上表现为血小板激活水平和功能增强，但死亡者的血小板激活增强而功能降低，还不清楚血小板功能检测在创伤患者中的价值。

血栓弹力图（thromboelastography，TEG）能够反映全血的凝血和纤溶功能，已经在临床应用多年，近年出现供床旁使用的设备，包括美国 Haemonetics 公司的 TEG 5000 和德国 TEM 公司的 ROTEM 两种仪器。它们的具体指标虽有差别，但具有相同的临床意义。以 TEG 5000 为例，只需 360μl 的全血，在与患者体温相同的温度下测定 R 值（反映凝血时间）、α 角（反映纤维蛋白交联形成时间）、最大幅度（反映血凝块强度，主要与血小板相关）、LY30（反映血凝块溶解）等指标。TEG 是监测创伤患者凝血功能比较理想的方法，可以早期诊断创伤凝血病，指导血液制品的输注，减少由于出血和（或）输血导致的并发症和病死率。

目前已经发展了三种客观的评分系统来预测创伤凝血病的发生，包括 McLaughlin 评分、创伤相关的大出血（trauma associated severe hemorrhage，TASH）评分、血液需要量估计（assessment of blood consumption，ABC）评分，通过综合各种生理参数计算出总分，在临床应用中都显示了较好的价值。

此外，临床上还需要区分创伤凝血病和弥散性血管内凝血（disseminated intravascular coagulation，DIC），两者的病理生理机制、处理原则都有区别，但目前对两者关系的认识还不一致。最近的研究表明，应用国际血栓和止血协会的 DIC 评分系统，明确诊断为 DIC 的创伤患者并没有病理解剖学上 DIC 的证据，提示传统的 DIC 诊断标准并不适用于创伤患者。

## 四、创伤凝血病的防治

随着对创伤后凝血病认识的加深，近年来在相应的处理上也较以往更为积极和时间提前，并提出了“损伤控制复苏（damage control resuscitation，DCR）”的概念。传统的“损伤控制外科（damage control surgery，DCS）”理论强调对严重创伤患者简化止血和去污染手术的操作，尽快将患者转入 ICU，积极救治“致死性三联征”，在伤员内环境改善后再施行确定性手术。DCS 早期通过输注晶体液和浓缩红细胞防治休克，在输注一定数量红细胞后再补充血浆、血小板等凝血因子，对凝血病的纠正主要是在首次手术后进行。但临床上也观察到这种措施在一定程度上加重了凝血病、酸中毒和低体温。DCR 的概念是 2006 年由美军创伤外科医师 Holcomb 上校正式提出的，并迅速得到了全球创伤医学界的认同。他强调通过早期积极纠正凝血病，改善伤员的内环境条件，甚至可使原来只能进行损伤控制的手术转为确定性手术，从而改善了严重创伤患者的救治效果。美军报告了一组合并肢体大血管损伤的严重战伤患者，通过实施 DCR 策略，实现了“保命”和“保肢”兼得的目标。由于 DCR 对严重创伤救治产生的重大影响，被评为美军 2007 年十大发明之一。DCR 的主要内容包括：①允许性低血压复苏；②识别和预防低体温；③纠正酸中毒；④早期立即纠正凝血病。它和 DCS 的关键区别是将凝血病的防治提高到非常重要的位置，强调在创伤早期、实施 DCS 的同时就积极采取措施来纠治凝血病，从而维持严重创伤患者机体的内环境，使早期进行确定性手术成为可能，这是损伤控制理论的进一步发展。

1．积极处理原发创伤，控制活动性出血，避免继续失血而加重休克、酸中毒和血液稀释　要积极采取各种辅助检查手段，按照标准的创伤评估方案，尽快确定出血部位。对外出血可使用局部加压包扎、填塞压迫、使用止血带、必要时结扎血管等方法止血，对于常规手段止血失败的创面，可考虑使用各种天然或合成的局部止血敷料如FloSeal、Focalseal、多N乙酰基葡糖胺（p-Glc-NAc）等。对骨折采取固定措施，以减少出血和加重肢体损伤。可以使用木棍、自身肢体等就地取材的材料进行临时固定，也有成品的各种塑料夹板、真空夹板、充气夹板供急救时使用。对活动性内出血应尽快行血管介入或手术止血，切不可一味地为等待血流动力学稳定而丧失手术机会。实施DCS策略，以最简单的方法在最短的时间内实现止血和去污染。临床医师必须牢记，在严重创伤大出血的急性期，尽快有效地止血是关键。此时必须打破常规思维，当机立断采取一些极端的措施，如对颅底出血进行填塞、钳夹主动脉等，以实现止血目的，才有可能挽救伤员的生命。

2．实施恰当的休克复苏措施　休克是创伤凝血病发生的关键诱因，要及时纠正。对于活动性出血，在实施确定性手术止血之前进行“允许性低血压”的液体复苏，止血后才积极复苏休克。这种“延迟复苏”可以明显减少失血量和并发症，提高救治成功率。但对于合并颅脑和脊髓损伤、缺血性心脏病、伤后时间过长者应该除外。综合使用碱缺失、乳酸、混合静脉血氧饱和度等监测指标，及时发现和积极纠正隐匿性休克。要选择合适的液体进行休克复苏。生理盐水和林格液所含的氯离子高于生理水平，大量使用时容易导致高氯性酸中毒，主张使用氯离子浓度接近生理水平的乳酸林格液，避免使用高氯的生理盐水和林格液，以减少凝血病程度和出血量。人工胶体维持血容量的作用较晶体液有优势，但可能通过降低von Willebrand因子和Ⅷ因子水平、抑制血小板功能、干扰纤维蛋白原作用等机制而加重凝血病。最近2篇大型的文献回顾分析提示，没有证据表明使用胶体液复苏比晶体液能够降低病死率。2011年发表的针对创伤患者液体复苏种类的随机双盲对照研究表明，与生理盐水相比，羟乙基淀粉130/0.4复苏组需要更多的血和血制品，而两组的病死率差异无统计学意义，因此，基于对凝血功能的较大影响，目前不建议在创伤复苏中随意使用人工胶体液，要注意控制使用的剂量。小容量高渗盐水是休克复苏中比较理想的液体，目前已有成品的高渗氯化钠和羟乙基淀粉的复合制剂，尤其适用于院前条件下使用。但也有研究提示高渗盐水会抑制凝血功能、增加出血量，特别是在凝血底物被显著稀释的阶段要引起注意。在确切手术止血后，要积极纠正隐匿性休克，防治组织低灌注和酸中毒。

3．注意体温监测，防治低体温　血管、膀胱、食管或直肠等腔内探头测定的体温准确性最高，红外线法测定鼓膜温度比较方便，但准确性欠佳。要从现场复苏开始就给予高度关注，其中控制和减少出血是关键。此外，还要去除患者身上潮湿的衣物，减少非损伤部位的暴露，使用毛毯、加热毯或睡袋包裹伤员，转运的交通工具、急诊室、手术室和ICU的室内维持适当的温度，静脉输注的液体或血液制品使用前进行加热，或者使用简易的输液加热器。目前也有专门的动静脉转流的体外加温装置，可以实现快速复温，已被证明能降低严重创伤患者的早期病死率。美军在伊拉克战场上推行标准的低体温防范措施后取得了理想效果，伤员到达战地医院时低体温的发生率从7%降至不到1%。

4．正确使用血液和血液相关制品　对于创伤大出血患者（预计24 h内输入8～10 U浓缩红细胞），应该尽早输入血浆及相关制品，包括新鲜冰冻血浆（fresh frozen plasma，FFP）、冷沉淀、凝血酶原复合物、纤维蛋白原等，要求在输注首剂红细胞的同时就能够给予。以往的创伤复苏策略始于单纯使用浓缩红细胞和晶体液，只是在输注一定数量红细胞后才开始补充新鲜冰冻血浆、血小板和冷沉淀等凝血底物，不能有效地纠正凝血功能障碍。目前建议对此类患者要制定规范化的流程来指导输血及相关的治疗，称为大量输血治疗方案（massive transfusion protocol，MTP）。MTP是以标准流程的形式指导大出血和创伤性凝血病的治疗，包括红细胞、FFP、血小板和冷沉淀输注以及基因重组Ⅶ因子（recombinant activated factor Ⅶ，rFⅦa）的使用时机、剂量等。具体实施时应强调团队精神，需要创伤外科、急诊科、血库、检验科和麻醉科等诸多部门的通力协作。由急诊创伤医生根据患者情况决定启动或终止MTP，并与血库人员保持密切联系，反馈患者病情、告知血库下一步用血方案，使血制品的分离制备工作具有预见性，以确保血制品的顺利输注、减少浪费，提高创伤中心和血库之间临床信息交流和血制品周转的效率。当前还没有统一的MTP标准，是由各医疗机构根据自身条件单独制定，但一般都遵循如下原则：①输注红细胞（red blood cell，RBC）时强调ABO血型相容即可，不需要交叉配血。通常患者到达急诊室后，从抽取血样本进行血型鉴定和交叉配血到根据结果输注RBC和FFP大约需要40min，这对致命性大出血的创伤患者显然不合适，因此，MTP强调可以抢先输注O型或者ABO血型相容的RBC 4～8单位。如果输血量大于RBC 4单位/小时或输血量已大于自身血容量，可以不经过交叉配血而直接使用同型或ABO相容的RBC。②血液制品的提供由被动的“补救”模式转为主动的“积极”模式。要求创伤复苏室中常规存有4～12单位未交叉配血的O型RBC，随时供临床紧急应用。考虑到可能收治妊娠的创伤患者，因此，其中2～4个单位须为O型Rh阴性。该预存RBC主要用于交叉配血之前的紧急输注。③血库以组合的形式供给血液制品。通常血库每轮提供的血液制品组合为6单位RBC+4单位FFP或5单位RBC+2单位FFP或10单位RBC+10单位FFP或10单位RBC +8单位FFP。在两轮之间根据具体情况补充血小板和（或）冷沉淀。每完成一轮输送组合，血库都要联系创伤医生是否准备下一轮组合。④复苏液体输注的顺序和比例：一般是按照晶体、RBC、FFP、血小板、冷沉淀的顺序进行。交替输注RBC和FFP，在两者都已输注10单位以后，再输注6～11单位血小板。MTP要求在输注20单位以上RBC后，使已输注的RBC、FFP、血小板比例达到1∶1∶1。但关于最佳的输注比例还存在争议，过多地使用血浆可能会增加急性呼吸窘迫综合征和多器官功能衰竭的发生率，目前正在进行一项多中心、前瞻、随机对照的研究以回答此问题。⑤在输血的同时监测凝血功能。但常规的凝血功能测定需要30～40min，对于正在出血的患者，凝血功能数据并不能真实地反映当前的凝血状态。而MTP以预定比例输注血制品，能避免根据不精确的实验室结果而做出不当的决策。

MTP的血液输注目标为：① RBC：受伤后最初24h内应输注RBC，尽量维持血红蛋白（hemoglobin，Hb）在10g/dl以上。有研究显示，重度颅脑外伤时Hb低于9g/dl会增加死亡率。② FFP：强调在输注RBC的同时补充足够的FFP。FFP和RBC的比例一般为4单位FFP/(6～8)单位RBC，如果出血明显可将FFP/RBC提高到6～8单位FFP/8单位RBC。一旦凝血酶原时间和部分凝血活酶时间大于1.5倍正常值，应立即输注4单位FFP进行纠正并复查。③ 血小板：保证血小板计数＞$50\times10^9$/L。在输注10单位RBC后补充血小板，建议输注剂量为1单位/7kg体重。④冷沉淀：冷沉淀含有纤维蛋白原、vW因子和Ⅷ因子及ⅩⅢ因子等凝血因子。输注18～20单位RBC后应检查纤维蛋白原水平，如果低于1g/L，给予10单位的冷沉淀。如果治疗过程中出血表现仍明显，也可以使用冷沉淀。⑤纤维蛋白原：一般在患者纤维蛋白原低于1～2g/L时输注。⑥ rFⅦa：如果常规治疗（输注10单位RBC、8单位FFP、8单位血小板和10单位冷沉淀）后还存在明显的出血倾向和凝血功能紊乱时，可以考虑使用rFⅦa，剂量为60～100μg/kg。一旦出血控制、血流动力学稳定，应通知血库终止大量输血治疗方案，下一步的重点就是监测并维持血液系统的稳定。建议在出血控制后的12h内每6h、然后每12h复查实验室指标，并结合临床表现来指导输血治疗。如果存在渗血，应输注FFP，使PT达到正常值1.5倍以内，并维持血小板计数＞$50\times10^9$/L。出血控制后的24h内建议维持Hb＞10g/dl，随后结合患者的临床表现采取严格的输血指征（维持Hb在7～9g/dl）。实施MTP能够提高血制品的输注效率，减少血制品的使用总量，减轻创伤凝血病的严重程度，降低器官功能衰竭的发生率，改善严重创伤患者的生存率，可能会减少输血相关的并发症。

与成分输血相比，新鲜全血含有更多的凝血因子、血小板和RBC，能更有效地纠正贫血和改善凝血功能。2003—2007年，美军在阿富汗和伊拉克战场上使用了新鲜全血，500例接受了大量输血伤员的资料表明，输注新鲜全血增加了伤员48h和28天的存活率。输注新鲜全血的风险主要在于传播疾病和形成宿主微嵌合状态，目前只局限在极端条件下（如战场或缺乏足够的成分输血制品时）针对危及生命的大出血伤员使用，在非战场医院的应用及储存的新鲜全血（＜24h）的价值还需要进一步研究。

5．早期恰当使用各种止血药物　关于抗纤溶药物的使用，一项关于氨甲环酸在创伤患者中应用的全球多中心大出血抗纤溶临床随机对照研究在2010年完成，该研究涉及40个国家的274家医院，有20 211例出现大出血或有大出血风险的成年患者在创伤发生8 h内被随机给予氨甲环酸或相匹配的对照剂。结果显示氨甲环酸能够显著降低出血致死的风险（4.9%对5.7%），早期治疗（损伤后≤1h，1～3h）与对照组比较可显著降低出血所致死亡的风险（5.3%对7.7%，4.8%对6.1%），3h后给予治疗似乎会增加出血所致死亡的风险。2012年发表的896例战伤员的研究也证实，使用氨甲环酸能够显著降低病死率和凝血病的发生率，因此，目前建议在创伤出血患者中要早期应用氨甲环酸。

基因重组的Ⅶ因子（rFⅦa）通过促进组织因子介导的凝血过程而增加凝血酶形成，已经广泛地用于各种出血。Boffard等的前瞻性研究发现，rFⅦa能减少钝性伤员RBC的输注量，但对穿透伤患者及总体死亡率没有统计学意义的影响。一项回顾性研究表明，对大出血的伤员早期给予rFⅦa能减少20%的RBC输注量，但不影响死亡、感染、急性呼吸窘迫综合征和血栓事件的发生率。另一项回顾性研究也发现，那些需要收住ICU的严重颅脑损伤患者，使用rFⅦa治疗凝血病能够减少血浆使用量、呼吸机时间、总的住院时间和费用。2010年发布的药物三期随机对照研究提示，rFⅦa能减少创伤患者的血液制品使用量，但对病死率没有影响。基于对照研究中患者的实际病死率低于预计值（10.8%对27.5%），认为从病死率角度评估rFⅦa在创伤患者中价值的研究因为需要很大的样本量而很难开展。2010年欧洲关于严重创伤出血处理的指南建议，对于钝性损伤患者如果采取常规措施控制出血并积极使用血液制品后仍然持续存在大出血，推荐使用rFⅦa（推荐级别为2C）。rFⅦa的使用应该是在纠正低纤维蛋白原、低血小板、低体温、酸中毒和纤溶亢进的基础上才能发挥有效作用，目前也有建议要在严重创伤的早期、患者的凝血功能严重损害之前就使用。

6．警惕创伤急性期凝血病后继发的高凝状态和血栓形成　创伤后期会出现血小板和纤维蛋白原水平的反弹性回升，血液处于高凝状态。先前的一项研究发现，入院时存在凝血病是创伤患者发生静脉血栓的独立预测因子，因此，必须高度关注此类患者后期并发静脉血栓和肺栓塞的危险。

# 第14章

# 严重创伤影像学评估的选择策略

张　茂　王建安

创伤是当今世界普遍面临的问题，特别是严重创伤因病情危重、复杂，具有很高的致死率和致残率，能否进行及时有效的救治成为影响预后的关键因素。其中对伤员进行快速准确的评估尤为重要，从而能够尽快采取有效的救治措施，将在很大程度上改善救治效果。物理体检是最基本的评估方法，简单、快速，可以随时进行，但通过体检获取的信息比较有限，而且有时不够准确，在很多情况下已被证实对急危重患者的评估并不可靠。影像学辅助检查是现代医学进展的重要内容，大大拓宽了人们对疾病认识的深度和广度，也是创伤评估的重要手段，包括X线透视和摄片、数字减影血管造影、单光子发射计算机体层成像（single photon emission computed tomography，SPECT）、正电子发射断层显像（positron emission tomography，PET）等放射学检查，以及MRI、超声等非放射学检查。本文主要讨论常用的影像学检查手段的选择策略及相关问题。

## 一、X线透视和摄片

1895年德国人伦琴发现了X射线，并为其夫人拍摄了人类历史上第一张X线片，因此获得1901年首届诺贝尔物理学奖。X线透视和摄片已经成为当前最基本和最常用的放射学检查手段，尤其是便携式床旁X线成像技术的发展，在严重创伤的评估中发挥着重要的作用。颈椎、胸部和骨盆X线摄片是高级创伤生命支持中影像学辅助检查的标准内容，用于筛查有无骨折、血胸或气胸、肺挫伤等。移动或固定于创伤复苏单元中的摄片装置能够迅速获得结果，从而提高了检查的便利性和安全性。也可以根据需要对其他部位进行便捷的摄片检查，主要是骨折的诊断和指导处理，也能帮助确定气管导管、中心静脉导管、胸腔引流管、鼻胃管和体内异物的位置。

一般对严重创伤患者建议选择床旁检查，尤其是早期和危重阶段应该尽量避免转运至放射科接受普通摄片检查。目前已经出现全身数字化X线摄片装置Lodox Statscan®，可直接安装在创伤复苏单元中，通过一次扫描即可获得全身的X线图像，比常规的分部位摄片可以大大节约检查时间，降低辐射剂量和医疗费用，并且诊断的敏感性和特异性更高。X线透视适用于引导骨折复位与固定、取出体内异物和消化道造影等，其中C形臂透视机在骨折处理中的价值比较突出。需要注意的是，创伤放射学检查的目的是要能够诊断损伤和改变治疗决策，避免随意或重复的检查。例如，对于传统的机械通气患者要求每天拍摄床旁胸部X线片的做法，目前的观点则认为要根据临床的实际需要而慎重地选择。

## 二、CT

CT的问世是现代医学发展过程中具有划时代意义的事件。1969年英国工程师Hounsfield首先设计出计算机体层成像装置，并由神经放射诊断学家 Ambrose 应用于临床，获得了非常满意的颅脑横断层面图像。Hounsfield 也因此获得了 1979 年的诺贝尔医学或生理学奖。1974 年 Ledley 设计出全身 CT 装置，使 CT 检查从颅脑扩大到全身各个解剖部位。1989 年 Kalender 提出螺旋 CT 扫描的临床应用思想，促进了 CT 技术的发展。早期的 CT 由于成像时间长、受呼吸运动的影响大、图像质量差、检查部位有限，在危重患者包括严重创伤中的应用受到很大的限制，甚至当时认为将危重患者转运至放射科进行 CT 检查是禁忌证。但随着现代技术的快速发展，CT 在严重创伤救治中的价值更为突出。

CT 能够对严重创伤患者全身几乎所有的部位进行准确评估。尤其是多排螺旋 CT 的出现，能够大大缩短检查时间，成像质量显著提高，而且具有强大的图像重建功能，适用的检查部位也不断扩大。头颅检查是 CT 在严重创伤患者中应用的经典，许多关键性的临床决策例如开颅手术很大程度上就是依赖于 CT 的结果。对于颌面部损伤、胸部损伤、腹部脏器损伤、脊柱和骨盆骨折的准确诊断，CT 都具有不可替代的作用。CT 血管成像技术能够清晰地显示动脉的情况，可用于颅内动脉瘤、主动脉和外周动脉损伤的诊断。与传统的影像学检查手段如 X 线摄片和其他检查方法相比，CT 能够更准确、更全面和更及时地诊断上述部位的损伤和继发病变，从而极大地改变了传统的诊治策略和提高救治效果。

由于现代成像技术的进步，CT 已经取代了传统的检查手段，成为某些部位损伤首选的筛查方法。美国东部创伤外科学会 2009 年的指南明确指出，要将 CT 及三维图像重建作为颈椎损伤的首选筛查手段，X 线平片检查因为不能提供额外的信息而不建议采用。但在我国临床实践过程中，必须结合各地的具体情况，对于没有螺旋 CT 和开展颈椎 CT 三维图像重建检查的医院，还要依赖传统的 X 线摄片作为初步筛选的工具。

全身 CT 检查可能改善严重多发性创伤的救治效果。对于严重创伤患者，进行全身性还是选择性的 CT 检查一直是争议的焦点。后者是基于传统的标准，根据临床的具体需要选择特定的部位进行 CT 检查。而全身 CT 检查则是一次性常规扫查头、颈、胸、腹和骨盆，具有快速、准确、全面的优点，可以帮助医师迅速作出合理的临床决策，但同时具有增加医源性辐射量、检查费用和放射科工作量的弊端。关于这方面的比较研究还不多。2009 年德国的多中心回顾研究提示，接受全身 CT 检查可以使严重创伤患者的标准化病死率较常规组降低 13% ~ 25%。Vugt 等回顾分析 2010 年 12 月之前的 9 篇相关文献表明，全身 CT 检查缩短了创伤评估的时间，并使 2% ~ 27% 的治疗发生调整，但已有研究的设计不够完善，还不足以证明常规的全身 CT 检查能够提高严重创伤的存活率。2012 年法国的前瞻性观察研究显示，全身 CT 检查能够显著降低严重创伤的病死率（相对危险度为 0.58），而且导致治疗措施较常规组有明显的改变。总之，已有的证据表明，对于高能量暴力导致的可能多处损伤的患者，全身 CT 检查是较理想的选择；但对所有的创伤患者都进行全身 CT 检查肯定是不合理的，有待于进一步的研究以明确全身 CT 检查的指征。

CT 检查在严重创伤的救治中具有重要价值，所以 CT 室应该紧邻创伤复苏单元或者整合到其中，这是急诊室规划设计时必须考虑的内容。但目前绝大多数医院的 CT 检查必须将伤员转运至放射科，有一定的潜在危险，应该制定相应的标准操作流程，做好 CT 转运检查的准备工作，可以确保伤员的安全。

## 三、数字减影血管造影

数字减影血管造影（digital subtraction angiography，DSA）是通过电子计算机进行辅助成像的血管造影方法，是 20 世纪 70 年代以来应用于临床的新技术。在注入造影剂之前首先进行第一次成像，并用计算机将图像转换成数字信号储存起来。注入造影剂后再次成像并转换成数字信号。两次数字相减后消除相同的信号，得到一个只有造影剂的血管图像，较常规血管造影所显示的图像更清晰和直观。

DSA 是一种微创的血管或实质性脏器损伤诊断和治疗的新技术，在严重创伤的救治中具有独特的价值。它已经成熟地被应用于颅内动脉瘤、颈内动脉海绵窦瘘、颅底或颌面部骨折所致的鼻腔大出血、主动脉损伤、脾和肾损伤、骨盆骨折合并动脉性损伤出血、四肢主要动脉损伤的诊断，对于活动性出血者可以作为急性期损伤控制外科的止血措施进行栓塞止血，尤其是常规外科手术无法或者很难实现的出血，如骨盆骨折合并的后腹膜巨大血肿、大出血患者处于终末状态而无法耐受手术止血；对某些实质性脏器如肝、脾、肾损伤也可以作为常规切除或者修补手术的替代方案。对于血管壁损伤导致的相应器官或组织缺血，可以通过植入血管内支架恢复血流灌注，也可以应用DSA置入下腔静脉的滤网，作为静脉血栓性肺栓塞的预防措施。目前已经有医院将DSA设备整合到创伤复苏单元或创伤手术室中，或者配备移动DSA装置而非常方便地在各种场所使用，这也是创伤杂交手术室的概念，是一种理想的严重创伤复苏模式，可以实现无须搬动患者就能完成所有的诊断和治疗措施。

## 四、MRI

MRI是利用核磁共振原理，依据所释放的能量在物质内部不同结构中不同的衰减，通过外加梯度磁场检测所发射出的电磁波，即可得知构出这一物体原子核的位置和种类，据此可以绘制出物体内部的结构图像。将这种技术用于人体内部结构的成像，就产生出一种革命性的医学诊断工具——MRI，它极大地推动了医学、神经生理学和认知神经科学的迅速发展。

MRI在创伤患者中的常规应用主要包括颅脑损伤、脊柱和脊髓损伤、血管和神经损伤、关节软组织损伤的诊断，不断出现的新型磁共振成像技术极大改善了人们对某些损伤的认识，如磁共振弥散张量成像（diffusion tensor imaging，DTI）与弥散张量纤维束示踪技术（diffusion tensor tractography，DTT）可以非常直观地反映弥漫性轴索损伤的范围和程度，可用于动态观察神经纤维的临床转归过程，提示患者的预后。MRI没有电离辐射损伤，但强磁场和噪声仍可能对机体造成损伤，不适用于体内有磁金属或起搏器的特殊患者。由于常用医疗设备受强磁场的限制，MRI检查的扫描时间偏长，因而也不适合于严重创伤早期或生命体征不稳定阶段的检查。

## 五、超声

超声检查具有快捷、准确、无创、无辐射、适用范围广的优点，可以在床旁反复进行，对危重症的救治具有重要意义。现代技术的进步也使超声设备更加便捷，功能和成像质量显著提高，已经成为创伤救治中很好的评估手段。国外大量的研究表明，超声在创伤救治中具有很好的应用范围和重要价值，值得国内同行的学习和推广应用。

1．超声在创伤中应用的发展史　医用超声设备在20世纪50年代早期问世，在60年代只有少数实验性的应用，直到70年代才逐渐用于临床多种疾病的诊断。超声在创伤中的应用始见于1971年，Kristensen等首次成功地应用超声诊断1例腹腔积血。1976年Asher等使用超声诊断脾外伤，并对损伤的程度进行了分级。20世纪80年代起出现了超声在创伤中应用的系列研究，最初是针对腹部钝性伤患者的检查，被称为聚焦于腹部创伤超声检查（FAST），内容是检测左右上腹部、盆腔有无游离液体存在，从而快速判断有无脏器损伤出血、决定是否需要急诊手术。此后，FAST检查进一步扩展到心包积液的检测，其含义也转变为“创伤的超声重点评估（focused assessment with sonography for trauma）”。20世纪90年代以来FAST检查的内容继续发展，增加了血胸、气胸、心脏以及气道等的评估。目前在欧美国家大部分的创伤中心，FAST检查已经取代诊断性腹腔灌洗而成为腹部创伤初步评估的首选方法，并已经整合到高级创伤生命支持中。

2．创伤超声检查理念的变化　超声检查从进入临床应用开始，在国内一直被认为是超声科医师的专用技术。传统的做法是将患者转送到超声科接受检查，这显然不适合于危重症患者，也不符合“以患者为中心”的医疗服务理念。于是逐渐出现床旁超声检查。但在过去相当长的时间内，床旁超声检查在我国很多医院无法实现，即使能够提供该服务的医院也不能保证24h随时开通。当前随着医院危重症病例数量的不断增多，对床旁超声的需求也显著增加。严重创伤患者对救治时效性的要求尤其为高，需要将辅助检查结果与伤员的整体情况紧密结合，而且是一个反复、动态的过程，才能保证迅速作出最恰当的临床决策。由此可见，传统的超声科医师完成的超声检查模式已不能满足当前严重创伤救治的实际要求。由经过规范培训的创伤医师应用超声对危重伤员根据需要随时进行评估，能够克服传统模式的上述缺点，可以看作是体格检查的拓展。

需要强调和注意的是，创伤的这两种超声检查模式不是相互排斥和取代的，而是互为补充的。两者的检查主体、检查内容、检查目的和时间要求既有区别，也存在联系。FAST 检查通常是由创伤医师完成，目的在于快速确定危及生命的情况如胸、腹腔和心包大量积血，是超声有限制的重点应用，并不要求进行全面复杂的检查，与超声科医师完成的检查有很大的区别。当然，超声科医师完全可以按照 FAST 方案检查，有资质的创伤医师也可以进行全面彻底的超声检查。由经过规范培训的急救员进行 FAST 检查，也能达到与创伤医师相当的诊断效果。

3．超声能够加快严重创伤处理的进程　对于严重创伤需要尽早明确危及生命的损伤，如张力性气胸、内脏出血、休克等，从而有助于迅速作出关键的决策，保证患者尽快接受确定性的治疗。对于腹内出血者，在急诊室滞留的时间每延长 3min，死亡的风险就增加 1%。与体格检查、X 线摄片、CT 检查等手段相比，超声检查快速、准确。FAST 通过发现腹腔大量积血而立即作出手术决策，从而缩短手术前时间，进而改善预后。对于血流动力学不稳定的伤员，单纯扫查肝肾隐窝就可以快速诊断出 82% ～ 90% 的大量腹腔积血者，平均耗时只需要 19s。对于到达急诊室时有低血压而 FAST 结果阳性的伤员，可以直接决定剖腹探查而无须 CT 检查。在一项随机对照研究中，FAST 的应用使术前时间缩短了 64%。除了急诊室，超声也已经被广泛地应用在 ICU、手术室、现场急救和灾难救援中。FAST 能够帮助筛选优先救治和转运的伤员、选择最恰当的医院和合适的转运形式，而超声检查所耗费的时间只需 2 ～ 6min。有报告在直升机转运过程中应用超声也能获得很好的检查质量和效果。

4．超声在创伤救治中的具体应用　超声在严重创伤中应用的范围非常广泛，包括用于快速评估的 FAST、诊断胸腔积液和气胸、评估血流动力学、协助建立人工气道、监测颅脑功能、诊断骨折和软组织异物、引导有创操作等。

（1）经典 FAST 检查：阳性结果具有很好的参考价值，对于到达急诊室时有低血压而 FAST 结果阳性的伤员，可以直接决定剖腹探查而不需要进行 CT 检查。但阴性结果并不能排除腹内脏器损伤，仍需要继续密切观察或进一步的 CT 检查，重复 FAST 检查可以提高结果的准确性。对于腹部空腔脏器损伤，FAST 的敏感性只有 38.5%，但在 12 ～ 24h 后重复检查则敏感性可以提高到 85.2%。最新的一项文献回顾分析表明，FAST 诊断成人腹部钝性损伤的总体敏感性为 82%，特异性为 99%。目前认为 FAST 适用于对血流动力学不稳定患者的初步评估，但对骨盆骨折者的敏感性较低。FAST 对血流动力学稳定患者主要起分诊作用。FAST 不作为腹部穿透伤的首选诊断，但可用于筛选需要处理的伤员。FAST 能够缩短急诊手术前时间、减少 CT 检查次数和并发症、缩短住院时间、降低住院费用。

（2）定性和半定量诊断气胸：由于气体会阻碍声波的传递，传统上一直认为超声无法用于含气脏器的检查，因而不可能诊断气胸。但至今已有大量的研究表明，利用壁层和脏层胸膜间超声征象的改变，包括肺滑行（lung sliding）、慧尾征（comet tail artifact）、肺点（lung point），超声可以实现气胸的定性和半定量诊断。笔者完成的 Meta 分析显示，超声诊断气胸的敏感性高于胸部正位 X 线片（88% 对 52%），而特异性相似（99% 对 100%）。超声由临床医师完成时总体的诊断效能没有变化，但受操作者的水平影响。

（3）血胸或胸腔积液：超声对胸腔积液或积血具有很高的诊断效能，能够鉴别积液的性质和有无分隔，指导处理方式的选择。传统的做法是应用超声测定胸腔积液的厚度来粗略估算积液量，笔者则以积液面积和高度的测定而实现更精确的估算，尤其是对于 500ml 以下的积液具有很高的准确性，从而为动态观察积液量的变化、决定是否引流和手术提供更直接的依据。超声还能引导胸腔积液或积血的穿刺置管引流，提高操作的安全性，在置管后评价引流效果和有无气胸等并发症。在 ICU 中常规应用超声评估胸腔积液能够明显减少 X 线摄片和 CT 检查的次数。

（4）肺挫伤、肺实变、肺不张：对正常的肺组织超声无法成像，但发生肺挫伤、肺实变、肺不张时由于气体含量减少，声波可以穿透而能够成像。此时肺的超声图像与肝、脾相似，残留的气体形成散在的高回声点或线，较大的含气支气管则表现为特异性的“支气管充气征”。对于严重创伤患者，通过超声评估肺不张或肺实变的区域及大小，可以有效地诊断肺挫伤、继发的肺炎，指导呼吸机参数的设置、选择最佳的呼气末正压（positive end-expiratory pressure，PEEP），评估肺复张效果、协助撤机等，为呼吸支持提供了一种新型的直观监测手段。

（5）肺水肿：正常肺组织在超声上出现与胸膜线平行的数条高亮回声，称为“A 线”。当肺组织含水量增加时，可出现从胸膜线发出直达屏幕边缘、类似于激光束的高亮回声，即所谓的“B 线”，其数目和宽窄度反映了“肺泡 - 间质综合征”的程度。根据“B 线”在不同肺区的分布情况，可以协助判断肺水肿的类型和原因，以及指导液体复苏和血容量控制。

（6）协助人工气道的建立：气道管理是创伤救治的重要内容，确定气管导管的位置至关重要。超声平均只需 17s 就可以确认气管中的导管，而胸部 X 线片则要耗时 14min。通过检查左胸的肺滑行或慧尾征，能够排除食管插管或右侧支气管插管。进行经皮扩张气管切开时，超声能够帮助选择合适的位置，避免损伤甲状腺和异常血管，提高操作的安全性和成功率。

（7）血容量和心脏功能评估：通过检测下腔静脉的大小或呼吸变异，能够快速对血容量作出评估。笔者发现颈内静脉检测比较方便，也可以达到同样目的。心脏超声检查包括经胸和经食管两种途径，前者简单方便而适用于绝大部分患者，以粗略的目测法就能迅速估计心脏的充盈程度和收缩能力。后者的成像质量高，适用于机械通气、肥胖等影响经胸检查质量者。详细的心脏超声检查可以获得完整的血流动力学参数，与肺动脉导管测得的指标具有很好的相关性。对创伤患者进行心脏复苏时，通过超声观察心脏活动情况能够更有效地预测复苏成功率，指导是否继续或中止复苏措施。

（8）颅脑功能监测：通过超声检测视神经鞘的大小，可以无创地评估颅内高压，与有创法的测定值有很好的相关性。目前认为预测颅内压 > 20mmHg 的视神经鞘阈值为 5.7 ~ 6mm，如果大于此值须引起临床医师警惕，相应的敏感性和特异性达到了 87% ~ 95% 和 79% ~ 100%。通过颅骨薄弱处或去骨瓣形成的透声窗，可以获得脑组织的二维超声图像和颅内血管的多普勒参数，在重型颅脑损伤的术中、术后监测中有一定的价值。

（9）引导血管通路的建立：利用超声引导中心静脉、外周静脉、动脉穿刺置管能提高穿刺成功率，减少并发症，特别是对困难置管者尤其有帮助。国外甚至建议所有的中心静脉置管都应该在超声引导下完成。

（10）诊断骨折和引导骨折复位：超声能用于全身很多部位骨折的诊断，包括四肢长骨、肋骨、胸骨、颅骨、颌面骨等，并可以引导骨折的复位，特别适合于儿童、孕妇等不适于射线暴露的人群，以及院前和灾难现场急救时。超声能够快速有效地诊断胸骨骨折，为进一步评估合并伤提供警示信息，也可以动态观察骨折的复位和愈合情况。

（11）诊断软组织异物：超声可以检测到包括 X 线能够穿透的所有常见异物，如玻璃、金属、石片、塑料、木刺等，并能引导取出的操作，减少出血和对周围组织的损伤。

（12）其他应用：超声是诊断腹腔实质性脏器损伤的有效手段，结合超声造影检查可进一步提高诊断的效能。新近的研究显示其敏感性、特异性分别为 79% 和 100%。应用超声还能监测创伤患者的肾血流灌注，评估胃肠功能状况，引导腹腔和膀胱穿刺置管、放置鼻饲管等操作，从而提高了操作的成功率和安全性。

5．问题与困难　创伤的超声检查在国内的普及还面临不少问题：①国内大部分创伤医师对超声价值的认识还局限于传统的观念，没有认识或者认识不足极大地限制了该技术的开展。②超声检查有资质的要求，但当前由于法律法规还不够健全，临床医师无法获得正规的资质，成为最主要的障碍。③缺乏专门针对临床医师的超声应用培训课程，传统的超声科轮转训练的方式不能很好地满足实际的需要。④来自医院管理层面及其他学科尤其是超声科的阻力是限制该技术开展的重要原因。⑤购买超声设备涉及科室的成本核算，这也是不容忽视的重要因素。但通过从行业整体到医院、科室、个人各个层面的持续努力，包括积极开展国内外学术交流、制定全国或省级学术团体制定专家共识或指南、发展专门的规范培训课程、到国内外有条件的单位接受培训、加强和医院管理层和超声科的沟通交流等，这些困难肯定可以逐渐得以解决。美国急诊医师学院、急诊医学会、外科医师学院都采取了一系列措施，来推进临床医师掌握和应用超声。美国医用超声研究院针对非影像科医师的超声应用发布了专门的指南，规范了FAST检查的适应证、医师资质、医师职责、检查内容、记录、设备要求和质量控制等问题，有很多值得我们借鉴的地方。笔者所在的急诊科从2004年开始，临床医师在严重创伤和其他急危重症的救治中应用超声进行快速评估，取得了很好的实际效果，目前已经成为临床上不可缺少的常规项目。

## 六、创伤救治中的辐射损伤

如上所述，放射学检查在严重创伤救治中具有重要价值，能够快速准确地评估病情和指导临床决策，进而改善救治效果，已经得到越来越多的应用。随之而来的突出问题是患者接受更多的电离辐射，由此导致发生肿瘤的危险增加，需要对此问题引起足够的重视。

1．辐射的基本知识　辐射损伤是指由电离辐射所导致的急性、迟发性或慢性的机体组织损害，其中急性损伤多见于核辐射事故。电离辐射的来源包括X线装置、加速器、天然和人工产生的放射性物质，产生的射线有X线、中子、质子、α或β粒子、γ射线。电离辐射的测量单位包括伦琴（R）、戈瑞（Gy）和西弗特（西弗，Sv）。伦琴是空气中X线或γ射线的计量单位，Gy是被各组织吸收的能量计量单位，可用于各类辐射。对于一定的能量，不同类型的辐射可产生不同的生物学效应，Sv与经质量因子校正的Gy相等，对X线和γ射线辐射而言Sv与Gy相等。在放射医学和人体辐射防护中，通常使用毫西弗（mSv）来表示辐射对生物组织的伤害。

日常生活中人们也会受到各种辐射，每年正常的天然辐射（主要来自空气中氡的辐射）为1～2 mSv。放射学检查的电离辐射量相差较大，胸部正侧位片为0.1mSv，骨骼摄片为0.1mSv，乳房摄片为0.4mSv，头、胸、腹、盆腔CT平扫产生的辐射量分别为2、7、8、6mSv，冠状动脉造影为15mSv。根据我国《电离辐射防护与辐射源安全基本标准》（GB18871—2002）的规定，对于职业照射要求5年的年平均有效剂量为20mSv，任何1年内有效剂量为50mSv；对于公众照射，要求1年的有效剂量为1mSv，特殊情况下1年内最大有效剂量为5mSv。

2．辐射损伤的后果　电离辐射引起的生物学效应包括随机效应和非随机效应。非随机效应是机体瞬间接受大剂量辐射引起的，包括皮肤灼伤、毛发脱落、骨髓抑制等，在大于100mSv时容易发生急性放射病，超大剂量辐射可导致患者在短期内死亡。随机效应是指辐射量与疾病发生的概率有关，但与病理改变程度并无明显联系，即使很微小的照射量也可导致病变，通常是指发生肿瘤。目前认为其机制是人体接受辐射时会破坏DNA分子结构，发生点突变、染色体易位或基因融合，从而导致肿瘤。国际放射学防护委员会认为人均接受电离辐射达到10msv时，肿瘤的发生率增加1/1000，其中半数为致死性肿瘤。美国国家放射防护委员会的数据显示，美国民众2006年人均电离辐射量为6.2mSv，是20世纪80年代人均水平的7倍多，并指出医源性辐射量的迅速增加是唯一重要的因素。美国国立癌症研究所推测2007年美国7200万人次的CT检查将导致未来癌症病例增加2.9万例，其中18岁以下人群占到总数的15%。

电离辐射的效应除受剂量影响外，还与年龄、性别以及组织器官类型有关。孕期接受骨盆X线摄片会导致胎儿畸形或发生肿瘤。儿童对电离辐射的敏感性是成人的10～15倍，接受20mSv以上的辐射时肿瘤发生的概率显著增加。内分泌器官包括生殖腺、甲状腺、年轻女性的乳腺对辐射最敏感，肺组织对辐射的敏感性也较高。单次胸部CT检查可导致20岁女性发生肿瘤的危险性增加1倍，40岁女性增加1/270，而40岁男性仅增加1/600。

3．创伤救治中的电离辐射来源　具有辐射

的放射学检查主要包括X线透视和摄片、CT、DSA，核医学检查的应用相对较少。Kim等发现46例严重创伤患者住院期间人均X线摄片70.1次，CT检查7.8次，透视检查2.5次，核医学检查0.065次，累计辐射量为106mSv，超过半数患者大于100mSv。其中CT检查的辐射剂量占67%，透视占21%，X线摄片为12%。近年来由于多排螺旋CT的迅速发展，在创伤救治中被更频繁地应用，导致伤员辐射剂量明显增加。Salottolo等报告2007年创伤患者人均接受CT检查的次数比2003年增加了28.2%，人均累计辐射剂量为11.13mSv，有9%患者的辐射量高于100mSv，估算肿瘤的发生率将因此增加2%。

创伤患者辐射剂量的大小与放射学检查次数、损伤严重度、损伤部位、ICU住院或总住院时间有关。Ott等发现影像学检查多于11次患者的辐射量是检查次数较少者的2.76倍；中枢系统损伤者是其他部位损伤者的2.38倍；ISS ≥ 15者是损伤程度较轻者的2.33倍；年龄大于18岁患者为未成年者的1.9倍；GCS ≤ 8的患者是意识状况较好者的1.6倍；住院时间长于7天者是住院较短患者的1.6倍。

4．减少创伤救治中辐射损伤的措施　应该让临床医师、放射科医师、设备研发和操作人员、病员和公众提高相应的认识，慎重权衡放射学检查的利弊而选择优化的检查策略，力争把辐射损伤降到最低。

（1）提高对辐射损伤的认识：辐射损伤是一个严峻的公共卫生问题，但临床及公众对此认识不足。国外有研究显示75%的医务工作者明显低估由CT检查引起的电离辐射量，53%的放射科医师和91%的急诊医生甚至不认同CT检查会导致肿瘤。国内的情况甚至可能更严重，在创伤救治中放射学检查的应用很自由，临床医师不注重体检、以放射学检查代替体检的现象不在少数，而且常随意进行重复的放射检查。因此，迫切需要加强这方面的宣传，尤其是针对临床医师的教育。其中遵循指南和规范不失为有效的办法，可以提高检查质量，减少不必要的检查而降低辐射量和费用。

（2）开展低辐射量的检查策略：通过调整检查设备的电流、电压、扫描层厚、层间距等参数，在检查结果能提供必要诊疗信息的情况下尽可能降低辐射量。现代放射学技术可以提供极为逼真和优质的组织器官图像，但这是以增加辐射量为代价的，可能有些检查在临床中并不需要。临床医师必须容忍“图像噪声”而不能片面地追求图像质量。最佳的CT图像并不在于显示所有的信息，而是只显示那些必要的诊断信息。

（3）使用放射学新技术和其他替代的影像学检查手段：尽管放射学检查在创伤救治中仍然不可避免，但新技术的发展可以降低辐射量。安置在创伤复苏室中的全身数字化X线摄片系统Lodox Statscan®较常规摄片具有更低的辐射量。随着超声、MRI等其他影像学检查技术的不断进步，可以越来越多地代替放射性检查。

（4）减少伤员转院后的重复放射学检查：严重创伤患者发生转院的情况比较普遍，往往会进行重复的放射学检查。Chwals等发现创伤患者伤后4h内被转到上级医院后，相同部位CT重复检查率为91%，而伤后直接就诊于上级医院的患者此时间段内重查率为零。因而，要提倡不同医院之间检查结果的互相认同，应根据病情的实际需要决定是否重复检查。

（5）积极采取合理的伤员放射防护策略：对必须进行的放射学检查，应该使用防护外套遮挡非检查部位，特别是对辐射敏感的组织。床旁放射检查时也要进行必要的屏蔽，避免周边的伤员直接暴露在辐射中。

# 第15章

# 基础创伤生命支持及高级创伤生命支持

王　伟

## 一、基础创伤生命支持

基础创伤生命支持的主要内容包括心搏骤停的识别、呼叫、胸外心脏按压、人工通气及自动体外除颤仪的应用。

心搏骤停是指由于各种原因导致心脏射血功能的突然停止，常见引起心搏骤停的心律包括四种：心室纤颤、无脉室性心动过速、心室停搏、无脉电活动（pulseless electric activity，PEA）。心室纤颤代表心室肌无序的电活动，不能产生有效的前向血流；无脉室速时心室肌仍有有序的电活动，但不能产生有效的前向血流，心室纤颤与无脉室性心动过速时可通过电击恢复心脏节律。无脉电活动包括一组不同的有序电活动，但无心室的机械运动或者机械活动强度不足以产生可触及的脉搏，包括宽QRS波群如大面积心肌梗死、高钾血症、低体温、低氧血症、酸中毒、药物过量；窄QRS波群如低血容量、感染、肺栓塞、心包压塞、张力性气胸。停搏是各种骤停心律的最终表现。无脉电活动和心搏停搏均不能通过电击恢复心脏节律。

影响心搏骤停者存活率的主要因素有现场是否存在目击者、旁观者是否掌握心肺复苏（cardiopulmonary resuscitation，CPR）、心搏骤停的原因、心搏骤停后除颤的时间。其中施救者的专业程度及施救时间是决定存活率的主要因素。

现场目击者均应成为施救者，对所有施救者都应实施胸外按压，受过培训或专业的医务人员可在胸外按压的基础上实施人工通气。团队合作时，应同时施行胸外按压和人工通气。CPR的人员技术构成分布图和专业人员实施的成人基础生命支持见图15-1、15-2。

基础生命支持的主要环节包括早期识别心脏性猝死、启动急救系统、早期心肺复苏、早期除颤［使用自动体外除颤仪（automatic external defibrillator，AED）］。

### （一）心搏骤停的识别

非专业施救者根据呼叫是否有反应、是否有正常呼吸进行判断，专业医务人员结合自身专业知识进行判断。基础生命支持专业流程不推荐通过“看、听或感觉呼吸”来识别心搏骤停。不强调脉搏检查，非专业施救者不检查脉搏，专业医务人员脉搏检查不超过10秒。如10秒内不能肯定触到脉搏，施救者则应开始胸外按压。

### （二）呼叫

如有目击者猝倒的院外心搏骤停应先呼叫，并同时开始CPR和尽快自动体外除颤仪，对于溺水者则应先胸外按压和人工呼吸，完成一个周

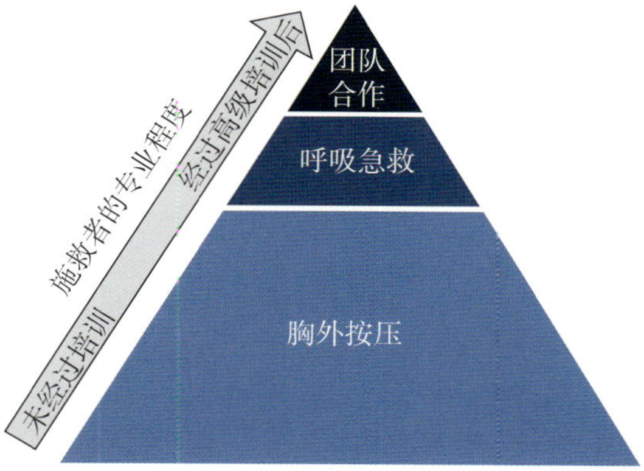


**图 15-1　CPR 的人员技术构成分布图**

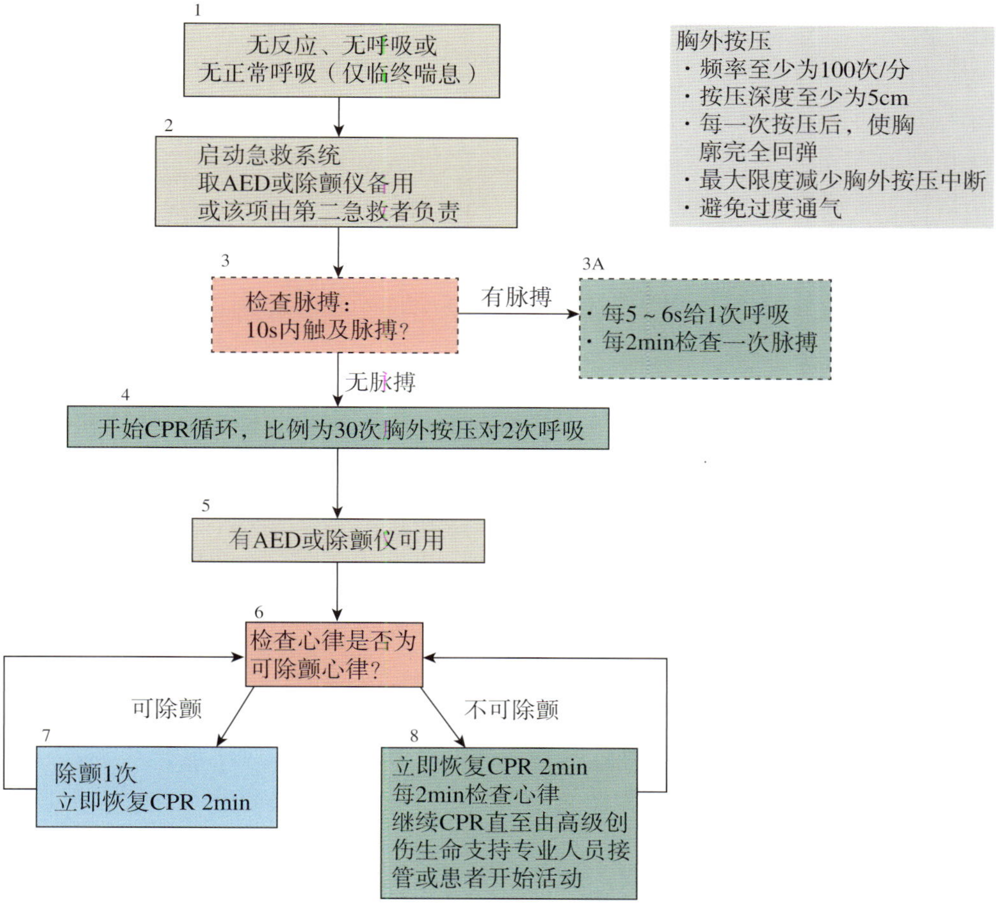


**图 15-2　专业人员实施的成人基础生命支持**

注：虚线框仅由专业人员实施

期后再呼叫。

### （三）胸外按压

目前复苏顺序的最新观点已由 A—B—C 变更为 C—A—B，其理由是有效循环血流依赖胸外按压实现，只有尽早实现胸外按压才能尽快恢复重要器官的血液灌注；A—B—C 启动困难，而 C—A—B 更容易启动，顺序变更后对通气的延迟是有限的。

复苏成功的重点是强调高质量的CPR，按压频率至少为100次/分（而不再是每分钟“大约”100次），按压时胸骨下陷深度至少为5cm（不再用4～5cm），每次按压后确保胸部回弹，尽量减少胸外按压中断，避免过度通气。

胸外按压时胸骨和脊柱挤压心脏排血，形成每搏的前向血流，这在CPR的早期可能起着非常重要的作用（心搏骤停时间延长时，瓣膜的作用减弱），称为“心泵”效应。按压时胸腔内压力增加，在心脏和静脉瓣的协助下，将肺内血流挤入心脏，在循环系统内形成前向血流，形成“胸泵”效应。在放松期肋骨和胸骨回弹形成负压，将血流回吸到心脏，回流到心脏的血液越多，下一次按压时所形成的前向血流也就越大。

胸外按压下冲时间比是指胸外按压周期中按压下冲过程所花费时间占一个按压周期的比例，20%～50%的按压下冲时间比可以保证冠状动脉和大脑充分灌注，50%的按压下冲时间比在实际操作中更容易实现，从而得到推荐。

胸外按压中断越少则预后越好，施救者尽量减少因检查脉搏、分析心律或其他操作所致的胸外按压中断，尤其是在除颤前后的瞬间。非专业施救者在AED到达、患者苏醒或急救医疗服务人员接管心肺复苏之前应持续实施胸外按压。医务人员在行特殊操作（如插管或除颤）时，尽量将中断时间控制在10秒之内。

施救者行胸外按压超过1分钟时，会出现按压疲劳和按压变浅。有2名或以上施救者时，每2分钟互相替换胸外按压，以防止胸外按压质量下降。替换尽量在5秒内完成。2名施救者最好位于患者两侧。如果旁观者未接受CPR培训，旁观者应对循环衰竭的受难者实施单纯徒手按压。如果培训过的施救者能实施通气，则按压/通气比为30：2。

对于大多数成人心搏骤停，通过胸外按压恢复循环最为重要。成人心搏骤停的主要原因为心源性。对心搏骤停的儿童患者来说，人工呼吸更为重要。大多数儿童心搏骤停患者为窒息所致，因此，需要通气与胸外按压同时进行，以达到最佳结果。

### （四）开放气道

采用仰头提颏法或推举下颌法（适用于颈椎创伤患者）开放气道。仰头提颏法是将一只手置于患者的前额，用大拇指轻压患者的头部，将另一只手的指尖放于患者颏部的下方，提起下颏以开放气道。当医务人员怀疑颈椎损伤时应使用推举下颌法开放气道，避免头部后仰。

### （五）人工通气

胸外按压开始后即应开始人工通气，且应由培训过的施救者或专业医务人员完成。人工通气方法包括口对口或气囊-面罩呼吸器。目前人工通气标准为送气时间1秒；潮气量要足够，要“见到胸壁抬起”；按压/通气比率为30：2。实施高级气道管理之后，通气间隔为6～8秒，通气频率为8～10次/分，不必因通气而中断胸外按压。CPR期间的通气包括主动正压通气、胸外按压通气及临终喘息。CPR的实施方法总结见表15-1。

表15-1 CPR的推荐方法

| 要点 | 成人 | 儿童 | 婴儿 |
|---|---|---|---|
| 识别 | 无反应（对于任何年龄的患者） | | |
| | 无呼吸、无正常呼吸或临终喘息 | 无呼吸或只有临终喘息 | |
| | 10秒内未能触及脉搏（只适于专业人员检查） | | |
| 心肺复苏顺序 | C—A—B | C—A—B | C—A—B |
| 按压频率 | 至少100次/分 | | |
| 按压深度 | 至少5cm | 至少胸廓前后径1/3 | |
| 胸壁反弹 | 两次按压之间让胸壁完全反弹（专业人员每2分钟轮换按压） | | |
| 按压中断 | 最大程度减少中断胸外按压，设法使中断少于10秒 | | |
| 开放气道 | 仰头提颏法（颈椎创伤患者：推举下颌法） | | |
| 按压/通气比值 | 30：2（1或2名施救者） | 30：2（单人）<br>15：2（双人医务人员） | 30：2（单人）<br>15：2（双人医务人员） |
| 通气（在施救者未经培训或经过培训但不熟练的情况下） | 单纯胸外按压 | | |
| 通气（建立高级气道后） | 每6～8秒通气1次（8～10次/分）<br>不与胸外按压同步<br>每次通气1秒，能看到胸廓起伏 | | |

### （六）AED 的急救应用

目前实践证明除颤开始时间越早则存活率越高，对心室纤颤患者 3 ~ 5 分钟内除颤，存活率最高。推荐对院外有目击者的心搏骤停患者或院内监护的患者，治疗选择就是快速除颤。

目前诊断心室纤颤程序的特异性为 100%，敏感性为 90% ~ 92%。使用 AED 时应查看患者并使无关人员让开，按照除颤器语音提示和（或）屏幕发出指令实施人工除颤，除颤之后继续按压。理想目标为在循环衰竭 3 分钟内施予电击。

复苏时应强调团队合作，在社区普通旁观者为分步复苏；在医院内的重症监护病房，同时实施按压、通气、除颤；在院前环境下，根据现场条件，实施分步复苏或团队配合。

## 二、高级创伤生命支持

高级创伤生命支持（advanced trauma life support，ATLS）是由美国外科医师学会创伤委员会最早提出的，它是一门如何快速进行安全有效地救治创伤患者的课程。1976 年 Nebraska 西南急救医疗机构在 Lincoln 医学教育基金会的支持下开展了 ATLS 最初的研究计划。这项计划一直进行，到 1979 年被美国外科医师学会创伤委员会接受，随着此计划的进一步修订，成立了国家级的创伤研究计划，并面向全世界授课。

ATLS 的最初目标是训练那些平时并没有多少机会处理创伤的医生，但是现在所有的医生都必须接受 ATLS 训练以胜任处理创伤后患者的任务。现在全球每年有 24 000 名医生接受 ATLS 课程的培训，课程内容每隔四年修订一次，增加一些实际可行的新的评估治疗方案。ATLS 培训关注细节、强调合作、规范程序、统一标准，使医师能够迅速、有效、正确地诊治创伤患者，从而提高救治效率、降低死亡率，在严重创伤的医疗急救中发挥重要的作用。

在伤员处置过程中应遵循生命第一、脏器第二、恢复功能第三的原则，争取早期救治（黄金 1 小时），通过 ABCDE 程序（见下文）对伤员进行快速评估和救治是 ATLS 的核心内容。

目前国内外医学界均强调严重创伤后“黄金 1 小时”的抢救理念，而这 1 小时内前 10 分钟又是决定性的时间，被称为“白金 10 分钟”。在这段时间内如果能防止严重创伤伤员窒息的发生，伤员的出血得到控制，可有效避免伤员死亡。

### （一）创伤患者死亡时间分布

1．速发型　在伤后数秒钟至数分钟内死亡，如脑、脑干、高位脊髓、心脏、主动脉、大血管等重要器官的严重损伤。

2．早发型　伤后数分钟至数小时内死亡，如硬膜外血肿、硬膜下血肿、血气胸、肝或脾破裂、骨盆骨折、大量失血等。

3．迟发型　伤后数天至数周内死亡，如感染、多器官功能衰竭等。

### （二）院前急救的内容

1．打开气道，清理异物，维持气道通畅，避免分泌物、呕吐物、血液误吸导致窒息。

2．根据病情选择鼻导管吸氧、面罩吸氧、面罩加压气囊辅助呼吸、气管插管等。

3．现场评估，迅速识别伤情，采用 AVPU 评价方法。

（1）清醒（alert，A）：完全清醒，眼睛活动正常，能正常回答问题。

（2）对语言指令有反应（verbal，V）：伤员对指令有反应。

（3）对疼痛刺激有反应（pain，P）：伤员对声音无反应，对痛觉有反应。

（4）无反应（unresponsive，U）：伤员对任何刺激无反应。

4．快速找出致命伤

（1）头、颈：对所有头颈部损伤均应怀疑存在颈椎损伤，须采用颈托固定。如有意识障碍提示颅脑损伤，气管移位提示血胸，颈静脉怒张提示心包填塞。

（2）胸部：对开放性气胸采用闭合伤口，对张力性气胸采取穿刺减压。

（3）腹部：如脏器外露，则固定包扎，勿还纳外露的脏器。如出现腹肌紧张提示内脏损伤。

5．抗休克与止血，对活动性出血建议采用压迫止血或加压包扎，迅速建立静脉通路。

6．简单固定，防止重要脏器、神经、血管的进一步损伤，减轻患者痛苦。

7．将患者迅速转运到有条件救治的医院，院前急救人员在送抵途中需要向伤员接收医院汇报。

8．需要详细记录创伤发生的时间、地点、发生机制及患者的病史、病情。

## （三）依据 ATLS 处理患者

优先处理最危及患者生命的情况，不必因诊断不明确而延误有效的治疗。病史在首次评估与诊治中不是必需的。对重大事故的处理原则是在患者伤情不超过医务人员的处理能力时，优先处理病情危重、多发伤的患者。在患者伤情超出医务人员的处理能力时，优先处理耗时短、所需医疗人力与设备少的患者。

ATLS 流程可分为：①初期评估：评估气道、呼吸、循环系统、中枢神经系统的状态，估计失血量和失血原因，在 3 ～ 5 分钟内完成；②初期复苏：通畅气道和改善血流动力学状态、纠正失血性休克，解决危及生命的伤害；③二期评估：借助辅助检查进一步评估气道通畅性，有无肋骨骨折、气胸，评价心血管功能和血流动力学状态、中枢神经系统状态、有无颅骨骨折及脊髓损伤。

根据评估结果制订治疗方案，有针对性地进行治疗和处理（见下所述 ABCDE 措施）。

1．初期评估

（1）维持气道通畅与保护颈椎（airway maintenance and cervical spine protection，简称 A）：在询问患者无正确应答时，提示存在通气不畅；如患者出现烦躁不安，提示低氧血症；如患者出现淡漠迟钝，提示高碳酸血症；当听到气过水声或鼾声时，提示咽部梗阻；听到嘶哑声或喘鸣声时，提示喉部梗阻。

在伤员遭受复合伤时，尤其是锁骨平面以上钝器伤，患者昏迷不醒时，须考虑颈椎损伤，所有患者均需要颈椎保护，已确诊无颈椎损伤者除外。

对于清醒患者可行鼻咽气道通气，对于昏迷患者须行口咽气道、气管插管或气管切开进行处理。

（2）呼吸与通气支持（breathing and ventilation，简称 B）：通过视、触、叩、听等系统查体可发现部分严重损伤，如颈部气管有无移位、颈静脉有无充盈、两侧胸廓是否对称等，对开放性气胸、张力性气胸、连枷胸、肺挫伤、大量血胸、肋骨骨折、创伤性窒息等损伤诊断具有重要的提示作用。

找出原因后迅速采取行动，进行相应的处理。在胸部损伤导致的死亡中，25% 是毫无必要的死亡，他们中的 85% 可以通过一些简单的处理就能挽救生命。

1）张力性气胸的处理：①立即穿刺减压（采用活瓣排气粗针头）；②清创，缝合胸壁伤口，随后转送；③胸腔闭式引流；④如持续漏气，则开胸探查；⑤抗感染治疗。

2）血胸的处理：①清除胸膜腔积血；②控制继续出血；③纠正休克和防治感染。

（3）循环与出血的控制（circulation and hemorrhage control，简称 C）：失血是创伤患者最常见的死亡原因，注意观察患者的意识状态、皮肤颜色、皮肤温度、脉搏搏动情况。常用的止血方式包括按压止血、局部加压包扎止血、止血带止血、止血钳止血等。止血带影响远端血运，易致组织缺血坏死，使用时须严格记录时间。止血钳止血耗时，易伤及周围血管和神经。对活动性外出血推荐采用局部加压包扎止血。

对于胸腔、腹腔、腹膜后内出血及长骨骨折导致的出血应给予足够重视。如老年人伴发出血更应紧急处理。儿童、运动员伴发出血时应仔细检查，由于其初期因心、肺储备功能好，失血时意识、皮肤颜色等表现不明显，如不及时处理病情易急骤恶化。

对于失血量较大的患者应迅速建立两条或以上静脉通路，快速静脉输注 2 ～ 3L 林格液。补液原则为：先浓后淡，先盐后糖，先快后慢，见尿补钾。完善相关的实验室检查。如补液无效则输血，目前推荐同型输血。一般不应用血管活性药、糖皮质激素、$NaHCO_3$ 或持续晶体，必要时采取手术治疗。

（4）失能：神经状态（disability：neurologic status，简称 D）：应正确评估患者的意识状态、瞳孔大小及对光反射。评估意识状态采用 AVPU 评价方法（见前述）。常见的意识障碍的原因包括缺氧、脑灌注不足、中枢神经系统损伤、饮酒或服用药物等。应用 GCS 来判断患者的昏迷状态。

颅脑损伤严重程度评估最主要的检查包括意识水平、生命体征、瞳孔、肢体运动情况等方面。颅脑损伤常见的死亡原因有颅内出血和脑挫裂伤，二者相互关联，均会发展形成脑疝。在这个阶段对神经系统的问题除了能保证大脑的氧合和灌注外几乎没有什么可以处理的。但应记录患者的状况，以便以后有变化时容易发现。神志状态不仅受神经系统控制，也可以受低血容量和低灌注的影响。

如有意识障碍，应迅速找出原因，去除危险因素，并给予对症治疗，行吸氧、心肺复苏、颅脑减压等。

（5）暴露/环境控制（exposure/enviromental control，简称E）：处理严重创伤伤员时彻底暴露有利于对患者进行全面检查、客观地评价伤员伤情，但这往往是导致患者低体温的常见因素。在低温状态下，人体的应激反应、免疫、造血、循环、呼吸以及肝和肾功能等均发生明显障碍，严重创伤后低体温患者的死亡率将明显升高。随着目前研究工作的深入，认为低体温实际上是一种创伤后容易被忽视的并发症，能使机体产生复杂的病理生理变化，是预后不良的重要标志之一，所以在检查过程中应注意保温，必要时可应用保温毯。减少失血、输液、输血加温等措施有助于提高患者体温。

从接触伤员时就应与伤员交谈，通过伤员对交谈的反应可判断出他的呼吸和大脑灌注情况。若伤员能说话则表明气道通畅、潮气量适中（才能出声），以及脑灌注量正常（方能理解和回答问题）。

初期评估中的辅助检查包括心电图、X线检查，以及监测呼吸、心率、血压、$SaO_2$、尿量。

心脏损伤时心电图可出现心率加快、心房颤动、室性期前收缩、ST段改变等典型变化。如患者出现心率减慢、房室差异性传导、期前收缩，可能是心脏灌注不足或缺氧所致。

对严重损伤患者需要留置尿管，记录尿量，严密监测肾灌注情况。应在直肠、外阴检查完成后导尿，怀疑有尿道损伤时，行造影检查。

出现以下情况时可暂不导尿，如尿道出血、会阴瘀斑、阴囊内有血和前列腺波动。留置胃管行胃肠减压可排空胃腔，避免误吸，观察出血。

X线检查应常规包括胸前后位、骨盆前后位、颈椎侧位，不应因妊娠回避必要的X线检查，以免遗漏重要损伤。

对特殊人群的评估处理时需注意，儿童所需输血量、输液量、药物剂量小，相对体表面积大；孕妇存在解剖结构和生理功能的改变；而老人生理功能的储备减少，并存在高血压、糖尿病、限制性或阻塞性肺病、肝病、出凝血性疾病、周围血管疾病等合并疾病。

2．二期评估　待患者的生命体征平稳后进行二次评估，体检应细致、全面。体检顺序为头、面、颈、胸、腹、骨盆、脊柱和四肢，避免遗漏。系统而科学的全面检查对提高伤员的生存率至关重要。详细进行神经系统查体，包括脑神经、感觉和运动神经功能、反射及自主神经功能检查。对意识障碍患者详细记录GCS。完善X线检查及相关实验室检查。

（1）病史：按照AMPLE顺序详细询问。A（allergies）：药物过敏史；M（medications currently used）：目前使用的药物；P（past illness/pregnancy）：既往病史和婚育史；L（last meat）：最后一餐时间；E（events/environments related to the injury）：与受伤有关的事件或环境。

向患者的亲属、现场救治人员及一切能够提供患者信息的人员详细询问患者既往的病史和创伤发生时的具体情况、受伤时间、受伤地点、致伤因素、伤后采取的救治措施等。

应充分了解患者的创伤机制。对钝性伤患者要详细询问是否使用安全带，是否存在方向盘变形、撞击方向、车辆受损情况、患者是否被抛出车外。对于穿透伤患者要了解患者受伤的部位、撞击的方向等。对于烧伤患者要询问爆炸性质，是否有碎片，是否吸入有毒气体。饮酒、吸毒、落水等可导致患者的热量大量丢失，是造成低体温的常见原因。

（2）头面部：眼部检查包括瞳孔的直径、直接对光反射、间接对光反射；视力；结膜颜色，眼底是否有出血；是否存在眼部穿透伤；是否有晶体损伤和眼球凹陷。

（3）颌面部：对于影响气道的颌面部骨折应紧急处理。可安置口咽通气道、气管插管或行气管切开。要注意，筛骨骨折时，经鼻腔插胃管可能会遇到困难，应改经口腔插入。

（4）颈部与颈椎：对于头面部创伤的患者首先应假设有颈椎的损伤，除非有可靠证据可以排除颈椎损伤，否则均应实施颈椎固定并常规进行X线检查。

检查时注意颈椎触痛，触压痛通常可提示颈椎损伤部位。观察是否存在皮下气肿、气管偏移、喉骨折。怀疑颈部血管损伤时可行超声及血管造影检查。目前公认血管造影是诊断血管损伤的金标准。

急诊医生不要探查颈部的穿透伤，对于动脉损伤出血、膨胀的血肿、动脉挫伤、气道损伤等应由专科医生探查或与专科医生协同探查，否则将造成难以挽回的后果。双侧上肢感觉、运动障碍应考虑颈髓损伤，一侧上肢瘫痪可能是颈神经根或臂丛神经损伤。

（5）胸部：通过视、触、叩、听检查可对胸部损伤作出初步判断。通过视诊确定是否存在开放性气胸、连枷胸、胸壁血肿；触诊检查可发现锁骨、肋骨、胸骨骨折；听诊肺呼吸音，呼吸音减弱可提示气胸、血胸存在。X线检查可进一步证实胸部损伤的诊断。

查体时注意心包填塞与张力性气胸的表现。进行性血压下降、面色苍面、心率加快、心音遥远、颈静脉怒张、神志烦躁不安时，应首先考虑到心包填塞的存在，心包积液量达到150ml即可限制血液回心和心脏跳动，应紧急做心包穿刺。而张力性气胸则表现为极度呼吸困难、肋间隙增宽、叩诊鼓音，应立即穿刺减压。老年患者心、肺代偿功能差，儿童可能在没有明显骨折的情况下发生严重的胸腔脏器损伤。对老年人与儿童均应及早诊断并及时处理。

（6）腹部：目前随着科技的发展及医疗器械、技术的进步，辅助诊断的检查方式很多，但其均不能完全替代常规查体在诊断中的重要作用。腹部常规体检包括视、触、叩、听、肝、脾、胰、肾等实质器官或大血管损伤，主要表现为腹腔内出血，包括面色苍白、脉搏加快，严重时血压不稳甚至休克，腹痛并不剧烈，腹膜刺激征也并不严重。体征明显处一般即是损伤所在，肩部放射痛提示肝或脾的损伤。肝、脾包膜下破裂或肠系膜、网膜内出血可表现为腹部包块。移动性浊音虽然是内出血的有力证据，但已是晚期体征，对早期诊断帮助不大。肾损伤时可出现血尿。胃肠道、胆道、膀胱等空腔脏器破裂的主要临床表现是弥漫性腹膜炎。

对于怀疑腹腔内脏器损伤的患者应采取诊断性腹腔穿刺、腹腔灌洗、腹部X线、腹部超声等辅助检查。血流动力学稳定后可行腹部CT检查，以期进一步明确诊断。

要在急诊诊治阶段对腹部损伤作出具体而明确的诊断通常是很困难的，关键在于判断是否具备剖腹探查的手术指征。

对开放性腹部损伤应急诊手术探查。对于闭合性腹部损伤应严格掌握手术指征。出现以下情况者应及时行剖腹探查手术：腹腔穿刺阳性；X线检查示膈下有游离气体；有腹膜炎征象；观察期间全身情况恶化，甚至休克；血常规检查红细胞计数、红细胞压积、血红蛋白量进行性降低。如患者来院时处于休克状态，应积极抗休克治疗，待收缩压到90mmHg以上时，可在安全搬动的情况下将患者送往手术室，如血压不升或升后复降、伤情危重不允许搬动者，可在急诊手术室边抗休克边手术抢救。只要严格掌握指征，剖腹探查术所付出的代价是值得的。

骨盆骨折可以合并大量的失血，严重者失血量可达数千毫升，对于骨盆骨折合并难以控制的大出血可与介入医师合作急诊行选择性血管栓塞术控制出血。

（7）会阴、直肠、阴道：检查会阴区时应注意局部是否存在挫伤、裂伤、皮下血肿及尿道出血。直肠检查除观察是否有活动性出血外还应进行直肠指检，以明确前列腺、直肠壁的完整性及肛门括约肌的张力。

需要注意的是，骨盆骨折、骑跨伤也可导致女性患者的尿道损伤。育龄期女性患者应常规检查人绒毛膜促性腺激素并记录。

（8）骨骼、肌肉：四肢检查的重点是血管搏动及末梢血运情况，肢体否存在畸形、触痛及运动功能障碍，如有疑问行X线、超声甚至血管造影检查以明确诊断。髂骨、耻骨、会阴、阴囊瘀斑提示骨盆骨折。体检要轻柔，避免造成继发损伤或给患者带来较大痛苦。对前臂及小腿应注意筋膜间室综合征的发生。

（9）神经系统：重点是监测与处理继发性脑损伤，着重于脑疝的预防和早期发现，特别是颅脑血肿的早期发现和处理，以争取良好的疗效。对于原发性脑损伤的处理除了病情观察以外，主要是对已产生的昏迷、高热等病症的护理和对症治疗，预防并发症，以避免对脑组织和机体的进一步危害。病情观察包括意识、瞳孔、神经系统体征、生命体征变化。

密切观察神经系统功能状态的变化，请神经外科医师会诊硬膜外、硬膜下血肿、凹陷性骨折的手术治疗。

3．针对性治疗　严重创伤患者只有经过正确的初次评估、及时的初期复苏、科学的二次评估，由相关科室会诊，最终才能有机会制定科学、合理的针对性治疗方案，从而获得最大程度的康复。针对性治疗是ATLS处理的最后阶段，只有在医院才有可能实现。

# 第 16 章

# 创伤性脓毒症及早期治疗

黎檀实

## 一、概念及诊断标准

### （一）概念

脓毒症（sepsis）是感染因素引起的全身炎症反应，是严重创伤、休克、感染、外科大手术后常见的并发症。脓毒症及与其相关的严重脓毒症、脓毒症休克、多器官功能衰竭是临床急危重患者的主要死亡原因，病死率达 28% ～ 70%。

感染是脓毒症发病的主要原因。有时人们把循环系统中存在化脓性细菌及毒素的临床特征称为脓毒血症，既往把“脓毒症”与脓毒血症混淆在一起。实际上脓毒症并不依赖病菌和毒素的存在而发展变化，而更加强调全身炎症性反应综合征的重要性，一旦启动即遵循病程规律发展，因此，脓毒症 = 感染 + 全身炎症反应综合征，则创伤性脓毒症 = 创伤 + 感染 + 全身炎症反应综合征。

创伤性脓毒症是严重创伤后由各种感染因素导致的全身性的炎症反应。创伤性脓毒症的特点为：①存在严重创伤；②存在严重感染；③存在全身炎症反应；④有或无血培养阳性结果；⑤一旦进入特定的病理生理过程和病程发展规律，则与引发脓毒症的原发疾病无关；⑥炎症介质过度释放、内皮细胞及凝血功能障碍，最终导致多器官功能衰竭。

### （二）诊断标准

1．一般指征　严重创伤后（包括烧伤、战伤、休克、外科大手术）伴有已证明或疑似的感染。①发热，体温＞ 38.3℃，或＜ 36.0℃；②心率＞ 90 次 / 分；③呼吸＞ 30 次 / 分；④意识状态改变；⑤水肿；⑥血糖＞ 7.1mmol/L，无糖尿病病史。

2．炎症反应　①白细胞计数＞ $12 \times 10^9$/L 或＜ $4 \times 10^9$/L，或白细胞正常，但不成熟白细胞＞ 10%；② C 反应蛋白（C-reative protein，CRP）大于正常值 2 个标准差；③降钙素原大于正常值 2 个标准差。

3．血流动力学变化　①血压降低（收缩压＜ 90mmHg，平均动脉压＜ 65mmHg，或者成人收缩压下降＞ 40mmHg，或者按年龄下降＞ 2 个标准差）；②混合静脉血氧饱和度＜ 70%；③心排出指数＜ 3.5L/（min· $m^2$）。

4．多器官功能障碍　①低氧血症（$PaO_2/FiO_2$ ＜ 300）；②急性少尿［尿量＜ 0.5ml/（kg·h）超过 2h］，肌酐增加 ≥ 44.2μmol/L（0.5mg/dl）；③凝血异常［国际标准化比值＞ 1.5 或部分活化凝血激酶时间＞ 60s］；④血小板减少症（血小板计数＜ $100 \times 10^9$/L）；⑤腹胀（肠鸣音消失）；⑥高胆红素血症（总胆红素＞ 70mmol/L）。

5．组织灌注不良　高乳酸血症（乳酸＞ 3mmol/L）；毛细血管再充盈时间延长＞ 2s 或皮肤出现花斑。

在以上各项诊断标准中，符合严重创伤病史及一般指征中的 2 项以上和炎症指标中的 1 项以上即可诊断为创伤性脓毒症。

## 二、病理生理机制

### （一）应激反应剧烈，炎症介质释放，免疫功能紊乱

严重创伤引起的低血容量性休克可诱发机体强烈的应激反应，通过使周围小血管收缩，减少内脏、皮肤及四肢血流量，以调节心血管功能和补偿减少的血容量，保证心、脑能够得到较好的血液灌注。但如果应激反应持续时间长，失血得不到及时纠正，组织的正常生理功能在低灌注状态下将遭到破坏。其中肠黏膜对缺血状态特别敏感，肠黏膜屏障极易遭到破坏，导致肠道内细菌的失调及移位，触发机体过度的炎症反应。有研究证实，肠源性感染是创伤性脓毒症早期内源性感染的重要来源。

生理功能被破坏的组织一方面过度释放大量的促炎介质而导致过度的炎症反应，大量的炎症细胞因子和介质的产生导致了全身炎症性反应综合征，这使失去控制的炎症反应由对机体的保护转变为对机体的损伤，最后形成多器官功能障碍综合征；另一方面，释放的大量具有免疫抑制作用的炎症介质抑制机体的免疫功能，表现为机体免疫防御反应低下，抗感染免疫防御能力降低，因此，严重创伤后的患者极易继发各种感染，如创面感染、医源性感染、二重感染，特别是肠源性感染。

肠道是机体最大的细菌及毒素储存库及不明原因感染的“发源地”，其所致的肠源性感染与脓毒症和多器官功能障碍综合征密切相关，因此，在创伤性脓毒症的早期治疗中，对肠道的保护、菌群调节和感染控制等方面要格外地重视。

### （二）过度炎症反应导致的低灌注、心肌抑制与高代谢

创伤性脓毒症在过度炎症反应状态下可出现：

1．内源性扩血管物质如一氧化氮、前列环素、组胺、缓激肽等增加，造成血管对缩血管物质失去反应性而致功能障碍，循环阻力降低，出现或加重低血压甚至休克。

2．机体同时释放内皮素 -1、血栓素、血管紧张素和 5- 羟色胺等缩血管物质。舒、缩血管物质分泌紊乱和血管反应性低下，一部分组织器官过度灌注，而使其他器官灌注减少，导致氧供障碍。

3．氧自由基等损伤造成红细胞变形性下降和内皮细胞水肿，使红细胞难以通过更小的微血管，从而影响氧的弥散。

4．组织水肿造成氧弥散距离增加，导致氧利用障碍。

5．过度的炎症介质导致的低灌注可减少冠状动脉的血流量，使心脏射血分数和心排出量明显降低，一些炎症介质如 TNF-α、白三烯等具有抑制心肌收缩力的负性作用。

6．过度炎症反应导致机体蛋白质分解，抑制糖类和脂肪利用的高代谢反应，大量细胞因子分泌和消耗，机体可在短期内陷入重度营养不良，进而加重组织器官损伤。

### （三）内皮细胞受损及凝血功能障碍

创伤性脓毒症释放的大量炎症介质可导致血管内皮细胞损伤并使血管通透性增加，形成组织和器官水肿；同时，凝血系统也被激活，与炎症反应相互影响，共同促进病程的进展和病情的恶化。

### （四）神经 - 内分泌 - 免疫网络及受体与信号转导

创伤性脓毒症早期，神经系统将创伤性应激及炎症信息传递到中枢神经，通过调节内分泌系统、免疫系统或通过神经递质直接影响脓毒症的病理过程。另外，损伤及感染对免疫细胞、炎症细胞等功能的调节与受体及细胞内多条信号转导通路的活化密切相关，引起细胞应激、生长、增殖、分化、凋亡、坏死等生物学效应。

## 三、早期治疗

### （一）紧急抢救

对于创伤性脓毒症患者应首先积极寻找并控制致命因素，快速的伤情评估、紧急气道管理、早期液体复苏、外科手术都是 ATLS 支持的重要步骤，也是避免、降低或有效救治创伤后脓毒症的发生率的重要手段。

对严重创伤患者或已发生创伤性脓毒症的患者进行外科手术干预时应遵循“损伤控制”原则，即进行小的、有限度的、简化有效的损伤控制手术，以控制致命性的损伤，为下一步的液体复苏、感染控制打下良好的基础，最终有效地降低严重创伤或创伤性脓毒症的发生率和死亡率。

## （二）液体复苏

1．早期目标治疗　创伤性脓毒症早期治疗的重要措施是液体复苏，目的是恢复有效循环血量，增加心排出量和组织供氧。目标是在最初 6 小时达到：①中心静脉压达到 8 ~ 12mmHg；②平均动脉压 ≥ 65mmHg；③尿量 ≥ 0.5ml/（kg · h）；④中心静脉或混合静脉血氧饱和度 ≥ 70%。有研究表明，第一个 12 小时内 3L 液体的正平衡是较佳的治疗策略，可显著提高患者生存率。

复苏液体可以是天然或人工合成的晶体或胶体液。具体方法是在 30 分钟内给予晶体液 500 ~ 1000ml 或胶体液 300 ~ 500ml，并监测血压、心率、尿量、肢体末梢温度等反映器官灌注的指标，同时需要严密观察肺部湿啰音等肺水肿的征象。

液体复苏成功的标志是神志改善、血压升高、心率减慢、尿量增加、中心静脉压和（或）肺动脉楔压升高到正常范围内。复苏时液体输入过多的临床标志是呼吸加快、动脉血氧饱和度降低、颈静脉压升高。

如果液体复苏使中心静脉压已达到 8 ~ 12mmHg，但血氧饱和度 < 65% 或混合静脉血氧饱和度 < 70%，Hb < 70g/L，为增加氧的运输和供给，应输注红细胞，使血细胞比容 > 30%，Hb 升至 70 ~ 90g/L。血小板 < 5 × $10^9$/L 时，即给予血小板悬液 1 ~ 2U 治疗。血小板在（5 ~ 30）× $10^9$/L，且有明显的出血倾向时，应考虑输注血小板。

2．给予血管活性药物　经充分液体复苏仍不能改善动脉血压和组织灌注时，应考虑使用血管活性药物，以维持血压和组织灌注。首选去甲肾上腺素和多巴胺。对难治性休克患者可使用血管加压素。

（1）去甲肾上腺素：可通过强烈的收缩血管作用升高血压，对心率和心排出量影响较小，在逆转顽固性低血压上比多巴胺更有效，使用平均剂量为 0.2 ~ 1.3μg/（kg · min），初始剂量可从 0.01μg/（kg · min）开始，最大可达 5μg/（kg · min），以维持足够尿量时的最低平均动脉压，为 60 ~ 65mmHg。

（2）多巴胺：用量 < 5μg/（kg·min）时，具有血管扩张作用，可增加肾血流和肾小球滤过率；用量在 5 ~ 10μg/（kg·min）时，表现为 β 肾上腺素能激动效应，使心肌收缩力增强，心率加快；> 10μg/（kg·min）时表现为 α 肾上腺素能激动效应，导致血管收缩，血压升高。多巴胺通过增加每搏输出量和心率来提高平均动脉压和心排出量。虽然小剂量多巴胺可增加内脏血流量，但对肾功能无明确的保护作用，不推荐小剂量多巴胺以保护肾功能的目的用于脓毒症。

（3）血管加压素：血管加压素是具有复杂心血管作用的激素。通过激活 $V_1$ 受体发挥血管收缩作用。在体外，血管加压素有明显的促进血管收缩作用，然而在体内，这种作用是很小的，需要很高的药物浓度才能发挥作用。血管加压素已经被视为治疗难治性休克最有效的一种手段，对儿茶酚胺有抵抗性的脓毒症休克患者其仍有作用。

3．早期液体复苏面临的问题　随着对失血性休克病理生理过程的深入研究，有研究发现快速、大量的补液可能会严重扰乱机体对失血的代偿机制，并加速机体内环境的恶化，于是就提出早期的限制性液体复苏的概念，即在活动性出血控制前应限制液体复苏。

对于失血性休克，未控制出血前应该将血压控制在一定的低水平，避免大量输入液体稀释血液，而减少氧气的输送。虽然血管里有血液，但是如果没有有效携带氧气和传输代谢废物的细胞和血浆缓冲体系，组织进行的仍然是无效灌注。它所带来的危害可能更甚于低灌注，因为在某种程度上，机体对低灌注的代偿机制被这种无效灌注所掩盖，因此，在出血控制之前，液体复苏应仅将血压维持在重要器官缺血阈值之上，可最大限度地发挥机体自主止血功能并提高生存率，同时必须快速诊断和控制活动性出血，必要时迅速实施损伤控制性手术。

活动性出血期间的早期液体复苏目标为：①收缩压为 80 ~ 90mmHg，平均动脉压为 50 ~ 60mmHg；老年人或高血压患者的收缩压维持在 100mmHg；②心率 < 120 次 / 分；③尿量 ≥ 0.5ml/（kg·h）；④血细胞比容为 25% ~ 30%，Hb 为 80 ~ 90g/L，血小板计数 > $50 \times 10^9$/L，血清乳酸浓度 < 1.6mmol/L；⑤体温 > 35℃，血氧分压 > 96%。

### （三）器官功能监测和支持

1．器官功能监测　器官功能监测的目的是早期发现和治疗创伤性脓毒症患者器官功能障碍及指导脓毒症的治疗，包括血流动力学监测、呼吸功能监测、凝血功能监测、胃肠道功能监测、肝功能监测、肾功能监测、意识状态监测、影像学监测等。

2．器官功能支持　创伤性脓毒症极易诱发急性肺损伤或急性呼吸窘迫综合征，特别是已经存在胸部创伤的患者，早期需要机械通气治疗。目前最佳的通气方法是采用低潮气量通气，可避免受损肺过度膨胀，减轻继发性肺损伤。低潮气量通气方法采用潮气量 6ml/kg，平台压 < 30cm$H_2O$，呼气末正压 5 ~ 18cm$H_2O$，并允许高碳酸血症。保证 pH 7.2 ~ 7.5，血氧分压 > 58cmHg 或血氧饱和度 > 90%。除有禁忌证外，机械通气的患者应维持半卧位，以防止呼吸机相关性肺炎的发生。当患者病情基本控制时，撤机时要满足以下条件，应进行自主呼吸试验来评价能否停止呼吸机的使用：①可唤醒；②血流动力学稳定（不用升压药）；③无新的潜在严重疾患；④对通气要求条件低，对呼气末正压的要求低；⑤对吸氧浓度的要求可通过面罩给氧或鼻导管给氧来满足；⑥如果自主呼吸试验成功，应考虑拔管。

### （四）抗感染及糖皮质激素治疗

创伤性脓毒症主要由革兰阴性菌引起，而近年因革兰阳性菌感染引发的脓毒症的发病率明显增加，已达 40% 以上。5% 的脓毒症由真菌感染引起，主要为假丝酵母菌。感染的常见部位是肺部、血液、腹部、尿道、皮肤和软组织。应积极寻找感染灶，以达到控制感染灶的目的，特别是感染灶的清创引流、感染坏死组织的清除，以及去除可能成为微生物污染源的植入体内的器械或导管。

明确脓毒症的诊断后，立即静脉给予抗生素，治疗前留取血液或体液标本做微生物培养和药敏试验。经验型抗感染治疗采用覆盖可能致病微生物的广谱、有良好组织穿透力的抗生素；为预防细菌耐药，经验性抗生素治疗 48 ~ 72h 后，应根据微生物培养结果和临床反应评估疗效，选择针对性的抗生素治疗，抗感染疗程一般为 7 ~ 10 日。

大剂量糖皮质激素并不能提高脓毒症患者的生存率，反而可增加二重感染的机会，使病情恶化。如果患者有使用糖皮质激素史或因内分泌治疗的需要可继续维持糖皮质激素治疗。使用糖皮质激素治疗时要用强有力的抗生素做保障。

# 第 17 章

# 严重多发伤的救治策略

高忠礼

多发伤是可危及生命的严重损伤，在损伤程度、抢救治疗、并发症及预后等方面都有其特殊性。随着全球自然灾害、交通事故和局部战争的增多，对于多发伤的救治和处理已引起了人们的广泛关注，并成为目前急救创伤医学研究的重要课题。

## 一、概念

1994 年的全国首届多发伤学术会议建议多发伤的定义如下：多发伤是指单一因素造成的 2 个或 2 个以上解剖部位（根据 AIS-90 版，9 个部位依次为头部、面部、颈部、胸部、腹部及盆腔、脊柱、上肢、下肢、皮肤）的损伤，其严重程度则视其 ISS 值而定。凡 ISS ≥ 16 者定为严重多发伤（具体评分标准见下文）。目前临床上通常所说的多发伤实际上就是指严重多发伤。多发伤指同一致伤因素所致人体两个部位以上的严重损伤。这一概念包括以下三个内涵：

1．损伤由同一致伤因素引起　主要指机械力所致的损伤，如交通事故、坠落、火器等。多发伤与复合伤是不同的概念。复合伤由不同的致伤因素引起，如机械伤复合冲击伤、烧伤复合冲伤、烧伤复合放射伤。

2．损伤部位必须是两个以上　按 AIS 标准，多发伤指上述 9 个解剖部位中有两个以上部位受伤。同一部位内的多个脏器损伤或同一脏器的多处损伤也称为多发伤，但须冠以部位或脏器名称，如胸部多发伤、腹部多发伤、小肠多发伤、脑多发伤等。

3．损伤必须是严重的　损伤对伤员生命构成威胁，需要急诊处理。严重损伤的定量标准一般指 ISS ≥ 16。

## 二、病理生理基础

1．全身炎症反应综合征　当机体损伤后，由于局部组织坏死和局部组织缺血、缺氧而引起强烈的应激反应，会使机体产生大量的炎症介质（如 IL-1、IL-6、IL-4、前列腺素 $E_2$、IL-10 和 TNF-α 等），而这些炎症介质引发的机体免疫反应会加重机体组织的进一步损伤。Moore 等报道指出早期给予多发伤患者大量输血也可能会引起机体的免疫反应。另外，已有报道指出多发伤患者早期行髓内钉固定引起的肺部并发症和 ARDS 会加剧炎症反应，增加机体组织损伤的可能。根据多发伤患者这种失控性的全身炎症反应，1991 年美国胸科医师学会（American College of Chest Physicians，ACCP）和危重病医学会（Society of Critical Care Medicine，SCCM）提出了全身炎症反应综合征的概念。对于全身炎症反应综合征的诊断必须要在各种严重创伤、烧伤、缺氧及再灌注损伤等非感染与感染因素中同时存在 2 个或 2 个以上才能成立。全身炎症反应综合征的诊断标准参考第 16 章“创伤性脓毒症及早期治疗”。在全身炎症反应中，中性粒细胞发挥着重要作用。体内循环中的中性粒细胞可在局部诱导炎症介质聚集，释放蛋白酶和产生活性氧物质，并能杀死病原体。而老化的中性粒细胞可以进行自发性细胞凋亡和巨噬细胞吞噬，存在一个自我调控机制，以防止组织损伤。但是，如果不能及时消除病原刺激，机体持续释放这些化学介质，就会出现过度炎症反应，造成组织损伤。Moore 等发现，当多发伤患者的 ISS ＞ 15 时，有 13% 的患者会出现多器官功能衰竭。受到严重损伤的患者会直接引起机体全身性炎症反应，这种原发损伤可称为“第一次打击”。当机体遭受重大创伤，炎症反应加重，并在此期间进行手术干预（即构成“第二次打击”）时，宿主体内免疫反应出现负反馈现象，体内抗炎反应系统随之增强，称为代偿性抗炎反应综合征 。机体的抗炎机制有利于激活其他主要的免疫抑制细胞（如 $CD4^+$ 细胞、$CD24^+$ 细胞 、Foxp3 细胞、T 淋巴细胞等）。通过免疫抑制作用可减轻机体的免疫反应，防止继发性组织损伤。全身炎症反应综合征和代偿性抗炎症反应综合征相互制衡，可诱导机体进行修复和抵抗感染。如果它们之间失去平衡，那么就会导致全身性炎症反应继续发展或感染，最终造成多器官功能衰竭的发生。呈多发伤患者可能会出现免疫麻痹（immunoparalysis），造成免疫细胞出现整体的凋亡反应。多发伤引起的免疫反应高度复杂，呈多层次调控，由体液和细胞介导免疫反应进程。最近几年对于多发伤炎症反应的量化研究表明，IL-6 的血液浓度水平已证实与全身炎症反应综合征、ARDS 和多器官功能衰竭有关。令人鼓舞的是，Bengmark 等通过对多发伤中细胞特异性信号途径进行研究，已经构建出适合机体的免疫效应细胞，从而减轻了多发伤患者出现全身炎症反应综合征时对机体产生的不良影响。

2．隐匿性血流灌注不足（occult hypoperfusion，OH） 并非在多发伤患者失血时进行大量补液就能满足机体组织缺血、缺氧灌注的需要，而在早期对患者的“延迟”液体复苏，即最低限度地适当补液也并非不可取，这就是所谓“许可范围内的低血容量症（permissive hypovolaemia）”，因此，在多发伤患者的抗休克治疗中，有效维持血容量，充分地恢复机体组织的再灌注是急诊救治是否成功的关键。近年来，多发伤患者中存在的隐匿性组织灌注不足已被证明，并且已明显影响到患者的生存。而在机体损伤期间局部组织缺氧通过无氧代谢产生的乳酸已被证实可用于监测相关组织的灌注情况和逆转休克状态。Rutherford 等也证实了对于血清乳酸水平的检测可反映出严重多发伤患者的预后和恢复情况。另一方面，血液中的乳酸水平也与多发伤患者的死亡率有强的相关性。多项研究表明，当乳酸水平较高时可能会出现没有临床迹象（如意识模糊、瞌睡、手和足发冷、潮湿、皮肤发绀和苍白等）的休克，如果血清乳酸水平≥ 2.5mmol/L 时，患者出现并发症的发病率和自身的死亡率都会增高。Meregalli 等报道隐匿性组织灌注不足的高危人群包括血流动力学相对稳定的患者、创伤后早期行外科手术的患者、传统检查指标（如血压、尿量等）不能显示组织有效灌注的患者。Crowl 等发现，对多发伤患者早期行股骨骨折髓内钉内固定术后，他们的血清乳酸水平明显增高，机体出现隐匿性组织灌注不足，其术后并发症的发病率也明显升高。Schulman 等建议，如果存在隐匿性组织灌注不足的患者（血清乳酸＞ 2.4mmol/L，持续＞ 12 小时），即使在生命体征平稳的情况下，也应进行严密监护和对症治疗，如果要行非紧急手术，应推迟到血清乳酸水平正常后进行，避免患者受到“第二次打击”，从而给机体造成不可逆的损害。

3．多器官功能衰竭 多器官功能衰竭是导致多发伤患者晚期死亡后的重要原因。在多器官功能衰竭中，呼吸功能不全几乎总是第一个出现，其次是心血管系统失代偿。以往，肾功能不全是第二个常见的表现，而肝衰竭通常是多器官功能衰竭的晚期表现。目前，最常见的多器官功能衰竭组合是呼吸 - 肾衰竭和呼吸 - 肝衰竭。在多发伤患者出现 3 个或更多受影响的器官时，最常见的组合是呼吸 - 肾 - 心血管功能不全，出现这种多器官功能衰竭组合的患者死亡率通常高达 75%。

患者受伤后的前几天是了解其机体的病理生理过程是否会演进为多器官功能衰竭的关键期。我们应该在对患者进行充分救治的同时进行一系列的仔细检查，密切观察患者的各项生理指标，预防多器官功能衰竭的出现。Keel 等发现，失控性全身炎症反应综合征是多器官功能衰竭发病机制的核心，因此，随着现代科技和支持治疗在重症监护学中的发展，利用全身炎症反应综合征发生时产生的炎症介质作为评估严重多发伤后的演变进程和预测患者的死亡率将成为现实。在20世纪90年代，Suffredini等已经开始分析各种细胞因子在炎症反应中的量化关系，对患者的损伤严重程度和预后进行分级。近年来也有不少文献报道，分析全身炎症反应综合征中的IL-6和IL-10的水平，并将其作为患者损伤进展的预测因子。在2008年最新的一篇文献报道中，Lausevic等对75名严重多发伤患者进行前瞻性研究。他们经过严格的ISS评分，选取符合严重多发伤标准的65名患者，通过对他们伤后血液中C反应蛋白、IL-6、IL-10和第Ⅱ组磷脂酶$A_2$进行血流动力学评估，来预测严重多发伤患者发生多器官功能衰竭的情况。结果显示，实验中所建立的预测模型对于创伤后可能发展为多器官功能衰竭的患者具有较高的准确性。Lausevic等提出，对于多发伤患者多器官功能衰竭的发展预测最重要的是在患者住医院治疗的第一天对其IL-6的浓度检测，以及住医院治疗的第四天对全身炎症反应综合征的各项炎症介质浓度的血流动力学检测。

## 三、临床特点

多发伤伤势严重，应激反应剧烈，伤情变化快，其严重程度不是各专科损伤的简单相加，而具有自身特点。

1．生理紊乱严重、伤情变化快、死亡率高　多发伤常伴有严重的生理紊乱和病理变化，机体对这些严重紊乱的代偿能力很小。伤情变化快，患者常在短时间内死亡。多发伤受伤部位越多，死亡率越高。据报告，受伤2、3、4、5个部位的死亡率分别为49.3%、58.3%、60.4%、71.4%。头、胸、腹多发伤死亡率达84.4%，颅脑伤伴休克者死亡达90%。

2．休克发生率高　多发伤损伤范围广、伤情重、失血量大，易发生低血容量性休克，有时可与心源性休克（血气胸、心包填塞、心肌挫伤等）同时存在。休克发生率一般为50%，胸腹联合伤休克的发生率为67%。

3．严重低氧血症发生率高　多发伤早期低氧血症高达90%，尤其是颅脑伤、胸部伤伴有休克或昏迷者，血氧分压可降至30～40mmHg。临床上低氧血症可分为两型：①呼吸困难型：缺氧现象较明显，易于识别；②隐蔽型：临床上缺氧体征不明显，仅有烦躁不安的现象。如不注意低氧血症，而给予止痛剂，则可能发生呼吸停止。

4．容易漏诊　多发伤创伤部位多，闭合伤与开放伤同时存在，明显外伤与隐蔽外伤同时存在，多部位、多系统的创伤同时存在，且大多数伤员不能诉说伤情，如果医师缺乏经验，易于发生漏诊，早期漏诊率为15%左右。主要原因为：①未能按多发伤抢救常规进行重点检查；②专科医生受专业限制，只满足于本专科诊治，而忽略了其他部位创伤；③易被易于觉察的伤情所左右，忽视了深在、隐蔽的创伤；④某些闭合伤或内脏损伤的症状和体征早期表现不明显，没有引起重视。多发伤时如漏诊胸、腹、腹膜后内出血，往往会失去抢救机会。这是多发伤抢救中一个值得注意的问题。

5．存在处理顺序上的问题　多发伤约有半数以上需要手术治疗。由于各个创伤的部位、严重程度和所累及的内脏不同，存在处理顺序上的矛盾。医师们极易把注意力集中在伤口大、出血明显的部位上，而忽略了表面上不严重但实际上足以威胁生命的创伤。由于有多个损伤需要处理，其先后顺序可能发生矛盾，因为不同性质的损伤处理原则不同，如颅脑伤合并内脏伤大出血时处理上的矛盾，以及休克治疗与脱水治疗的矛盾。

6．伤后并发症和感染发生率高　由于严重创伤后机体免疫功能受到抑制，伤口污染重，肠道细菌移位，以及各种侵入性导管的使用，使伤后感染发生率高，并发症多，尤其多器官功能衰竭发生率高。据统计，创伤感染致死率占全部死亡的78%。1个脏器衰竭死亡率为25%，2个为50%，3个为75%，4个以上无一生存。

## 四、处理的总体原则

1．损伤控制复苏（damage control resuscitation，DCR）　目前，多发伤的急救处理策略由最早的ABC原则发展为ABCDE原则（见第15章），而现今国内已有人提出的按ABCDEF的程序进行全身的系统性检查和相应的急救处理是较行之有效的方法。A（Airway）：气道，指呼吸道是否通畅。B（Breathing）：呼吸，指有无胸部损伤影响呼吸功能。C（Circulation/Cardiac）：循环/心功能，包括两个方面，一是对周围循环血量和大出血的判断，二是对心泵功能的估计。D(Disability)：神经系统障碍，包括两个部分，一是对脊柱、脊髓损伤的判断，二是对颅脑损伤的估计。E（Exposure）：暴露，应充分暴露患者全身，检查和发现除上述部位以外的脏器损伤。F（Fracture）：骨折，对四肢骨折的判断。复苏多发伤患者通气后组织能否得到有效的再灌注的基石是输液。目前，对于严重多发伤患者如何给予适当的液体管理仍然存在很大的争议。Trinkle和他的同事表明，在肺挫伤水肿时应减少进液量，并限制胶体及糖皮质激素的补充。他们还认为早期进行液量限制和胶体控制可改善患者的临床预后。与此相反，一些出血控制病例中也显示采用平衡盐或晶体复苏对患者更为有利。但是，众多的随机对照试验和有限元分析都未能显示或证实哪种方法对患者更为有利，无论是采用晶体或胶体对休克的多发伤患者进行复苏。许多研究得出的结论都认为这两者间没有分别。在无法控制的大出血动物模型试验中，过多的补液已证明是具有危害的。在这些模型中，当补液复苏达到血压正常时，反而出现了出血增加、凝血功能障碍，甚至出现死亡（即“弹出式血栓”理论）。在这种情况下进行大量的晶体复苏可能会产生巨大的危害。对这些动物试验的基本数据验证了Bickell和他的同事在对于有穿透性外伤患者接受院前急救和急诊科复苏之前所采取的出血控制，从而减少了死亡率的增加。最近，美国军方和民间医疗机构的数据显示，采用“损伤控制复苏”这个治疗策略可能会增加外伤患者生存的概率。目前，损伤控制复苏策略对于出血性创伤患者主张进行相对性的降压复苏（至少完成控制出血）和输血这两种做法，旨在避免引起复苏相关的凝血功能障碍。损伤控制复苏的目的是在收缩压＜100mmHg和输入一组新鲜冷冻血浆，包括红血细胞悬液。为了避免凝血功能障碍，还应输入血小板、冷沉淀物和凝血因子Ⅶ。目前，损伤控制复苏理论还在发展中。但是，许多数据都显示其对创伤患者有利，还可能有效减少胸、腹复苏相关的并发症。对于大出血的患者采用损害的治疗，目前使用的损伤控制复苏策略已证实优于传统的创伤复苏。

2．临界患者（the borderline patient）和损伤控制手术

（1）临界患者和早期全面处理：由于多发伤患者的损伤机制和损伤程度不一定相同，而采取相同的骨折固定时间和固定方式似乎会对多发伤患者造成不良的后果，因此，并不是所有的学者都赞同对多发伤患者采取早期全面处理（early total care，ETC）。在20世纪90年代初，有部分文献报道，在对某些多发伤患者进行早期全面治疗时出现并发症的概率明显增高。而对于这些患者，1993年，Pape首次提出“临界患者”这个概念。Pape等纳入的临界患者标准有：①多发伤创，ISS＞20；合并胸部创伤，AIS＞2；②多发伤：腹部/骨盆创伤（Moore分级＞3级），失血性休克（初始收缩压＜90mmHg）；③ISS＞40；④有双侧肺挫伤的放射学证据；⑤初始平均肺动脉压＞24mmHg；⑥放置髓内钉时肺动脉压升高＞6mmHg。Pape等对ISS＞18的多发伤患者使用扩髓髓内钉对股骨干骨折进行内固定治疗，并进行了一系列的回顾性研究。他们发现，没有胸外伤的患者早期交锁髓内钉固定出现肺部并发症的概率较低。相比之下，受到严重胸部创伤的患者如果早期行交锁髓内钉固定后会出现不良的后果，进而发展为ARDS。Pape等进一步研究发现，造成多发伤后患者肺功能损伤有三个重要因素：①具有严重的损伤（包括有明确的多发性创伤和相关的休克症状）；②存在严重的胸部创伤；③对股骨骨折治疗应用扩髓髓内钉固定。在一系列研究中，他们发现，存在严重创伤，并伴随胸部外伤的患者，如果行早期扩髓髓内钉治疗，会增加患者出现肺功能失代偿和ARDS的风险。Charash等对一系列ISS评分为18或更高的138例多发伤患者（这些患者无闭合性胸外伤）进行回顾性分析，这些患者无论是早期或延迟股骨髓内钉治疗，以及临床意义上的延迟固定，在统计学上，他们肺部并发症的发生率都显著增高。Hildebrand等在2004年也证实，当患者具有较高ISS评分和特别严重的胸部、腹部及头部损伤时，如果进行早期全面治疗就会造成更严重的并发症（如ARDS和多器官功能衰竭）。

（2）损伤控制性手术：并非所有的多发伤患者都适用于ETC处理原则，而那些不适合的多发伤人群又该如何进行治疗？1993年美国宾夕法尼亚州大学附属医院的外科学教授Rotondo提出了损伤控制手术（damage control surgery，DCS），这个概念能很好地解决这个问题。损伤控制策略旨在针对于损伤早期的稳定和控制，以减少手术所造成的额外负担，避免患者因“第二次打击”引起身体情况的恶化。目前损伤控制策略除了应用在腹部多发伤患者外，还扩展到胸外科、骨科等领域。DCS主要分为三个阶段：简化治疗、ICU治疗和最终治疗。这三个阶段的治疗策略在各个领域也得到了延伸。在胸外科方面，DCS已演变为损伤控制开胸术（damage control thoracotomy，DCT）。对于胸部多发伤的患者，首先处理的应是对急性心包填塞进行控制出血或防止内脏溢出。一旦控制了出血及内脏污染，即对胸部进行暂时封闭。下一阶段是对低温、血流动力学改变、酸碱平衡和凝血功能障碍等进行恢复。待各项指标正常、生命体征平稳后，患者重返手术室，重建胸部。近年来，随着损伤控制理论在骨科领域方面的延伸，Scalea等在多发伤骨折固定的研究中提出了损伤控制骨科（damage control orthopaedic，DCO）这个概念。DCO这个治疗策略已被国内外骨科医生所接受。由DCS演化而来的DCO在损伤控制方面也分三个阶段，即：①对骨折的早期稳定和机体损伤的控制；②进入ICU治疗，给予患者保温、给氧、维持血容量、纠正酸碱平衡及其他支持性治疗等；③在患者的各项生命体征平稳后（包括度过全身炎症反应期），进行确定的手术治疗。DCO治疗策略的引入对多发伤患者的临床整体评估（如AIS和ISS）显得尤其重要。只有全面、迅速掌握多发伤患者损伤程度的第一手资料，才能让我们正确地选择ETC或DCO这两种不同的治疗策略，减少患者术后并发症，防止ARDS和多器官功能衰竭的发生，大大增加患者的生存率。

实施损伤控制性手术的决定必须在手术开始数分钟内对损伤进行评价后立即做出，其依据主要是损伤类型，而不是生理紊乱明显后再做决定。严重肝损伤、严重腹腔血管损伤、严重胰头损伤、复杂骨盆骨折等都是实施DCS的指征。

3．骨折内固定的时机　目前，对于多发伤患者骨折的治疗如何选择最佳的治疗类型和时间仍然难以确定。现在的对于多发伤骨折治疗的文献报道中，采用各种不同的评分系统来表达损伤程度的严重性，相互之间的结果也差别甚大，从而很难获得有价值的参照和结论。近年来，判定何时对多发伤患者进行骨折手术内固定的方法主要有两种：第一种方法是对伤后患者血液中的炎症介质进行检测，了解患者的基本病理生理学情况，待各项指标趋于正常和各项生命体征平稳时再行手术治疗（即DCO治疗策略）。第二种方法是通过各种评分标准（主要是AIS和ISS评分），找出临界患者，根据临界值划分患者是采用ETC策略治疗，还是选择DCO策略治疗。

近年来，通过对多发伤患者伤后炎症介质的测定来评估骨折内固定时间和患者预后的文献比较多。Pape等发现，对多发伤患者伤后2～4天进行确定性手术比伤后5～8天再进行手术全身炎症反应明显增加。他们发现，在患者伤后2～4天内进行确定性手术后，患者血液中的IL-6浓度明显增高，并有向多器官功能衰竭发展的趋势，因此，Pape建议当发现血液中IL-6浓度明显增高时，应至少把手术时间推迟到伤后第4天。他还建议在对多发伤患者进行下肢较大型的手术前，应等患者的炎症反应减退，凝血和纤溶系统正常，并具备比较稳定的心肺功能后再行手术治疗。Pape等建议根据AIS和ISS评分进行临界值划分，从而选择不同的治疗方案。

4．急救模式　①分诊分科收治院前、急诊科、专科患者；②创伤病房集中收治从急诊科到创伤病房的患者；③整体化、系统化、专业化救治：将院前救治、院内救治、手术、重症监护及康复治疗连接为一体，由专业化急诊创伤救治队伍进行救治。

## 五、诊断与治疗

1．现场抢救　平时多发伤常因交通事故或爆炸引起，伤员常成批出现。现场抢救方式主要有：①使患者尽快离开现场，尽快后送；②在现场做紧急救治和简易分类，然后再后送；③在现场做简单处理，确保呼吸道通畅，控制进行性大出血，然后再转运。第一种方式适合于现场附近有医院或稍晚救治不至于危及患者生命时；第二种方式适用于患者数量不太多（< 60 名），现场有足量的医疗救助人员或现场离医疗单位较远时；第三种方式适合于目前的国内情况。

在创伤急救中，时间是第一重要因素，目标是使伤员在伤后最短的时间内开始接受急救处理，以最快的速度将伤员送到医疗机构，使患者尽快接受恰当的确定性治疗。迅速有效的现场救援直接关系到抢救的效率和质量，关系到伤员的生命安危。

对创伤伤员伤情的准确评估是制定正确治疗决策的前提，在一个伤员的治疗过程中至少要进行三次伤情评估：在现场数分钟内进行的初次评估，患者到达医院后进行的全面的二次评估和抢救治疗过程中的再次和反复评估。

（1）伤员脱险：事故发生后，首先进行的是现场脱险，将伤员从事故现场安全移出，以避免进一步的损伤。移动伤员时要轻柔，避免动作鲁莽。移动过程中要特别注意可能发生的脊髓损伤，或使原有的损伤加重，对可疑伤员要由 2 名以上急救员同时行动。移动前将颈部固定，移动过程中保持头颈与脊柱成一条直线。

要注意判断现场的危险程度，注意有无引起施救者伤亡的情况，如着火、爆炸、触电等。

（2）检伤分类与初步伤情评估：检伤分类的目的在于区分伤员的轻重缓急，使危重而有救治希望的伤员得到优先处理。检伤分类由医务人员或经专门训练的急救员进行，通过视、问、听及简单的体格检查将危重伤员筛选出来。伤员的分类以标志醒目的卡片表示，多数国家采用红、黄、绿、黑四色系统。红色表示立即优先，伤员有生命危险，需要立即进行紧急处理；黄色表示紧急优先，伤情严重但相对稳定，允许在一定时间内进行处理；绿色表示延期优先，指轻伤员，不需要紧急处理；黑色表示无救治希望者或死亡者。这种分类系统的优点是按处理的紧急程度进行的，使救护者根据卡片颜色即知救治顺序。

初步伤情评估多在受伤现场进行，在数分钟内快速判定有无直接威胁伤员生命的情况。主要包括以下内容：

①气道：确定气道是否通畅，有无气道梗阻及梗阻的性质和原因。如口腔内有异物，应立即清除，如有舌后坠阻塞气道则置口咽通气管，如有颌面部伤或气道本身损伤影响气道通畅，行气管插管或环甲膜切开。

②呼吸：判断伤员有无自主呼吸及呼吸的频率和深度。如有自主呼吸停止或减弱，予以人工呼吸或吸氧，如有张力性气胸，立即行穿刺放气或闭式引流。

③循环：观察心跳强弱，血压是否正常。有无四肢、体表明显的外出血，如有则予以包扎或用止血带止血，对下肢或骨盆损伤可应用抗休克裤。对休克伤员应立即快速补液。

④意识状态：伤后出现的意识变化常提示脑损伤的存在，注意瞳孔大小及对光反射的变化，进行格拉斯哥昏迷评分。

⑤脊柱和脊髓：初次评估时要特别注意脊髓损伤的可能，更不可因急救行为加重损伤或造成新的损伤。对怀疑颈椎损伤的伤员必须妥善以颈托固定，限制颈椎活动。怀疑胸腰椎损伤者，应使伤员保持躯干成直线位。

（3）现场医疗急救：现代救援医学要求对立即威胁生命的损伤进行现场处理，然后才可送至医院。

①呼吸道通畅：保持呼吸道通畅是现场急救的首要任务。及时清除口腔异物，对窒息、昏迷患者应行气管插管或环甲膜切开。

②止血：创伤后大出血直接威胁伤员生命，对于四肢的外出血应及时用止血带进行止血，伤口包扎，对下肢损伤可用抗休克裤。

③胸腔穿刺或置管：对张力性气胸伤员应在现场进行穿刺放气或置闭式引流管，然后再后送医院。

④四肢固定：对四肢骨折伤员进行妥善固定，可采用木板、树枝或其他材料将整个肢体固定。

⑤颈椎、脊柱固定：如怀疑或肯定有脊髓或脊椎损伤应立即进行固定，将颈椎用颈托限制颈椎活动。胸腰椎损伤者采取平卧位，以保持躯体成直线位。

⑥静脉输液：主要用于休克伤员。现场可输入高渗氯化钠溶液（7.5%）200ml，然后输入普通电解质溶液，如有条件可行现场输血。

⑦给氧：危重伤员应给予吸氧。

⑧现场心肺复苏：心跳、呼吸停止伤员应在现场进行复苏，具体方法略。心跳未复跳者不得后送。

2．病史采集、全面体检与初步诊断　经过初次评估和必要的紧急处理后将伤员送至医院。二次评估是对创伤伤员从头到脚的全面检查和评估。应按照解剖部位的顺序和诊断学的要求全面检查，尤其是对无反应和不稳定的伤员，有遗漏创伤部位的潜在可能性。全面、无遗漏的体格检查至关重要，医生可以按自己的习惯决定体检顺序。详细地了解受伤过程和分析损伤机制对完整、准确的医学评估非常重要。辅助检查和实验室检查也在这个阶段进行。

（1）病史采集：可通过多种途径获得，应尽可能详细、准确。

（2）体格检查：对危重伤员早期检查的目的主要是判断有无致命伤，特别是隐蔽的致命伤。为了防止漏诊，Freeland 等建议急诊医师应牢记“CRASH PLAN”二字，以指导检查。其意义是：C（cardiac）：心脏；R（respiration）：呼吸；A（abdomen）：腹部；S（spine）：脊柱；H（head）：头部；P（pelvis）：骨盆；L（limb）：四肢；A（arteries）：动脉；N（nerves）：神经。这样可以在数分钟内对各系统做一个初步检查，按伤情的轻重缓急安排抢救的先后顺序。创伤医师应具备进行创伤机制分析的物理学知识，这在交通伤的判断中非常有用。汽车的类型、撞击的方向、速度、车辆有无翻滚、伤员是否被抛出、车内伤员的位置、身体与撞击处的位置、撞击方向等都可帮助判断受伤类型和程度。询问病史时要注意这方面的问题。医师根据检查和评估的结果决定治疗和进一步检查的方案，而不能依赖于特殊检查的结果。特别是在当前各种先进的诊断仪器广泛应用的时代，不可忽视最基本的物理诊断技术。

对创伤伤员的二次评估要回答：

①伤员的全身情况（如血流动力学）是否稳定？

②伤员有无损伤？

③损伤的严重程度如何？

④是否需要辅助检查，如 X 线、B 超、CT 等？

⑤采取何种治疗方案？是否需要急诊手术？

在创伤救治过程中，随时对新情况或原有病情的变化进行评估，以调整诊断和治疗方案。对创伤伤员反复评估是十分重要的，特别是多发伤、复杂伤伤员，创伤对生理扰乱大，变化复杂，须随时修正诊断，调整治疗方案。对是否需要急诊手术的判断也会随着病情变化而改变，必须反复进行评估。对二次评估后遗留的问题，如由于伤情不稳定而未进行的检查也要及时补充。

（3）诊断技术与实验室检查：创伤伤员经过初次评估、二次评估以后，医师对伤员的全身情况和主要损伤的可能性有了较全面的了解。有些情况下，医师可以直接根据评估结果决定确定性治疗方案，特别是在情况紧急时。在伤情允许时，可以选择辅助性诊断技术。选择辅助性诊断技术时应考虑到伤员的全身情况及诊断技术对治疗决策的影响。

①穿刺：简单、快速、经济、安全，准确率达 90%，可反复进行，有假阳性和假阴性，对腹膜外血肿准确性差，可作为胸、腹部创伤的首选方法。

②诊断性腹腔灌洗：简单、方便，可在床边进行，阳性率达 95%，可反复进行。可有假阳性，对腹膜外血肿准确性差，可造成医源性损伤，用于腹部创伤。

③ X 线：简单、方便、无创、费用低，对有些部位准确性不高，应用于孕妇有潜在危害，为骨、关节伤的首选方法，也常用于其他部位伤。

④ B 超：简单、方便，可在床边进行，可反复进行，对腹腔积血、实质性脏器损伤和心包填塞的准确性高。对空腔脏器和腹膜后损伤准确性差。主要用于腹部创伤。

⑤ CT：对实质性脏器损伤可以定性，对血肿准确性高，对颅脑、胸腹创伤意义较大，但费用高、费时，用于血流动力学稳定的伤员。

⑥ MRI：为多角度、多层面成像，软组织分辨率极高，但操作复杂、费用高，如有金属异物会影响检查，主要用于脑、脊髓创伤。

⑦血管造影：可以同时进行诊断和治疗，能够判定出血来源，但费用昂贵、费时，在特定情况下有意义，用于腹部盆腔创伤。

⑧内镜技术：可以同时进行诊断和治疗，费用昂贵、费时，在特定情况下有意义，用于胸、腹部创伤。

3．多发伤的伤情严重度评估　由于多发伤包含从多处轻微伤到严重的多器官、多系统创伤这一大的损伤范围，因此，有必要将其程度量化，以区分多发伤患者的伤情严重程度，作为判断其预后和制定抢救方案的一个极为重要的依据。

对创伤严重程度进行量化分析是创伤医学的重要进展，不但可以评价创伤的严重程度，还可以评价治疗效果、估计预后，评价医院和医师的治疗水平。

常用的评估方法有 GCS、RTS、AIS 和 ISS，详见相关章节。

4．救治流程及要点　治疗与诊断应同时进行，不可等诊断结束后才开始治疗。给氧、呼吸支持、静脉通道补液、备血、置导尿管等初步治疗必须在伤员进入抢救室后立即完成。

（1）以失血为主的伤员，如实质性脏器破裂、血管损伤、骨盆或长骨骨折等，要立即快速输液。伤员至少应有两条大静脉通道，以保证液体和血液的快速输入。7.5% 氯化钠溶液（高渗溶液）有较好的复苏效果，可作为首选液体，用量为每次 200ml。然后快速输入乳酸林格液、林格液或其他电解质溶液，尽量少用含糖溶液。在可供选择的液体种类较多的情况下要注意不同液体的特点，如果没有多种选择，任何液体（包括含糖液体）都可应用。注意速度是第一考虑，其次才是液体种类。同时尽快完成配血，最好 10 分钟内开始输血。开通两条通道，即将血液和液体同时输入可以达到最好的复苏效果。可参考以下的急救顺序——VIPC：

1）V（ventilation）——保持呼吸道通畅：维持呼吸道通畅在救治多发伤时占有最优先的地位。处理原则为：如有颅脑外伤昏迷，应清除口腔异物，置患者于侧卧位，必要时用呼吸机辅助呼吸；如有面、颈部外伤，早期做气管切开术；胸部外伤致血气胸、张力性气胸者，应做胸腔穿刺及闭式引流，必要时做气管插管或气管切开。

2）I（infusion）——输液、输血以扩充血容量：多发伤休克主要由失血所致，因此，恢复血容量的重要性仅次于纠正缺氧。

①输液量：大量输液的死亡率较高（33.2%）；限制输液的死亡率较低（23.6%），并且 ARDS、肾衰竭等并发症少。

②输液种类：晶体液有利于复苏；羧甲淀粉（代血浆）对凝血功能和肾功能有一定的损害；白蛋白可能增加病死率；全血或血浆可降低病死率。

3）P（pulsation）——心功能监测：伴有胸部外伤的多发伤，可因气胸、心肌挫伤、心包填塞、心肌梗死导致心力衰竭，因此，在抢救中应监测心脏搏动和心电图变化，监测中心静脉压。针对病因做胸腔闭式引流、心包穿刺、控制输液量或采用心血管活性药。对于心肌挫伤可使用多巴胺及多巴酚丁胺。

4）C（control bleeding）——控制出血：出血可是明显的或隐蔽的。控制明显出血的最有效的急救方法是压迫出血点止血和抬高伤肢，或用敷料加压包扎。隐蔽性出血的诊断较难，因此，在大量快速输血、输液条件下，如出现不能解释的低血压，应高度警惕胸、腹、腹膜后有大出血的可能。简易有效的方法是做胸腔、腹腔穿刺或 B 超检查。明确诊断后可采用紧急手术止血、血管栓塞疗法止血。

（2）手术顺序及方式

1）颅脑伤为主的多发伤：严重创伤威胁伤员生命的主要是失血和颅脑损伤。以颅脑损伤为主的伤员应首先输入 20% 甘露醇溶液以降低颅内压，然后再进行 CT、MRI 等检查。颅脑伤重于合并伤时，应先做颅脑手术减压，再处理合并伤；合并伤重于颅脑伤时，应先做合并伤手术救命，再处理脑外伤；二者都重时，可分组同时进行手术。

2）胸部外伤为主的多发伤：胸外伤若有开放性伤口、心脏外伤、心包填塞、持续性胸腔大出血、膈肌破裂时，应优先手术；胸腹联合伤时，应先行气管插管或开胸解除呼吸、循环障碍，再施行剖腹探查术。

3）腹部外伤为主的多发伤：腹外伤中若有肝、脾破裂及大血管损伤，应优先手术探查，一般空腔脏器损伤可放在后面处理；腹、背或臀部同时受伤，如有严重活动性出血，应先做背部或臀部清创止血术，再施行腹部手术；如果腹部伤危及生命，则应先做腹部手术，待全身情况稳定后再对背、臀外伤做手术处理。

4）头、胸、腹部外伤伴有四肢严重外伤：紧急手术治疗是创伤抢救的确定性治疗之一，对以失血为主的伤员，手术是复苏的一个环节。液体复苏与手术止血同时进行。试图先行复苏，达到血流动力学稳定后再手术的观点是错误的。也应尽早手术清除颅内占位性损伤以降低颅内压。对于多发伤，应按对伤员生命的威胁程度决定手术顺序，如两处损伤都威胁生命则同时进行手术。应分组进行手术，原则上优先处理脑、胸、腹部危及生命的严重损伤，然后由第二手术组进行骨折复位内固定术、血管修复术及肌腱、神经修复术等四肢伤的手术。多数学者认为，越是严重的多发伤，越应尽早施行骨折复位及内固定术。其优点是术后易于变换体位，便于护理；易于保持正常的呼吸功能和肢体早期活动，可明显降低ARDS和脂肪栓塞综合征的发生率。

在对严重伤员决定实施有计划的再手术后，必须迅速结束手术，手术方式要求简单有效。常用的方式有：对肝损伤以纱垫填塞，对胆道损伤做简单引流，对胰头损伤做简单清创，对肺损伤进行不规则切除，对脾、肾伤快速切除，对非重要血管进行结扎，对重要血管做腔内分流，关胸腔、腹腔时仅缝合单层皮肤。

对腹部实质性脏器伤采用非手术治疗最早应用于儿童脾损伤，以后又应用于肝损伤。最近美国对大宗病例分析得出以下结论：

①实质性脏器损伤的伤员接受非手术治疗的比例呈增多趋势。

②创伤中心比非创伤中心较多采用非手术疗法。

③从不同的创伤类型可以确定哪些患者采用非手术治疗。

④采用非手术治疗后伤员的预后与手术疗法相同。肝、脾损伤的非手术治疗适应证为：血流动力学稳定；损伤经CT诊断；无合并肠或腹膜后损伤；无腹膜刺激征；输血量不大；有较好的监护治疗条件。颅内血肿非手术治疗的指征为：伤员意识清楚；CT检查血肿小于40ml；中线移位小于12mm；环池无明显受压；血肿位于幕上。非手术治疗需要良好的监护治疗条件，治疗费用有可能多于手术治疗，同时要求能在非手术治疗失败时及时迅速地采取手术治疗。

（3）手术后的监测与处理：严重多发伤经手术后，治疗并没有结束。术后还必须进行严密监测和积极支持各脏器的功能，否则可使伤情恶化而致患者死亡，因此，术后应将患者送入ICU病房，进行全面监测和分析治疗。防止严重并发症的发生，尤其是感染和多器官功能衰竭。损伤控制性手术后的首要任务是伤员的复温，使其中心温度达到35℃以上，否则凝血功能难以恢复。多数患者术后一段时间（数小时）内继续出血，可能加重凝血障碍。腹腔间隔综合征是计划性分期手术的致命性并发症。由于失血、肠扩张、组织水肿等，使腹腔压力升高，影响组织器官血流，导致肾衰竭，心输出量减少。

（4）二次手术：经过手术后ICU的监护和治疗，伤员的生理紊乱趋于稳定后进行二次手术，对损伤脏器进行确定性治疗。二次手术的时机可能在24～48小时后开始，也可以是48～96小时后开始，主要根据临床表现决定。

## 参考文献

[1] 王正国．多发伤的救治．中华创伤杂志，2004，20（1）：1-3.

[2] 苏鸿熙，刘世恒．现代多发伤治疗学．北京：人民军医出版社，1993：185-187.

[3] Sander E. Progress in care and treatment of multiple trauma patients during the last twenty years. World J Surg，1983，7（1）：170-172.

[4] 高劲谋．我国创伤急救模式现状及思考．创伤外科杂志，2004，6（1）：3-5.

[5] Champion HR，Sacco WJ，Copes WS，et al. A revision of the trauma score. J Trauma，1989，29：623-629.

[6] 马岳峰．多发伤Ⅰ期治疗．中国急救医学，2000，20（5）：317 -320.

[7] 周建，黄显凯，杨文琼．“APACH”评分系统对ICU多发伤病历预后的评估．创伤外科杂志，2003，5（4）：286-288.

[8] 吴岳嵩．多发伤的早期处理．中华创伤杂志，1997，13（1）：62 -63.

[9] 田利华，刘金文，冯健谔．复合性颅脑损伤特点与救治分类．创伤外科杂志，2003，5（3）：188-190.

[10] 钟传礼，马喜洪．急诊手术治疗多发伤伴骨折．

创伤外科杂志，2003，5（4）：300-301.

[11] Zelenak J，Hutan M，Kalig K，et al. Injuries of the intraabdominal organs at patients with polytrauma. Bratisl Lek Listy，2003，104（2）：82-86.

[12] Ishihara SD. Control surgery and perioperative management. Nippon Geka Gakkai Zasshi，2002，103（7）：524-528.

[13] Kim FK，Deutschman CS. Inflammatory responses and mediators. Surg Clin North Am，2000，80（3）：885-889.

[14] Hoey BA，Schwab CW. Damage control surgery. Scand J Surg，2002，91（1）：92-103.

[15] 温剑虎，李良彬，吴庆琛，等. 严重胸部伤合并颅脑伤的特点与救治. 中国危重病急救医学杂志，1995，9（7）：427 -429.

[16] 华积德. 多发伤的紧急处理. 中华创伤杂志，2000，16（8）：510-511.

[17] 黄显凯，蒋耀光，周健，等. 严重多发伤损伤特点及其救治. 创伤外科杂志，2002，4：346-349.

[18] 陈德昌. 多发伤救治面临的挑战. 中华创伤杂志，2004，20（1）：4-6.

[19] Taeger G，Ruchholtz S，Waydhas C，et al. Damage control orthopedics in patients with multiple injuries is effective，time saving and safe. J trauma，2005，59（2）：409-416.

[20] 陈自力. 严重多发伤救治的一些进展. 中华创伤杂志，2005，21（10）：721-724.

# 第18章

# 多发伤的ICU监测

安友仲

## 一、第一时间识别多发伤致命的危险

多发性创伤及复合性创伤多见于战伤及交通事故。对于医务人员来讲，在处理多发性创伤时，首先考虑的是解除危及患者生命的致伤因素，因此，首先观察的是患者的呼吸、心跳、有无大出血及休克情况。

如何第一时间识别和诊断多发伤患者存在的致命致伤因素对医务人员是至关重要的，因此，详细地了解患者受伤史、仔细的全身体格检查及借助简洁有效的辅助检查都是必要的。

1．受伤史　首先要明确患者的致伤因素，多发伤的类型、性质及程度。体表伤口的大小并不与患者病情的严重程度存在必然联系。譬如对于锐器的刺伤，伤口虽小，但可伤及大血管、神经及内脏器官。对于高空坠落伤，体表并无明显的皮肤破溃，但脊柱压缩或爆裂骨折常见，且内脏器官极易受损，如肾蒂的撕裂等。对于暴力引起的多发性损伤，应了解暴力大小、受力的部位及作用方式，如上腹部受暴力挤压时，十二指肠水平部及胰腺可能被压在后方的脊柱上而断裂，右季肋部的暴力伤可致肋骨的断裂，进而内面的肝破裂，均可产生致命的后果。详细地询问病史及仔细的体格检查是作出正确诊断的关键。

2．伤后的病情演变　不同器官或部位损伤的病情演变存在各自的特点。胸部损伤可出现呼吸困难、咯血、张力性气胸，并可出现极度呼吸困难、烦躁、意识障碍等。查体可出现气管偏向健侧和颈静脉怒张。腹部损伤的主要病理变化为腹腔出血及腹膜炎。对于腹部损伤，主要应注意患者有无持续出血及腹部体征的演变情况。对于大出血的多发伤患者，应重点了解出血量、失血速度、有无口渴及休克征象。对神经系统损伤的患者，应密切注意神志情况。对于颅脑损伤患者，着重注意患者有无颅内出血情况。颅内出血可引起颅内压增高而导致脑疝，如早期及时处理，可明显改善预后，挽救患者的生命。

3．伤前一般状况　了解患者既往病史有重要意义，如既往存在肝硬化，对于右季肋部的钝伤，可能存在肝破裂的危险；如既往存在血液病病史，应考虑到脾增大的可能；对于左季肋部的外伤，应考虑的脾破裂的可能；对于口服抗凝药物的患者，应注意出血情况。伤前有无饮酒对于判断患者的意识有重要意义。如伤者有意识障碍或不能回答问题，应向家属或陪送人员仔细询问。

4．体格检查　应第一时间观察患者的全身状态，判断患者的一般状况，区分伤情的轻重缓急，密切注意伤者的脉率、呼吸、体温及血压，注意有无休克征象。注意避免漏诊，如胸部损伤时，因明显的呼吸困难使医务人员的注意力转至呼吸系统，容易对腹部外伤造成漏诊，骨折造成的剧烈疼痛也可能导致对其他致命损伤的漏诊，因此，诊断时的全局观点和提高警惕性是避免多发伤漏诊的关键。

详细地询问病史及全身查体后，根据受伤史及某一部位突出的体征进行详细检查，如腹部的外伤，主要观察腹部压痛、肌紧张和反跳痛的程度及演变特点；颅脑外伤患者，须注意患者的头皮、瞳孔、外耳道、鼻腔、神志及肢体活动等，同时注意患者意识的演变情况。

5．辅助检查

（1）常规检查：检查应有针对性，切勿盲目、繁琐的检查。如出血较多或怀疑内脏器官出血，在仔细了解受伤情况的同时应动态观察患者的血红蛋白及血细胞比容的演变情况；如疑有泌尿系统损伤，应注意患者肾功能相关的实验室检查及尿常规变化；怀疑胰腺损伤时，应行血、尿淀粉酶检查。

（2）诊断性穿刺检查：是简单、便捷、安全的辅助检查方法，可在急诊室直接进行。怀疑腹腔脏器出血，可行诊断性腹腔穿刺或灌洗，阳性率可达 90%。如抽到不凝血，提示腹腔实质脏器破裂所致出血，由于腹膜的去纤维化作用而使血液不凝。如诊断不明确，可行腹腔灌洗术，对腹腔少量出血的诊断意义较大，阳性率可达 98%，有利于早期诊断。胸腔穿刺可明确胸腔内活动性出血。心包穿刺可明确心包积液和积血。

（3）留置导管或深静脉置管：通过留置导尿管可观察患者每小时尿量，作为补充液体及观察休克变化的参考，同时可诊断尿道或膀胱的损伤。留置深静脉置管可动态监测中心静脉压，反映全身血容量与右心功能的关系，同时可作为有效补液的方法。

（4）B 超及 CT 检查：对腹腔脏器损伤，超声检查对识别脏器损伤或出血有重要价值。有文献报道 B 超检查对实质脏器损伤的诊断率可在 90%，腹腔出血的诊断率达到 100%。CT 对腹部损伤的诊断率也在 90% 上。

及时、准确地判断伤前的严重程度，第一时间发现致命的损伤，采取有效的干预措施从而制止病情恶化，对后续治疗有重要意义，因此，发现伤者出现窒息、大出血、心搏骤停、心室纤颤等危及生命的损伤时，应立即抢救，不要因为行某项检查而耽误抢救时机。在询问病史的同时可行体格检查，要做到简洁突出而不遗漏重点。对于多个伤员同时就诊的情况，要仔细甄别存在严重损伤的患者，如存在窒息、休克或颅内血肿出现意识障碍的伤者，可能因无法呼唤医务人员而被忽视。

## 二、重要的生命体征监测以及不同情况下的监测顺序和侧重点的调整

1．患者的神志状态　脑组织对血流灌注极为敏感，患者的神志状态反映了脑部血流的灌注及循环系统的反应。监测患者的神志状态简单易行，如患者对外界刺激反应正常，说明循环血量基本足够；如患者出现表情淡漠、反应迟钝、嗜睡、昏迷等征象，则反映了脑部血流灌注不足。

2．血压监测　对于多发伤存在大出血或潜在出血的患者，动态监测血压变化十分重要，但血压并不是最为敏感的指标，如在失血性休克的早期或代偿阶段，血压表现为正常甚至升高。因此，要兼顾其他指标进行综合分析。

3．脉率　脉率变化较血压敏感，多出现在血压变化之前。当经过积极治疗后，虽然血压仍较低，但脉率已恢复，同时全身状况好转，则提示休克好转。通过脉率或收缩压计算休克指数，对于辅助判断休克的有无及轻重较为简便。文献报道，休克指数在 0.5 多无休克，＞ 1.0 提示有休克，＞ 1.5 提示为严重休克，＞ 2.0 提示存在重度休克。文献报道休克指数对于在急诊室内的重症患者的评估非常有用。如果生命体征无明显变化，休克指数超过 0.9，表明通常伴随着需要紧急处理的疾病。

4．呼吸功能监测　主要监测呼吸频率、呼吸运动、呼吸音等，即使现代医学监测仪器不断问世，但上述几项基本指标仍可对病情有一个基本判断。

（1）呼吸频率：呼吸频率变化是病情变化的敏感指标，呼吸频率的改变与患者所受创伤有一定关系。在胸部创伤患者，如肋骨骨折断端刺激肋间神经会产生剧烈疼痛，在深呼吸或转动体位时加重。胸痛使呼吸表浅，咳嗽无力，呼吸道分泌物增多、潴留，易致肺不张和肺部感染。呼吸频率减慢或加快等会引起酸碱平衡失调，从而会

引起全身病理生理的改变。

（2）呼吸运动：了解患者呼吸运动的频率、节律、深度及双侧呼吸运动是否对称等。腹部损伤患者，如腹式呼吸运动减弱，胸式呼吸运动加深，应考虑腹腔脏器破裂而出现腹膜炎。胸部损伤后，多根多处肋骨骨折使局部胸壁失去支撑而软化，吸气时软化区胸壁内陷，呼气时外凸，即反常呼吸运动，又称连枷胸。

（3）呼吸音：通过呼吸音及啰音变化可了解肺部病变。胸部创伤患者，如患侧出现呼吸音降低、消失，应考虑气胸的可能。肺组织损伤患者，在伤后炎症反应中毛细血管通透性增加，炎症细胞沉淀和炎症介质释放，可出现肺间质及肺泡水肿，肺部听诊可出现肺部湿啰音。

5．尿量　对于多发伤患者，尿量是反映肾灌注情况的参数，尿量减少说明通常存在有效血容量不足，提示存在休克。尿量＜ 30ml/h、尿比重增加，提示肾血管收缩、血供不足；血压正常但尿量仍少且比重偏低者，提示存在肾衰竭的可能；当尿量逐渐恢复，则提示有效血容量恢复。监测尿量时，应注意药物、本身疾病对尿量的影响，如颅脑外伤的患者出现尿崩或脑水肿患者应用高渗药物，都会出现尿量增加的可能，尿路损伤的患者也可有无尿或少尿，应注意鉴别。

## 三、多发伤与复合伤的评估

诊治多发伤患者时，首先是对多发伤进行评估，分清轻重缓急。首先考虑的是患者有无致命性创伤，如危及生命的大出血、气道阻塞、张力性气胸、脑疝等，一旦诊断明确，应积极采取措施挽救患者的生命；再次是就诊时生命体征尚处于平稳阶段的患者，救治和辅助检查可同时进行，并同时做好手术准备；最后是有受伤史但性质不明确的患者，应密切观察，同时行进一步检查。

在救治创伤患者的过程中，抢救与检查应灵活多变，防止遗漏。总的原则是：①先抢救，后治疗。②全局观点，科学检伤，防止漏诊。临床操作中，具体可分为以下几个步骤：

1．注意伤者的基本生命体征（神志、尿量、呼吸、血压、心率、体温）及其动态变化，观察受伤部位，评估伤情。

2．如基本生命体征出现明显变化，则采取积极的治疗措施，如解除呼吸道梗阻、采用心肺复苏、抗休克及控制明显的外出血。抢救时需争分夺秒，如心搏骤停的患者，强调早期心肺复苏及迅速除颤及生命支持，可显著提高生存率。胸部穿透性损伤伴重度休克，以及高度怀疑心脏压塞的患者，应紧急施行急诊室开胸手术，方能争取挽救患者生命的时机。

3．询问受伤史，仔细进行体格检查。

4．进行各种诊断性穿刺或必要的辅助检查。

5．实施有效的治疗。

## 四、继发损害的监测与评估

发生严重的创伤后，由于组织器官损伤，导致局部或者全身器官功能和代谢紊乱，易出现继发性损害，一些创伤后的并发症可影响原发伤的转归和预后，甚至威胁患者生命，因此，对于不同类型的损伤所出现的并发症，要有足够的警惕性，要密切观察，早诊断、早治疗，积极采取预防措施及治疗。

1．误吸　尤其多见于颅脑外伤、坍塌掩埋伤、醉酒后创伤等伤害。此时对于伤员的意识、神志及气道自洁能力（呛咳、吞咽等）的判断非常重要。气道的通畅是生命复苏的基础。

当患者进入 ICU 后，往往因为伤情及手术麻醉的原因，难以准确判断意识及气道自洁能力时，须借助于对临床病史的了解及叩、听诊检查，必要时辅以影像或内镜检查协助判断。此时的判断将有助于对于继发感染及肺部损伤原因和程度的确定。

2．感染　交通伤、高空坠落伤、刀扎伤等开放性损伤，由于皮肤、黏膜屏障破损，一般都存在感染的风险。导致感染的原因主要是致病菌数量多、毒力强以及受伤使机体免疫力下降等。严重创伤引起的全身性感染是发生脓毒症、脓毒性休克及多器官功能衰竭的重要因素，也是创伤患者后期死亡的主要原因。如何控制创伤感染，提高创伤救治的成功率，降低伤死率和伤残率仍然是临床创伤救治的重要课题。

感染初期可能仅为伤口相关的感染，如警惕性不够或处理不当，重者可迅速全身恶化为全身感染。全身感染除了病原菌外，还因其产物，如内毒素、外毒素以及它们介导的炎症介质造成对机体的损害。如感染得不到控制，可因炎症介质失控，并可互相介导，导致全身炎症反应综合征，进而使脏器受损和功能障碍，严重者可致感染性休克和多器官功能衰竭，因此，治疗强调早期清创。多发伤患者本身存在糖尿病、营养不良、尿毒症或长期应用糖皮质激素等，伤后易导致全身性感染。另外，严重创伤的患者在应激状态下，肠黏膜的屏障功能受损或衰竭，肠内致病菌移位而易导致肠源性感染。

进行临床诊断时，首先要认真地询问病史和体格检查，明确感染部位。如诊断困难，则选择必要的辅助检查手段进一步确诊。位置表浅的感染诊断并不困难，深部的脓肿波动感虽不明显，但表面组织常有水肿，局部有压痛，可行局部穿刺。实验室检查主要是血常规及病原体鉴定：①取脓液或病灶渗液涂片行革兰染色，可分辨病原的革兰染色性和菌体形态；②可取患者的分泌物、血及伤口脓液及脓肿穿刺液做细菌培养，同时行药敏培养指导治疗；③必要时检测特殊病原菌，如结核分枝杆菌和棘球蚴（包虫病的病原体）等。

近年来，将前降钙素原和IL-6作为感染炎症反应的标志物已经得到应用。

3. 创伤性休克　严重的外伤，如复杂性骨折、挤压伤或大血管的破裂，均可导致创伤性休克。创伤性休克属于低血容量性休克。出现严重外伤后，除明显的出血外，损伤处组织亦可出现血液或血浆的丢失，导致伤处又有炎症肿胀和体液渗出，同时受损组织产生血管活性物质（组胺、蛋白酶等），可使微血管扩张和通透性增高。丢失的液体不再参与血液循环，使机体的有效循环血容量进一步降低，造成低血容量性休克。

之前已经介绍对休克的评估，但创伤性休克的治疗与单纯血管损伤出现的失血性休克有一定的不同，严重的创伤后除了可出现外出血外，创伤区域的内出血、水肿、炎性渗出造成有效血容量不足，致使通常对患者的丢失液体量估计不准确，因此，强调对创伤性休克补液时，对监测结果（中心静脉压、血压、心率）认真分析，实时修改补液方案。

4. 心肌梗死　心肌梗死并不是创伤后常见的并发症，但是对于中老年伤员，由于他们可能存在冠状动脉疾病，在受到创伤应激，特别是休克的低组织灌注及缺氧打击时，有可能诱发冠状动脉痉挛和缺血，从而导致急性心肌缺血甚至梗死，因此，对于老年或存在冠状动脉疾病危险因素的伤员，应在初步判别和稳定生命体征后，尽早辅以心电图检查，必要时还应监测心肌酶学指标的动态变化。

5. 肺动脉栓塞　肺动脉栓塞同样不是创伤后早期的常见并发症，但却可能是致命的。创伤后的肺动脉栓塞除了最常见的骨与脊髓损伤导致的深静脉血栓脱落所致外，还应警惕大静脉损伤的空气栓塞以及脂肪栓塞。需要强调的是，伤前长期服用抗凝或抗血小板药物的患者，由于被迫暂停药物而大大增加了深静脉血栓和肺动脉栓塞的危险，尤其需要密切监测，因此，当创伤患者进入ICU后，若突然出现呼吸急促和（或）血压下降、心率加快等征象，应警惕肺动脉栓塞的可能。此时可能有助于诊断的检查包括：突然出现的呼吸困难伴血压下降，血氧饱和度（$SpO_2$）和动脉氧分压（$PaO_2$）的下降，同时伴有动脉二氧化碳分压（$PaCO_2$）的降低，心电图可能出现“ST抬高、病理性Q波”等变化，床旁X线胸片有可能显示肺血管纹理减少而透亮度增加等。CT肺血管造影已逐渐成为临床肺动脉栓塞诊断的“金标准”。但对于突发肺动脉栓塞的患者，应该非常谨慎地判断检查过程及运送途中的风险，原则上不作为首选检查。若有条件，在监测和维持基本循环灌注指标的前提下，进行肺动脉造影并借助导管碎栓、吸栓或局部溶栓，将堵塞主干的大血栓去除或破碎并将其推向小的分支血管，将有可能恢复部分肺血管的血流并从而恢复对左心的灌注，这对于冠状动脉的灌注和预防或减轻心肌梗死极其重要。

6. 重要器官的低灌注损伤　肾是人体内脏器官灌注压最低的器官，也是人体毛细血管最密集、血流最丰富的器官，因此，往往被作为临床了解组织器官灌注的窗口。

创伤后由于血液丢失、剧烈的疼痛及精神神经因素的存在，儿茶酚氨的分泌增加使肾的入球血管痉挛、血流量减少，因肾小球滤过率主要取决于肾小球入球小动脉和出球小动脉之间的压力差，当平均动脉压下降至90mmHg时，肾小球滤过率下降，若下降至60mmHg时，肾小球滤过率则下降一半，并出现尿量减少。在生理情况下，肾85%的血流是供应肾皮质的肾单位，创伤引起的肾功能异常大多是肾前性的，初期肾本身尚无损害，属于功能性不全，但肾血流量进行性减少，出现休克时，肾内血流量重新分布并转向髓质，造成肾皮质肾小管发生缺血坏死，引起急性肾衰竭。临床表现为少尿或无尿，肌酐、尿素氮呈进行性升高，发生电解质紊乱及代谢性酸中毒，因此，应及时纠正低灌注，防止发生肾实质损害。

监测与评估：

（1）尿量：精确记录每小时及24小时尿量，对可疑骨盆骨折以及多发伤引起昏迷的患者，需留置导尿管。

（2）尿液检查：注意颜色、尿比重、渗透压，同时注意尿液的其他物理性状变化。

（3）血液检查：肌酐变化水平反应肾小球滤过率，而肾小球滤过率下降至30ml/min时，血肌酐水平即可上升，故血肌酐测定是监测肾功能的有效方法。血电解质检查的异常主要是血钾水平的变化。应进行动脉血气分析以了解血pH或血浆$HCO_3^-$的变化。

多发伤患者出现尿量减少，虽然创伤后易出现低血容量性休克导致肾前性肾功能不全，但对于骨盆骨折或下腹部损伤的患者出现尿量减少时，应注意患者有无泌尿系统损伤的可能，以免延误治疗。

7．出、凝血功能监测　出、凝血功能监测是严重创伤患者的主要监测项目之一。由于出血多为创伤所致的血管或实质脏器损伤出血，故监测的重点应主要围绕有无活动性出血和机体的凝血功能状态。除了基本生命体征的监测之外，血小板、纤维蛋白原水平的绝对数值和动态变化，以及以凝血酶原时间为代表的凝血因子活力，均是重要的监测指标。特别是血小板和纤维蛋白原水平的动态消耗性下降往往提示着机体仍然存在活动性出血。

需要强调的是，临床往往重视对于上述指标的监测而忽略了大量失血及液体复苏后所致的物理、化学环境变化。因为在大量失血和液体复苏时，除了各种凝血底物的丢失外，作为凝血辅助因子的$Ca^{2+}$及血清维生素K的减少，以及血液温度和pH的降低，均会极大地影响多种凝血因子的活力，此时还应重视对于血浆中$Ca^{2+}$以及血液pH和体温的监测。

此外，对于既往病史的了解，包括有无出、凝血疾病及肝、血液系统疾病的病史，是否长期服用抗凝或抗血小板药物等，亦非常重要。

其他监测指标还有出血时间、凝血时间、纤溶酶原测定、纤维蛋白降解产物测定。

8．主要的监测治疗手段　主要的监测手段包括机械通气、肾替代、脉搏指示连续心输出量（pulse indicate contour cardiac output，PiCCO）、出凝血时间检查、心肌酶谱、超声等。严重的多发伤伤情变化迅速，其并发症常常危及生命，尤其是伤后的重症感染和器官功能衰竭死亡率更高。另外，由于情况急迫、病变复杂，也容易导致漏诊和误诊，造成严重的不良后果。ICU能对一些危重伤员可能发生的器官、系统衰竭的征象进行及时、系统、连续的严密监测和处理，以防止致命性并发症的出现，从而为专科治疗赢得宝贵时间，因此，重症医学科在严重多发伤的抢救治疗过程中具有非常重要的作用。同其他学科相比，重症医学科在监测及治疗手段上有较大的不同。

（1）全天候密切的生命体征监测：包括对于神志、尿量、体温、心率、呼吸、血压六大基本生命体征的监测，以及包括对颅内压、心功能、组织氧合、感染、肝和肾功能、凝血等全方位的连续监测，以确保在第一时间发现病情的变化并通知专科医师以进行联合处理。

监测手段包括量化的格拉斯哥昏迷评分、脑电图、经颅多普勒、各种有创或无创的心功能监测，以及以血液气体分析、心肌酶学检测为代表的床旁快速监测等。

ICU集中了训练有素的重症医学医护人员，能够熟练地应用集中的监测与治疗设备，对危重创伤患者提供密切的监测与治疗，对于提高创伤救治率，特别是群发创伤的救治率至关重要。

（2）机械通气：目的在于保障气道与通气、减轻患者的呼吸做功、改善危及生命的缺氧情况、纠正进行性的呼吸衰竭。其适应证是各种原因造成的呼吸停止及严重的急、慢性呼吸衰竭。目前机械通气的主要方式有辅助或控制、同步间歇指令通气、压力支持通气、气道压力释放通气、双向气道正压通气。

（3）持续肾替代治疗：连续性肾替代治疗（continuous renal replacement therapy，CRRT）能通过超滤、灌流、吸附等一系列新技术，在调节体液平衡的同时，清除各种代谢产物、毒物、药物和自身体内产生的各种致病性生物分子等。主要特点是血流动力学稳定。适应证包括多器官功能衰竭、严重多发伤、重症感染、烧伤、SIRS、ARDS、多器官功能衰竭、急性坏死性胰腺炎、肝性脑病、挤压综合征、药物及毒物中毒以及严重的心力衰竭和肺水肿等。

（4）血流动力学监测：目前包含有创和无创两大类。

无创方法有经胸电阻抗法和 $CO_2$ 部分重吸收法，但在创伤患者，由于伤口及水、电解质平衡的剧烈变化而较少采用。

有创方法有肺动脉漂浮导管法及最近出现的PiCCO。PiCCO所采用的方法结合了经肺温度稀释技术和动脉脉搏波形曲线下面积分析技术，是一项微创、低危险、简便、精确、连续监测心输出量的技术。重要的是它提供了一些对临床具有特殊意义的重要监测指标，使危重症血流动力学监测的准确性得到进一步提高。测量参数包括胸内血容量、肺毛细血管通透性指数、全心舒张末期容积、每搏量变异、脉压变异、全心射血分数、心脏功能指数、外周血管阻力等。PiCCO适用于血流动力学不稳定以及循环状态复杂的重症患者，通过PiCCO的参数可以对患者的心血管状况、前负荷、后负荷、心脏收缩能力及肺部状况进行监测，指导临床治疗。

（5）床旁实验室监测技术：目前更多的检验项目已经纷纷走出了检验科实验室，进入临床科室的病床旁。最早的突出代表是血液气体分析，近年来包括血糖、凝血初筛、心肌酶谱等干化学法检测仪器，以及血栓弹力图、超声（包括经食管超声多普勒）、脑电图，甚至移动式CT等物理设备，均已先后进入临床病房。即时检验（point of care testing，POCT）作为未来对危重患者的监测方向，将不仅包括其最初定义的各种化学诊断手段，而且包含有物理、化学、生物等多种手段的综合性床旁监测系统，也必将在ICU中对于危重创伤患者的监测发挥更重要的作用。

## 参考文献

[1] Nishijima DK，Simel DL，Wisner DH，et al. Does this adult patient have a blunt intra-abdominal injury？ JAMA，2012，307（14）：1517-1527.

[2] Catre MG. Diagnostic peritoneal lavage versus abdominal computed tomography in blunt abdominal trauma：a review of prospective studies. Can J Surg，1995，38（2）：117-122.

[3] Holmes JF，Harris D，Battistella FD. Performance of abdominal ultrasonography in blunt trauma patients with out-of-hospital or emergency department hypotension. Ann Emerg Med，2004，43（3）：354-361.

[4] Tso P，Rodriguez A，Cooper C，et al. Sonography in blunt abdominal trauma：a preliminary progress report. J Trauma，1992，33（1）：39-44.

[5] Rady MY，Smithline HA，Blake H，et al. A comparison of the shock index and conventional vital signs to identify acute，critical illness in the emergency department. Ann Emerg Med，1994，24（4）：685-690.

[6] Cummins RO. Emergency medical services and sudden cardiac arrest：the “chain of survival” concept. Annu Rev Public Health，1993，14：313-333.

[7] Tsukamoto T，Chanthaphavong RS，Pape HC. Current theories on the pathophysiology of multiple organ failure after trauma. Injury，2010，41（1）：21-26.

[8] Khatod M，Botte MJ，Hoyt DB，et al. Outcomes in open tibia fractures：relationship between delay in treatment and infection. J Trauma，2003，55（5）：949-954.

[9] Rush BF Jr，Sori AJ，Murphy TF，et al. Endotoxemia and bacteremia during hemorrhagic shock. The link between trauma and sepsis. Ann Surg，1988，207（5）：549-554.

[10] Levy MM，Fink MP，Marshall JC，et al. 2001 SCCM/ESICM/ACCP/ATS/SIS International

Sepsis Definitions Conference. Intensive Care Med，2003，29（4）：530-538.

[11] Ratanarat R，Permpikul C，Ronco C. Renal replacement therapy in acute renal failure：which index is best for dialysis dose quantification. Int J Artif Organs，2007，30（3）：235-243.

[12] Bellomo R，Ronco C. Continuous versus intermittent renal replacement therapy in the intensive care unit. Kidney Int Suppl，1998，66：S125-128.

[13] Shigemoto T，Rinka H，Matsuo Y，et al. Blood purification for crush syndrome. Ren Fail，1997，19（5）：711-719.

[14] Lopes JA，Jorge S，Resina C，et al. Acute renal failure in patients with sepsis. Crit Care，2007，11（2）：411.

[15] Dehua G，Daxi J，Honglang X，et al. Sequential hemoperfusion and continuous venovenous hemofiltration in treatment of severe tetramine poisoning. Blood Purif，2006，24（5-6）：524-530.

[16] Gernoth C，Wagner G，Pelosi P，et al. Respiratory and haemodynamic changes during decremental open lung positive end-expiratory pressure titration in patients with acute respiratory distress syndrome. Crit Care，2009，13（2）：R59.

[17] Lopez-Herce J，Bustinza A，Sancho L，et al. Cardiac output and blood volume parameters using femoral arterial thermodilution. Pediatr Int，2009，51（1）：59-65.

[18] Gondos T，Marjanek Z，Kisvarga Z，et al. Precision of transpulmonary thermodilution：how many measurements are necessary. Eur J Anaesthesiol，2009，26（6）：508-512.

# 第 19 章

# 创伤后炎症反应综合征

朱凤雪

第二次世界大战以来，对严重创伤的救治方法不断改进，各种高效抗生素的出现也有力地促进了创伤救治水平的提高，但临床上由于严重创伤而引起的感染、败血症和多器官功能障碍综合征（multiple organ dysfunction syndrome，MODS）最终死亡的情况仍然比较多见。有文献表明，创伤仍然是成人的首要死亡原因，其中 MODS 是早期及晚期死亡的最主要原因。创伤后 MODS 的发生率为 7% ~ 66%，其相应的死亡率为 31% ~ 80%。

全身炎症反应综合征（systematic inflammatory response syndrome，SIRS）是由 1992 年美国胸科医师学会和危重病医师学会提出的，是由严重的创伤或感染等所引发的全身性炎症反应的一种临床过程。SIRS 是 MODS 发病的基础，在创伤、感染、休克等应激打击下可引发各种炎症介质的释放。炎症介质如能维持在适当的水平，则有利于感染的消除和机体的恢复，但若炎症介质过量释放或失控，则可能导致 SIRS，进一步导致 MODS，甚至全身衰竭而致患者死亡，因此，阻断创伤后 SIRS 的发生和发展是预防和治疗创伤后 MODS 的关键。

## 一、概念

SIRS 是指感染或非感染因素作用于机体引起的一种难以控制的全身性瀑布式炎症反应综合征。创伤应激导致机体发生一系列的防御反应，首先出现局部的炎症反应，如果原发性致伤因素过于强烈或持久，则可引起 SIRS，因此，SIRS 是机体失控的自我持续放大和自我破坏的全身性炎症反应。它是机体为修复和生存而出现的过度应激反应的一种临床过程。在当前的外科实践中 SIRS 十分常见，尤其是严重创伤后，SIRS 有很高的发病率。SIRS 不是一种新的疾病，而是基于对感染、炎症和危重病的发生、发展机制深入认识后提出的新概念。SIRS 是机体面对打击时的一种反应，是 MODS 的必经之路，而 MODS 是 SIRS 的必然发展结果。

## 二、发生机制

经过多年的研究，已知内毒素是 SIRS 的触发剂，其后有多种细胞因子参与 SIRS 的最初启动，其中肿瘤坏死因子（tumor necrosis factor，TNF-α）、IL-1、IL-6、IL-8 为最有影响的介质。有学者将这些介质称为前炎症介质。其中 TNF-α、IL-1 既为原发性前炎症介质，又是激发继发性炎症介质的趋化因子。炎症启动后激发机体产生众多的继发性炎症介质，加重了 SIRS 的瀑布效应，这种持续高水平的细胞因子可进一步发展为 MODS。同时，体内存在着代偿性抗炎反应综合征（compensatory anti-inflammatory response syndrome，CARS）。参与抗炎反应的重要介质包括 IL-4、IL-10、IL-13、转化生长因子 β（transforming growth factor-β，TGF-β）等。如果抗炎细胞因子产生过多，往往会造成免疫功能受抑制，造成混合的抗炎反应综合征（mixed anti-inflammatory response syndrome，MARS），促使感染和其他并发症的增加。根据严重创伤后过度炎性反应与免疫调节的关系分为三种情况：①患者经过一段时期的全身性炎性反应后，其免疫调节过程逐渐恢复；②患者在严重创伤早期即刻出现 SIRS，之后又急剧转为 MODS，甚至死亡；③患者在创伤后立即呈现 CARS，其代偿特点为免疫调节过程逐渐趋于平衡。在上述病程反应过程中均存在激发细胞因子的分泌，其中 TNF-α 起着核心作用，可诱发 IL-1、IL-6、IL-8 以及继发性炎症介质的产生，并由此进一步激发炎症连锁反应。

众多细胞因子相互作用形成一个复杂的生物化学网络，有的起上调作用，有的起下调作用，导致所谓的瀑布效应，从而加重了细胞的损伤。SIRS 时的细胞凋亡主要是：①内皮细胞凋亡：内皮细胞凋亡可直接引起 SIRS 早期血管内皮细胞损伤，同时产生一氧化氮（nitric oxide，NO）和内皮细胞黏附分子 1（intercellular adhesion molecule-1，ICAM-1）导致组织低灌注，从而引起氧自由基释放，进而介导多种组织细胞凋亡。②淋巴细胞凋亡：在 SIRS 发展过程中，随着炎症介质释放，抗炎细胞因子合成与释放也相应启动。T 淋巴细胞是免疫应答的核心，当抗炎细胞因子 TGF-β 和 IL-10 明显升高时，抑制了淋巴细胞增殖，诱导 Fas 与 FasL 结合，使 T 淋巴细胞凋亡。③中性粒细胞凋亡：正常情况下，中性粒细胞以凋亡的方式死亡，并被巨噬细胞识别、吞噬而清除，发生 SIRS 时淋巴细胞凋亡加速的同时，自发的中性粒细胞凋亡过程延迟，导致其在多种组织内数量增加，失控的活化中性粒细胞可通过释放毒性代谢产物损伤内皮细胞线粒体和胶原组织。④脏器实质细胞凋亡：在 SIRS 紊乱的机体内环境中极易发生细胞凋亡。由于细胞凋亡在全身由相同的配体和受体所介导，Fas 也在各种组织细胞中表达，推测脏器实质细胞 Fas 基因表达增加，进而引起脏器实质细胞凋亡。

## 三、SIRS引起MODS的发病机制

正常情况下，发生感染和组织损伤时，局部炎症反应对细菌清除和损伤组织修复都是必要的，具有保护性作用。当 SIRS 异常放大或失控时，炎症反应对机体的作用从保护性转变为损害性，导致自身组织细胞死亡和器官衰竭。无论是感染性疾病（如严重感染、重症肺炎、重症急性胰腺炎后期），还是非感染性疾病（如创伤、烧伤、休克、重症急性胰腺炎早期）均可导致 MODS，可见任何能够导致机体免疫炎症反应紊乱的疾病均可以引起 MODS。从本质上来看，MODS 是机体炎症反应失控的结果。

感染、创伤是机体炎症反应的促发因素，而机体炎症反应的失控最终导致机体自身性破坏，是导致 MODS 的根本原因。炎症细胞激活和炎症介质的异常释放、组织缺氧和自由基生成、肠道屏障功能破坏以及细菌和（或）毒素移位均是机体炎症反应失控的表现，构成了 MODS 的炎症反应失控的三个互相重叠的发病机制学说——炎症反应学说、缺血 - 灌注和自由基学说和肠道动力学说。

1．炎症反应学说　炎症反应学说是 MODS 发病机制的基石。研究表明，感染或创伤引起的毒素释放和组织损伤并不是导致器官功能衰竭的直接原因，细菌和（或）毒素和组织损伤所诱导的全身性炎症反应是导致器官功能衰竭的根本原因。但是机体受细菌毒素、损伤刺激后，不仅释放炎症介质引起 SIRS，同时释放大量内源性抗炎介质。后者可能是导致机体免疫功能损害的主要原因。1996 年 Bone 针对感染和创伤时导致的机体免疫功能降低的内源性抗炎反应，提出了 CARS 的概念。CARS 作为 SIRS 的对立面，两者常常是不平衡的。如保持平衡，则内环境得以维持，不会引起器官功能损伤。一旦发生 SIRS 和 CARS 失衡，将引起内环境失去稳定性，导致组织器官损伤，发生 MODS，因此，就其本质而言，MODS 是 SIRS 和 CARS 免疫失衡的严重后果。SIRS 和 CARS 失衡导致 MODS 的发展过程可分为三个阶段：

（1）局限性炎症反应阶段：局部损伤或感染导致炎症介质在组织局部释放，诱导炎症细胞向局部聚集，促进病原微生物清除和组织修复，对机体发挥保护性作用。

（2）有限全身炎症反应阶段：少量炎症介质

进入血液循环诱导SIRS，诱导巨噬细胞和血小板向局部聚集，同时，由于内源性抗炎介质释放增加导致CARS，使SIRS与CARS处于平衡状态，炎症反应仍属生理性，目的在于增强局部防御作用。

（3）SIRS和CARS失衡阶段：表现为两个极端，一个极端是大量炎症介质释放入血液循环，刺激炎症介质呈瀑布样释放，而内源性抗炎介质又不足以抵消其作用，导致SIRS；另一个极端是内源性抗炎介质释放过多而导致CARS。SIRS和CARS失衡的后果是炎症反应失控，使从保护性作用转变为对自身的破坏性作用，不但损伤局部组织，同时打击远隔器官，导致MODS。

2．缺血-再灌注和自由基学说　缺血-再灌注和自由基学说也是导致MODS的重要机制之一。MODS的自由基学说主要包括三个方面：

（1）氧输送不足导致组织细胞直接的缺血缺氧性损害。

（2）缺血-再灌注促发自由基大量释放。

（3）白细胞与内皮细胞的互相作用导致组织和器官损伤，最终发生MODS。

从根本上来看，自由基学说也是炎症反应学说的重要组成部分。

3．肠道动力学说　肠道是机体最大的细菌和毒素库，肠道有可能是MODS患者菌血症的来源。另外，MODS患者造成菌血症的细菌往往与肠道菌群一致。在感染、创伤或休克时，即使没有细菌的移位，肠道毒素的移位也将激活肠道及相关的免疫细胞和炎症细胞，导致大量炎症介质的释放而引起全身炎症反应，参与MODS的发病，因此，肠道既是炎症细胞激活、炎症介质释放的重要场地之一，也是炎症反应的策源地之一。从这一点来看，肠道动力学说实际上是炎症反应学说的一部分。

MODS往往是多元性和序贯性损伤的结果，而不是单一打击的结果。1985年Dietch提出MODS的二次打击学说，将创伤、感染、烧伤、休克等早期直接损伤作为第一次打击，第一次打击所造成的组织器官损伤是轻微的，虽不足以引起明显的临床症状，但最为重要的是，早期损伤激活了机体免疫系统，尽管炎症反应的程度轻微，但炎症细胞已经被动员起来，处于预激活状态。此后如病情稳定，则炎症反应逐渐缓解，损伤组织得以修复。如病情进展恶化或出现继发感染、休克等情况，则构成第二次或第三次打击。第二次打击使已处于预激活状态的机体免疫性系统爆发性激活，大量炎症细胞活化、炎症介质释放，结果导致炎症反应失控，导致组织器官的致命性损害。第二次打击在强度上可能不如第一次打击，但导致炎症反应的爆发性激活往往是致命的。

## 四、主要临床特征和临床表现

### （一）SIRS的主要临床特征

1．持续高代谢　表现为耗氧量和通气量增加、血糖升高、蛋白质消耗增多、负氮平衡以及高乳酸血症等。

2．高动力循环状态　表现为高心输出量，低外周血管阻力。

3．过度的炎症反应　表现为多种炎症介质的失控性释放。

### （二）SIRS的主要临床表现

1．全身表现

（1）寒战、发热（中心温度＞38.3℃）或低体温（中心温度＜36℃）。

（2）呼吸急促（＞30次/分）、呼吸性碱中毒。

（3）明显的水肿或体液正平衡（24小时液体入量比出量＞20ml/kg）。

（4）无糖尿病的患者出现高血糖。

2．炎症反应

（1）白细胞计数＞$12\times10^9$/L或＜$4\times10^9$/L。

（2）C反应蛋白升高（大于正常值的2倍标准差）。

（3）降钙素原升高（大于正常值的2倍标准差）。

3．血流动力学改变

（1）低血压（收缩压＜90mmHg或收缩压降低＞40mmHg）。

（2）心动过速（心率＞90次/分）。

（3）混合静脉血氧饱和度＜70%。

（4）心脏指数＜3.5L/（min・$m^2$）。

4．组织低灌注

（1）少尿［尿量＜0.5ml（kg・h），持续6小时以上］。

（2）代谢性酸中毒（血乳酸＞3mmol/L）。

（3）指端发冷。

（4）毛细血管充盈缓慢，皮肤花斑。

5．器官功能障碍

（1）精神状态改变。

（2）低氧血症（$PaO_2/FiO_2$＜300）。

（3）肾功能障碍（血肌酐升高）。

（4）凝血功能障碍（APTT＞60秒），血小板减少（＜$100\times10^9$/L）。

（5）消化道功能障碍（无肠鸣音，不能耐受肠道营养）、肝功能障碍（血浆总胆红素升高）。

## 五、分期

典型的SIRS可分为五期。

### （一）局部反应期

前炎症介质在此期不产生破坏作用，只促使机体产生抗炎反应。抗炎细胞因子包括IL-4、IL-10、IL-11及可溶性TNF-α受体。IL-1受体拮抗剂、转化生长因子等代偿性增加，抗炎细胞因子增加，改变了单核细胞的功能，减弱了抗原表达活性并减弱了细胞产生促炎因子的能力，同时有些抗炎细胞因子也使自身产生能力下凋。

### （二）始动期

若机体遭受的最初打击很严重，全身循环中的促炎症介质及随后产生的抗炎症介质均会出现。严重的创伤可能促进炎症介质的产生。若前炎症介质到达创伤局部，可能发生全身反应。此期血液循环中的前炎症介质存在可能是机体对感染和创伤的正常反应，这些前炎症介质可促进中性粒细胞、淋巴细胞、血小板及凝血因子在炎症局部的聚集，最后可产生一种代偿性抗炎反应，使症状反应下调。

### （三）过度全身炎症期

在有些患者，炎症反应的调节能力丧失，而过度的全身炎症反应增强。这种全身反应是前炎症介质产生的始动因素，并产生SIRS的临床表现，如低血压、低体温及心律失常。细胞内皮功能进一步降低导致微血管的通透性增强并向组织器官渗透。血小板的凝聚使微循环障碍，产生血流分布不均匀或缺血状态，造成缺血-再灌注损伤，并导致热休克。由于血管调节舒缩功能缺乏使血管过度舒张，造成血液渗透不均匀。上述作用导致严重休克发生，进一步导致器官衰竭。

### （四）免疫抑制期

抗炎介质可能使感染得到控制。有些存活患者的抗炎反应可能会像前炎症反应一样强烈，从而导致免疫抑制发生。当抗炎/促炎的平衡失常时，也可发生免疫抑制，即发生抗炎反应综合征。

### （五）免疫不协调期

若抗炎/促炎反应的不平衡持续存在，则免疫抑制期可能发展为免疫不协调期，这是发生MODS的阶段。有些患者的严重感染使前炎症介质释放增多而发生死亡，有些患者抗炎反应增强而使抗炎/促炎不协调，使免疫抑制长期存在，也造成死亡率增加。另有一些患者处于严重感染与免疫抑制之间的状态。一方面前炎症介质可能是机体修复所必需的，另一方面免疫抑制可使这些物质产生不足。此期若抗炎/促炎平衡恢复，则器官功能可能恢复。

## 六、诊断

现在的SIRS诊断标准是在1991年8月由美国胸科医师学会与危重病医师医学会在芝加哥召开的联合会议上推荐的，提出SIRS具有以下4个特征：①体温＞38℃或＜36℃；②心率＞90次/分；③呼吸频率＞20次/分或$PaCO_2$＜32mmHg；④白细胞计数＞$12.0\times10^9$/L，或未成熟白细胞＞10%。凡具备前述4种临床表现2种以上者，即可确诊为SIRS。同时提出废除“败血症”“菌血症”等容易造成概念模糊的名词，仍保留“脓毒症”一词，特指具有细菌学证据的SIRS。

在临床实践过程中，由于美国胸科医师学会和危重病医师学会设定的诊断指标太松宽，这些指标所界定的范围在内科、外科、妇科、儿科等极危重患者中普遍存在。为了弥补这一缺点，2001 年 12 月代表欧美 5 个相关学会的 30 多位专家聚于美国华盛顿，经过讨论后修正了 SIRS 的诊断要点。除了以前的指标，增加了 C 反应蛋白与前降钙素的炎症指标、高排低阻的血流动力学指标，并且将 IL-6 作为实验室诊断的指标之一。IL-6 为 279 ～ 597μg/L 被证实为 SIRS。

## 七、SIRS 评分对创伤预后的评估

严重创伤患者早期多死于创伤本身及创伤引起的大出血等，而晚期则多死于感染等并发症，其中 MODS 是主要死亡原因之一。降低早期严重创伤患者的全身炎症反应程度是阻止 SIRS 向 MODS 转化的关键。早期评价 SIRS 的程度有助于预测 MODS 的发生率。

SIRS 的项目数、持续时间、分值与器官功能之间有着良好的相关性。即随着 SIRS 项目数增多、持续时间延长和总分值的增加，器官功能不全致衰竭的发生率增加。目前 SIRS 评分（表 19-1）系统在临床上已经用于创伤预后的评估。有研究结果表明，MODS 的发生率与 SIRS 评分的严重程度有明显的相关性，入院时存在 SIRS 的患者其 MODS 的发生率明显增高。还有研究显示随着创伤严重性的增加，SIRS 的严重度也增加，而且发现 ARDS 和 MODS 的发生率与创伤严重性和 SIRS 严重度相关，而与 ISS 无关。SIRS 严重度越高，则死亡率越高。SIRS 评分为 2 时，死亡率为 5%；而 SIRS 分值为 3 时，死亡率为 13%；SIRS 分值为 4 时，死亡率为 19%。

## 八、防治原则

### （一）积极治疗原发病，祛除诱因

1．纠正缺氧，维持循环和呼吸功能的稳定。

表 19-1　SIRS 的评分标准

| 项目 | 1 分 | 2 分 | 3 分 |
|---|---|---|---|
| 体温（℃） | ＞ 38 或＜ 36 | ＞ 38.5 | ＞ 39 |
| 心率（次 / 分） | ＞ 90 | ＞ 110 | ＞ 130 |
| 呼吸频率（次 / 分） | ＞ 20 | ＞ 24 | ＞ 28 |
| 白细胞计数（$10^9$/L） | ＞ 12 或＜ 4.0 | ＞ 16 | ＞ 20 |

2．纠正休克和低血压，6 小时内达到液体复苏目标。

3．及时有效地控制感染。

4．清除坏死组织和感染灶。

5．维持电解质、酸碱平衡和内环境稳定。

6．避免大量输血。

### （二）早期给予器官功能支持

1．循环支持　维持足够的氧供，减少氧耗，努力纠正病理性氧供依赖。

2．呼吸支持　必要时给予呼吸机支持。

3．早期进行抗凝治疗。

4．给予血液净化治疗。

5．进行胃肠功能障碍干预，早期给予肠内营养。

### （三）免疫调节治疗

1．抗炎症介质治疗　作用并不肯定，包括单克隆抗体、前列腺素、其他炎症反应抑制剂等。

2．糖皮质激素治疗　对于循环不稳定的脓毒症患者，可以给予持续、小剂量的糖皮质激素，如氢化可的松 150 ～ 200mg/d，分 3 ～ 4 次，疗程根据病情一般为 5 ～ 7 天。推荐根据促肾上腺皮质激素刺激试验选用。

3．免疫调节剂的应用　$\alpha_1$ 胸腺素可能是治疗脓毒症免疫抑制较理想的免疫刺激剂，可阻止特异性免疫细胞凋亡，逆转免疫麻痹。

4．蛋白酶抑制剂　乌司他丁是一种广谱的蛋白水解酶抑制剂，具有抗炎、减少细胞与组织损伤、改善微循环与组织灌注等作用。

### （四）营养与代谢支持

1．补充高热量　通常需要达到普通患者的 1.5 倍左右，要注意肝的负荷能力。

2．提高氮与非氮能量的摄入比　非氮能量中糖类 / 脂肪比例要合理，一般为 6：4 或 5：5。最好使用中长链脂肪乳剂，并重视各类维生素和微量元素的补充。

3．尽可能地通过胃肠道摄入营养，只有需要禁食时，才考虑全胃肠道外营养。

4．控制高血糖。

# 第20章

# 多发性骨折的救治原则

张殿英　马信龙　王敬博

## 一、概况

在现代社会中，多发性损伤的发生率有日益增多的趋势，特别是由于工业、交通以及高层建筑等的发展，导致受伤机会增加，多发严重损伤已成为城市人口致死或致残的主要原因之一，且受伤者多为青壮年，这就不能不引起人们的高度重视。不少国家纷纷建立了创伤中心，以提高抢救和治疗质量，并对这一专题进行研究，这在我国亦属当务之急。

多发性损伤包括全身各个部位和各个系统的损伤，涉及范围甚为广泛。在医学科学深入发展的今天，如欲达到高水平的抢救和治疗，是任何单一专业医生所不能胜任的，需要各专业医生的协同合作，如神经外科、胸外科、腹部外科以及麻醉科等。而骨科医生的任务是处理其中骨与关节损伤的部分。

对多发性损伤的抢救和治疗应从肇事现场开始，这就需要有一支训练有素的专业抢救队伍，负责由现场至医院途中的初期处理，这支队伍应与创伤中心有着直接、密切的联系，构成一个完整的抢救治疗系统，这是十分重要的措施。

目前各地的综合性医院对多发性损伤需要多科会诊，由各科医师分别进行诊治，这就延长了抢救和治疗的时间，对于一些严重的多发性损伤往往造成致命的后果，因此，作者认为，如能建立创伤专业机构和队伍以集中对多发性损伤患者进行诊治，这种现状必将有较大的改进。一个条件完善的创伤科，除了相应的医生外，还应有创伤ICU，可以使所有的伤员均在一个专科内诊治，从而避免了分科会诊和转院造成的时间拖延。

由于多发性损伤患者受到了应有的重视，使近年来对多发性损伤患者的抢救成功率逐渐提高，从而骨科医生处理多发骨与关节损伤的机会亦随之增加；另一方面，在处理骨与关节损伤时，往往是与患者的全身情况相联系的，这就要求骨科医生除精通本专业的业务技术外，亦应具备估计和处理患者全身情况的基本知识。

什么是多发骨与关节损伤，迄今为止尚无一个明确而公认的诊断标准。在文献报道中，很少有人提到多发性骨与关节损伤的确切含义，因而所筛选的病例缺乏可比性。

根据临床经验及大量病例资料的回顾性分析，笔者在此试提出一个多发性骨与关节损伤的诊断标准。考虑这一诊断标准时，主要应从临床特点和实际应用为依据。如果只是机械地从伤及的骨与关节数目出发，即凡两个或两个以上骨或关节损伤者皆称为多发性骨与关节损伤显然不具有临床意义，如多个掌骨、指骨、跖骨、趾骨、肋骨、脊椎、尺骨、桡骨、胫骨、腓骨等骨折均不列为多发性骨与关节损伤；相反，同一骨的骨干骨折合并关节脱位却具有明显的、与单一损伤不同的临床特征，如股骨干骨折合并同侧髋关节脱位在诊断和处理上均与单一损伤具有显著差异，因此，应赋予多发性骨与关节损伤一个有临床意义的诊断标准。

作者提出了以下诊断标准：将人体分为24个部位：头面、胸、骨盆、脊柱，为4个部位；双侧肩、肱骨干、肘、尺骨与桡骨干、腕手，为10个部位；双侧髋、股骨干、膝、胫腓骨干、踝足，为10个部位。

凡伤及上述两个或两个以上部位者均称为多发性骨与关节损伤。

同一部位内的多处骨与关节损伤为由同一外力机制所造成的联合损伤，如踝关节损伤合并腓骨上段骨折、尺骨骨折合并桡骨头脱位、桡骨骨折合并下尺桡关节脱位等，均按单一损伤计算。

脑、肺、腹腔脏器等其他系统损伤均列为合并损伤。这种分类方式易于划分，能体现多发性骨与关节损伤的临床特征。

## 二、损伤原因及损伤特点

多发性骨与关节损伤的损伤原因主要有以下四种类型，按照发生率的大小依次为交通损伤、重物压砸伤、高处坠落伤及机器损伤，这四种损伤原因占全部损伤原因的绝大多数。每种损伤原因所造成的损伤各具特征，了解这些损伤原因的规律及临床特征将有利于防止或减少其发生，有利于全面诊断和及时治疗。

### （一）交通损伤

近年来，随着交通事业的发展，各种车辆增多及城市人口密集而导致多发性骨与关节损伤显著增加。道路交通事故造成10万左右的人员死亡，其造成的多发性骨与关节损伤患者更是不计其数，确切的数量国内尚无具体统计。目前对交通损伤的研究越来越受到人们的重视。北京大学交通医学中心和第三军医大学交通医学研究所等机构正致力于交通损伤相关方面的基础和临床研究，其他部分医院也开始总结自己医院收治的交通损伤患者的流行病学和救治特点。根据北京积水潭医院的资料，1958—1976年交通损伤占多发性骨与关节损伤损伤原因的27.8%，而在1977—1986年上升到47%。北京急救中心资料显示，1989—1991年该比例为59%，1989—2003年上升到73%，呈明显上升趋势，占各种损伤原因的首位。

具体致伤原因以机动车最为常见，包括汽车、摩托车、拖拉机与火车等。其中发生最多者为行人或骑自行车者被汽车撞伤或轧伤，占全部交通损伤的47.2%。其他原因依次为汽车翻车、汽车互撞、拖拉机轧伤及火车撞伤等。发生诱因中多数是由于违反交通规则，诸如强行超车、违章横过马路、不遵守自行车行车规定等原因所造成；少数由于酒后开车、非司机驾驶或机动车故障等。提示应严格执行交通管理、车辆检查并进行法规教育，以减少交通损伤的发生。

交通损伤的临床特征为：

1．休克发生率最高。

2．死亡率最高直接死亡原因多为大量失血、严重颅脑或胸部损伤。

3．损伤部位以下肢最多，依次为股骨骨折、胫腓骨骨折、肋骨骨折。损伤机制以撞击和碾压为主，挡泥板的高度约相当于成人膝部，故撞伤时易发生下肢骨折；而肋骨及骨盆骨折多因碾压或挤压所致。

4．最常见的合并损伤为胸及颅脑。

以上临床特征中1、2显然是由于高速度、高能量损伤所致。随着高速公路的发展及车速加快，交通损伤的严重程度将随之增加。

### （二）重物压砸伤

重物压砸伤多因在劳动中不慎，或由于机械事故被重物砸伤，或突然塌方被砸埋致伤。受伤者多为年轻工人或农民。重物压砸伤的临床特征为：

1．截瘫发生率高。这与损伤机制有关，多数压砸伤是伤员在弯腰劳动时被重物由后上方砸伤，首先伤及腰背部，发生屈曲型脊柱骨折而导致截瘫，同时可伤及下肢，或直接砸伤下肢及骨盆，因此，对所有塌方压砸伤者均应注意有无脊柱骨折及截瘫，在解脱及搬运过程中防止发生或加重脊髓损伤。

2．损伤部位依次为胫腓骨骨折、股骨骨折和脊柱骨折。

3．胫腓骨骨折中开放性骨折的发生率较高，且伤口污染较严重，少数合并特殊感染如气性坏疽等，在处理伤口时应予以注意。

4．最常见的合并损伤为胸部及脊髓。

### （三）高处坠落伤

多因高空作业或其他原因失足由高处坠落致伤。根据对53例病例确切记录的分析显示，在施工中由高层楼房或脚手架上不慎坠落者有29例，占54.7%；上房顶或在楼上擦玻璃等生活劳动时坠落者有14例，占26.4%；跳楼自杀者有7例（其中精神病患者4例），占13.2%。加强高层建筑施工中的安全措施是减少此类损伤的关键。

高处坠落伤的临床特征为：

1．从高空坠落时，由于反射性自我保护作用，患者多以双足首先落地，反作用力向上经下肢、脊柱传导至颅底，常形成典型的足踝-下肢-脊柱-颅底骨折传导性连锁损伤。少数人以双手支撑着地，造成上肢及颌面部损伤，以儿童从树上或墙上跌落为多见。头颅先着地者多当场死亡。

2．由于人体下落时的加速度和落地后的反作用力均较强大，所造成的损伤部位亦最多，在各种伤因中占首位。

3．最常见的损伤部位依次为足踝部骨折脱位、脊柱骨折和股骨骨折。

4．合并损伤中以颅脑及脊髓最为常见，截瘫的发生率亦较高，与压砸伤相似。

### （四）机器损伤

肢体被卷入机器正在运转中的滚轴、齿轮或传送带中是主要的致伤机制，多数为青年工人或农民。北京积水潭医院资料显示，机器损伤中40岁以下者占82.6%，工人占67.4%，农民占30.2%。主要诱因为忽视安全操作规程或精神不集中，少数是由于机器陈旧或缺乏防护装置，如农村中使用的脱粒机及铡草机等。加强安全操作规程教育、在机器上安装防护设施是防止或减少此类损伤的主要措施。

机器损伤的临床特征为：

1．最典型的损伤为同一上肢的多发性骨折脱位，伤及下肢者较少。当手、手套或衣袖被卷入后，随着机器的转动将肢体继续绞入，可将肢体扭转数周，导致手、尺桡骨及肱骨干骨折的典型损伤。如未能及时停机，患肢被机器强力牵拉，致使胸壁被挤压在机身上而导致肋骨骨折，甚至合并血气胸。

2．在各种损伤原因中，开放性骨折的发生率最高。北京积水潭医院资料显示，86例机器损伤中共有开放性骨折者62例，发生率为72.1%。

3．软组织损伤大多广泛而严重，致使有些肢体难以保留，由于原发损伤严重而截肢者占35%。

4．合并损伤中以周围神经及血管损伤最为多见。

## 三、并发症及合并损伤

### （一）并发症

多发性骨与关节损伤的主要并发症早期为休克及脂肪栓塞，晚期为ARDS及多器官功能衰竭。

1．创伤性休克　创伤性休克是由于严重创伤引起的以有效循环血量减少，组织和生命器官缺血、缺氧和代谢障碍为特征的全身性病理过程和临床综合征。创伤性休克在多发性损伤患者中比较常见，其发病率可高达50%。临床主要表现为神志淡漠或烦躁不安、脉搏细数、皮肤湿冷、黏膜苍白或发绀、尿量减少等。由多发性骨与关节损伤直接造成的休克的主要因素是失血过多，特别是骨盆和股骨干骨折及严重开放骨折等。多处骨折的失血总量过多亦可引起休克。Coleman（1959）估计出血量为：股骨骨折为1000ml，髂骨骨折为750ml，胫骨骨折为400ml，肱骨骨折为400ml，坐、耻骨骨折为350ml，尺、桡骨骨折为300ml。然而Light（1980）提出估计出血量的方案为：骨盆骨折为1.5～4.5单位，髋部骨折为1.5～2.5单位，股骨干骨折为1.0～2.0单位，肱骨干骨折为1.0～2.0单位，胫骨骨折为0.5～1.5单位，踝部骨折为0.5～1.5单位，肘部骨折为0.5～1.5单位，前臂骨折为0.5～1.0单位。开放性骨折的失血量往往超过闭合性骨折，因而伴有骨盆、长管状骨或严重开放性骨折者，对其出血量应有充分估计，均应注意休克的发生。如伤后时间较短，就诊时尚未发生休克，但继续失血仍有发生休克的可能，应注意观察。

（1）类型：创伤性休克在临床上有四种常见类型。

1）创伤后低血容量休克：为临床最常见的类型，是由于严重创伤后大量失血和体液丢失导致的有效循环血量急剧减少而引起。

2）创伤后心源性休克：为创伤造成心功能受损，心输出量降低而发生休克。

3）创伤后神经性休克：常见原因为剧烈疼痛、恐惧、交感神经过度兴奋；头部创伤直接累及血管运动中枢；或脊髓损伤后肌肉瘫痪，静脉容积扩大，血液滞留于外周循环致回流减少。

4）创伤后感染性休克：一般出现在创伤中后期，发生在感染的基础上。严重创伤后机体的免疫功能遭受打击，发生细菌和相关微生物的感染及各种毒素和代谢物释放，导致休克的发生。

以上几种类型的休克在创伤的不同阶段都有可能发生，有时会同时存在，只不过是以某一种类型为主，对此要注意鉴别以便于治疗。

（2）诊断要点

1）具有诱发休克的创伤病史。

2）意识异常、神志淡漠或烦躁不安。

3）脉搏细数，常超过 120 次 / 分，或不能触到。

4）四肢湿冷，胸骨部位皮肤指压阳性，再充盈时间＞2 秒，黏膜苍白或发绀，尿量＜30ml/h 或无尿。

5）收缩压＜90mmHg。

6）脉压＜20mmHg。

7）高血压患者收缩压较原水平下降 20% 以上。

凡符合第 1）、2）、3）、4）项中的两项和 5）、6）、7）项中的一项者，诊断即可以成立。

（3）治疗原则

1）保持呼吸道通畅，清除气道内异物。

2）控制呼吸，吸氧，必要时给予气管插管、呼吸支持。

3）去除病因：是控制休克的根本措施，如为出血导致的低血容量性休克，要及时止血以控制出血。对感染性休克要彻底清创病灶以通畅引流，并在此基础上合理应用抗生素。

4）补充血容量：无论哪一种类型的休克均有血容量不足，尤其是创伤后低血容量休克和神经性休克，及时补充和维持有效循环血容量至关重要。

5）纠正酸中毒：休克时组织灌流不足，无氧代谢增加，酸性代谢产物产生过多，常有不同程度的酸中毒。休克不严重时，通过去除病因和补足血容量，酸中毒可逐渐自行纠正。严重休克时，可静脉应用碳酸氢钠以减轻酸中毒。

6）应用药物：包括血管活性药物和糖皮质激素等。血管活性药物主要指血管扩张剂和血管收缩剂。目前血管扩张剂的应用越来越受到重视，在补足有效循环血容量的基础上，应用血管扩张剂可使主要脏器的供血增加，组织缺血、缺氧情况好转，微循环功能得到改善。

7）改善心功能：对于心功能不全的患者，可以酌情使用洋地黄类强心剂，同时注意控制补液速度。

8）其他治疗：包括对症治疗、支持疗法、防止继发感染、加强护理等措施。

2．脂肪栓塞综合征　脂肪栓塞综合征为长管状骨或骨盆骨折数日后出现的以缺氧、精神紊乱和瘀斑三联征为表现的疾病，多在伤后 72 小时出现症状。最常见于骨盆及较粗大的长管状骨骨折，尤以包括这些部位的多发性骨折更为多见。发病机制还不完全清楚，综合为机械性学说和化学性学说两种。机械学说认为损伤后的骨髓或软组织局部的游离脂肪滴由骨折周围损伤的静脉进入血液循环，机械性栓塞小血管和毛细血管，造成脂肪栓塞综合征。化学性学说认为创伤后机体发生应激反应，机体和骨折部位释放的介质使血中脂肪乳糜微粒发生凝集，同时血管内处于高凝状态，两者相互作用形成栓子，导致脂肪栓塞综合征的发生。

目前临床诊断多采用 Gurd 标准，将脂肪栓塞综合征的表现分为主要标准和次要标准。主要标准包括低氧血症（$PaO_2 < 60mmHg$）；中枢神经系统抑制；瘀斑损害和肺水肿。次要标准包括心动过速，心率＞120 次 / 分；发热，体温＞38.3℃；检眼镜检查视网膜见脂肪栓塞；脂肪尿；唾液中含脂肪颗粒；血小板减少和白细胞计数降低。诊断脂肪栓塞综合征至少需要一个主要标准和 4 个次要标准。

由于没有直接溶解脂肪栓子的药物，因此，治疗的主要方法为生命支持、对症治疗、预防并发症，采取措施降低发生率很重要。患者损伤后对其给予适当的临时固定和转运、氧疗和对下肢长管状骨骨折早期手术固定是比较有效的预防措施。治疗方法包括呼吸支持疗法、保护脑部和应用药物。其中呼吸支持疗法可以改善呼吸功能障碍，纠正低氧血症，是最基本的治疗措施。在药物治疗中应用大剂量糖皮质激素具有确切的治疗价值，主要作用是保持血小板膜的稳定性，减轻或消除游离脂肪酸对呼吸膜的毒性作用，从而降低毛细血管通透性，减轻肺间质水肿，稳定肺泡表面活性物质的作用。其他药物还包括应用脱水剂、肝素和低分子右旋糖酐等，也具有一定的效果。

3．ARDS　ARDS是多种致病因素在肺部导致的一种综合征，所有能导致肺功能不全的致病因素均可引发ARDS。临床上常见到的因素为严重休克、脂肪栓塞、严重感染、胸腹部严重创伤以及大量输血等。ARDS的发病机制尚不清楚。肺损伤的过程除与基础疾病的直接损伤有关外，更重要的是炎症细胞及其释放的介质和细胞因子引发全身炎症反应，过度的全身炎症反应或抗炎反应引起肺泡-毛细血管损伤，导致通透性增加和微血栓形成，肺泡上皮损伤，表面活性物质减少或消失，导致肺水肿、肺泡内透明膜形成和肺不张，从而引起肺的氧合功能障碍，导致顽固性低氧血症。其主要临床表现为在原发病基础上出现突发性、进行性呼吸窘迫，呼吸频率加快、气促、发绀，常伴有烦躁、焦虑表情、出汗等。其呼吸窘迫不能用通常的氧疗法改善，也不能用其他原发心肺疾病解释。早期由于过度通气引起二氧化碳分压降低。如病情继续恶化，肺水肿和肺不张加重，加上呼吸肌疲劳，则导致二氧化碳潴留。

（1）诊断：ARDS的诊断主要有以下几点：①有引起ARDS的原发病和危险因素；②急性起病，呼吸频率加快和呼吸窘迫；③X线检查出现斑片状或大片状浸润阴影，呈毛玻璃样改变；④血气分析$PaO_2 < 60mmHg$，$PaO_2/FiO_2 < 300$（急性肺损伤），$PaO_2/FiO_2 < 200$（ARDS）；⑤肺动脉楔压≤18mmHg或临床上无充血性心力衰竭的证据。

（2）治疗：ARDS的治疗目标为：改善肺氧合功能，纠正缺氧，给予生命支持，保护器官功能，防治并发症和基础疾病的治疗。

治疗原则应遵循以下几点：①及时去除病因，控制原发疾病；②纠正缺氧；③进行容量管理；④预防和治疗并发症。

治疗措施如下：①积极治疗原发病，防止发生ARDS；②氧疗；③机械通气治疗；④维持适量的血容量；⑤应用糖皮质激素；⑥纠正酸碱平衡失调和电解质紊乱；⑦预防感染；⑧给予必要的营养支持。

4．骨筋膜室综合征　骨筋膜室综合征又称筋膜间室综合征、骨筋膜间隔区综合征，即由于骨骼、骨间膜、肌间隔和深筋膜形成的密闭间隔区内压力增加，进而影响该区内的血液循环，引起肌肉和神经坏死，并最终因为过度肿胀导致皮肤坏死。

从理论上看，身体上任何由筋膜包绕形成间隔的部位均有可能发生骨筋膜室综合征，但临床上下肢多见于小腿部位，上肢多见于前臂，足和手发生骨筋膜室综合征的病例也有报道。小腿和前臂较其他部位更容易发生骨筋膜室综合征的原因可能是这两处肢体骨骼都是由两块平行骨组成，并有坚韧的骨间膜相连，表面覆盖的深筋膜又较其他部位结实，整体形成的骨筋膜室弹性变化小，无缓冲余地。而肢体其他部位间隔的四壁多数由肌间隔组成，其弹性较骨间膜和深筋膜大得多，间隔内压力变化相对较小，对该区内的血液循环影响也相应较小。

在前臂有四个骨筋膜室，分别为掌侧浅层骨筋膜室、掌侧深层骨筋膜室、背侧骨筋膜室和包含Henry流动束（包括肱桡肌、桡侧腕长伸肌和桡侧腕短伸肌）的骨筋膜室。掌侧骨筋膜室最容易发生，其中掌侧深部骨筋膜室经常单独受累（包含指深屈肌、屈拇长肌和旋前方肌）。其他几个骨筋膜室可以单独受累，也可能与掌侧骨筋膜室同时受累。

小腿也有四个骨筋膜室，即胫前侧骨筋膜室、胫后浅骨筋膜室、胫后深骨筋膜室和外侧的腓骨肌骨筋膜室。其中胫后深骨筋膜室和胫前骨筋膜室最易发生骨筋膜室综合征，其次为胫后浅骨筋膜室。小腿外侧的腓骨肌骨筋膜室的骨壁仅是单独的腓骨，而不是骨间膜和双骨，该区具有相对的可扩展性，所以，发生在该区的骨筋膜室综合征相对较少。

多发性损伤患者肢体损伤后更容易发生骨筋膜室综合征，这是由于多发性损伤患者创伤比较严重，伤后血压往往降低，舒张压与组织压的差值减少。另外，多发性损伤患者因为颅脑损伤或昏迷等情况存在，影响了病史采集和体格检查，而不能及时发现和诊治骨筋膜室综合征。

骨筋膜室综合征的发病和进展比较迅速，所以要密切注意症状和体征的变化。疼痛和活动障碍是其最主要的症状。肢体损伤后都会造成疼痛，但在骨筋膜室综合征的患者，疼痛是进行性的，不会因为肢体固定或经过处理而减轻。疼痛持续存在，而且逐渐加重，直至肌肉完全坏死。同时，由于肌肉的缺血麻痹，出现肢体活动功能障碍。骨筋膜室综合征重要的体征包括肿胀、压痛和肌肉的被动牵拉痛。皮肤肿胀明显，张力很大，常出现水泡。肌腹处明显压痛是筋膜间区内肌肉缺血的重要体征。被动牵拉肢体末端，如小腿前间隔骨筋膜室综合征时屈曲足趾，会引起伸肌群的严重疼痛。应熟悉骨筋膜室综合征的症状和体征，以便于及时发现、诊断和治疗。早期治疗对于预后非常重要。组织缺血后造成的损害与缺血时间关系密切。一般情况下，周围神经缺血 30 分钟即可产生功能障碍；缺血超过 12 小时，神经功能将永远丧失。肌肉缺血 2 ~ 4 小时会出现功能改变，缺血 4 ~ 12 小时后可以发生永久性功能丧失，肌肉发生挛缩。治疗原则是早期充分地切开，彻底地减张。前臂掌侧屈肌筋膜室切开可以通过掌尺侧入路或掌侧 Henry 入路完成。背侧筋膜室常通过 Thompason 入路完成减张。对小腿四个骨筋膜室的减张常用的有两种手术方法，第一种是通过腓骨外侧一个切口，由腓骨小头至外踝切开皮肤，然后依次切开前侧筋膜室、外侧筋膜室和后浅筋膜室，牵开后浅筋膜室，沿腓骨后方切开骨间膜，从而达到对后深筋膜室减压的目的。第二种方法是在小腿内外侧做两个切口，通过内侧切口减压后浅和后深筋膜室比较方便、彻底。

### （二）合并损伤

合并损伤中最常见的是脑、脊髓和肺部损伤，其次为周围神经损伤、泌尿系统损伤、血管损伤和腹腔内脏损伤。其中一部分系由骨折直接造成的损伤；另一部分是与骨折同时发生的损伤，而非由骨折引起。

1．脑、脊髓损伤　颅脑损伤中，经常表现为重度脑震荡或脑挫裂伤所致的神志障碍，少数为颅内血肿。以坠落伤发生率最高，且多为颅底骨折合并脑挫裂伤；其次为交通损伤，多为颅顶骨折合并脑损伤。

脊髓损伤中以压砸伤发生率最高，表现为不同水平的部分或完全性截瘫。

2．肺部损伤　主要是肋骨骨折损伤肺及胸膜，继发血胸、气胸或血气胸，表现为进行性呼吸困难。在交通伤和压砸伤中发生率最高。

3．周围神经损伤　绝大多数为上肢神经损伤，且最多发生于机器损伤。

4．泌尿系统损伤　一般为骨盆骨折的继发损伤。在北京积水潭医院 69 例骨盆骨折中，发生泌尿系统损伤者有 24 例，发生率为 34.8%。其中多数为尿道及膀胱损伤。

5．主要血管损伤　在机器伤中的发生率最高，多数为开放性损伤，少数为闭合伤，或由于筋膜间区压力增高引起的血运障碍。

6．腹腔内脏损伤　脾、肝和肠均可发生损伤。

## 四、多发性损伤中关节周围骨折的治疗原则

由于关节骨折的独特性，在治疗上不同于骨干骨折。关节周围骨折的治疗原则是保证关节面达到解剖复位，这一项是最为严格的要求。如患者的状态及软组织的情况允许，就必须恢复肢体的轴线。关节骨折总的处理原则要求有一个周密设计的术前计划和熟练可行的手术技术，以及术后恰当的治疗，才能保证最佳的治疗效果。

对多发性创伤患者的救护，开始时应按美国外科医师学会创伤委员会制订的“创伤生命积极援助”（高级生命支持）准则进行，最好由一个创伤救治小组在现场完成。一半以上的多发性创伤患者有骨折或脱位或两者兼有，因此，骨科医师在创伤救治组中起着关键性的作用。骨科损伤的处理对患者最后的功能恢复可能会产生深远的影响，甚至可能会影响到生命或保肢，如对早期即积极地补液或输血后仍出现血流动力学不稳定的骨盆开放性损伤患者，应放置前侧外固定器。开放性骨折、伴有泌尿和生殖系统损伤的骨盆或假臼损伤以及伴有血管损伤的肢体骨折是其他几种

必须由组内成员密切配合进行治疗的情况。

过去人们把重点放在对多发性损伤患者的早期“全面”救护上，包括骨折固定在内。人们将肺部并发症的发生率包括ARDS、脂肪栓塞综合征、肺炎等与长骨骨折的治疗时机和方式联系在一起。Johnson等报道延迟固定大骨折时，后遗症发生率、肺部并发症发生率、住院时间在统计学上都显著增加。Bone等发现在伤后24小时内进行股骨干骨折固定的患者仅2%发生了肺部并发症，而在延迟超过48小时才固定的患者中此类并发症的发生率高达38%。Johnson等也报道了类似的发现：骨折早期（24小时内）固定的患者中肺部并发症仅为7%，而延迟固定时则为39%。

关于对非长骨骨折进行固定的最佳时机，目前正在研究当中。早期固定脊柱、骨盆、髋臼骨折和其他大关节的骨折有可能会减少肺部并发症和其他被迫卧床所引起的疾患，但对这类骨折的治疗需要较复杂的外科技术、设备，并常常需要神经系统的监护。如果尚未获得血流动力学稳定、潜在的威胁生命的情况尚未解决或实验室检查及放射检查结果尚不足以制订出一个满意的外科计划，就不应该进行手术治疗。

由于存在以下一些因素，例如患者的意识状态水平的改变或血流动力学不稳定妨碍了全面的骨科检查、同一肢体上有另一处较明显的损伤以及早期的X线检查不充分等，因此，估计5%～20%的多发性创伤患者在初次检查时尚有一些损伤不能认清。当较危急的损伤已经稳定时，应重复进行骨科检查以找出所有漏诊的损伤并进行早期治疗。

手术时机和方法的选择常取决于软组织损伤的情况和严重程度。其次，必须重视对患者全身情况的评估，因为年轻患者常为多发伤，而老年患者常伴较多的全身性疾病，因此，处理关节周围骨折时，应当遵循“生命第一、肢体第二、功能第三”的理念。复杂的关节内骨折可能需要延迟手术时间，因此，对于多发性创伤患者立刻手术治疗或许是禁忌的，除非是开放性关节内骨折。对开放性关节内骨折至少要求进行正规的清创切除伤口和冲洗。在这个过程中，除非存在严重污染，否则要保留所有的骨和软骨碎块。关节内骨和软骨骨折的坚强内固定和关节运动的较早恢复对软骨的良好愈合十分重要，并且能够避免发生关节粘连和关节强直。

在手术清创过程中，应当同时进行关节面的复位和临时或永久固定，保留所有的骨折块，以进行最终的重建。在骨折急性血肿和炎症期，早期采用跨过关节的外固定架或牵引，在急性出血及炎症吸收期内通过控制骨折肢体和维持骨与软组织的轴线，可以防止软组织进一步损伤。最终的固定时间由患者的状态和周围软组织的情况决定。皮肤出现皱褶并且活动时能够超过手术部位时进行手术是安全的。

如有皮肤擦伤和水泡则需要等待上皮化和干燥。当存在闭合性皮下脱套伤或皮下脂肪碾碎时，应当进行早期清创并延迟关节重建。Trentz通过对炎症介质的检查，发现损伤7～10天时内分泌反应的减少与临床肿胀和炎症的消失是相关的。如果将手术延迟到2～3周以后则重建手术更为困难，损伤组织的分辨更为复杂，关节面解剖复位和骨的轴线排列的恢复受到限制，因此，不利于关节长期的功能结果。

关节外部分骨折复位与固定的最初目的是在获得坚强同定的同时恢复肢体的轴线，以便进行早期活动。对于简单的延伸到干骺端的骨折，可以使用拉力螺钉。对于干骺端或关节面多段骨折，复位后松质骨和皮质骨内会选留间隙或缺损。复位后接触面积的减少降低了骨本身结构的稳定性，这时可以使用接骨板。干骺端或骨干的粉碎性骨折可能会诱使医生将所有的非关节皮质骨块进行精确的复位或固定，这样做可能会产生更好的复位效果，但是却使骨块失去了血运。只要保持了肢体的轴线，干骺端皮质块并不需要准确的复位，大的骨块可以使用夹钳复位，采用螺钉固定。通常采用接骨板将关节骨折块固定于正常的骨干上。最近，由于外固定器和混合环固定器能够进行间接复位，并保持骨折区域不受手术干扰，操作迅速简单，调节容易，且便于局部创面的处理，因而越来越流行。但是，这种固定方法不能获得绝对的稳定，相当的力量通过固定器传递，整体结构的相对稳定性足以允许有控制的早期活动。外固定架的固定强度相对不足加上应用于治疗关节周围骨折，势必需要跨关节固定，不利于术后功能锻炼和关节活动功能的恢复，故未在临床上广泛应用。目前只对于一些严重的关节周围开放性骨折、早期不适宜进行开放手术处理的病例有应用价值。术后可早期进行控制性的全范围主、被动活动，防止周围软组织粘连，降低晚期创伤后骨关节炎的发生率。

20% ~ 30% 的膝关节内骨折会发生韧带损伤。由于担心早期修复之后关节僵硬的危险和修复之后结果较差，常常遗留交叉韧带实质内的撕裂，不要求修复内侧副韧带，但要有支具保护和早期活动。侧副韧带和交叉韧带的撕脱性损伤可以在修复关节内骨折的同时进行修复。无论采用何种治疗，修复后应当尽快开始早期活动。除非韧带的修复提高了稳定性，以使得术后活动更为便利，否则应当延迟进行。

骨性重建以后，放置引流管以防止积液和减少术后肿胀。对深层组织采取疏松缝合，对皮肤采用无创技术缝合。为了防止皮肤坏死和伤口裂开，闭合伤口时避免伤口张力是非常重要的。如果不能无张缝合，可以开放伤口，用无菌、湿润的敷料覆盖，在 2 ~ 5 天内进行观察和采取可能的软组织覆盖，观察的时间决定于软组织损伤的性质，因为局部或远处软组织移植可以覆盖残留的皮肤缺损。术后对关节用大量松软绷带包扎。如果固定是稳定的，可以进行早期连续被动运动锻炼，或在帮助下进行主动活动，活动的范围要听从治疗师的指导。

延期手术内固定也要遵循关节骨折的治疗原则，恢复关节面的平整，在坚强固定的基础上尽可能早期活动。在固定方法的选择上，传统的接骨板虽然固定效果好，却会破坏骨折部位的血运，可能对日后骨折的愈合造成麻烦。近年来出现的在生物力学上更适合骨折愈合的措施，如锁定加压钢板、微创内固定系统、微创经皮钢板接骨术的应用在临床上已经取得了不错的效果。对于干骺端的骨折，髓内钉也可以提供较为稳定的固定。

总之，多发伤中关节周围骨折的治疗是要遵循关节周围骨折的治疗原则，尽可能地早期复位固定或临时固定，纠正畸形以缓解对软组织的进一步损伤。手术的时机、固定的方式和康复等相关治疗都和全身情况以及其他损伤的处理情况密不可分。

## 五、创伤控制理论的应用

### （一）多发性骨折救治观念的演化

随着对严重创伤后机体炎症反应、休克及凝血机制异常等病理生理过程研究的不断深入，对严重创伤患者的骨折外科治疗原则和方法也在发生变化。

20 世纪早期对严重创伤患者的骨折多采取保守治疗，其理论依据认为患者的病情严重，身体不能承受手术的打击。此外，手术过程中从骨折部位的骨髓中释放的脂肪可造成脂肪栓塞，因此，将骨折的早期开放复位内固定视为禁忌证。这个时期医生主要通过各种牵引方法来改善骨折对位，但由于当时的医疗条件所限，闭合复位、牵引治疗不能获得令人满意的效果，而长期卧床又可导致肺炎、深静脉血栓形成、肺栓塞、脂肪栓塞综合征、肌肉失用性萎缩和褥疮形成等并发症，从而影响患者的生活质量和生存率。

20 世纪 60 年代后期，骨折内固定技术在基础研究和临床应用方面取得了迅速发展，重症监护病房设施和心血管及呼吸系统监测设备不断完善，为生理指标受到严重损害的创伤患者的早期骨折固定提供了有力的保障，也大大提高了多发伤患者的存活率，因此，学者们提出了早期全面处理，即多发伤患者所有的骨折应在伤后 24 小时内得以复位和固定。其理论依据认为不稳定骨折的存在可造成肺功能不全，而早期骨折固定可减少呼吸功能不全和多器官功能衰竭，这与患者体内炎症反应的减轻、脂肪栓塞综合征发生的减少、减少止痛药物的应用及卧床时间的减少有关。

但到了 20 世纪 90 年代早期，学者们发现对一些特殊患者行早期全面治疗后并发症的发生率比较高。如对伴有严重胸部损伤的股骨干骨折患者行扩髓髓内钉治疗效果不好，患者易发生 ARDS。在意识到早期全面治疗不是对所有创伤患者都适合后，Stone 于 1983 年提出了损伤控制外科理念。Rotondo 等于 1993 年对创伤控制的理念进行了更明确的阐述，指出创伤控制手术的适应证是患者出现致死三联征，即：①凝血功能障碍。临床上表现为进行性、非机械性出血，实验室检查发现血小板数量减少、功能受损，凝血酶减少，部分促凝血酶原激活时间延长（＞ 60s），凝血酶时间延长（＞ 19s），凝血因子Ⅴ和Ⅷ减少。②体温下降。中心温度＜ 34℃（下降到 32℃时则无生还希望）。低体温可引起心律失常、心输出量减少、呼吸抑制、神志模糊和凝血功能障碍，极易导致多器官功能衰竭。③代谢性酸中毒。pH 在 7.25 以下，持续低灌注状态下细胞能量代谢由有氧代谢转为乏氧代谢，导致体内乳酸堆积，引起乳酸性酸中毒。此外，当出现三联征中的某一两项，同时存在下列情况之一者，也宜考虑施行损伤控制性手术：①多发性损伤患者 ISS ＞ 35 分。②血流动力学极不稳定。③躯干高能量钝性伤。④躯干多发性穿透伤。⑤并发多脏器伤的严重腹部血管伤。⑥严重战伤。⑦多体腔出血。⑧多发伤且均较严重，难以确定优先处理顺序。⑨胰、十二指肠严重损伤。⑩严重腹部伤合并颅脑损伤。⑪骨盆骨折血肿破裂或开放性骨盆骨折。⑫伤情严重且估计手术时间将≥ 90 分钟。此外，还有复苏输液量≥ 12 000ml 或输血量≥ 5000ml 等情况。20 世纪 90 年代损伤控制外科理念逐渐被应用于创伤骨科救治领域。其救治原则为：抢救生命、保存肢体、恢复功能。对病情不稳定创伤患者骨折的损伤，控制手术分三个阶段进行：第一阶段对患者的伤情进行评估，初期手术是临时骨折固定和控制出血、减少污染，对骨折多采用外固定架固定；第二阶段将患者送至重症病房监护及复苏治疗，稳定患者的生理状态；第三阶段行骨折的最终固定和康复治疗。

### （二）创伤控制理论在骨折治疗中的应用

1．肢体骨折的治疗　对肢体骨折断端尽早固定不但可减少疼痛的刺激，稳定患者的情绪，还可避免移动的骨折端断造成周围软组织的进一步的损害。但对于生理功能处于紊乱状态的严重创伤患者，肢体骨折的固定方式是一个值得商榷的问题。Harwood 等对新创伤严重度评分≥ 20 分患者的股骨干骨折急性期分别采取外固定架治疗和髓内钉治疗，其中外固定架治疗组患者的创伤程度更加严重（$P < 0.0001$），胸外伤和脑外伤更严重，患者在 ICU 病房的治疗时间更长。结果髓内钉治疗组术后患者全身炎症反应综合征评分明显高于外固定架治疗组；外固定架治疗组术后患者 Marshall 多器官功能衰竭评分虽然比髓内钉治疗组患者稍高，但没有统计学意义。Kolb 等总结相关文献指出，对股骨干骨折初期用交锁钉固定组患者出现的炎症反应比用外固定架治疗组要严重，他们认为对伴有严重头部、胸部损伤或心肺系统、血流动力学不稳定的患者采用全面治疗方案有加重全身免疫炎症反应的风险性，而微创外固定手术可减少处于急性生理失调状态患者的手术负担，减轻全身炎症反应，进而减少多器官功能衰竭的发生。李冀等也证实，对合并有下肢骨折的严重多发伤患者应用伤害控制原则，对骨折行简单固定，待全身情况平稳后行最终确定性手术，这样可以在保证患者安全的前提下，最大限度地恢复患者的肢体功能。

应用外固定架治疗肢体骨折时要注意一些问题：①固定针处污染，特别是外固定时间超过 2 周时更易出现。②外固定治疗骨干骨折为偏心固定，骨折断端稳定性差，易发生再移位。③在股骨干骨折外固定架固定中，固定针横穿髂胫束，影响其滑动，从而影响膝关节活动，甚至出现活动膝关节时针孔处疼痛。④日常护理不方便，影响患者的生活。由上可知，外固定治疗骨折是一种临时方法，在患者病情稳定后应将外固定改为内固定。

2．不稳定型骨盆骨折的治疗　持续不稳定型骨盆骨折为高能量损伤所致，除了骨盆环的稳定性受到严重破坏外，还常伴有骨盆内其他器官的损伤及大量出血，对患者生理指标的干扰比较严重，因此，这类损伤所致患者的伤残率和死亡率比较高。

不稳定型骨盆骨折初期患者可出现严重的血液丢失，其中动脉出血（髂血管和营养下腹腔脏器和骨盆器官血管）是造成骨盆骨折患者出血性休克的重要因素，其他出血途径还包括低压力的静脉丛出血和骨折处松质骨表面的出血，腹膜后广泛的肌肉间隔的断裂也可导致难以控制的出血。临床上通过观察以下指标来判断骨盆骨折出现大出血：①血管造影出现动脉外渗。② CT 检查发现大血肿。③ 输全血 6L 以上，生命体征仍不平稳。此外，血细胞比容＜ 30%、脉率＞ 130 次 / 分钟，闭孔环分离骨折＞ 1cm，耻骨联合分离＞ 1cm 等均提示骨盆内有大出血。对此类患者的早期治疗以控制血液丢失和维持循环系统的血流动力学的稳定性为主。

重新获得血流动力学稳定的第一步是输入晶体液和全血。任明光建议早期采取限制性液体复苏原则，即患者在到达手术室彻底止血前，给予适量的平衡盐液以维持机体的基本需要，使患者的血压维持在一个较低水平（一般为收缩压 80 ～ 90mmHg）。通过限制性液体复苏可适当地恢复组织器官的血流灌注，在一定时期内保证机体最基本的生理功能，为下一步的创伤控制提供有利时机。传统的复苏方法是早期给予大量输液，快速升高血压。这种措施将导致内环境紊乱，增加出血。

第二步是对骨盆骨折大出血进行止血，包括以下三种方法：①直接手术止血：理论上直接手术止血有优势，但在实际临床中这种方法通常不易施行，因为出血多源于损伤的静脉丛，因而不容易控制出血。在视野模糊的情况下，对周围组织盲目地缝合和钳夹还可导致医源性的神经损伤。②骨盆动脉造影和栓塞：大约有 10% 的骨盆骨折患者可出现源于动脉出血引起的血流动力学的不稳定。通过放射介入栓塞出血的动脉来控制骨盆出血是近年来开展的一项技术。Hamill 等对 26 例骨盆骨折行动脉栓塞治疗的患者进行了研究，显示骨盆血管栓塞的初期成功率为 90%，8 例患者（40%）由于持续性出血而采取进一步的手段，有 4 例患者死亡。从创伤到血管造影治疗之间平均时间为 5 小时（2.3 ～ 23 小时）。Cook 等 2002 年表示动脉栓塞可控制骨盆骨折出血，但患者的死亡率高达 50%，其有效性还是受到质疑。他还强调了在行骨盆造影之前行外固定治疗的重要性。此外，为了保证骨盆血管造影和栓塞的成功，医院应具备熟悉血管造影的医生和精密、可靠的设备，这样可尽量缩短血管栓塞治疗的时间，提高抢救患者的成功率。③骨盆填塞：腹膜后填塞技术是指通过标准的外科手术技术将填塞物放置在膀胱旁和骶前空间来堵塞出血，这项技术已经在一些特定的患者中应用成功。这种技术多在采用骨盆 C 形夹或其他措施获得骨盆后环机械性稳定后进行的，并在伤后 48 小时更换或移除填塞物。与骨盆血管栓塞比较，骨盆填塞止血手术虽然治疗时间明显缩短，但术中输血量要高出 5 倍。

第三步是固定骨盆骨折来减少血液丢失。对于血流动力学不稳定、机械力学不稳定的骨盆骨折、开放性骨盆骨折及复杂骨盆骨折必须早期固定骨盆骨折。在急诊条件下外固定是一种合适的选择，内固定治疗要等到病情平稳后再进行。骨盆固定包括以下几种：①骨盆吊带：骨盆吊带固定骨盆骨折是一种比较简单的操作方法，可获得对骨盆比较充分的压力，但潜在的缺点是可造成局部软组织受压，有损伤内脏或骶神经根卡压的危险性，只能用于临时固定。②外固定架装置：骨盆外固定架装置分为两种类型。一种类型是将固定钉固定在髂前上棘附近，比较适用于骨盆前环骨折的复位和固定，多用于开书本型骨盆损伤；另一类是骨盆 C 形夹，由两根针组成，将它们固定在骶 1 水平处的后侧髂骨上，可在骨盆后环处提供加压，提高骨盆后环骨折的稳定性。外固定架装置操作比较容易，可在急诊室应用，能够快速行骨盆环损伤复位和固定。复位后的骨盆骨折可通过骨折断端加压和对损伤血管加压来控制出血，以利于严重创伤患者的复苏治疗。骨盆外固定架装置可用于临时性的骨盆损伤治疗，也可用于骨盆损伤的长期治疗，但潜在的并发症包括医源性臀部血管和神经结构的损伤和在骶骨骨折中过分加压导致的神经损伤。③内固定：对骨盆损伤行开放复位和内固定虽能达到恢复骨盆环的完整性和稳定性，但对于病情比较严重的患者这种办法不能接受，因为过长时间和过大的手术操作易造成患者出现难以控制的出血、凝血功能障碍和早期死亡。只有患者的血流动力学稳定后，才可应用内固定，或是在处理盆腔内其他脏器损伤时在同一切口内处理骨盆骨折。

目前对不稳定的骨盆骨折在创伤现场可用骨盆吊带进行骨盆固定，到达医院后对病情不稳定的患者要采用外固定技术，以通过外部加压减少骨盆的内容量，产生有持续止血作用的填塞效果，同时也可获得骨盆环的稳定和骨折面接触，利于血液凝固。对于骨盆外固定及输血、输液后血流动力学仍不稳定的患者要及时行骨盆填塞手术。在骨盆部位行填塞或通过暂时主动脉加压来控制出血，同时可评估腹腔脏器损伤的治疗，但要避免对腹腔脏器进行复杂的重建手术。对这类患者不易行血管造影栓塞术，因为操作时间比较长，不利于对患者生理指标的动态评估和进一步治疗。对于经输血后血流动力学稳定的患者，如果怀疑有骨折出血（扩大的血肿），血管造影栓塞可作为一种辅助治疗方法。

3．脊柱骨折的治疗　严重的脊柱骨折可引起相应节段的脊髓损伤，这种机械性脊髓损伤可刺激机体产生一系列反应而引起继发性脊髓损伤，其中包括脊髓组织内电解液流出、生物化学的改变和血运减少，进而导致氧自由基的形成、钙离子内流、细胞因子和儿茶酚胺的释放，再加上创伤后的低血压、血管痉挛等机体自身调节的不足，脊髓细胞发生死亡，因此，脊柱骨折早期手术的目的主要是行脊髓减压，避免脊髓的二次损伤，这主要是通过恢复脊柱的解剖力线、对神经组织和血管的减压及增强脊柱的稳定性来实现的。对脊柱骨折伴脊髓损伤的患者采用两阶段治疗方案，对损伤初期胸腰椎骨折采取后路内固定，对颈椎骨折采取 Halo 环胸部支架固定，这可保证后期在患者生理条件允许的情况下行二期前路重建或更复杂的固定。此外，采用两阶段手术方案可允许有经验的脊柱外科医师制定详细的计划来完成最后的手术治疗。

开放性脊柱骨折多为穿通性损伤，脊柱椎管容量和脊髓均可受到影响。颈椎穿通性损伤多伴有血管损伤，胸部穿通损伤常伴发肺部和心脏损伤，腰椎刀伤或枪伤可伴随腹部脏器、生殖和泌尿系统或大血管结构的损伤，这些重要组织、器官的损伤对患者生命的威胁更严重。开放性脊柱损伤的另一个合并症是感染，对开放性脊柱损伤延迟或不适当的治疗可导致严重的中枢神经系统感染，因此，对开放性脊柱骨折及相关组织、器官损伤要早期、积极地给予治疗。为了进一步减少感染的发生，建议对高速枪伤除了为治疗软组织损伤应用庆大霉素外，还要应用头孢菌素，对严重污染的伤口要用青霉素。对子弹弹道穿过消化道并存留在脊柱或脊髓内者要用 2 周的广谱注射用抗生素。枪伤所致的脊髓损伤患者应用糖皮质激素时要谨慎，因为静脉输入糖皮质激素对神经功能的恢复没有明确效果，反而增高了患者发生感染的风险性。

（1）颈椎损伤的治疗：不提倡对颈椎的穿通性损伤采用常规的椎板减压。早期椎板减压可增加颈部脊柱的不稳定性，对有前柱压缩性损伤的患者可导致脊髓神经功能的恶化。椎板减压只有在急性脊髓神经功能恶化或清创时才保留使用。关于颈椎骨折手术时机的选择还存在不同观点。一些学者将颈椎骨折伴神经损伤患者分别于伤后 72 小时内和伤后 5 天行手术进行比较，在神经功能恢复方面统计学上没有明显差异。另有学者对所有急性颈椎损伤伴神经功能缺陷的患者在损伤 72 小时内行手术减压和固定，发现对不完全脊髓损伤患者的治疗效果明显。

（2）胸、腰椎损伤的治疗：与颈椎损伤相比，引起胸椎损伤的暴力更强烈，引起邻近器官损伤的发生率更高，脊髓损伤所出现的神经损害更严重。对完全性胸部脊髓损伤患者立刻行手术减压不十分合适，因为神经功能不太可能恢复，早期手术还可引发其他风险，包括术中或术后呼吸功能窘迫、出血和感染；对于胸、腰椎骨折部分截瘫患者早期行脊柱减压和内固定有提高神经功能恢复的可能性。对胸椎和腰椎骨折可行两阶段手术方案，初期通过早期手术复位和后路固定行有限的创伤控制手术，为脊髓神经功能恢复提供解剖学上的基础，后期再行前路重建，以加强脊柱的稳定性，这比单纯晚期手术治疗在神经功能恢复和全身康复方面更有益。

4．多发性骨折手术治疗并发症的控制　对多发性骨折早期采取有限操作行外固定架固定已经达成共识，但何时行最终的骨折固定？学者们认为如果二次手术时间过迟（超过伤后 2 周），则局部感染的概率大大增加，因此，建议一期救命手术后 24 ～ 48 小时行二期确定性手术。也有学者主张伤后 36 ～ 72 内行二期手术。但时间只是决定因素之一，更重要的是患者的病理生理状态。确定性手术的必备条件为纠正低体温状态和凝血功能障碍。最佳条件为：①氧分压、氧饱和度、氧输送正常；②出血控制；③血流动力学状态稳定；④代谢性酸中毒纠正；⑤无其他威胁生命的因素存在。

感染是多发性骨折手术治疗的一种严重的并发症，如何减少这种并发症的发生也是学者们所关心的问题。周贤杰研究了 C 反应蛋白与二次手术时机之间的相关性，其结果显示 C 反应蛋白与术后感染相关性显著，术前 C 反应蛋白＜ 50mg/L

是进行二次手术的安全时机，术后感染的发生率极低。梁届东研究了血浆前降钙素原对多发性骨折感染的预测价值。他认为在预测感染方面，前降钙素原的灵敏度、特异度、阳性预测值明显高于C反应蛋白，因此，血浆前降钙素原是多发性骨折患者并发感染敏感的预测指标，进行常规前降钙素原检测有助于早期发现创伤后感染并发症，预测创伤的转归和预后。

严重创伤患者为多系统、多脏器损伤，早期治疗以挽救生命为主，对这类患者的治疗不是哪一位专业医师独立完成的，而是需要一个训练有素、多学科专业医师在内的团队来施行。对这类患者的骨科治疗方法要简单、有效、易操作。目前对患者损伤严重程度的评估标准主要依据损伤部位的解剖学改变情况，而对于患者伤后病理生理学、病理学、免疫学等方面的评估标准还不十分明确，需要在今后的医疗工作中探索和制定全面、完善的对严重创伤患者病情评估的临床和实验室标准，以提高这类患者的治疗效果。

## 参考文献

[1] 李冀，苏立新，陈长河，等. 伤害控制原则处理危重患者下肢骨折的临床研究. 中国骨与关节损伤杂志，2011，26（2）：118-120.

[2] 王敬博，金鸿宾. 损伤控制理论在创伤骨科救治领域的应用. 中国骨伤，2009，22（7）：563-566.

[3] 任明光，王井伟，褚建国，等. 血流动力学不稳定骨盆骨折的治疗原则. 第三军医大学学报，2009，31（7）：647-548.

[4] 周贤杰，罗从凤，周明，等. CRP与多发骨折创伤控制二次手术时机相关性的研究. 中国骨与关节损伤杂志，2010，25（1）：13-15.

# 第 21 章

# 损伤控制与复苏

张培训　王艳华　周　靖　徐海林

“损伤控制”（damage control）一词是美国海军的军事用语，是指船只在受到损伤的情况下采取各种临时的维持措施并驶向目的地，而不是停下来进行彻底、完整的修复。损伤控制理论已经在各个领域得到渗透与应用，其在外科领域内的治疗策略，就是以限制严重创伤和手术的叠加效应而避免一期做完整的外科修复。贯彻于其中的理念是在严重创伤或疾病面前，首先是维持好生命体征、挽救性命、保存功能，而非一期做一个完整、彻底的手术。早在 20 世纪初期，便有对肝外伤出血时的手术探查、填塞止血、再手术的分期处理，这种方法得到了肯定并随后被推广至对非肝外伤的处理。20 世纪 80 年代出现了对严重的腹部创伤及出血时施行包括迅速剖腹、填塞止血、后期修复的损伤控制处理方案。当前，损伤控制与复苏理念已成功地用于战伤、平时创伤、急危重症的救治等。

## 一、损伤控制与复苏的必要性

随着社会的不断发展，各类创伤患者的伤情发生了巨大变化，组织、器官损伤的严重性大大增加，单纯伤比例下降，多发伤和复合伤的比例显著增加，事故现场死亡率或阵亡率增加。据统计，战时多发伤的发生率甚至高达 70% 以上。平时严重创伤多由于交通事故、爆炸和高处坠落等所致，多发伤和复合伤多见。多发伤伤情复杂，伤员的各项生理功能相对枯竭，对全身各系统功能产生严重的损害，特别是对生命支持系统构成巨大威胁。在严重的创伤救治及复苏过程中，可能出现低体温（< 35℃）、酸中毒及血液不凝等现象，即所谓腹部手术时的“死亡三联征”。此时若继续手术，则病死率极高，所以这种情况是进行损伤控制、终止手术的最强的指征。

1．低体温　由于失血、体液复苏、体腔暴露致热量丢失增加及产热功能损害，严重创伤伤员的中心温度往往降低。Luna 等分析了 94 例严重成年创伤伤员，入院时低体温占 66%。如伤员发生低体温则预后严重不良。Jurkovich 等分析了 71 例严重创伤伤员的中心温度与死亡率的关系，证明当中心温度从 34℃降至 32℃时，伤员死亡率从 40% 升至 100%。低体温产生心律失常、心搏出量减少、外周血管阻力增加、血红蛋白氧离曲线左移、氧释放减少。

2．凝血机制紊乱　由于非机械性出血，以及低体温引起凝血酶、血小板量减少和功能损害，导致部分凝血活酶时间、凝血酶原时间增加，出血时间延长，凝血因子Ⅴ、Ⅷ减少，并存在血小板功能损害，造成血小板黏附和聚集、钙离子释放、前列烷酸产物形成及血小板凝血酶受体复合物形成等功能均受损害，同时出现纤溶系统活化，纤维蛋白原裂解产物增加。

3．代谢性酸中毒　持续低灌流、细胞能量代谢由需氧代谢转换为乏氧代谢，导致体内乳酸堆积及代谢性酸中毒。复苏后期乳酸廓清与氧输送量和氧耗密切相关。Abramson 等报告严重创伤的伤员生存率与体内乳酸廓清有关，24 小时内乳酸廓清者 100% 生存，48 小时乳酸廓清者仅 14% 生存。

外科医师对严重多发伤伤员的生理潜能耗竭状态的严重性应该保持清醒的认识，此时进行一期广泛切除毁损组织，重建修复组织器官，无疑给伤员残存的生理潜能“雪上加霜”。虽然术后可以积极充分地补充体液，包括血液及血液制品，并应用广谱抗生素、血管活性药物、糖皮质激素、胃肠道分泌抑制剂、营养支持等强有力的支持治疗，但是结果往往是花费巨资，延长了 ICU 住院时间，最终伤员仍将死于 ARDS、多脏器功能衰竭等，因此，对于严重多发伤、复合伤的处理，需要进行充分的生理状态的评估，评估伤员各个器官、脏器的功能状态，在一期进行彻底手术和应用损伤控制理论保证生命体征平稳状态下的二期手术治疗之间做出正确的权衡。对于代谢耗竭、濒临死亡的严重多发伤伤员需要施行小的、有限度、简化、有效可行的损伤控制手术，包括紧急简化的有效止血手术，积极复苏，阻断生理功能恶化，防治低温、代谢性酸中毒、凝血机制紊乱，以改善其基础生理潜能，为二期的确定性手术创造条件。

## 二、损伤控制理念的应用

伊拉克战争是一次现代化条件下最大规模的局部战争，美军组成了战争前线的手术分队，前线的手术医疗队在完成初期的伤员检伤分类后应用损伤控制理论，采用各种措施进行心肺脑复苏，有效维持患者的生命体征，进行损伤控制并迅速向后方转送伤员，使 1600 多名伤员平均 4 天被转送至华盛顿陆军医院，使战伤病死率下降至 10%（1 ∶ 10），而在侵朝和侵越战争时战伤的病死率分别为 1 ∶ 4.10 和 1 ∶ 5.60。总结伊拉克战争的经验，认为病死率的降低与防弹背心、前线手术医疗队、损伤控制及迅速后送有关。

损伤控制与复苏的观念不仅用于战时、严重创伤的救治，亦能有效地用于平时外科中的急危重症的患者，例如急性坏死性胰腺炎。半个世纪以来，人们对重症急性胰腺炎治疗的争议从来未曾停止过，一期手术治疗的病死率仍然居高不下，需要寻求治疗观念上的更新。在美国每年有 20 多万急性胰腺炎患者，其中 20% 属重症患者，病死率为 10% ～ 30%。在我国，急性胰腺炎亦是一种常见的急腹症。

根据国内 1987—1989 年的调查，在急性坏死性胰腺炎，除了胰腺切除的高病死率之外，其他多种手术方法之间并无明显差别。日本 1991—1994 年的调查结果亦完全相仿。德国 1982—1996 年对 221 例急性坏死性胰腺炎患者进行坏死组织清除，手术病死率为 29%；美国麻省总医院于 1990—2005 年 15 年中进行了 167 例手术，手术时间平均为发病后 52.4 天，病死率为 11.4%。值得注意的是，其中有 28% 的患者手术前需要置管引流以度过急性期。急性坏死性胰腺炎外科治疗观念上的分歧在于把手术作为切除病变的方法来获得治愈，或手术只是在疾病的不同阶段起到损伤控制的作用，减少重叠创伤效应和缩小手术的创伤便成为处理时争论的焦点。胰腺组织坏死的始发因素是：微循环障碍和组织内高压，所以减压应是外科治疗的首要目标，而不是切除坏死组织。急性胰腺炎时存在胰腺内组织高压、后腹膜腔高压和腹腔内高压。早期降低组织内压力有利于缓解微血管痉挛和控制伤害的发展，所以早期外科治疗应该是给高压的感染性液体以引流而不是最大限度地切除病变。

在损伤控制理念的指导下，腹部外伤的治疗模式有了较大的转变，以对肝损伤的处理上的改变最为明显。1979 年 Calne 等报道对 4 例肝外伤大出血用纱布填塞暂时止血后送上级医院进一步救治。至 20 世纪 90 年代，发生严重肝损伤时，损伤控制的原则已广被采用，估计约 70% 的患者能得到成功救治。当前，对血流动力学尚稳定的腹内实质性脏器伤多采用观察保守治疗或配合以腹腔镜技术以达到明确诊断和最大限度地减轻二次损伤。腹腔穿刺抽出血液作为开腹手术“金标准”的时代已经过去，对最常见的腹部闭合伤——脾破裂一律采用开腹脾切除的时代亦已过去。Croce（1995）报道 136 例闭合性肝外伤，24 例患者施行急诊手术，112 例观察，其中 12 例施行了手术，100 例保守治疗成功，伤情Ⅲ、Ⅳ级者占 70%，1 例死亡。目前认为肝外伤时存在循环不稳定才是手术指征。

## 三、损伤控制的策略和原则

损伤控制性手术一般包括：持续复苏、保温、各种措施的止血，保证内脏器官循环；缝合创面或有目的的切开减压、纱垫填塞；待情况稳定后再次手术。严重创伤损伤控制与复苏处理策略的三个基本理念是：①避免再损伤和伤势恶化；②暂时控制与分期处理；③积极完全纠正或控制伤情发展。

严重创伤损伤控制与复苏的处理原则为：

### （一）抓紧抢救时间

国内外大量急救统计资料表明，严重创伤伤员的主要死因是颅脑伤、难以控制的大出血所致的不可逆转的持续性休克、休克后多器官功能衰竭等。Pellat-Finet P 等报告在黎巴嫩战争中，对阵亡原因的统计表明，1 小时内阵亡者中，颅脑伤和致命性大出血占 90% 以上；和平时期伤后 1 ~ 4 小时内死亡者中，致命性大出血占 30%；伤后 4 小时后住院死亡者中，20% 死于败血症和多器官功能衰竭。大出血休克伤员每延迟抢救 10 分钟，伤员生存率下降 10%，因此，时间就是严重创伤伤员的生命，应根据伤员所处环境和伤情，迅速采取有效对策。

### （二）就近处理

严重多发伤伤员伤势严重，不允许搬动；伤情发展快，必须争分夺秒地抢时间实施损伤控制性手术，因此，应当利用现有条件和设备就近处理。无论是在野战时的险恶环境情况下，还是在和平时期的急诊科，医疗资源都有限，因此，损伤控制性手术应是采用较小的、有限的、简单有效的救命手术，如维持生命体征平稳、控制出血、结肠造瘘等。

### （三）现场进行检伤分类

在严重创伤、多发伤救治的现场注意安排好检伤分类，分级标记伤情严重的患者，尤其是对多发伤群死群伤的救治中，需要优先对生命体征不稳定的伤者进行损伤控制救治，对于伤情较轻的患者及时转运。

### （四）采取平稳、及时、畅通的后方转运

无论伤员在进行影像学诊断中，还是在被送往手术室的途中，或在被送往病房的途中，或在转院途中，均应在生命体征平稳情况下再转送；并且应当边治疗、边转送，尤其转院，更应坚持边治疗、边转运，以防途中发生生命危险。

### （五）多学科协作

对于严重创伤，尤其是严重多发伤及生理功能接近耗竭的伤员，并非在一个科做一次应急手术伤员就能获救，而是涉及多个学科，需要医疗行政部门协调，组织多学科协作，共同抢救，才能拯救伤员的生命。和平时期，应由医疗行政部门组织，由手术科室负责，组织专家会诊，共同抢救伤员。

## 四、损伤控制与复苏的主要步骤

对严重创伤患者的急救应从事发现场开始，由院前急救人员实施，包括给严重伤员保温。伤员到达急诊室后，更应给予积极的保温，对明显低体温的伤员，还应静脉输入温热的液体和血液。

### （一）控制出血

1．暂时性止血

（1）填塞止血：对于大出血的多发伤患者，应早期进行填塞止血，为以后的手术赢得时间。

（2）出血点压迫止血：是控制外出血最有效、最简便的止血方法。指压法压迫止血时要无菌，避免盲目血管钳夹止血。

（3）血管腔外气囊压迫止血：为控制周围血管伤、肝贯通伤出血有效的止血方法。

（4）暂时性血管阻断：可暂时性控制腹主动脉、选择性阻断损伤脏器血管以及行暂时性腔内转流术。

2．快速简便的血管伤修复止血法

（1）侧壁修补：适用于胸、腹及四肢大血管非横断及血管壁失活的侧壁血管伤。当伤情稳定时，宜尽早检查修复血管的通畅情况。

（2）结扎：在大出血严重危及生命的情况下，损伤血管结扎是唯一可选择的救命手术。

但损伤动脉结扎可带来缺血性损害，如四肢动脉干结扎可导致筋膜间室综合征、截肢；颈内动脉结扎可导致偏瘫，应予高度关注。

### （二）控制污染

对胃、小肠破裂进行修补。紧急时，甚至仅钳夹空腔脏器的破裂处，暂行处置。进行结肠造瘘，防止消化道内容物溢出，以减少腹腔污染。

### （三）简易关闭胸、腹腔

### （四）术后处理

严重创伤患者损伤控制复苏完成后应立即将其送入急诊 ICU 处理。其主要任务为：

1．恢复血容量，维持血流动力学稳定　在漂浮导管监测下，迅速输入晶体液 1 ～ 2L，及全血、洗涤红细胞，使血细胞比容＞ 0.35。

2．复温　保持室温，应用光辐射加热器、电热毯、暖湿气体、复温输液装置等，使伤员恢复热平衡。

3．纠正凝血机制紊乱　输新鲜冷冻血浆和血小板是关键。国外报道采用打包式补充血液制品可纠正凝血紊乱。

4．纠正代谢性酸中毒　乏氧是休克的共同通道，细胞代谢由需氧代谢转换为乏氧代谢，产生乳酸堆积、代谢性酸中毒。氧饱和度上升和血清乳酸水平恢复正常成为休克复苏成功的标志。低灌流状态代谢性酸中毒治疗的基本原则是：扩充血容量、提高血细胞比容和血红蛋白浓度、提高动脉氧分压、提高碱储备。

此外，还要应用广谱抗生素预防和控制感染；观察和预防并发症，如腔隙综合征或遗漏内脏损伤；加强器官功能支持，防治多器官功能障碍和多器官功能衰竭。一旦复苏成功，伤员的生理潜能改善，则应及时计划确定性手术。

## 参考文献


[1] Calne RY. The treatment of major liver trauma by primary packing with transfer of the patient for definitive treatment. Br J Surg，1979，66（5）：338-339.

[2] Croce MA，Fabian TC，Menke PG，et al. Nonoperative management of blunt hepatic trauma is the treatment of choice for hemodynamically stable patients. Results of a prospective trial. Ann Surg，1995，221（6）：744-755.

[3] Pellat-Finet P，Durand PE，Fogret E. Spherical angular spectrum and the fractional order Fourier transform. Opt Lett，2006，1，31（23）：3429-3431.

[4] Waibel BH，Rotondo MM. Damage control surgery：it's evolution over the last 20 years. Rev Col Bras Cir，2012，39（4）：314-321.

[5] Park CY，Ju JK，Kim JC. Damage control surgery in patient with delayed rupture of pseudoaneurysm after blunt abdominal trauma. J Korean Surg Soc，2012，83（2）：119-122.

[6] 王一镗．严重创伤救治的策略——损伤控制性手术．中华创伤杂志，2005，21（1）：32-34.

[7] Yokioka T，Muraoka A，Kanai N. Abdominal compartment syndrome following damage control surgery：pathophysiology and decompression of intruabdominal pressure. Nippon Geka Gakkai Zasshi，2002，103：529- 535.

# 第三部分

# 严重创伤的专科救治

# 第 22 章

# 严重脑外伤的早期处理

李惊涛

对于重型颅脑损伤患者的早期处理，应该把“手术黄金 1 小时”作为抢救的中心，调动一切因素，创造一切条件，做好颅脑损伤“救治链”的每一个环节。颅脑损伤“救治链”是指颅脑损伤救治的组织体系和技术流程。“救治链”的组织体系包括四个关键环节：现场急救—转运—急诊室救治—院内治疗。

## 一、现场急救

现场急救的原则是：重点了解病情，系统而简要地检查全身情况，立即处理危及生命的病情，迅速转往医院进一步诊治和复苏。

### （一）重点了解病情

在现场，迅速通过在场人员对患者的受伤时间、受伤原因和发病过程做重点了解：了解是简单的打击伤，还是车祸或高处坠落伤，应该分开分析，以决定查体的重点，以便可整体把握病情；并区分是单纯的头颅损伤，还是有其他合并伤。通过了解受伤后至昏迷的时间，确定是原发昏迷，还是继发昏送，以判断是原发脑损伤还是继发脑损伤。通过受伤时间和昏迷时间的关系来判断其继发损伤出现的速度。

### （二）查体

查体的原则是全面、重点突出且不遗漏。进行全面的体格检查，首先是检查生命体征，并检查颜面有无苍白，眼睑、口唇、甲床的颜色。然后根据从整体到局部的顺序来检查患者的全身情况，按照头部、胸部、腹部、大动脉、脊柱、骨盆、四肢、神经的顺序进行，这样可以在很短的时间内对病情的轻重缓急做出判断，并可防止漏诊。对神经系统要重点检查受伤部位、出血情况、瞳孔大小、对光反射、肢体活动、病理反射等。

### （三）初步处理

1．对影响生命性征的情况予以处理，对重型颅脑损伤患者在第一时间应该判断其有无生命体征的变化，如有可能出现心搏骤停、呼吸停止，或者因为合并其他损伤而出现休克。应该立即给予判断，并行心肺复苏，建立静脉通道，并进行抗休克治疗。使用血管活性药物和液体，使重型颅脑创伤患者的平均动脉压保持在 60 ～ 97.5mmHg，同时使脑灌注压（cerebral perfusion pressure，CPP）维持在 60 ～ 97.5mmHg。

2．保持呼吸道通畅　昏迷患者会因为意识障碍、频繁呕吐导致呼吸道的误吸致窒息。所以应第一时间将患者的头部偏向一侧，将口腔、气管内的分泌物和食物残渣吸出。如有舌后坠，可放置口咽通气管或鼻咽通气管，如仍然不能改善呼吸，尽早行气管插管或气管切开，保持呼吸道通畅（及时使用简易呼吸器维持呼吸，尽量使患者的 $PaO_2$ 维持在 90mmHg 以上，氧饱和度维持在 95% 以上）。

3．对出血伤口的处理　颅脑损伤多合并有头皮的裂伤或颅骨骨折，因头皮血运丰富，头皮结构紧密而出血不易自止，容易发生大的出血而导致休克。应在第一时间给予处理。加压包扎是最常用的方法。如果有较大的血管出血，可以用止血钳钳夹或头皮夹止血。如果仍然不能止血，则做头皮的全层缝合来止血。

4．降低颅内压　在不影响上述生命体征的前提下，应对颅脑创伤患者采取紧急的降低颅内压的措施。可能引起脑缺血和降低血容量的治疗措施，如输注甘露醇，仅在患者出现颅内高压，如脑疝表现和神经功能障碍时方可采用。

5．固定　应该注意患者是否存在脊柱或四肢的损伤，如有需要则给予硬颈托、胸围、腰围等固定，以防止进一步的血管和神经损伤。

## 二、转运

一般情况下，应及时将颅脑损伤患者转入专科医院治疗。具体的转运工具根据当地具体情况而定。但应全面衡量、分析利弊，如果病情不允许，如有脑疝发生或已有明显的呼吸、循环障碍者，则就近于有条件的医院治疗，实施手术，以挽救患者的生命。

转运途中的注意事项为：

1．保持静脉通道畅通，维持基本血压。

2．保持呼吸道通畅，吸氧。

3．注意避免颅内压增高导致脑疝的发生，一旦出现立即给予20%甘露醇静脉输注。

4．对于躁动不安的患者，可使用适量的镇静剂，特别是合并脊柱、四肢骨折的患者。

5．针对患者不同的复合伤，采用合适的搬运及固定方式，以防止进一步造成损伤。

6．途中密切观察，持续监护意识、瞳孔、生命体征等变化，一旦出现异常则及时采取措施。

7．途中填写急诊卡。

## 三、急诊室救治

1．继续维持呼吸、循环。

2．根据急诊卡的记录和查体情况，选择合适、全面、迅速的检查项目。争取在短时间内一次完成，避免不必要的来回搬运。

3．在检查中如有以下情况时，应考虑有合并伤的可能：

（1）呼吸困难或反常呼吸。

（2）某一部位出现皮肤肿胀及皮下血肿。

（3）肢体出现活动障碍及异常活动。

（4）腹肌紧张及腹部进行性膨隆。

（5）咯血。

（6）血尿。

（7）体克。

如果出现以上症状或体征，应对患者做进一步检查，必要时需多科室协同诊治，最大限度地提高诊治效果，降低误诊、漏诊的可能。

## 四、神经外科专科救治

### （一）判断颅脑损伤的严重程度

目前GCS是最广泛的用于评估颅脑损伤严重程度的方法。特重型颅脑损伤，3～5分；重型颅脑损伤，6～8分；中型颅脑损伤，9～12分；轻型颅脑损伤，13～15分。

### （二）按照颅脑损伤救治流程表进行评估处理

见图22-1。

### （三）手术治疗

手术治疗为整个救治工作重要的组成部分。而GCS、年龄、瞳孔异常、并发的颅内损伤、神经功能减退，损伤后手术开始的时间早晚、颅内压高低及有无多发伤为决定疗效的重要因素。所以首先要求专科接诊医师在第一时间准确评估伤情，尽早明确诊断并决定是否需要手术：轻型和中型闭合性颅脑损伤很少需要开颅手术，重型颅脑损伤约1/3以上需要手术。绝大多数开放性颅脑损伤都需要清创手术。

1．术前准备工作

（1）剃头，做皮肤敏感试验，留置导尿管。

（2）快速查血糖。

（3）急查血常规、输血前四种传染性疾病（甲型肝炎、乙型肝炎、艾滋病和梅毒）、凝血功能及心电图检查，以及时了解患者的全身情况，以便做出相应的判断及处理。

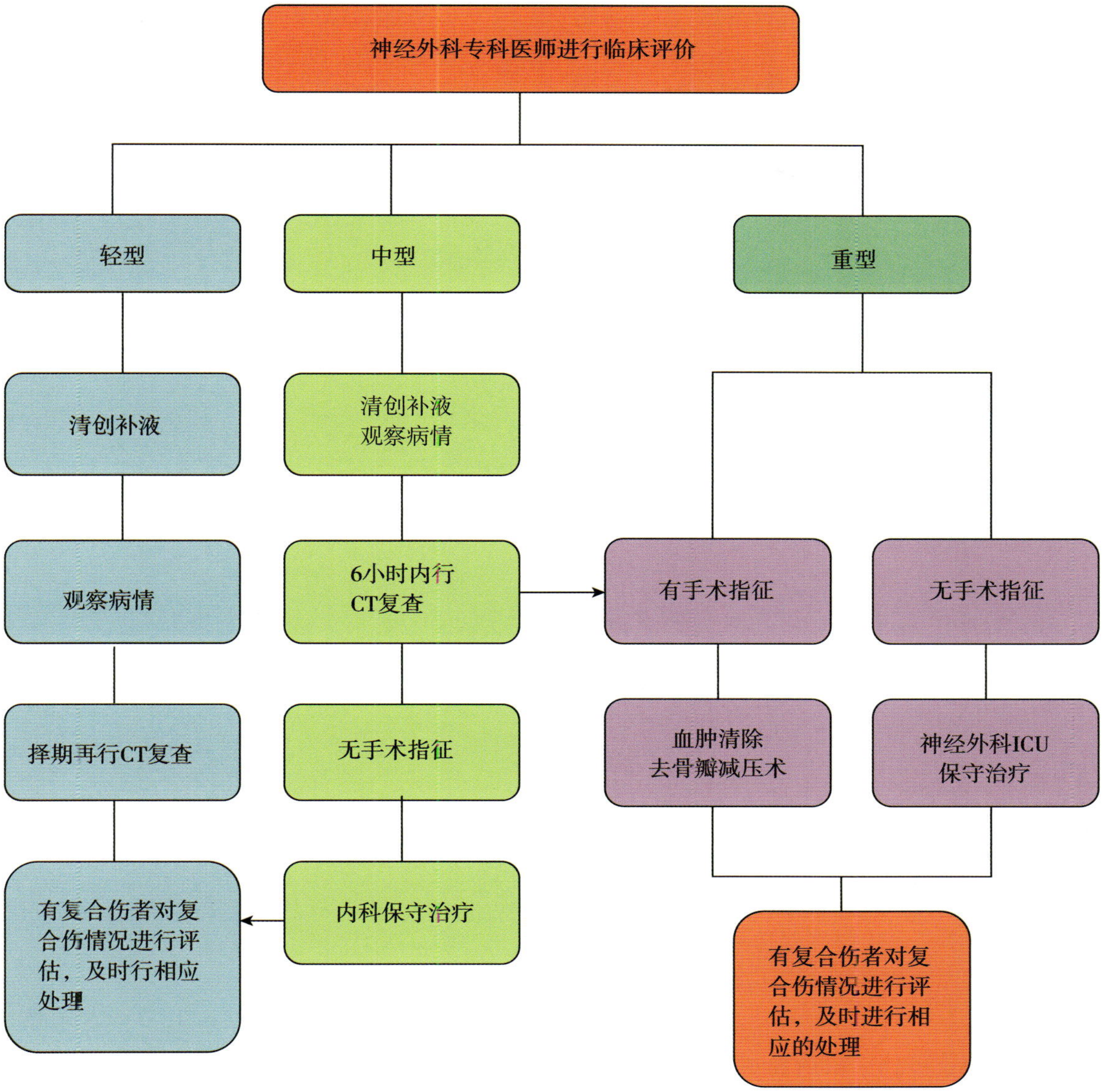


图 22-1 颅脑损伤救治流程图

（4）与患者家属进行手术谈话并请家属签署同意书。

2．各种血肿的手术指征和手术方法

（1）急性硬膜外血肿

1）手术指征

①急性硬膜外血肿＞30ml，颞部＞20ml，需要立刻开颅手术清除血肿。

②急性硬膜外血肿＜30ml，颞部＜20ml，最大厚度＜15mm，中线移位＜5mm，GCS＞8分，没有脑局灶损害症状和体征的患者可保守治疗，但必须住院严密观察病情变化，行头部CT检查动态观察血肿变化。一旦出现临床意识改变、颅内压增高症状，甚至瞳孔变化或CT检查显示血肿增大，都应该立刻行开颅血肿清除手术。

2）手术方法：按照血肿部位对相应区域骨瓣开颅，清除血肿和彻底止血，骨窗缘悬吊硬脑膜，将骨瓣原位复位固定。但对于巨大硬膜外血肿、中线移位明显、瞳孔散大的患者，可采用去骨瓣减压和硬脑膜减张缝合技术，以避免手术后大面积脑梗死造成的继发性颅内压增高和脑疝，而需要再次行去骨瓣减压手术。

（2）急性硬膜下血肿

1）手术指征

①急性硬膜下血肿＞30ml，颞部＞20ml，血

肿厚度＞10mm或中线移位＞5mm的患者，需要立刻采用手术清除血肿。

②急性硬膜下血肿＜30ml，颞部＜20ml，血肿最大厚度＜10mm，中线移位＜5mm，GCS＜9分的急性硬膜下血肿患者，可以先行非手术治疗。如果出现伤后进行性意识障碍，GCS下降＞2分，应该立刻采用外科手术治疗。

③对于具有颅内压监测技术的医院，GCS＜8分的重型颅脑创伤合并颅内出血的患者都应行颅内压监测。

2）手术方法：对于临床最常见的额叶、颞叶、顶叶急性硬膜下血肿，特别是合并脑挫裂伤颅内压增高的患者，提倡采用标准大骨瓣开颅血肿清除，根据术中颅内压情况决定保留或去骨瓣减压，将硬膜原位缝合或减张缝合。对双侧额叶、颞叶、顶叶急性硬膜下血肿应该行双侧标准外伤大骨瓣手术，也可采用前冠状开颅去大骨瓣减压术。

（3）急性脑内血肿和脑挫裂伤

1）手术指征

①对于急性脑实质损伤（脑内血肿、脑挫裂伤）的患者，如果出现进行性意识障碍和神经功能损害，药物无法控制颅内压增高，CT检查出现明显的占位效应，应该立刻行外科手术治疗。

②额叶、颞叶、顶叶挫裂伤体积＞20ml，中线移位＞5mm，伴基底池受压，应该立刻行外科手术治疗。

③急性脑实质损伤（脑内血肿、脑挫裂伤）患者，通过脱水等药物治疗后颅内压≥25mmHg，脑灌流压≤65mmHg，应该行外科手术治疗。

④急性脑实质损伤（脑内血肿、脑挫裂伤）患者无意识改变和神经损害表现，药物能有效控制颅内压增高，CT检查未显示明显占位，可在严密观察意识和瞳孔等病情的变化下，继续采用药物保守治疗。

2）手术方法

①对于额叶、颞叶、顶叶广泛脑挫裂伤合并脑内血肿、CT检查出现明显占位效应的患者，应该提倡采用标准外伤大骨瓣开颅清除脑内血肿和失活的脑挫裂伤组织，彻底止血，常规行去骨瓣减压及硬膜减张缝合技术。

②对于无脑内血肿，额叶、颞叶、顶叶广泛脑挫裂伤、脑肿胀合并难以控制的颅内压增高、出现小脑幕切迹疝征象的患者，应常规行标准外伤大骨瓣开颅、硬膜减张缝合，去骨瓣减压。

③对于单纯脑内血肿、无明显脑挫裂伤、CT检查出现明显占位效应的患者，按照血肿部位，采用相应部位较大骨瓣开颅清除血肿、彻底止血，根据术中颅内压情况决定保留或去骨瓣减压。将硬脑膜原位缝合或减张缝合。

④对于后枕部着地的减速性损伤、对冲伤导致的双侧大脑半球脑实质损伤（脑内血肿、脑挫裂伤）导致的脑内多发血肿，应该首先对损伤严重侧病灶进行开颅手术，必要时行双侧开颅大骨瓣减压手术。

（4）急性颅后凹血肿

1）手术指征

①后颅凹血肿＞10ml、CT检查有占位效应（第四脑室变形、移位或闭塞，基底池受压或消失，以及梗阻性脑积水），应该立刻进行外科手术治疗。

②后颅凹血肿＜10ml、无神经功能异常、CT检查显示不伴有占位征象或有轻微占位征象的患者，可以进行严密的观察治疗，同时进行不定期的CT复查。

2）手术方法：采用枕下入路开颅，彻底清除血肿，行硬脑膜原位或减张缝合。

（5）凹陷性颅骨骨折

1）手术指征

①闭合性凹陷性骨折＞10mm。

②闭合性凹陷性骨折位于脑功能区，压迫脑部，导致神经功能障碍。

③开放性凹陷性骨折。

④闭合性凹陷性颅骨骨折压迫静脉窦导致血液回流，出现颅内压增高。

⑤凹陷性颅骨骨折位于静脉窦且未影响血液回流，无颅内压增高患者不宜手术。

2）手术方法

①对无污染的骨折片应取出塑形后原位固定。

②对严重污染的骨折片应该去除，待二期修补。

③如合并颅内出血和脑挫裂伤，应按相应的外科手术规范处置。

（6）外伤性脑室出血

1）外伤性脑室出血合并脑挫裂伤、脑内血肿，占位效应明显者，行脑室置管外引流加血肿清除术，必要时行去骨瓣减压。

2）单纯脑室系统出血、铸型，或合并脑干、丘脑等深部组织受损者，行脑室置管外引流。

3）单纯脑室系统出血，出血量少者，行保守治疗。

3．需要注意的问题

（1）正确把握手术适应证，防止延误手术时机和避免过度手术。根据意识状态、神经功能情况、头颅CT检查、颅内压增高等进行综合考虑，如符合手术适应证则应及早手术清除血肿或去骨瓣减压。未达到手术适应证者，首先要进行严密观察，若血肿无扩大、意识无障碍，则不需要手术。延误手术或过度手术都可能造成患者不必要的伤害，甚至危及患者的生命。

（2）重视手术的微创技术：不论是颅内血肿清除术，还是脑挫裂伤合并严重脑水肿行去骨瓣减压术，操作都要细致、耐心，处理要恰当，最大限度地减少不必要的脑组织及脑血管床的损伤。

（3）严格掌握去大骨瓣减压术的适应证：对于有脑疝表现、脑水肿严重伴有颅内压增高或在开颅手术中有脑组织膨出者需要施行去骨瓣减压。如果没有脑膨出，颅内压不增高者，则不需要施行去骨瓣减压，以免增加手术创伤，遗留颅骨缺损。

去骨瓣减压的要求：

1）范围要大：减压时颅骨咬除的范围包括额、颞、顶叶12cm×15cm的范围。

2）位置要低：对颞部骨质要咬到中颅凹底。

3）需尽量咬除蝶骨嵴，以避免手术后脑肿胀对血管的压迫。

4）同时要修补硬脑膜，防止术后脑组织粘连及膨出后被骨缘挤压导致缺血坏死而加重脑组织损害。

（4）手术中注意清除血肿后颅内压的变化，并结合瞳孔变化，及时发现和处理由于迟发性颅内血肿所致的急性脑膨出。

对于以下几种情况应高度注意术中迟发性颅内血肿：

1）术前头颅CT显示脑中线明显移位超过10mm者。

2）对侧有骨折线者。

3）对侧有硬膜外血肿或硬膜下小血肿者。

4）同侧为硬膜外血肿而其下有脑挫裂伤者。

如果能在手术中发现迟发性颅内血肿，应及时在术中探查并手术治疗。如不能明确，则应该在术后第一时间带气管插管及时复查头颅CT，以明确诊断并处理。

（5）颅内多发性血肿的手术注意事项：

1）是否需要手术治疗：多发血肿，尤其是双侧者，中线移位不明显，故对环池消失、脑室系统变小、昏迷者，应考虑手术治疗。单侧血肿量小，但双侧相加＞30ml，意识障碍进行性加重者，应考虑手术治疗。

2）行单侧手术还是双侧手术：如果一侧血肿量大，并已经达到手术指征者，先行此侧手术治疗。术中根据颅内压、脑搏动情况决定是否需要行对侧手术。术后定期复查头颅CT以了解对侧血肿是否增多。对双侧血肿量都达到手术指征者行双侧手术治疗。

3）先做哪一侧双侧血肿：应根据瞳孔、中线移位情况、血肿类型分别考虑。原则如下：

①先做瞳孔散大侧。

②先做中线明显移位侧。

③先做血肿和水肿大及明显侧。

④如一侧为脑内，一侧为硬膜外，且大小差不多者，先做硬膜外侧。

（6）开放性颅脑损伤的手术注意事项

1）脑损伤的临床表现、诊断与处理原则与闭合性脑损伤无太大区别。

2）尽早行彻底清创手术，清除坏死脑组织、异物、血肿，修复硬膜和头皮伤口，变开放伤口为闭合伤口。

3）如有头部嵌入物，根据嵌入物的形状确定手术切口。不可贸然拔出嵌入物，根据影像学资料了解伤道及嵌入物的大小、形状、方向、深度、伤及范围，做好术前规划。

4）术后加强抗感染治疗并预防发生外伤性癫痫。

（7）注意关颅前血压水平恢复到正常：由于低血压而出血容易停止，术后会因为血压升高而再次出现术区出血。

4．复合伤的处理　原则：首先处理危及生命的问题，如有休克则先抢救休克。兼顾颅脑损伤和多发伤，选择适宜的手术时机和顺序，尽早解除脑部受压。严密动态观察颅脑和多发伤的变化，不断评估伤情，作出正确决断。

（1）重型颅脑损伤合并血气胸者：先行胸腔闭式引流，再紧急开颅减压。进行开颅手术的同时观察胸腔闭式引流的引流血量，如有开胸止血指征，则在开颅手术后开胸止血，必要时两组专科医生同时手术。

（2）重型颅脑损伤合并创伤性腹腔大出血者：先开腹止血，再开颅清除血肿。

（3）原发性脑干伤或颅内血肿不需要立即行开颅手术者：如有胸、腹部出血并危及生命，先行胸、腹部手术治疗。

（4）重型颅脑损伤合并四肢损伤者：有周围血管损伤的大出血或需截肢者应紧急手术。对闭合性骨折尽早行骨折外固定，其他损伤可延迟到处理完毕重要的致命性脑损伤、患者的血流动力学稳定后再予以进行。

（5）重型颅脑损伤、多发伤轻的非休克者：根据颅脑损伤的种类、部位予以手术或非手术治疗。

（6）颅脑损伤轻、多发伤重者：先治疗多发伤，严密观察变化，动态复查，以随时处理。

（7）在处理颅脑损伤的基础上，对其他部位的损伤应严密观察并及时重新评估伤情非常重要。多发伤较轻有时可能是相对和暂时的，特别要注意脑科手术后血气胸的加重或隐匿性血气胸的发生，动态监测和分析动脉血压和血红蛋白等指标变化对及时发现其他部位的损伤和休克有积极意义。如有危及生命的其他脏器损伤，应转至其他专科进行手术治疗。

（8）多发伤抢救后如有神经系统体征恶化者，应立即行头颅CT复查，判断颅内情况变化，以行神经外科治疗。

## （四）早期非手术治疗

1．使用血管活性药物，使重型颅脑损伤患者的平均动脉压保持在60～97.5mmHg，同时使脑灌注压维持在60～97.5mmHg。

2．保持气道通畅，维持正常血氧饱和度和$CO_2$分压；应尽早实施气管插管和气管切开。若在吸氧条件下氧饱和度低于94%，或有明显的呼吸困难，应使用呼吸机辅助呼吸，直至自主呼吸恢复正常。

3．降低基础代谢率，减小机体氧耗量　对于重型和特重型颅脑损伤患者、广泛性脑挫裂伤脑水肿导致难以控制的颅内压增高者、脑干伤、中枢性高热者，可采用亚低温治疗（越早越好，时间为3～14天），有利于保持脑功能。

4．降低颅内压、减轻脑水肿　20%甘露醇是降颅内压最常用的有效药物，必要时加用呋塞米。

5．防治肺部感染　肺部感染为昏迷患者的第一并发症，外伤后免疫功能低下是肺部感染的重要原因。故应积极做好呼吸道护理，在出现呼吸道感染症状前多次做痰细菌培养和药敏试验，并应用针对性抗菌药物。

6．防治应激性溃疡　可预防性应用Hp受体阻滞剂（如西咪替丁、法莫替丁）和$H^+$-$K^+$-ATP酶抑制剂（如奥美拉唑）。

7．注意有无急性神经源性肺水肿　急性神经源性肺水肿主要见于下丘脑和脑干损伤。

（1）表现：呼吸困难、咳血性泡沫痰、肺部满布水泡音。血气分析显示$PaO_2$下降和$PaCO_2$升高。

（2）治疗

1）体位：头、胸取稍高位，双下肢下垂，以减小回心血量。

2）气管切开，保持呼吸道通畅，吸入经过水封瓶内95%乙醇的40%～60%浓度氧，以消除泡沫。

3）可用呼吸机辅助呼吸，并行呼气末正压通气。

4）药物治疗：呋塞米40mg、地塞米松10mg、毛花苷C 0.4mg和50%葡萄糖40ml静脉注射，以增加心输出量、改善肺循环和减轻肺水肿。

## （五）重型颅脑损伤的神经外科ICU监护

重型颅脑损伤患者手术后或不需要手术者都要在神经外科ICU严密监护，这是提高颅脑损伤救治成功率的关键。

1．ICU监护的作用

（1）动态的病情观察可以了解患者全身情况的变化，及时发现颅脑或复合伤的漏诊和病情恶化。

（2）可鉴别原发性与继发性脑损伤，做到早期发现脑疝，以判断疗效和及时改变治疗方法。

（3）通过严密的观察与追踪复查，可及时发现迟发性颅内血肿，以做出早期处理。

2．监测项目

（1）监测 24 小时生命体征。生命体征紊乱为脑干受损的征象。原发性脑干损伤受伤早期就可出现呼吸、循环改变。小脑幕切迹疝可出现与意识障碍和瞳孔变化同时出现的进行性心率减慢和血压升高。枕骨大孔疝可未经明显的意识障碍和瞳孔变化阶段而突然发生呼吸停止。脑损伤时可因颅内压增高等原因而引起某些心电图异常改变，如窦性心动过缓、期前收缩、室性心动过速及 T 波低平等。对生命体征的单项变化应寻找原因，如气道梗阻引起的呼吸困难及血容量不足导致的脉搏加快。几项指标同时变化时，如脉搏变慢、呼吸变慢、血压升高，则应考虑急性颅内压增高。若颅脑损伤者出现休克时，应考虑有无内脏出血。

（2）监测意识、瞳孔、肢体活动

①意识障碍在监护中最为重要，应及时观察并作出判断。通过意识障碍的程度可判断脑损伤的轻重。意识障碍出现的早晚和有无继续加重可作为区别原发性和继发性脑损伤的重要依据。

②瞳孔：小脑幕切迹疝的瞳孔可出现进行性扩大并伴意识障碍进行性加重。单纯因颅底骨折产生的原发性动眼神经损伤导致的瞳孔散大早且无意识障碍。直接对光反射灵敏而间接对光反射消失者提示视神经损伤。

③肢体活动：如在受伤当时已经出现偏瘫，且不再继续加重，为原发性脑损伤引起。如伤后逐渐出现偏瘫，应考虑出现继发性脑损伤，若伴有意识障碍进行性加重，应考虑为小脑幕切迹疝。

（3）监测血生化：对于昏迷患者可及时了解其有无其他疾病，在治疗中可及时处理，做好兼顾，尤其是确定否合并有糖尿病，肝、肾功能损害，及血液系统疾患。应及时复查、动态分析，以维持内环境的稳定。

（4）监测血氧饱和度和血气指标：能早期发现低氧血症和酸碱失衡，为改善呼吸功能。纠正酸碱失衡提供依据。

（5）监测颅内压：可显著地提高对颅脑损伤患者继发性脑损害的保护作用，有效改善预后。

1）颅内压监测的指征：轻型或中型颅脑创伤不是常规颅内压监测的指征。颅内压监测主要应用于：

①具有异常 CT 表现（指发现有颅内血肿、脑挫裂伤、脑水肿或基底池受压）的重型颅脑创伤患者（GCS 为 3 ～ 8 分）。

② CT 未见异常，但年龄超过 40 岁、单侧或双侧肢体呈屈曲或伸直姿势、收缩压低于 90mmHg 的重型颅脑损伤患者。

2）颅内压监测的作用

①诊断：颅内压监测可以辅助诊断，明确颅内压是否正常，并明确颅内压增高的具体程度（如轻、中、重度）；能够在出现颅内压增高的临床表现之前，察觉颅内并发症（如颅内血肿、脑水肿及脑脊液循环障碍等）的迹象。

②治疗：

A．指导治疗颅内压增高，根据颅内压的高低，适当应用降颅内压药物，避免不必要的用药，减少其不良反应。B．可将监测导管通到脑室进行引流，直接放出脑脊液，降低颅内压。C．可判断预后，有助于预测治疗效果。

3）颅内压监测的方法：

目前临床常规应用的方法均为有创方法，以脑室导管法最常用，其次为硬脑膜外法及硬脑膜下法。由于可将光纤颅内压探头放置在颅内任何部位，具有损伤小、性能稳定的特点，在国外临床上应用较普及。

4）颅内压监测提供的信息及其作用

①压力：直接提供压力数据，根据此数据，可了解患者的颅内压是属于正常还是升高，是轻度、中度还是重度升高。

②颅内压波形：可分为 A 形、B 形和 C 形。A 形即高原波形，说明患者的颅内容积代偿功能已接近衰竭。B 形是 A 形的前奏。C 形是正常或接近正常压力的波形。

③反映颅内压 - 容积的关系：顺应性代表颅腔的代偿空间，即承受颅内容物增加的潜力；回缩性是顺应性的倒数。根据容积压力指数，可以计算颅内组织的顺应性。

（6）动态头颅 CT 的复查

1）伤后 72 小时是迟发性外伤性颅内血肿形成的高峰（72.4% ～ 93.1%），因此，在伤后 3 天内应密切观察病情变化，行动态 CT 扫描。

2）复查 CT 或行动态 CT 扫描的指征

①意识障碍无明显好转甚至逐渐加重。

②血肿清除后一度好转后又逐渐加重。

③颅内压监护提示颅内压持续增高。

④神经系统出现新的阳性体征，特别是一侧瞳孔散大时，甚至出现急性脑疝征象。

⑤对冲性脑挫裂伤、减速性脑损伤或经保守治疗无明显好转甚至逐渐加重。此外，对于已经采用控制性过度换气、行去骨瓣减压和强力脱水的患者，也应密切观察病情演变，必要时复查CT或行动态CT扫描。

# 附：相关知识

## 一、颅内压

### (一) 正常颅内压

颅腔容纳着脑组织、脑脊液和血液三种内容物，在颅缝闭合后的儿童或成人，颅腔的容积是固定不变的，为1400～1500ml。颅腔内的三种内容物使颅内保持一定的压力，称为颅内压。一般以脑脊液的静水压代表颅内压力，通过侧卧位腰椎穿刺或直接脑室穿刺测量来获得该压力数值。成人的正常颅内压为70～200mmH$_2$O，儿童的正常颅内压为50～100mmH$_2$O。

颅内压的调节部分依靠颅内的静脉血被排挤到颅外血液循环外，其他主要是通过脑脊液量的增减来调节。脑脊液的总量占颅腔总容积的10%，血液则依据血流量的不同占总容积的2%～11%。一般而言，允许颅内增加的临界容积约为5%，超过此范围，则颅内压开始增高。当颅腔内容物体积增大或颅腔容量缩减超过颅腔容积的8%～10%时，则会产生严重的颅内压增高。

### (二) 颅内压增高

颅内压增高是神经外科常见的临床病理综合征，是颅脑损伤、脑肿瘤、脑出血、脑积水和颅内炎症等所共有的征象。由于上述疾病使颅腔内容物体积增加，导致颅内压持续在200mmH$_2$O以上，从而引起的相应的综合征，称为颅内压增高。

外伤所致颅内压增高的原因有：

1. 脑体积增加　颅脑损伤时，由于颅内血管损伤而发生的颅内血肿、脑挫裂伤及伴有的脑水肿、脑肿胀、脑梗死、颅内积液或积气等都可造成颅腔内容物的体积增加，是外伤性颅内压增高的常见原因。

2. 脑脊液增加　发生外伤性蛛网膜下隙出血时，血块沉积在颅底脑池而引起的脑脊液循环障碍，以及红细胞阻塞蛛网膜颗粒所引起的脑脊液吸收障碍等，是颅内压增高的常见原因。

3. 脑血流量增加　外伤性蛛网膜炎及静脉窦血栓形成或脂肪栓塞影响了静脉回流，可致颅内压增高。外伤致血管运动中枢损伤或多种化学递质释放，导致脑血管麻痹、急性脑血管扩张。

4. 颅腔容积变小　见于大面积的颅骨凹陷性骨折。

### (三) 影响颅内压增高的因素

1. 年龄　婴幼儿及小儿的颅缝未闭合或尚未牢固融合，颅内压增高可使颅缝裂开而相应地增加颅腔容积，从而缓和或延长了病情的进展。老年人由于脑萎缩使颅内的代偿空间增多，故病程亦较长。

2. 病变的扩张速度　颅内压力与体积之间的关系类似指数关系，如当出现颅内占位性病变时，随着病变的缓慢增长，可以长期不出现颅内压增高的症状。一旦由于颅内压代偿功能失调，则病情将迅速发展，往往在短期内即出现颅内压增高危象或脑疝。

3. 病变部位　在颅脑中线或颅后窝的占位性病变，由于病变容易阻塞脑脊液循环通路而发生梗阻性脑积水，故可早期出现颅内压增高表现而且严重。颅内大静脉窦附近的占位性病变，由于早期即可压迫静脉窦，引起颅内静脉血液的回流或脑脊液的吸收障碍，亦可早期出现颅内压增高表现。

4. 伴发脑水肿的程度　外伤所致脑水肿越早、越明显，则颅内压增高症状越早、越明显。

5. 全身系统性疾病　尿毒症、肝性脑病、毒血症、肺部感染、酸碱平衡失调等都可引起继发性脑水肿而致颅内压增高。高热也会加重颅内压增高的程度。

### (四) 颅内压增高的后果

颅内压持续增高可引起一系列的中枢神经系

统功能紊乱和病理变化。主要的病理改变包括以下六点：

1．脑血流量降低，脑缺血甚至脑死亡　正常成人每分钟约有1200ml血液进入颅内，通过脑血管的自动调节功能进行调节。其公式为：

$$\text{脑血流量}=\frac{\text{平均动脉压}-\text{颅内压}}{\text{脑血管阻力}}$$

正常的脑灌注压为70～90 mmHg，脑血管阻力为1.2～2.5 mmHg，此时脑血管的自动调节功能良好。如因颅内压增高而引起脑灌注压下降，则可通过血管扩张，以降低血管阻力的自动调节反应使上述公式的比值不变，从而保证了脑血流量的稳定。如果颅内压不断增高使脑灌注压低于40mmHg时，则脑血管的自动调节功能失效，这时脑血管不能再进行相应的进一步扩张以减少血管阻力。公式的比值就会变小，脑血流量随之急剧下降，就会造成脑缺血。当颅内压升至接近平均动脉压水平时，颅内血流几乎完全停止，患者就会处于严重的脑缺血状态，甚至出现脑死亡。

2．脑移位和脑疝。

3．脑水肿　颅内压增高可直接影响脑的代谢和血流量从而产生脑水肿，使脑的体积增大，进而加重颅内压增高。脑水肿时液体如积聚在细胞外间隙，为血管源性脑水肿；如积聚在细胞膜内，则为细胞中毒性脑水肿。血管源性脑水肿多见于脑损伤、脑肿瘤等病变的初期，主要是由于毛细血管的通透性增加，导致水分在神经细胞和胶质细胞间隙潴留，促使脑体积增加所致。细胞中毒性脑水肿可能是由于某些毒素直接作用于脑细胞而产生代谢功能障碍，使钠离子和水分子潴留在神经细胞和胶质细胞内所致，但没有血管通透性的改变，常见于脑缺血、缺氧的初期。在颅内压增高时，由于上述两种因素可同时或先后存在，故出现的脑水肿多数为混合性，或先有血管源性脑水肿，以后转化为细胞中毒性脑水肿。

4．库欣反应　颅内压急剧增高时，患者出现血压升高（全身血管加压反应）、心跳和脉搏缓慢、呼吸节律紊乱及体温升高等各项生命体征的变化。

5．胃肠功能紊乱及消化道出血　部分颅内压增高的患者可首先出现胃肠道功能紊乱，出现呕吐、胃及十二指肠出血、溃疡和穿孔等。这与颅内压增高引起下丘脑自主神经中枢缺血而致功能紊乱有关。亦有人认为颅内压增高时，消化道黏膜血管收缩造成缺血，因而产生广泛的消化道溃疡。

6．神经源性肺水肿　在急性颅内压增高病例中，由于下丘脑、延髓受压，导致α-肾上腺素能神经活性增强，血压反应性增高，左心室负荷过重，左心房及肺静脉压增高，肺毛细血管压力增高，液体外渗，引起肺水肿。患者表现为呼吸急促、痰鸣，并有大量泡沫状血性痰液。

### （五）颅内压增高的分类

颅内压增高根据病因不同，可分为两类：

1．弥漫性颅内压增高　由于颅腔狭小或脑实质的体积增大而引起，其特点是颅腔内各部位及各分腔之间压力均匀升高，不存在明显的压力差，因此，脑组织无明显移位。

2．局灶性颅内压增高　因颅内有局限的扩张性病变，病变部位压力首先增高，使附近的脑组织受到挤压而发生移位，并把压力传向远处，造成颅内各腔隙间的压力差，这种压力差导致脑室、脑干及中线结构移位。患者对局灶性颅内压增高的耐受力较低，压力解除后神经功能的恢复较慢且不完全，这可能与脑移位和脑局部受压引起的脑缺血和脑血管自动调节功能损害有关。

### （六）颅内压增高的主要症状和体征

1．颅内压增高三主征

（1）头痛：是颅内压增高最常见的症状之一，程度随颅内压的增高而进行性加重。性质以胀痛和撕裂痛为多见。

（2）呕吐：当头痛剧烈时，可伴有恶心和呕吐，呕吐呈喷射性，易发生于饭后，有时可导致水、电解质紊乱和体重减轻。

（3）视盘水肿：为颅内压增高的重要客观体征之一。表现为视盘充血，边缘模糊不清，中央凹陷消失，视盘隆起，静脉怒张。

2．意识障碍及生命体征变化　初期可出现嗜睡、反应迟钝。严重者可出现昏睡、昏迷、瞳孔散大、对光反射消失、脑疝、去皮质强直。生命体征变化为血压升高、脉搏徐缓、呼吸不规则、体温升高等病危状态甚至呼吸停止，最终因呼吸、循环衰竭而死亡。

3．其他症状和体征　表现为头晕、猝倒、头皮静脉怒张，一侧或双侧展神经麻痹和复视。在小儿患者可有头颅增大、颅缝增宽或分裂、前囟饱满隆起。头颅叩诊时呈破罐声及头皮和额眶部浅静脉扩张。

急性颅脑损伤引起的颅内血肿等病情发展快，颅内压增高所引起的症状和体征严重，生命体征变化剧烈，可导致脑疝发生。脑疝发生后，移位的脑组织被挤进小脑幕裂孔、硬脑膜裂隙或枕骨大孔中，压迫脑干，产生一系列危急症状。脑疝发生又可加重脑脊液和血液循环障碍，使颅内压进一步增高，从而使脑疝更加严重。患者可因呼吸、循环衰竭而死亡，因此，对颅内压增高应及时诊断和正确处理十分重要。

## 二、脑疝

当颅内某分腔有占位性病变时，该分腔的压力大于邻近分腔的压力，脑组织从高压力区向低压力区移位，导致脑组织、血管及脑神经等重要结构受压和移位，有时被挤入硬脑膜的间隙或孔道中，从而出现一系列严重的临床症状和体征，称为脑疝。

### （一）病因及分类

颅内任何部位的占位性病变发展到严重程度时均可导致颅内各分腔压力不均而引起脑疝。外伤所致的各种颅内血肿，如硬膜外血肿、硬膜下血肿及脑内血肿等均是导致脑疝的重要原因。

根据移位的脑组织及其通过的硬脑膜间隙和孔道，外伤后常见的脑疝有：

1．小脑幕切迹疝　又称颞叶钩回疝，为颞叶的海马回、沟回通过小脑幕切迹被推移至幕下。

2．枕骨大孔疝　又称小脑扁桃体疝，为小脑扁桃体及延髓经枕骨大孔被推挤向椎管内。

3．中央型脑疝　幕上占位性病变压迫脑中线结构，并使之向下移位，从天幕裂孔疝出。

### （二）各种脑疝的临床表现

1．小脑幕切迹疝

（1）颅内压增高：表现为剧烈头痛，与进食无关的频繁的喷射性呕吐。头痛程度进行性加重，伴烦躁不安。

（2）瞳孔改变：病初由于患侧动眼神经受刺激导致患侧瞳孔变小，对光反射迟钝。随病情进展，患侧动眼神经麻痹，患侧瞳孔逐渐散大，直接和间接对光反射均消失，并有患侧上睑下垂、眼球外斜。如进一步发展影响脑干血供时，由于脑干内动眼神经核功能丧失可致双侧瞳孔散大，对光反射消失，此时患者多已处于濒死状态。

（3）运动障碍：表现为病变对侧肢体的肌力减弱或麻痹，病理征阳性。脑部疾病病进展时可致双侧肢体自主活动消失，严重时可出现去皮质强直发作，这是脑干严重受损的信号。

（4）意识改变：由于脑干内网状上行激动系统受累，患者随脑疝进展可出现嗜睡、浅昏迷至深昏迷。

（5）生命体征紊乱：由于脑干受压，脑干内生命中枢功能紊乱或衰竭，可出现生命体征异常。表现为心率减慢或不规则，血压忽高忽低，呼吸不规则，大汗淋漓或汗闭，面色潮红或苍白。体温可高达41℃以上或体温不升。最终因呼吸、循环、衰竭而致呼吸停止、血压下降、心脏停搏。

2．枕骨大孔疝　由于脑脊液循环通路被堵塞，颅内压增高，患者剧烈头痛，频繁呕吐，颈项强直，强迫头位。生命体征紊乱出现较早，意识障碍出现较晚。因脑干缺氧，瞳孔可忽大忽小。由于位于延髓的呼吸中枢受损严重，患者早期可突发呼吸骤停而死亡。

3．中央型脑疝　是指幕上占位性病变压迫脑中线结构并使之向下移位从天幕裂孔疝出，由此产生一系列的生命体征变化及间脑、中脑、脑桥、延髓相继受压的表现。其实质为双侧小脑幕切迹疝合并脑干沿中轴向下移位，造成脑干结构受压、牵拉、缺血，严重者导致网状结构中呼吸和心血管中枢受压，发生不可逆性昏迷或死亡。

中央型脑疝的临床表现有一定规律，且逐渐加重，有一个由上至下的发展过程，首先累及间脑，再向中脑、脑桥及延髓发展。

中央型脑疝可分为四期：

（1）间脑期：表现为轻度意识障碍（淡漠或嗜睡），呼吸不规则，双侧瞳孔缩小，四肢肌张力增高，病理反射阳性。

（2）中脑脑桥上部期：表现为浅昏迷，中枢性过度呼吸，瞳孔大小正常，但对光反射迟钝或消失，去皮质强直，头眼反射存在。

（3）脑桥下部-延髓上部期：表现为中、深度昏迷，呼吸快而浅，瞳孔对光反射消失，头眼反射减弱或消失，四肢弛缓性瘫痪。

（4）延髓期：表现为深昏迷，呼吸极度不规则或趋停止，双侧瞳孔散大，头眼反射消失。

中央型脑疝CT主要表现为双侧幕上病变，双侧脑室变小或消失，鞍上池、环池、四叠体池及第三脑室变小或消失，但中线常无明显偏移。中线移位与病情分离，提示有中央型脑疝的存在。

中央型脑疝首先影响间脑，有先兆表现，如能及时发现、及时抢救治疗，效果相对较好。间脑期是抢救成功的关键，此时脑干功能尚存在，及时手术效果良好，如病情继续进展，一旦脑干功能遭到破坏，则预后不良。

### （三）脑疝的处理

做出脑疝诊断的同时按颅内压增高的处理原则快速静脉输注高渗降颅内压药物，以缓解病情，争取时间。当确诊后，根据病情迅速完成开颅术前准备，尽快手术去除病因，如清除颅内血肿或切除脑肿瘤等。如难以确诊或虽确诊而病因无法去除时，可选用侧脑室体外引流术或减压术等姑息性手术，以降低颅内压增高和抢救脑疝。

## 三、常用的神经系统检查

### （一）CT

CT是目前颅脑损伤中应用最广泛、诊断最快的诊断手段，可以明确颅内血肿、脑挫裂伤、中线的移位程度、颅骨的骨折情况、脑室的形状和大小、脑室的受压移位情况、环池是否封闭、脑肿胀及水肿。

1．在急诊情况下，根据查体的情况，可一次行头颅、胸腔、腹腔等的CT检查，从而快速、全面地了解重要脏器的情况，并且可减少搬运。

2．对于复杂的颅骨骨折进行颅骨重建时，CT检查可帮助手术中处理颅骨。

3．重视头颅CT检查和受伤的时间，以便复查，结合动态CT检查，以诊断血肿或脑挫裂伤的扩大，并了解迟发性血肿、脑水肿的情况。一旦CT复查提示颅内病情恶化，应立即再次手术治疗。

### （二）计算机断层摄影关节造影和磁共振血管造影

可用于创伤性血管损伤的无创性诊断，可以显示颈内动脉和椎动脉的解剖，尤其是计算机断层摄影关节造影具有快速、无创、相对简便的特点，可以作为大血管损伤、假性动脉瘤、颈内动脉海绵窦瘘的初筛。

### （三）数字减影血管造影术

数字减影血管造影术可用于假性动脉瘤、夹层动脉瘤的形成和难以控制的出血的诊断和治疗。

### （四）MRI

对脑挫裂伤、继发性脑损伤如脑水肿和脑缺血性病变，MRI检查比CT具有优越性，尤其是对脑白质和灰白质交界损伤、胼胝体、脑干上背部和小脑损伤的诊断，对于弥漫性轴索损伤的诊断具有优越性。

## 四、颅脑各部位损伤的诊断

### （一）头皮损伤

1．头皮血肿：多因钝器伤所致，按血肿出现于头皮内的具体层次，可分为皮下血肿、帽状腱膜下血肿和骨膜下血肿三种。

（1）皮下血肿：位于表层和帽状腱膜之间，体积小，张力高，疼痛显著。有时因血肿周围组织肿胀隆起，中央反而凹陷，易被误认为凹陷性颅骨骨折。

（2）帽状腱膜下血肿：因帽状腱膜组织疏松，可蔓延至全头部，小儿及体弱者可导致休克或贫血。血肿体积大，张力低，波动明显，疼痛较轻。

（3）骨膜下血肿：位于骨膜和颅骨表面之间，除婴儿产伤或胎头吸引助产所致者外，一般多伴颅骨线性骨折。骨膜下血肿局限于某一颅骨范围之内，以骨缝为界。

处理头皮血肿时，要着重于考虑到颅骨损伤甚至脑损伤的可能。

2．头皮裂伤　头皮裂伤可由锐器或钝器伤所致。由于头皮血管丰富，出血较多，可引起失血性休克。

处理时须着重于检查有无颅骨和脑损伤。对头皮裂伤本身除按照压迫止血、清创缝合原则外，尚应注意：

（1）须检查伤口深处有无骨折或碎骨片，如果发现有脑脊液或脑组织外溢，须按开放性脑损伤处理。

（2）头皮血供丰富，一期缝合的时限允许放宽至24小时。

3．头皮撕脱伤　头皮撕脱伤多因发辫受机械力牵扯，使大块头皮自帽状腱膜下层或连同颅骨骨膜被撕脱所致。它可导致失血性或疼痛性休克。

### （二）颅骨骨折

颅骨骨折指颅骨受暴力作用所致颅骨结构改变。按骨折部位分为颅盖骨折与颅底骨折；按骨折形态分为线形骨折与凹陷性骨折；按骨折与外界是否相通，分为开放性骨折与闭合性骨折。开放性骨折和累及气窦的颅底骨折有可能存在颅内感染或骨髓炎。

1．线形骨折　颅盖部的线形骨折发生率最高。单纯线形骨折不需要特殊处理，但应警惕是否合并脑损伤。骨折线通过脑膜血管沟或静脉窦所在部位时，要警惕硬脑膜外血肿的发生。需严密观察或进行CT检查。骨折线通过气窦者可导致颅内积气，要注意预防颅内感染。

颅底部的线形骨折多为颅盖骨折延伸到颅底，也可由间接暴力所致，可因骨折线的位置不同而出现不同的症状（头面部表面征象、脑脊液漏部位、神经血管损伤类型），其诊断和定位亦主要根据临床症状。根据发生部位可分为：

（1）颅前窝骨折：累及眶顶和筛骨，可有鼻出血、眶周广泛血斑（“熊猫眼”征）以及广泛球结膜下淤血斑等表现。若脑膜、骨膜均破裂，脑脊液经额窦或筛窦由鼻孔流出则出现脑脊液鼻漏。若筛板或视神经管骨折，可合并第Ⅰ、Ⅱ对脑神经损伤。

（2）颅中窝骨折：若累及蝶骨，可有鼻出血；若合并脑脊液鼻漏，脑脊液经蝶窦由鼻孔流出；若累及颞骨岩部，脑膜、骨膜及鼓膜均破裂时，脑脊液经中耳由外耳道流出，则出现脑脊液耳漏；若鼓膜完整，脑脊液则经咽鼓管流至鼻咽部，可被误认为鼻漏，常合并第Ⅶ、Ⅷ对脑神经损伤；若累及蝶骨和颞骨的内侧部，可能损伤垂体或第Ⅱ、Ⅲ、Ⅳ、Ⅴ、Ⅵ对脑神经；若骨折伤及颈内动脉海绵窦段，可因动静脉瘘的形成而出现搏动性突眼及颅内杂音。破裂孔或颈内动脉管处的破裂可发生致命性的鼻出血或耳出血。

（3）颅后窝骨折：累及颞骨岩部后外侧时，多在伤后1～2天出现乳突部皮下淤血斑。若累及枕骨基底部，可在伤后数小时出现枕下部肿胀及皮下淤血斑。枕骨大孔或岩尖后缘附近的骨折可合并第Ⅸ至Ⅻ对脑神经损伤。

颅底骨折本身不需要特别治疗，需着重于观察有无脑损伤及处理脑脊液漏、脑神经损伤等合并症。

合并脑脊液漏时，需预防颅内感染，不可堵塞或冲洗，不做腰椎穿刺，取头高位卧床休息，避免用力咳嗽、打喷嚏和擤鼻涕，给予抗生素。绝大多数漏口会在伤后1～2周内自行愈合。如超过1个月仍未停止漏液，可考虑行手术修补硬脑膜，以封闭瘘口。对伤后视力减退，疑为碎骨片挫伤或血肿压迫视神经者，应争取在12小时内行视神经探查减压术。

2．凹陷性骨折　凹陷性骨折见于颅盖骨折，好发于额骨及顶骨，多呈全层凹陷，少数仅为内板凹陷。成人凹陷性骨折多为粉碎性骨折，婴幼儿可呈“乒乓球”凹陷样骨折。CT扫描不仅可了解骨折情况，还可了解有无合并脑损伤。

### （三）原发性脑损伤

原发性脑损伤指暴力作用于头部时立即发生的脑损伤，主要有脑震荡、脑挫裂伤、弥散性轴突损伤及原发性脑干损伤等。

1．脑震荡　脑震荡指由轻度脑损伤所引起的临床综合症状群。特点是头部外伤后有短暂的意识丧失，和（或）逆行性遗忘。神经系统检查无阳性体征，脑脊液检查无红细胞，CT检查颅内无异常发现。大体解剖和病理组织学上均未发现病变，显微镜下可见神经组织结构紊乱。

2．脑挫裂伤　脑挫裂伤指暴力作用于头部，造成脑组织器质性损伤。脑挫伤指脑组织遭受破坏较轻，软脑膜尚完整者；脑裂伤指软脑膜、血管和脑组织同时有破裂，伴有外伤性蛛网膜下隙出血。两者常同时并存，临床上不易区分，故常合称为脑挫裂伤。脑挫裂伤可由冲击伤发生于暴力直接作用的部位或附近，也可由对冲伤发生于远离打击点和暴力作用的对应点。脑挫裂伤的继发性改变脑水肿和血肿形成具有更为重要的临床意义。脑水肿通常属于血管源性水肿，可于伤后早期发生，一般 3 ～ 7 天内发展到高峰，在此期间易发生颅内压增高甚至脑疝。

临床表现为：

（1）意识障碍：受伤当时立即出现，绝大多数在半小时以上。意识障碍的程度和持续时间与脑挫裂伤的程度、范围相关，重者可长期持续昏迷。范围局限的脑挫裂伤可不出现早期意识障碍。

（2）局灶症状与体征：受伤当时立即出现与伤灶相应的神经功能障碍或体征，如肢体抽搐、偏瘫、失语等。

（3）头痛、恶心和呕吐：可能与颅内压增高、自主神经功能紊乱或外伤性蛛网膜下隙出血等有关。

（4）颅内压增高与脑疝：为继发脑水肿或颅内血肿所致，使早期的意识障碍或瘫痪程度有所加重，或意识好转、清醒后又变为模糊，同时有血压升高、心率减慢、瞳孔不等大以及锥体束征等表现。

3．弥散性轴突损伤　由惯性力所致的弥散性脑损伤，由于脑的扭曲变形，脑内产生剪切或牵拉作用，造成脑白质广泛性轴突损伤。病变可分布于大脑半球、胼胝体、小脑或脑干。主要表现为受伤当时立即出现较长时间的昏迷。昏迷原因主要是广泛的轴突损害，使皮质与皮质下中枢失去联系。若累及脑干，患者可有一侧或双侧瞳孔散大。瞳孔对光反射消失，或出现同向凝视等。神志好转后，可因继发脑水肿而再次昏迷。诊断依据为：明确的旋转外力或直线加速力作用史，伤后立即昏迷，无中间清醒期，GCS 为 4 ～ 10 分，昏迷时间长，不因颅内血肿和脑挫裂伤的清除而显著改变意识。神经系统查体可无明显定位体征。CT 扫描可见大脑皮质与髓质交界处、胼胝体、脑干、内囊区或第三脑室周围有多个点状或小片状出血灶。显微镜下所见为轴突断裂的结构改变。

4．原发性脑干损伤　指中脑、脑桥和延髓的损伤，其症状与体征在受伤当时即已出现，不伴有颅内压增高表现。单独的原发性脑干损伤较少见，常与弥散性脑损伤并存。原发性脑干损伤主要表现为受伤当时立即昏迷，昏迷程度较深，持续时间较长。锥体束征和眼球活动、瞳孔的变化是脑干损伤的显著体征。中脑损伤可出现双侧瞳孔大小不等、大小变化不定或双侧瞳孔散大。脑桥损伤可出现瞳孔极度缩小，对光反射消失，两眼同向偏斜或眼球分离。累及延髓时，则出现严重的呼吸、循环功能紊乱。根据伤后立即出现的昏迷并进行性加重，瞳孔大小多变，早期发生呼吸、循环功能衰竭，出现去皮质强直和双侧病理征阳性，可诊断原发性脑干损伤。病理变化可有脑干神经组织结构紊乱、轴突裂断、挫伤或软化等。MRI 检查有助于明确诊断，了解伤灶的具体部位和范围。

5．下丘脑损伤　丘脑下部受损时，较易引起自主神经功能紊乱，常与弥散性脑损伤并存。主要表现为受伤早期的意识或睡眠障碍、循环及呼吸紊乱，高热或低温、水代谢紊乱、糖代谢紊乱、消化道出血或穿孔以及急性中枢性肺水肿等。

### （四）继发性脑损伤

继发性脑损伤指受伤一定时间后出现的脑受损病变，主要有脑水肿和颅内血肿。脑水肿继发于脑挫裂伤。颅内血肿因颅骨、硬脑膜或脑的出血而形成，与原发性脑损伤可相伴发生，也可单独发生。继发性脑损伤因产生颅内压增高或脑压迫而造成危害。

区别原发性和继发性脑损伤有重要的临床意义。前者不需要开颅手术，其预后主要取决于伤势轻重；后者，尤其是颅内血肿往往需要及时开颅手术，其预后与处理是否及时、正确有密切关系，尤其是原发性脑损伤并不严重者。本部分主要讲述颅内血肿。

颅内血肿指颅内出血在某一部位积聚，达到一定体积后形成的局限性占位性病变。外伤性颅内血肿的严重性在于可引起颅内压增高而导致脑疝。

按血肿的来源和部位，颅内血肿可分为：硬脑膜外血肿、硬脑膜下血肿和脑内血肿等。

按血肿出现的时间，颅内血肿分为：①急性血肿，伤后 3 天内出现；②亚急性血肿，伤后 3 天到 3 周内出现；③慢性血肿，伤后 3 周以后出现。

1．硬脑膜外血肿　是位于颅骨内板与硬脑膜之间的血肿，好发于幕上半球凸面，约占外伤性颅内血肿的 30%，其中绝大部分属于急性血肿。其形成机制与颅骨损伤有密切关系。出血来源为：①硬膜血管：以脑膜中动、静脉最常见；②静脉窦的破裂；③颅骨板障静脉出血。引起颅内压增高与脑疝所需的出血量，可因出血来源、出血速度、代偿功能、原发性脑损伤的轻重等而异。

硬脑膜外血肿的临床表现与诊断：

（1）颅盖部外伤史：颅盖部直接暴力伤，局部有伤痕或头皮血肿，或后枕部受伤，有软组织肿胀、皮下淤血，检查头颅 CT 或颅骨 X 线摄片发现有骨折线跨过脑膜中动脉沟、矢状窦、横窦等，应高度怀疑有硬脑膜外血肿的可能。

（2）意识障碍：血肿本身引起的意识障碍为脑疝所致，通常在伤后数小时至 1 ～ 2 天内发生。由于还受到原发性脑损伤的影响，因此，意识障碍的类型可有三种：

①当原发性脑损伤很轻（脑震荡或轻度脑挫裂伤），最初的昏迷时间很短，而血肿的形成又不是太迅速时，则在最初的昏迷与脑疝的昏迷之间有一段意识清楚时间，大多为数小时或稍长，超过 24 小时者甚少，称为“中间清醒期”。

②如果原发性脑损伤较重，或血肿形成较迅速，则见不到中间清醒期，可有“意识好转期”，未及清醒却又加重，也可表现为持续进行性加重的意识障碍。

③少数血肿是在无原发性脑损伤或脑挫裂伤甚为局限的情况下发生的，早期无意识障碍，只在血肿引起脑疝时才出现意识障碍。大多数伤员在进入脑疝昏迷之前，已先有头痛、呕吐、烦躁不安或淡漠、嗜睡、定向不准、遗尿等表现，此时已足以提示脑疝发生。

（3）瞳孔改变：小脑幕切迹疝早期，患侧动眼神经因牵扯受到刺激，患侧瞳孔可先缩小，对光反射迟钝。随着动眼神经和中脑受压，该侧瞳孔旋即表现为进行性扩大、对光反射消失、睑下垂，对侧瞳孔亦随之扩大。

（4）锥体束征：表现为早期出现一侧肢体肌力减退，如无进行性加重表现，可能是脑挫裂伤的局灶体征。如果是稍晚出现或早期出现而有进行性加重，则应考虑为血肿引起脑疝或血肿压迫运动区所致。去皮质强直为脑疝晚期表现。

（5）生命体征：常为进行性的血压升高、心率减慢和体温升高。颞叶的血肿大都先经历小脑幕切迹疝，然后合并枕骨大孔疝，故严重的呼吸、循环障碍常在经过一段时间的意识障碍和瞳孔改变后才发生。额区或枕区的血肿则可不经历小脑幕切迹疝而直接发生枕骨大孔疝，表现为一旦有了意识障碍，瞳孔变化和呼吸骤停几乎是同时发生。

CT 检查表现为颅骨内板与脑表面的双凸镜形或弓形密度增高影。CT 检查还可明确定位、计算出血量、了解脑室受压及中线结构移位，以及脑挫裂伤、脑水肿、多个或多种血肿并存等情况。

2．硬脑膜下血肿　硬脑膜下血肿是指出血积聚于硬脑膜下腔，是颅内血肿中最常见者，常呈多发性或与其他血肿合并发生。

对于急性硬脑膜下血肿，根据有无伴有脑挫裂伤而分为复合性血肿和单纯性血肿。复合性血肿的出血来源可为脑挫裂伤所致的皮质动脉或静脉破裂，也可由脑内血肿穿破皮质流到硬脑膜下隙。此类血肿大多由对冲性脑挫裂伤所致，好发于额极、颞极及颅骨底面。单纯性血肿较少见，为桥静脉损伤所致，此类血肿可不伴有脑挫裂伤，血肿较广泛地覆盖于大脑半球表面。

急性硬脑膜下血肿的临床表现：多数有脑挫裂伤及继发的脑水肿同时存在，故病情一般多较重。如脑挫裂伤较重或血肿形成速度较快，则脑挫裂伤的昏迷和血肿所致脑疝的昏迷相重叠，表现为意识障碍进行性加深，无中间清醒期或意识好转期表现。颅内压增高与脑疝的其他征象也多在 1 ～ 3 天内进行性加重。如脑挫裂伤相对较轻，血肿形成速度较慢，则可有意识好转期存在，其颅内压增高与脑疝的征象可在受伤 72 小时以后出现。

CT 检查表现为颅骨内板与脑表面出现高密度、等密度或混合密度的新月形或半月形影。

3．脑内血肿　指脑实质出血形成的血肿，可发生在在脑内任何部位，以额叶和颞叶最为多见，多为对冲性脑损伤所致。其次是顶叶和枕叶血肿，多为暴力直接打击的冲击伤或凹陷性骨折引起，少数为脑内剪切力所致的基底节血肿，以及脑干和小脑血肿。

临床表现以进行性意识障碍加重为主，其意识障碍进展过程受原发性脑损伤程度和血肿形成的速度影响。

CT 检查表现为脑挫裂伤灶附近或脑深部白质内见到圆形或不规则高密度血肿影，同时可见血肿周围的低密度水肿。

4．外伤性脑室内出血　多见于脑室邻近的脑内血肿破入脑室，或外伤时脑室瞬间扩张所形成的负压，使室管膜下静脉破裂出血。

病情常较复杂严重，除了有原发性脑损伤、脑水肿及颅内其他血肿的临床表现外，脑室内血肿可堵塞脑脊液循环通路发生脑积水，引起急性颅内压增高，使意识障碍更加严重。脑室受血液刺激可引起高热等反应，一般缺乏局灶症状或体征。

CT 检查表现为脑室扩大，脑室内有高密度凝血块影或血液与脑脊液混合的中等密度影。

5．迟发性外伤性颅内血肿　指伤后首次 CT 检查时无血肿，而在以后的 CT 检查中发现了血肿，或在原无血肿的部位发现了新的血肿。形成机制可能是外伤当时造成血管受损，但尚未全层破裂，因而 CT 检查未见出血。伤后由于损伤所致的局部二氧化碳蓄积、酶的副产物释放以及脑血管痉挛等因素，使得原已不健全的血管壁发生破裂而出血，形成迟发性血肿。

临床表现为伤后经历了一段病情稳定期后，出现进行性意识障碍加重等颅内压增高的表现，确诊须依靠多次 CT 检查的对比。迟发性血肿常见于伤后 24 小时内，可发生在脑内、硬脑膜下或硬脑膜外，以迟发性脑内血肿较多见。

## 五、开放性脑损伤

与闭合性脑损伤比较，除了损伤原因不同，有创口、可存在失血性休克、易导致颅内感染，需清创、修复硬脑膜使之成为闭合性脑损伤以外，开放性脑损伤的临床表现、诊断与处理原则与闭合性脑损伤无太大区别。

### （一）非火器所致的开放性脑损伤

由利器所致的开放性脑损伤，脑挫裂伤或血肿主要由接触力所致，其脑挫裂伤和血肿常局限于着力点部位。由钝器伤所致者，除着力点的开放性脑损伤外，还可有因惯性力所致的对冲性脑挫裂伤和血肿存在。创伤局部往往掺杂有大量异物如头发、布片、泥沙、玻璃碎片和碎骨片等，清创时如未能彻底清除，可合并颅骨或颅内感染。开放性脑损伤的局灶症状和体征远较闭合性者明显，外伤性癫痫的发生率也较高。CT 检查有助于了解颅骨骨折、异物和碎骨片的分布，以及对脑损伤的程度。

### （二）火器所致的开放性脑损伤

除了非火器所致开放性脑损伤的特点外，火器所致的开放性脑损伤还有弹片或弹头所形成的伤道特点。碎骨片通常位于伤道的近侧端，呈放射状分布，弹片或弹头如未穿出颅外，常在伤道的远端。根据损伤方式、创口位置、局灶症状和体征，以及颅骨 X 线摄片所见骨折碎片和异物的分布情况，可大致推测伤道的部位和类型。

CT 检查对诊断和治疗有很大帮助，可了解伤道、脑挫裂伤的部位和范围，颅骨骨折、碎骨片和异物的分布，以及有无颅内血肿和脑脓肿发生等。

### 参考文献


[1] 中国医师协会神经外科分会，中国神经创伤专家委员会．中国颅脑创伤外科手术指南．中华神经外科杂志，2009，25：100-101.

[2] 徐如祥，张鹏，姜晓丹等．重型颅脑损伤患者的预后因素分析．中华神经医学杂志，2009，8：1127-1130.

[3] 徐如祥．颅脑损伤救治需要重视的问题．中华神经医学杂志，2011，10：1189-1190.

[4] 吴在德，吴肇汉．外科学．北京：人民卫生出版社，2011：235-260.

[5] 王忠诚．神经外科学．武汉：湖北科学技术出版社，1998：276-307.

[6] 冯华，朱刚，林江凯．颅脑创伤基础与临床．北京：人民军医出版社，2011：209-234.

[7] 江基尧，朱诚，罗其中．颅脑创伤临床救治指南．上海：第二军医大学出版社，2003：1-81.

[8] 柴志谋，黄天造，杨振铭等．脑外伤迟发性血肿的临床分析．中国热带医学，2005，8：1670-1671.

[9] 刘科，都定元．颅脑损伤合并多发伤急诊救治规范化治疗．创伤外科杂志，2009，4：383-384.

# 第23章

# 口腔颌面部严重创伤的治疗原则

安金刚

口腔颌面部暴露于体外，其创伤的发生率相对比较高，但该部位创伤不如颅脑、心、肺等器官的创伤危险和致命。口腔颌面创伤伤员的急救必须克服局部观念，强调全身观念。首先应着眼于对危及生命的全身危重伤的抢救，待生命体征平稳、重要脏器损伤得到妥善处理后，再有步骤地实施口腔颌面创伤的分类救治。口腔颌面部存在消化道和呼吸道的开口，血管和神经密集，而且是人体最重要的美容单位，所以该部位创伤的治疗不仅要考虑功能的恢复，还要考虑畸形的矫治，要做到功能和外形兼顾。

口腔颌面部严重创伤的治疗大致可以分为以下四个阶段。

## 一、口腔颌面部创伤的急诊急救阶段

该阶段的主要任务是抢救患者的生命。首先检查患者的生命体征和意识情况，迅速判断呼吸道是否通畅，心、肺状况如何，有无进行性出血，有无严重的颅脑、颈椎及其他重要脏器损伤。一旦发现存在危及生命的损伤，必须尽快组织抢救，以挽救生命，降低伤员死亡率。

急性呼吸道梗阻和出血性休克是口腔颌面伤员死亡的两个主要原因。要重点检查口腔、咽腔和鼻腔，及时发现活动性出血和可能造成呼吸道梗阻的异物，及时加以处理。积极止血，补充血容量，及时纠正出血性休克。

### （一）呼吸道梗阻的急救

1. 分类和临床表现

（1）吸入性梗阻：多见于昏迷病员，因将血凝块、唾液、呕吐物、碎骨块、碎牙片或其他异物吸入气管、支气管或肺泡内而造成急性呼吸道梗阻。

（2）堵塞性梗阻：多见于组织肿胀和组织移位以及异物阻塞咽喉部。口底、舌根、颌下和颈部出现大面积血肿或水肿，压迫呼吸道或使气管移位，造成呼吸道梗阻。颏部粉碎性骨折使下颌牙弓缩窄、舌后坠堵塞咽腔；上颌骨横断骨折，骨折块向后下移位，压迫堵塞咽腔。

呼吸道梗阻可以是完全性的，也可以是不完全性的。完全性梗阻呈急性表现，呼吸急迫，在几秒或十几秒内即可出现三凹征（锁骨上窝、剑突下和肋间凹陷），随之昏迷。如抢救不及时，将因窒息而死亡。

2. 紧急处理

（1）迅速解除梗阻原因：防止上呼吸道急性梗阻、避免窒息死亡的关键在于准确预测、早期发现和及时抢救。

备好光源、吸引器、输氧装置和气管切开包。仔细清除口咽腔和鼻腔的异物、分泌物、血凝块、碎牙片等，完善止血。如在此期间或之前发生急性梗阻，应立即行环甲膜穿刺或者直接气管切开，以最快的速度解除梗阻，进行有效吸氧。

因组织肿胀或血肿造成的阻塞性呼吸困难多呈渐进性加重。应及时清除血肿，完善止血。如遇情况紧急，应立即经口或经鼻插入通气导管，并根据伤情的发展行预防性气管切开。

对因组织移位造成的呼吸道不完全性梗阻，应在镇静和局部麻醉下进行组织复位和临时固定。上颌骨横断骨折，可初步复位，牵上颌骨向前、向上，然后用一块木板或金属板水平放置在双侧前磨牙间，托上颌向上，两端用绷带悬吊固定于颅顶。如为下颌颏部粉碎性骨折，可先将舌体牵引向外，用大圆针和粗线贯穿舌体缝吊在口外，然后再用牙弓夹板做单颌固定。

（2）环甲膜切开：环甲膜切开属于应急处理手段，主要针对窒息伤员不能及时进行气管插管解除上呼吸道梗阻，又来不及气管切开时使用。这种情况常见于口咽部急性出血和呼吸道异物梗阻窒息。紧急情况下可以先行环甲膜穿刺。穿刺后应迅速行环甲膜切开。随即插入一根塑料导管，并缝合固定，同时取出穿刺针头。导管留置一般不超过24小时。

（3）气管切开：气管切开有两种情况：一种是预防性气管切开，针对伤后口咽及喉部水肿、血肿呈进行性加重，可能或已经出现呼吸困难者；另一种是紧急气管切开，针对呼吸道急性梗阻，呼吸困难严重，经非手术方法不能及时解除梗阻者。

## （二）口腔颌面部出血的救治

口腔颌面部严重创伤大出血的急救应根据出血部位、出血程度和出血持续时间，采取相应的措施进行止血。并及时补充血容量，积极防治出血性休克。

1. 止血的方法

（1）指压止血：用手指压迫血管以阻断出血区供血动脉的近心端，起到暂时止血的应急手段。指压部位依据知名血管的体表标志而定。

（2）包扎止血：主要用于面颈部较大创面的毛细血管、小动静脉出血。用多层纱布敷料覆盖损伤区，外面用绷带加压包扎。

（3）填塞止血：多用于鼻腔、口腔颌面部窦腔或开放性、洞穿性创面的止血。

（4）结扎止血：在条件允许的情况下，对创面上出血的血管断端钳夹后进行结扎或缝扎止血，但应注意不要误夹或误扎出血点附近的神经等结构。

（5）药物止血：对于出血部位较深，不易钳夹结扎止血的部位，可以采用止血海绵、止血纱布或止血药进行止血。

（6）颈外动脉结扎止血：口腔颌面部大出血经局部止血难以控制时，可行颈外动脉结扎。在结扎颈外动脉之前应仔细辨认颈外动脉和颈内动脉，以防误扎颈内动脉，导致失语、偏瘫等严重并发症。

2. 抗休克治疗　口腔颌面部创伤大出血在短时内大量失血可导致伤员休克，是导致伤员死亡的主要原因。失血性休克的救治原则是完善止血，消除休克原因，有效补充血容量，合理使用药物治疗以改善组织灌注，保持呼吸道通畅，保证有效吸氧，防止感染。

## （三）合并颅脑损伤的救治

口腔颌面部紧邻颅脑，其创伤极易合并闭合性颅脑损伤。颅脑损伤包括脑震荡、脑挫伤、硬膜外和硬膜下血肿、颅底骨折、颅骨骨折以及脑脊液漏等。对于首诊于口腔颌面外科的急诊伤员，医生必须意识到伤员可能合并有颅脑损伤，从而做到早期诊断、合理转诊、及时治疗。

对于口腔颌面部创伤伴发伤后昏迷的伤员，要详细了解昏迷持续时间，有无中间清醒期和再次昏迷史，有无剧烈头痛、躁动不安、频繁呕吐、肢体瘫痪等，初步判断颅脑损伤的存在及损伤程度，并决定进一步的检查内容。通过病史调查和物理检查初步判断颅脑损伤的程度。如为轻度损伤，可同期处理颅脑损伤及口腔颌面部创伤；如为中度以上损伤，应进一步做颅脑CT和MRI检查，及时请神经外科会诊，共同诊治，待颅脑损伤伤情平稳后，再处理口腔颌面部创伤。

## （四）合并颈椎损伤的救治

颈椎损伤常伴随头部受冲击或撞击而发生。统计结果表明，下颌骨骨折常伴发上段颈椎损伤，面中部骨折常伴发中下段颈椎损伤。伤员因口腔颌面部创伤就诊于口腔科，当怀疑有颈椎损伤时，不应在牙科椅上进行检查和处理，否则可能因搬动头部或以颈部做支撑而加重颈椎损伤，并导致严重的并发症。这一点对昏迷伤员尤为重要。

## （五）合并胸腹、四肢损伤的救治

口腔颌面部创伤可以合并胸腹及四肢损伤，特别是一些闭合性损伤，早期可能症状不明显，但如果延误处理，可以使后期治疗变得复杂而困难，甚至可能导致伤员死亡。对此应予以高度重视，一旦发现可疑伤情，需及时通过会诊加以明确。

## 二、口腔颌面部软组织损伤清创处理阶段

这一阶段的主要任务是进行软组织清创和抗感染，面部软组织创伤虽然表浅，但可能累及深面的神经、血管、肌肉、导管和腺体等。清创过程中，还要注意对骨折妥善处理，如条件或伤情不允许清创的同时完善复位和固定骨折，可以暂时性固定骨折，不要随意摘除骨折片和碎骨，除非骨折片或碎骨已完全游离。口腔颌面部软组织损伤可以分为开放性和闭合性两大类。开放性损伤包括擦伤、裂伤、撕脱伤及动物和人咬伤等，闭合性损伤有挫伤。

### （一）口腔颌面部特殊结构损伤的处理

1．唇损伤　唇部有唇红缘、唇弓、人中嵴、人中窝、口轮匝肌等特殊结构，具有显著的美学意义。唇损伤后常见的问题是唇红缘错位、瘢痕或缺损。

清创缝合最好在阻滞麻醉下完成，以免影响唇红对位。首先要缝合口轮匝肌，然后按嘴唇的正常解剖外形准确对位缝合。唇部贯通伤常见于儿童，多由于前牙刺破唇部组织所致，清创时应注意软组织内是否残留有牙片。如上下唇组织缺失小于1/4，可以直接拉拢缝合；如果组织缺损超过1/4，应采用交叉唇瓣或扇形瓣修复。

2．舌损伤　舌体血供丰富，组织脆嫩，活动度大。缝合时注意保留舌体的长度和活动度，应做纵向缝合。舌体缝合要求用粗线，远离创缘（5mm），并尽量多带组织进行间断缝合，并附加数针褥式缝合。

3．颊部贯通伤　颊部损伤多为贯通伤。早期处理以关闭创口和消灭创面为原则。无组织缺损或缺损较少时，可由内向外分层缝合黏膜、肌肉和皮肤。口腔黏膜无缺损而皮肤缺损较多时，应立即行皮瓣转移或游离植皮，或做定向拉拢缝合，遗留缺损二期整复。对于较大的面颊部全层洞穿型缺损，可直接将创缘的口腔黏膜与皮肤相对缝合，消灭创面，遗留的洞形缺损后期再行整复治疗。如伤情和条件允许，也可在清创术时用带蒂皮瓣、游离皮瓣及植皮术行双层修复。

4. 腭损伤　腭损伤多见于刺伤。对硬腭软组织撕裂伤做黏骨膜缝合即可。对软腭穿通伤，应分别缝合鼻侧黏膜、肌肉和口腔侧黏膜。如硬腭有组织缺损或与鼻腔、上颌窦相通，可在邻近转移黏骨膜瓣，封闭瘘口和缺损，或在硬腭两侧做松弛切口，从骨面分离黏骨膜瓣后，将贯通口处拉拢缝合。硬腭骨面裸露处可自行愈合。如腭部缺损太大，不能立即修复者，可暂时做腭护板，使口腔与鼻腔隔离，进行二期手术修复。

5．外鼻损伤　对外鼻裂伤应先将关键点缝合以恢复解剖标志。鼻中隔软骨暴露时，只要其一侧黏膜完整，一般能正常愈合；如果软骨分离，至少要将一侧黏膜修复完整。对穿通性裂伤应先关闭黏膜伤口，将线结打在鼻腔侧，然后缝合皮肤伤口。皮肤缺损可用全厚皮片移植，一般取耳后皮肤，颜色和质地较为匹配。鼻翼缺损可用耳廓复合组织移植。

6．腮腺、导管损伤　腮腺及其导管损伤多见于刀砍伤，治疗的重点在于防止涎瘘的形成。腮腺腺体破裂时，应逐层严密缝合伤口，并加压包扎，术后可应用阿托品抑制腺体分泌。

腮腺导管发生断裂时，可行腮腺导管吻合手术。术中由口内腮腺导管口置入粗细合适的橡胶管作为支架，并保留1个月左右。术后可应用促进腺体分泌的药物，以保持导管通畅。

7．面神经损伤　面神经损伤可以分为挤压伤、牵拉伤和断裂伤，根据损伤性质和部位不同，可以表现出不同程度的神经支配区的面瘫。早期清创时发现离断的面神经主干或主要分支时，应尽量及时将两断端解剖游离，用显微外科无创伤缝线进行端端神经外膜缝合。如果离断的是面神经的末梢端，找到其近心端并将其固定缝合在相应的肌肉内。

### （二）软组织开放性损伤的清创术

清创术包括冲洗伤口、清理伤口和关闭伤口三个基本步骤，在伤情允许的情况下尽早实施。

1．冲洗伤口　冲洗伤口的目的是清除进入伤口内的细菌和异物，防止感染，促进伤口愈合。先剪除伤口附近的毛发，用无菌纱布轻轻塞住伤口，再用肥皂水清洗皮肤。经伤口侧缘进针注入麻醉药，在局部麻醉下用大量外用盐水冲洗伤口。

清洗伤口时，各种毒性液（乙醇、六氯酚、碘剂、强力肥皂液）都不应直接接触开放的伤口。防止伤口的感染主要靠高压冲洗的机械作用，应采用带18号针头的20ml注射器用力推注。污染严重的伤口可以用清洁剂清洗，然后用大量生理盐水彻底冲洗。

2．清理伤口　应仔细检查，彻底清除残留的异物。由于面部血供丰富，原则上应尽量保留口腔颌面部的软组织，尤其是唇、舌、眼睑等功能区域的组织。即使组织大部分游离，只要没有感染和坏死，都应尽量保留。清理伤口过程中，应注意完善止血。

3．关闭伤口　口腔颌面部血运丰富，组织再生能力强，即使伤后超过48小时，只要伤口没有明显的感染，均应在彻底清创后一期严密缝合。对污染严重或已有初期感染的伤口，关闭伤口时，不要缝合过紧，并放置引流。对组织严重肿胀或张力较大的伤口，可以先减张拉拢缝合，待肿胀消退、张力减小时再进行细致缝合。

在创缘的皮肤与皮下组织交界处可做少许潜行分离，以减小张力。创缘接触的部分要保持轻度外翻。缝合张力较大时，可采用褥式缝合。关闭伤口时应准确复位移位的组织，尤其嘴唇、眼周等功能区域更要注意对齐解剖标志。

直接拉拢缝合有困难的或较小的皮肤缺损创面可以做附加切口，形成局部皮瓣，以便关闭伤口。遇有大范围的皮肤缺损的创面，可以考虑先行断层皮片游离移植，消除创面，后期采用皮肤扩张技术进行修复。

## 三、口腔颌面部骨折的专科治疗阶段

口腔颌面部骨折很少在急诊情况下进行复位和固定。术前要进行详细的检查，包括临床检查和影像学检查，明确骨折的诊断，然后制订治疗方案，完成确定的专科治疗。

### （一）临床检查

对于口腔颌面部多发骨折来说，其临床检查包括视诊和触诊。应遵从一定的顺序进行：从口内到口外，从下到上。检查过程中要注意一些关键部位的检查。

1．口内检查

（1）口内软组织检查：检查舌体是否有裂伤，伤口是否有活动性出血。还应检查双侧腮腺和颌下腺导管口是否通畅。要重点关注上下颌牙龈和上腭是否有裂伤。牙龈垂直向的裂伤往往提示该部位颌骨或牙槽突骨折。硬腭前后向裂伤往往提示硬腭部位存在中线旁骨折。

（2）牙齿和咬合关系检查：检查上下牙列是否完整，是否有牙外伤，是否存在错合畸形，一定要明确错合畸形是由颌骨骨折造成的还是先天性的。

2．口外检查　检查下颌运动是否受限、张口是否偏斜、双侧髁突动度是否对称；上颌骨是否有整体动度、眶周是否有淤血、是否有鼻出血以及脑脊液鼻漏；双侧颧弓颧弓是否对称，眶周是否有台阶感，眶下区是否麻木；是否存在眦距增宽、鞍鼻鼻畸形以及泪道系统损伤的表现；是否存在眼球移位畸形以及复视的表现。

### （二）影像学检查

对于面中部骨折，CT的轴位、冠状位影像结合三维重建影像即可明确骨折的类型、移位和粉碎的程度，并可以观察软组织损伤的情况。冠状位CT对眶底骨折的诊断非常有价值，其软组织窗可观察眼外肌损伤情况以及是否有眶内软组织疝入上颌窦和筛窦。华氏位是评价面中部骨折最理想的平片，其缺点是无法明确骨折的细节。通过该片位可观察上颌窦、颧骨颧弓、眶外缘和眶下缘骨折情况。

为了明确诊断下颌骨骨折，至少需要从两个相互垂直的角度进行拍片检查。曲面体层片位结合下颌开口后前位对下颌骨进行检查就可达到这一目的。如果只拍摄其中一个片位，骨折容易漏诊。多发骨折的患者可能不适合曲面体层片检查，可以用下颌骨侧斜位片来替代。其他片位，比如下颌骨正位片、下颌咬合片以及根尖片，视情况可能对骨折诊断有所帮助。髁突囊内骨折在平片上很难明确诊断，冠状位结合轴位 CT 扫描则可以很好地显示其细节。

### （三）手术入路

对于口腔颌面部多发骨折来说，其手术入路应能达到广泛暴露骨折并进行解剖复位的目的。所选切口的部位和暴露的范围主要取决于骨折的严重程度和合并骨折的情况。下面介绍几种常见的手术入路。

1．全冠状瓣切口　用于暴露额窦、眶上缘、眶顶、鼻眶筛区（上部）、内眦韧带、眶内壁和眶外壁的上部、颧弓和下颌髁突（向耳前适当延长）。

2．睑缘下切口　用于暴露眶下缘、眶底以及眶内壁和眶外壁的大部，还可以很好地显露鼻外侧区域。

3．上睑皱褶切口　用于暴露眼眶上部及外侧区域，一般用来暴露颧额缝。如果采用全冠状瓣，则不需要该切口。

4．内眦弧形切口　可以暴露鼻眶筛区、内眦韧带和泪囊。由于术后瘢痕明显，应尽量避免使用该类切口。如果采用全冠状瓣，则不需要这种切口。

5．上颌前庭切口　可以暴露上颌骨前部和颧骨的一部分，向上可达眶下缘。

6．下颌前庭切口　可以暴露从升支到正中联合的下颌骨区域。对于下颌粉碎性骨折，常不推荐使用这一入路。

7．环下颌切口（颏下切口、颌下切口、颌后切口）　可以暴露除外高位髁颈骨折之外下颌骨其他部位的骨折。如果解剖复位下颌骨骨折在整个治疗程序中非常关键，常选择这类切口。通过该类切口，术者可以观察舌侧骨皮质复位的情况。这类切口还适合于下颌骨粉碎性骨折和萎缩性无牙下颌骨骨折这样的复杂骨折。

### （四）骨折的复位和固定

骨折的复位和固定是骨折的治疗中两个最重要的技术环节。准确复位是骨形态和功能复原的基础，正确固定是保证复位效果和骨折愈合的基本条件。

1．骨折复位　骨折首先要考虑解剖复位，只有当骨折受条件所限不能解剖复位时，才考虑进行功能复位。解剖复位应尽量使骨折线密合，如果骨折断面分离，内固定材料就要承担较大的应力，就可能出现后期接骨板变形和螺钉松动，以至于影响固定稳定性，造成骨折移位、骨断面吸收和感染。骨折复位的基本方法有：

（1）闭合性复位：一般包括：①手法复位，适用于新鲜的简单骨折，一般无须内固定；②牵引复位：使用于早期、不复杂的骨折，利用颌间牵引等装置进行牵引复位，该方法复位的只是达到正常的咬合关系，而不能使骨折准确复位。

（2）开放性复位：对于各种开放性骨折、多发复杂骨折，采用该复位方法进行复位。而对于陈旧性骨折已经错位愈合者，切开暴露骨折部位后，一般需要按照原骨折线进行截骨，然后进行复位。

2．骨折的固定　坚固内固定是指直接应用在骨骼上的任何形式的固定，它足够坚固，在积极进行功能运动时，能有效地预防骨折段之间的运动。例如，采用两颗拉力螺钉固定颏部骨折，或者采用重建板固定下颌骨骨折。同时，还存在一些非坚固固定的形式，可允许骨骼在骨折愈合期间积极主动地进行功能运动，但是其坚固程度还不足以防止骨折段之间发生任何动度。这些固定形式又被称为功能性稳定固定，也就是说，尽管没有足够的稳定性允许骨折发生直接骨愈合，但有足够的稳定性允许骨骼进行功能运动。目前应用于口腔颌面部的许多固定方法并不是真正意义上的坚固固定，而是功能性稳定固定，例如，小型钛板系统固定下颌骨骨折，微型钛板系统固定面中部骨折。

### （五）植骨和软组织悬吊

出现口腔颌面部高能量创伤时，面部支柱区域和非支柱区域可出现骨缺损。如果骨缺损明显，术中应考虑植骨以防止软组织塌陷，并对面部骨骼提供骨性支持。可以从多个部位进行取骨，其中颅骨可能是最佳选择。通过冠状瓣取骨，不需要另行切口。与软骨内成骨相比，颅骨移植后吸收更少。对所植的骨进行坚固内固定可以减少吸收。

复位固定面部骨折后，软组织悬吊复位对术后面部的美观效果非常重要。对于面中部骨折来说，这一步骤尤其关键。一般情况下，通过口内切口联合眶周切口暴露骨折，需要从骨面完全剥离面中部软组织，常导致术后软组织下垂移位，在更低的部位与骨面再附着。关闭切口时，应分层缝合骨膜、肌筋膜和皮肤，骨膜的位置相对固定，可以限制软组织伸长和移位。而骨膜的再附着通常要在关键部位钻孔，然后将骨膜固定在骨面上。需要缝合骨膜的部位有颧额缝、眶下缘、颞深筋膜以及上、下颌骨切口内的肌层。需要骨膜再附着的部位包括颧突点、眶下缘、颧弓表面的颞肌筋膜、内外眦韧带。

### （六）口腔颌面部复杂骨折的治疗顺序

口腔颌面部复杂骨折，尤其是全面部骨折，使面部三维结构遭到破坏，其骨折的复位有一个顺序问题，选择合理有效的骨折复位顺序，才能准确复位骨折，恢复面部固有的三维结构。

首先，可以按照“从下往上”的顺序复位口腔颌面部骨折。也就是首先恢复下颌骨，并以下颌骨为基准复位固定其他面部骨折。具体过程包括对髁颈下骨折以及下颌骨其他部位骨折进行切开复位内固定，咬合关系通过颌间固定加以确定。这时，上颌骨应处于正常的位置。接下来将颧骨复合体复位和固定，这样有利于准确恢复面中部上方骨架的位置。然后将上颌骨上推，在颧上颌支柱部位将上颌骨和上方的颧骨复合体进行复位固定。最后，复位鼻眶筛骨折并进行固定。

另一个复位顺序是“由上至下”复位骨折。从眶内入路复位固定颧蝶缝，再将颧弓复位固定。如果颧弓没有正确复位，将导致面中部前突度不足。颧弓外形恢复是否良好可以通过颧蝶缝处骨折是否正确复位加以验证。再复位颧骨骨折，并于颧额缝处固定。然后在眶上缘、眶下缘和额突、上颌突部位复位鼻眶筛复合体骨折。接下来以颧上颌支柱以及梨状孔边缘为引导复位固定上颌骨，再行上下颌颌间固定确立咬合关系。再往下复位固定下颌骨髁突骨折，最后处理下颌骨骨折。

由于口腔颌面部复杂骨折的伤情和严重程度存在不确定性，上述任何一种复位顺序都不可能适合所有的骨折情况，不可能在任何情况下都能获得最佳的手术效果。所以，总的来说，面部复杂骨折应该先复位相对可靠的部位，再复位相对不确切的部位，即应遵循由已知指向未知这样的复位原则。例如，如果存在严重的颅骨骨折，则从颅骨开始向下顺序复位骨折可能就很困难。如果从下方开始，向头侧顺序复位骨折，术者可以在最后重建受损的颅骨部分，则可能获得更理想的手术效果。另一方面，如果下颌骨存在严重粉碎性骨折，或关键部分缺损，在这种情况下，更适合从上向下进行复位。手术医生必须熟悉上述两种骨折的复位顺序，并能在术中根据骨折的具体情况加以变通，应用相对可靠的标志来引导骨折的复位，这样才能获得最佳的手术效果。

## 四、功能康复和并发症治疗阶段

口腔颌面部复杂骨折，尤其涉及髁突骨折时，术后需要进行咬合管理，目的是恢复良好的咬合功能。术后还会出现多种并发症，需要及时发现并积极治疗。

### （一）咬合管理

对于简单的下颌骨骨折，术后咬合关系稳定，无须进行颌间牵引。对于上颌骨 Le Fort 类型横断骨折，术后部分患者需要进行颌间弹力牵引，对咬合关系进行调整。注意弹力牵引的同时，要用颅颌绷带对下颌骨运动进行适当限制。

对于成人移位或脱位的髁突骨折，尤其是双侧髁突骨折，常需要进行控制性颌间弹力牵引。术后应正确使用引导性弹力牵引，并对患者充分指导和严密观察，以保证患者的正常咬合。在髁突骨折的治疗中，打开咬合 24 小时后观察患者是否具有稳定的咬合关系。同时保留牙弓夹板，进行弹力牵引。弹力牵引的目的是在功能训练的同时维持正常的咬合。根据咬合的具体情况在一段时间内逐渐减少弹力牵引橡皮筋的数量。1 周后，白天可以打开咬合，晚上继续进行颌间弹力固定。再过 1 ～ 2 周，如果去除弹力牵引可以继续维持正常的咬合关系，患者就应该在没有任何引导牵引的情况下进行功能训练 1 周。如果还能维持正常的咬合，此时可拆除牙弓夹板。如果打开咬合后或在功能训练的任何时间，咬合变得不稳定和无法重复，就需要应用钢丝或橡皮筋进行稳定的颌间固定，持续 1 或 2 周。

### （二）功能训练

颌间牵引结束后，必须进行积极有效的开口练习。对于一些患者，简单指导他们尽可能地进行对称性张口即可。而另一部分患者最初可能需要医生每天对其张口情况进行检查，并由医生或家属对其进行被动张口训练。用开口器或楔形木块置于上下牙列之间强制被动开口，或采用其他更为复杂的理疗设备进行开口训练，以恢复受伤以前的张口度。对于骨折的下颌骨，无论选择开放性还是闭合性复位方法，手术成功与遵循正确的生理学的术后功能训练是分不开的。

### （三）并发症的治疗

口腔颌面部复杂创伤术后还会出现因重度外伤或前期治疗不当所继发的各种咬合错乱、面容畸形、骨缺损、骨髓炎、骨不连接、关节粘连、关节强直、眼球内陷等问题。当多种并发症同时存在时，将使治疗变得非常复杂，常常需要分期手术，并由多个科室或手术小组协同解决。其中关键问题是合理制定手术时机和顺序，要向患者说明可能达到的治疗效果。

# 第 24 章

# 脊柱、脊髓损伤的急救处理

薛　峰

随着社会的进步，经济、交通、建筑、矿产等事业的迅速发展，以及地震等自然灾害的多发，脊柱、脊髓损伤在世界范围内呈高发趋势。受伤机制多为交通伤、坠落伤、压砸伤和运动损伤（图 24-1），伤情较严重复杂，常可导致伤员截瘫，丧失劳动力，具有高致残率、高耗费的特点。急性脊柱、脊髓损伤一直是院前现场急救和院内急诊处理的棘手病症，早期急救处置得当与否对后期治疗及预后影响巨大。现场抢救人员能够掌握正确的抢救技术非常重要，通过积极的现场急救处理危及患者生命安全的问题，预防脊柱、脊髓的二次损伤，防止人为伤害，防止将不全瘫转为完全瘫。急诊室快速、准确、有序的处理为后续治疗和康复奠定了良好的基础，最大限度地挽救患者的生命和功能。在美国，完全性脊髓损伤占全部脊髓损伤的 21% 左右，而我国的完全性脊髓损伤达 52% 左右。在发达国家，经过专业培训的急救人员比例较高，而我国则相对较低。在美国、加拿大和日本等发达国家都有专门的高级创伤医师继续教育评估管理系统以及高级创伤生命支持培训课程。目前，我国院前急救的组织、人员培训及抢救器材的配备都亟须规范和完善，院内急救缺乏统一规范的流程和快速有效的绿色通道。这些都是我国创伤急救系统完善和改革的重要内容。

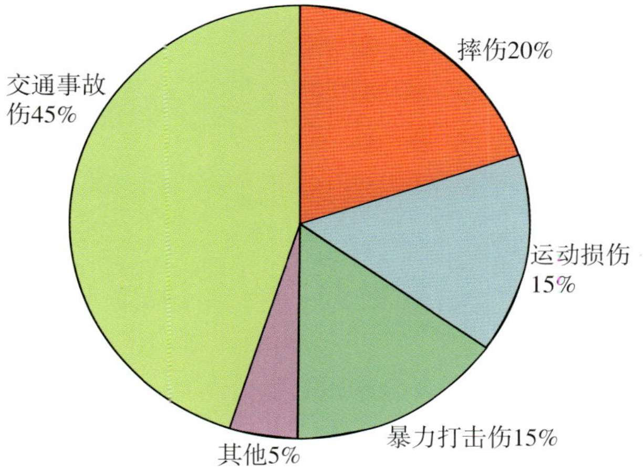


图 24-1　导致脊柱、脊髓损伤的原因

## 一、急性脊髓损伤的病理生理

创伤导致脊髓损伤主要存在两个截然不同的途径——原发损伤和继发损伤。原发损伤是创伤机制本身造成的，在事故中由于脊柱骨折块的移位或脊椎失稳脱位，动力能量转移到脊髓上，导致脊髓微循环破裂、轴突损伤，以及神经元细胞破坏。而后出现于损伤部位内及周围的进一步损伤过程被称为继发性损伤，被认为可以持续到初始损伤后的 1 ～ 2 年，并且这个过程可以分为五期。

1．速发期　为原发损伤后 2 小时内，特点是脊髓灰质和白质内水肿和出血。肿胀和血管破坏导致局部缺血和神经元及胶质细胞死亡。轴突水肿导致运动电位破坏，细胞膜破坏导致大量细胞基质和细胞因子释放，如 IL-1、IL-6 和肿瘤坏死因子 α。过氧化脂质和自由基的产生增强了局部细胞的毒性。另外，局部缺血、低氧使神经元和胶质细胞对谷氨酸盐的存在非常敏感，导致兴奋期延长而细胞坏死。神经元细胞破坏，释放出的促炎症细胞因子进入脊髓损伤区域，预示速发期的终结。

2．急性早期　为伤后 2 ～ 48 小时，脊髓持续出血，更加重了水肿和炎症反应。这个时期自由基产生和谷氨酸盐介导的神经毒性达到高峰。

3．亚急性期　亚急性期紧随在急性期之后，可以延长到受伤后 2 周。其特点是脊髓损伤区域吞噬细胞清理残骸。另外，周围星形胶质细胞增生，并将细胞质突触延伸到损伤区域。星形胶质细胞突触是胶质瘢痕形成所必需的，它将重建血-脑屏障和恢复离子平衡。胶质瘢痕不但阻止巨噬细胞和中性粒细胞的进一步侵入，而且可以减少组织水肿。另一方面，星形胶质瘢痕同时也抑制了神经元轴突的再生。

4．中期　中期为伤后 2 周至 6 个月，特点是在可能存活的地方持续的轴突再生，同时胶质瘢痕也在生长和成熟。

5．慢性期　始于伤后 6 个月，可能持续 1 ～ 2 年。在此期间，出现大量顺向变性（沃勒变性），并伴随瘢痕的最终成熟、脊髓囊性变和脊髓空洞的形成。脊髓损伤最终的病变特点表现为囊性空洞形成和脊髓软化。

脊髓损伤的病理生理分期和干预目标见表 24-1。

## 二、受伤现场的急救处理

1．脊柱、脊髓损伤患者的现场急救总原则是：

（1）遵循 ABC 创伤救治原则。如果伤者存在肢体无力和麻木、脊柱疼痛、头外伤、高能量损伤、多系统损伤时，应强烈怀疑脊髓损伤。

（2）对患者小心处置至关重要。总是假定患者存在脊柱骨折，直到拍 X 线片予以排除。对于昏迷的患者，要假定其存在颈椎损伤，直到有确定证据排除。

（3）由于有 10% ～ 15% 的患者具有两处以上的脊柱损伤，所以一定要制动和评估整个脊柱。

2．对伤情快速评估和处理　急救人员到达现场后，首先通过对受伤现场的观察及受伤机制的分析，判断有无致命性多发伤和脊柱、脊髓损伤。紧接着对伤者进行现场体格检查，按照 ABCS 的顺序进行。

（1）气道（Airway，A）：在创伤患者中对气道的评估和管理是最重要的。若患者的颈椎处于稳定位置时，应首先对其气道进行管理，保持气道的通畅。必要时放置口咽通道，甚至气管插管。保持颈椎直线功能中立位是非常重要的。不要颈部将旋转或后仰，也不要予以轴向牵引，因为可能会导致受伤的颈椎出现脱位，特别是造成枕颈关节分离。

（2）呼吸（Breathing，B）：观察患者的呼吸方式、频率和并进行胸廓触诊，有利于发现是否伴有肋骨骨折、气胸或血胸，以便予以及时处理。若患者出现 C3 以上的脊柱骨折，容易出现急性呼吸暂停，需要紧急气管插管和机械通气。为了保护颈椎，不做过度搬动，可以采取环甲膜切口进行气管插管。C3 以下颈椎损伤虽然有自主呼吸运动，但是由于膈肌和肋间肌等呼吸肌受损，可能

**表 24-1　脊髓损伤的病理生理分期和干预目标**

| 分期 | 病理生理变化 | 干预目标 |
|---|---|---|
| 初始损伤（0 小时） | 脊髓受到压迫或撞击 | 预防 |
| 速发期（0 ～ 2 小时） | 出血、脊髓水肿、细胞死亡、细胞因子和谷氨酸盐释放 | 脊柱制动或复位；保证脊髓灌注；减压；给予大剂量糖皮质激素；低温 |
| 急性期（2 ～ 48 小时） | 自由基产生，神经毒性达到高峰 | 脊柱复位；减压；给予大剂量糖皮质激素；低温；给予米诺环素、利鲁唑、促红细胞生成素；自体巨噬细胞移植 |
| 亚急性期（2 天至 2 周） | 巨噬细胞清除残骸；星形胶质细胞过度增生，导致形成胶质瘢痕 | 自体巨噬细胞移植 |
| 中期（2 周至 6 个月） | 胶质瘢痕生长和成熟；神经轴突再生 | 神经膜细胞移植、嗅鞘细胞移植、骨髓血干细胞移植 |
| 慢性期（6 个月至 2 年） | 顺向变性；瘢痕最终成熟，脊髓囊变 | 神经膜细胞移植、嗅鞘细胞移植；未来的基因治疗和干细胞治疗 |

出现呼吸衰竭。一旦有此迹象，也应当尽早进行气管插管控制呼吸，而不是等待患者的呼吸功能完全衰退时才插管。

（3）循环（Circulation，C）：测量患者的脉搏和血压，判断是否发生休克，以及时予以纠正。如果出现低血压和休克征象，首先是考虑出血过多导致的低血容量性休克，寻找出血部位予以止血成为首要任务。神经源性休克是低血压的另一个原因，颈髓损伤的患者该类型休克的发生率约在20%。由于脊髓损伤时支配血管和心脏的部分外周交感神经受损，通常表现为低血压和心动过缓，特别是损伤到T4水平时。无论是何种原因导致的低血压，在脊髓损伤后数小时内控制血压至关重要。因为脊髓缺血是脊髓继发损伤，为导致后期功能障碍的重要因素。脊髓损伤后丧失了调节血压的能力，只能依靠全身平均动脉压来维持灌注。为了减少缺血对脊髓的影响，必须及时纠正低血压，包括补液、输血以及使用升压药物。如出现心动过缓，心输出量会减少，可以使用阿托品对抗，严重者可使用心脏起搏器。尽量将平均动脉压维持在85 ~ 90mmHg或以上，以保证脊髓灌注，防止缺血加重而导致继发性损伤。

（4）脊柱（Spine，S）：在不搬动患者的条件下进行全脊柱触诊，根据是否有压痛、畸形等判断是否有脊柱骨折。通过简单地检查四肢是否有无力和麻木，判断是否存在脊髓损伤。

低能量损伤所致的脊柱、脊髓损伤日见增多。该类损伤多见于中老年患者。患者因脊柱退行性疾患如颈椎间盘突出、后纵韧带骨化、黄韧带骨化等原因而出现椎管狭窄，平常无明显的脊髓受压表现。因步行时跌倒、骑自行车摔伤、乘汽车时突然刹车等原因，颜面受到撞击后颈部过伸，颈脊髓受到前方的椎间盘、后方突入椎管的黄韧带等组织挤压而发生脊髓损伤；或仅仅由于剧烈咳嗽、搬重物等情况而出现截瘫。该类患者往往脊柱损伤不严重或无脊柱损伤，临床上局部疼痛不明显，脊髓损伤多为不完全性，部分患者尚可行走。由于该类患者多为老人，所受外力不大，临床表现较轻，未经训练的急救人员往往认为其症状是由年老体弱、受惊吓所致，临床误诊并不少见。对于该类患者，一旦患者主诉肢体麻木、无力，均应按照脊柱、脊髓损伤患者的搬运方法进行搬运。

另外，临床上尚应注意下列患者：一类是无明显受伤而出现脊柱、脊髓损伤的患者，该类情况多见于严重骨质疏松、脊柱肿瘤、脊柱结核患者发生病理性骨折，或脊髓动静脉畸形、动脉硬化、应用抗凝治疗等原因导致患者椎管内出血压迫脊髓儿导致脊髓损伤。此类患者往往因病因不明显而被误诊。另一类是强直性脊柱炎患者。该类患者由于脊柱强直、受伤时应力集中，往往轻度暴力即可造成脊柱骨折。由于脊柱失去正常结构，对于骨折无移位并且无脊髓损伤临床表现的强直性脊柱炎患者，脊柱骨折的误诊率可达50%。对于以上患者，一旦患者主诉颈背腰痛、肢体麻木无力，均应按照脊柱、脊髓损伤患者的搬运方法进行搬运，立即将患者送医院进一步检查和急救。

3．正确的搬运和固定方法　凡怀疑有脊柱、脊髓损伤的患者，均必须按脊柱、脊髓损伤处理，以免造成损伤或使损伤加重。如伤者仍被瓦砾、土方等压住或卡在汽车内时，不要硬拉暴露在外面的肢体，以防加重脊柱、脊髓损伤。应立即尽可能地将压在伤者身上的东西去除。不要对伤员任意翻身、扭曲。一人托抱式的搬运，或两个人一人抬头部、一人抬腿的搬运方法都是严禁使用的。因为这些方法都将增加受伤脊柱的弯曲、扭转，使脊柱损伤区的脊髓受到挤压、抻拉，轻者造成脊髓损伤或使原有的脊髓损伤加重，如从不完全性脊髓损伤加重为完全性脊髓损伤，重者可因高位颈髓损伤致呼吸功能衰竭而立即死亡。

正确的搬运方法是：使用硬担架搬运患者，如条件不具备，在急救现场可用门板、黑板或工地的跳板。搬运时先将患者仰卧，双下肢伸直，双上肢也伸直放在身旁，将硬担架或硬木板放在伤员一侧。对于颈椎损伤患者，至少要有三人同时搬动患者。一人在头顶部，双手抓紧患者双肩、双前臂夹紧患者的头部，使患者的头、颈、肩保持一致，另两人在患者的同一侧水平将伤员托起，轻轻放在木板上，整个过程动作要协调统一、轻柔稳妥，保护伤员躯体平起平落，防止躯干扭转。然后用颈椎围领制动患者的颈部，条件不具备者可使用硬纸板预弯成简易颈椎围领围在患者颈部，然后用沙袋或衣物等固定在伤员颈部两侧，以防转运中因颠簸导致颈部摆动而加重脊髓损伤。胸腰椎损伤患者一般不需要一人单独扶持头部，可由 2 ~ 3 人蹲在患者的同一侧，将双手由患者的身体下方伸至身体对侧，一人托肩背，一人托腰臀，一人托下肢，协同动作，再将患者水平抬起搬至担架上面。

在儿童患者，由于其头部通常较身体体积大，将身体放置在平板上时容易导致颈椎前屈，从而加重可能存在的颈椎损伤，因此，在该类患者的脊柱发生损伤时，须将颈椎放置在神经功能位，如在转运板上的枕骨部位预先设置一个凹陷，或者在躯干部位放置一个垫子，保持颈部略微后伸。

强直性脊柱炎患者如果发生脊柱骨折，对患者的固定要考虑到已经存在的脊柱畸形。对脊柱僵直的患者必要时可以在头部使用衬垫垫高，保持脊柱的弧度。若过度矫正颈椎的后伸弧度有可能造成已经存在的伸展 - 牵张型脱位进一步加剧而造成严重后果。

## 三、急诊室评估和处理

1．维持患者平卧位，维持头颈部和脊柱的制动，抽血行血常规、血型、电解质等常规实验室检查。

2．评估气道状态

（1）维持气道通畅，避免不必要的头颈部的搬动。

（2）予以吸氧。

（3）检查动脉血气。

（4）评估通气功能。

（5）必要时予以口咽管或环甲膜切开插管辅助通气。

3．评估循环状况

（1）持续监测血压。

（2）如果存在低血压，鉴别低血容量性休克（血压下降、心率加快）和神经源性休克（血压下降、心率减慢）。

（3）如果是低血容量性休克，结合血常规检查结果，予以输血和补充胶体液等积极的液体复苏治疗。

（4）由于脊髓损伤导致交感信号阻断（T1 ~ L2）和迷走神经功能失调，在低血压和心动过缓的综合作用下即发生神经源性休克。早期治疗也是以补充血容量为主，同时可以使用血管升压药物促进血管收缩，用阿托品控制心率。将双下肢抬高以减少静脉充盈，增加回心血量。

（5）对于神经源性休克，补液时要监测中心静脉压，防止出现致命的肺水肿。

4．评估神经功能状态

（1）格拉斯哥昏迷评分。

（2）不要搬动患者，触诊整个脊柱后方，检查是否有压痛和畸形。

（3）神经查体

1）感觉检查：将人体分为双侧各 28 个皮节，皮节为各个脊髓节段神经的感觉神经轴突所支配的区域，由于神经根之间存在着交叉支配现象，所以每个皮节都有一个关键点，这个关键点代表了特定脊髓节段的感觉功能。检查每一个皮节关键点的针刺觉，由此确定感觉障碍平面（图 24-2）。

- C2：枕骨粗隆
- C3：锁骨上窝
- C4：肩锁关节顶部
- C5：肘窝前方外侧
- C6：拇指近节背侧
- C7：中指近节背侧
- C8：小指近节背侧
- T1：肘窝前方内侧

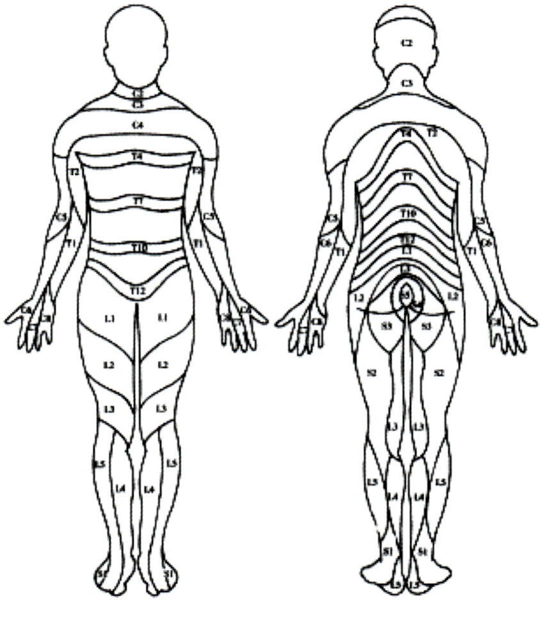

图 24-2　感觉平面查体

- T2：腋窝顶部
- T3：第 3 肋间
- T4：第 4 肋间（乳头水平）
- T5：第 5 肋间（T4 和 T6 连线的中点）
- T6：第 6 肋间（剑突水平）
- T7：第 7 肋间（T6 和 T8 连线的中点）
- T8：第 8 肋间（T6 和 T10 连线的中点）
- T9：第 9 肋间（T8 和 T10 连线的中点）
- T10：第 10 肋间（脐水平）
- T11：第 11 肋间（T10 和 T12 连线的中点）
- T12：腹股沟韧带中点
- L1：T12 ～ L2 连线的中点
- L2：大腿前方中点
- L3：股骨内髁
- L4：内踝
- L5：足背第三跖趾关节
- S1：足跟外侧
- S2：腘窝中点
- S3：坐骨结节
- S4 ～ S5：肛门周围

2）运动检查：各个脊髓节段神经的运动神经轴突所支配的区域称为肌节，每个节段神经支配的肌节不止包括一块肌肉，而每一块肌肉也不止接受一个节段神经的支配。从双侧肢体各 10 个肌节中各选择 10 块关键肌，按头尾顺序检查。

①肌力：按六级记录。

0 级：全瘫。

1 级：触摸到或看到肌肉的收缩。

2 级：主动活动可达全部活动范围，不能抗重力。

3 级：抗重力主动活动可达全部活动范围。

4 级：抗部分阻力主动活动达全部活动范围。

5 级：抗完全阻力主动活动达全部活动范围。

②运动功能检查

C5：屈肘（肱二头肌）

C6：伸腕（桡侧腕长伸肌、腕短伸肌）

C7：伸肘（肱三头肌）

C8：中指屈指（指深屈肌）

T1：小指外展（小指展肌）

L2：屈髋（髂腰肌）

L3：伸膝（股四头肌）

L4：踝背伸（胫骨前肌）

L5：背伸趾（趾长伸肌）

S1：踝跖屈（腓肠肌、比目鱼肌）

3）直肠指诊：直肠指诊非常重要。检查肛门黏膜感觉和括约肌的收缩，这是区别完全性脊髓损伤和不完全性脊髓损伤的关键指标。

4）检查腱反射：如果存在脊髓休克，所有的反射都将消失，24 小时之后才能出现腱反射亢进和各种病理征。肱二头肌反射反应 C5 ～ C6 节段脊髓的功能，肱三头肌反射反应 C6 ～ C7 节段，髌腱反射反应 L4 节段，跟腱反射反应 S1 节段。

5）留置尿管进行导尿，在插入尿管的同时观察有无感觉，观察是否有尿潴留。

（4）记录神经查体的结果，可以用笔在身体上标记出感觉平面。重复查体，动态观察神经功能的变化。

5．询问病史

（1）了解受伤经过，分析受伤机制。

（2）询问既往病史。

（3）检查是否存在其他损伤。

（4）了解之前的用药情况。

## 四、影像学检查

1．X 线片　通过物理检查可以初步确定患者的受伤部位，尽快地行脊柱的 X 线拍片检查非常必要。颈椎前后位、侧位和齿状突开口位对于颈椎损伤诊断的敏感性是很高的。胸椎和腰椎 X 线拍片常规取前后位和侧位。需要注意的是，对于高能量损伤患者，脊柱损伤有时也是多发的、跳跃性的，这种情况的发生率为 10% ～ 15%。还有一些患者神志不清，不能充分配合物理检查。在这些情况下，往往需要对其进行颈、胸、腰骶椎的全面 X 线检查。

2．CT　普通 X 线片检查具有快速、有效、费用低廉的优点，但是也有很多不足之处。如枕颈关节、上颈椎和颈胸关节容易被遮挡而显示不清；受患者的肥胖程度、体位等而影响效果；二维成像对于复杂损伤的评估欠准确等。螺旋 CT 较传统的 X 线片在敏感性、特异性、有效性等各方面具有优势。对脊柱行 CT 检查，不受其他部位遮挡的困扰，能提供三维角度的图像，且分辨率更高，不但可以观察骨折的立体形态，还能显示跟周围组织的关系。对于脊柱、脊髓损伤来说，三维 CT 已经取代平片成为最适合的影像学检查手段，为我们的诊断和治疗方案的确定提供了很大帮助。

3．MRI　CT 检查的不足之处是软组织分辨率差，而 MRI 可以清晰地显示椎间盘、韧带和脊髓等软组织，在诊断椎间盘突出、椎管狭窄、韧带损伤、脊髓压迫和损伤方面具有得天独厚的优势。对于无骨折脱位性颈髓损伤和短暂脱位后自动复位的脊柱、脊髓损伤，MRI 是唯一的诊断手段。MRI 可以观察到脊柱后方韧带复合体的软组织损伤，对于判断是否存在后柱损伤和脊柱不稳非常重要，对于治疗方案有决定性的指导意义。所以，在某些情况下，MRI 联合 CT 对明确诊断和指导治疗是必要的和非常有意义的。

## 五、脊髓损伤患者的神经保护治疗

在脊髓损伤的最初阶段，脊髓的连续性仍然存在，但脊髓内部的神经细胞结构受到破坏，继而很快出现继发性损伤的病理生理变化，并向邻近节段蔓延。神经保护的策略在于尽可能将神经损伤范围缩小到最小，这也是目前应用范围最广的大剂量糖皮质激素药物甲泼尼龙的作用机制。1990 年和 1997 年美国第二次和第三次全国急性脊髓损伤研究得出结论：伤后使用甲泼尼龙的最佳时间是在 3 小时内，最多 8 小时内。应用超大剂量甲泼尼龙可以使急性脊髓损伤患者的运动和感觉功能有显著的恢复。对急性脊髓损伤患者如在损伤 3 小时内应用甲泼尼龙治疗则应维持 24 小时，3 ～ 8 小时应用甲泼尼龙治疗则应维持治疗 48 小时。用法为：在心电监护的条件下以 30mg/kg 大剂量 15 分钟内静脉快速冲击，配置浓度 25mg/ml 注射用水，间隔 45 分钟，继之以每小时 5.4mg/kg 静脉滴入维持。然而随着大剂量糖皮质激素应用时间的延长，以及在另外的临床试验中发现，其在神经保护上的收益并没有增加，反而出现相关并发症明显增加，如肺炎、败血症等，并出现了糖皮质激素肌病的报道。所以现在的观点是，甲泼尼龙可以作为急性脊髓损伤药物治疗的一个可用选择，而非治疗的必需用药。

脊髓损伤的基础研究领域已经发现了很多促进神经再生的因子，但目前在人体的临床试验结果尚不能与动物实验上取得的效果相匹配。也就是说，目前还没有什么药物被证实能实现人体的神经保护和促进神经再生。控制血压以对脊髓进行神经保护的治疗是目前被证明唯一有效的手段。脊髓损伤后，其供血血管断裂，使得脊髓自我的血供调节功能受损，因而对系统性低血压特别敏感。一旦血压降低，脊髓极易受损。有研究表明对脊髓损伤患者进行积极的补液复苏治疗，控制人体平均动脉压在 85 ～ 90mmHg 或以上，持续 5 ～ 7 天，其神经保护功能较对照组有明显差异。尽管现在对脊髓损伤患者每个个体而言，维持多高的血压值合适还是一个未知数，但在临床工作中，对急性脊髓损伤患者应尽量避免低血压的发生，即使在手术中也是如此。

## 六、手术治疗的指征

对于伴有脊髓损伤的脊柱骨折脱位患者，只要没有手术禁忌，基本上都需要手术治疗，手术的目的是恢复脊柱序列，解除椎管内脊髓和神经压迫，重建脊柱的稳定性。临床上有一些脊柱、脊髓损伤的分类和评分量表，也可以帮助医生作出治疗的选择。如 2005 年，Vaccaro 等提出了一种新的胸腰椎损伤分类及严重程度评分（the thoracolumbar injury classification and severity score，TLICS）（表 24-2）。它包括三个方面的评价：损伤的形态、后方韧带复合体的完整性、神经功能状态。TLICS 中三项根据不同的情况分别给予由程度最轻的 1 分至程度最重的 4 分，将各项得分累加后为最终得分。多发性骨折的评分取评分最高的一节的分值。

在此基础上，于 2007 年又提出了下颈椎损伤分类系统和严重程度分级量表（the subaxial cervical spine injury classification system and severity scale，SLIC）。该评分系统包括损伤形态、椎间盘韧带复合体和神经功能状态三部分（表 24-3）。

这两个评分量表都是若总评分 ≤ 3，建议保守治疗；若总评分≥ 5，建议手术治疗；若总评分 =4，

表 24-2 胸腰椎损伤分类及严重程度评分

| | |
|---|---|
| **损伤形态** | |
| 压缩骨折 | 1 |
| 爆裂骨折 | 2 |
| 平移或旋转 | 3 |
| 牵张性损伤 | 4 |
| **神经受累** | |
| 完整 | 0 |
| 神经根 | 2 |
| 脊髓或圆锥，不完全性 | 3 |
| 脊髓或圆锥，完全性 | 2 |
| 马尾损伤 | 3 |
| **后侧韧带复合体完整性** | |
| 未受损 | 0 |
| 可疑或不确定 | 2 |
| 损伤 | 3 |

表 24-3 下颈椎损伤分类系统和严重程度分级量表

| | |
|---|---|
| **损伤形态** | |
| 无异常 | 0 |
| 压缩 | 1 |
| 爆裂 | 2 |
| 牵张 | 3 |
| 旋转或移位 | 4 |
| **椎间盘韧带复合体** | |
| 完整 | 0 |
| 可疑或不确定 | 1 |
| 断裂 | 2 |
| **神经功能** | |
| 正常 | 0 |
| 神经根损伤 | 1 |
| 完全脊髓损伤 | 2 |
| 不完全脊髓损伤 | 3 |
| 神经功能障碍伴有持续的神经受压 | +1 |

可结合患者的具体情况采取保守或手术治疗。

TLICS 和 SLIC 对胸腰段和下颈椎脊柱损伤提供了直接而客观的评估，而不是根据推测的受力机制进行评估。它们有效地结合了影像学资料和患者的临床表现，对损伤评估较为全面，对临床诊疗决策和预后的判断具有较好的指导作用。该分类系统并不复杂，容易记忆，临床应用方便，目前引起了各国脊柱外科医师的广泛关注，并获得了初步的肯定。

## 七、手术介入的时机

急性脊柱、脊髓损伤尤其是颈椎骨折脱位导致的颈髓损伤可引起截瘫，甚至导致患者死亡。在脊髓损伤初期进行及时、正确、有效的处理，可以在很大程度上改善患者的神经功能预后。手术减压和稳定脊柱无疑是非常重要的手段，但是手术介入的时机却是有很大争议的。普遍认为，对于存在脊髓压迫的患者，尽早减压有助于患者神经功能的保留和恢复，尤其是不完全性脊髓损伤伴有进行性损害的患者，更是要越早手术越好。而关于早期手术的时间点却没有足够的证据来确定。有研究表明 72 小时内脊髓减压对脊髓功能恢复无明显作用。很多动物实验证明 24 小时内减压对脊髓损伤有积极的治疗作用，却未能有足够的临床证据来证明。随着基础研究对脊髓损伤后继发性病理改变的认识不断深入，研究者普遍认为继发性损伤始于伤后 24 小时，所以研究者建议将早期手术的时间点界定在 24 小时。24 小时内为早期手术，超过 24 小时为延迟手术。最近来自加拿大的临床研究显示，与延迟手术患者相比较，24 小时内早期手术治疗颈髓损伤可以有效地改善患者术后 6 个月的神经功能，并且不会显著增加术后并发症。

# 第 25 章

# 上肢关节周围骨折的治疗

陈建海

## 一、锁骨骨折

锁骨位于胸廓的顶部前方，全长位于皮下，是上肢带与躯干连接的骨性结构，易遭受外力发生骨折，在儿童时期尤为多见。锁骨骨折占所有骨折的 2.6%。在锁骨骨折中，锁骨中 1/3 骨折占 76%，锁骨外端骨折占 21%，锁骨内端骨折仅占 3%。

### （一）骨折分类

Allman 最早将锁骨骨折分为三类：锁骨外 1/3 骨折、锁骨中 1/3 骨折及锁骨内 1/3 骨折。Craig 在 Allman 与 Neer 等的基础上，将锁骨远端骨折进行了更为系统的分类，该分类已被广泛应用。

1．锁骨中 1/3 锁骨骨折　最为多见，占锁骨骨折总数的 75% ~ 80%。中 1/3 移位骨折发生典型的移位（图 25-1）。骨折可为横行、斜行或粉碎性。

2．锁骨外 1/3 骨折　较为少见，占锁骨骨折总数的 12% ~ 15%。根据喙锁韧带与骨折部位的相对关系，可再分为几种类型（图 25-2）：

Ⅰ型：骨折位于喙锁韧带与肩锁韧带之间，或位于锥形韧带与斜方韧带之间。韧带未受损伤，因此，骨折断端相对稳定，骨折没有明显的移位，是外 1/3 骨折中最为常见的类型。

Ⅱ型：为锁骨外 1/3 骨折，喙锁韧带与内侧骨端分离，可再分为 A、B 两型。ⅡA 型：锥形韧带和斜方韧带与远骨折段保持连接，近骨折块不与喙锁韧带相连，并向上移位。ⅡB 型：骨折线位

表 25-1　Craig 锁骨骨折分型

| |
|---|
| **Ⅰ组：锁骨中 1/3 骨折** |
| **Ⅱ组：锁骨外 1/3 骨折** |
| Ⅰ型：微小移位（韧带间） |
| Ⅱ型：喙锁韧带内侧骨折 |
| ⅡA 锥状韧带和斜方韧带完整 |
| ⅡB 锥状韧带断裂，斜方韧带完整 |
| Ⅲ型：肩锁关节面骨折 |
| Ⅳ型：儿童移位骨折，韧带连着骨膜，完整 |
| Ⅴ型：粉碎，韧带连着碎骨块向下方移位 |
| **Ⅲ组：锁骨内 1/3 骨折** |
| Ⅰ型：微小移位 |
| Ⅱ型：移位伴韧带损伤 |
| Ⅲ型：胸锁关节面骨折 |

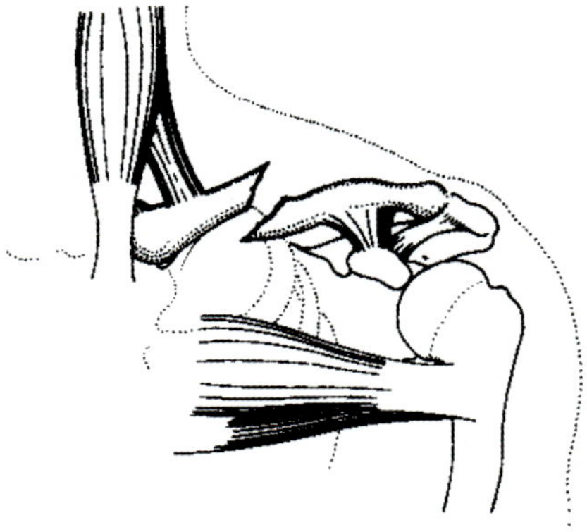

图 25-1　锁骨中段骨折的典型移位

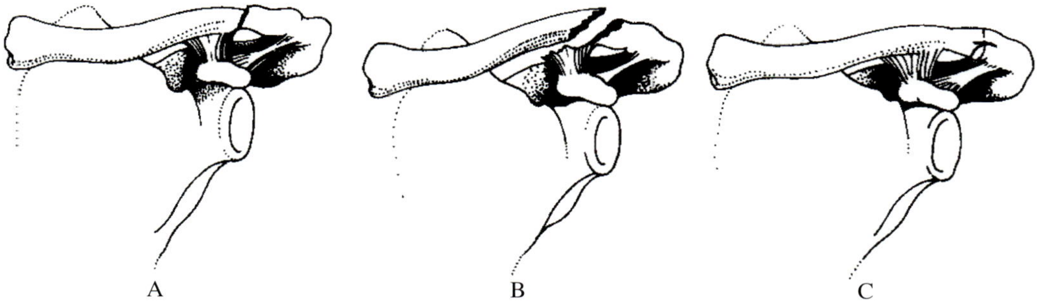


**图 25-2 根据喙锁韧带与骨折部位的相对关系进行的锁骨骨折分型**

A．Ⅰ型：骨折无移位；B．Ⅱ型：喙锁韧带损伤，骨折移位；C．Ⅲ型：关节面骨折

于锥形韧带与斜方韧带之间，锥形韧带断裂，斜方韧带与骨折远段仍保持联系。

Ⅲ型骨折：为锁骨外端关节面的骨折。喙锁韧带保持完整。如骨折没有移位，早期诊断有一定困难。有时易与Ⅰ型肩锁关节脱位相混淆。必要时需行 CT 检查才能诊断。

Ⅳ型骨折：主要发生于 16 岁以下的儿童。由于青少年骨与骨膜连接较松，因此，锁骨外端骨折后，骨与骨膜易发生分离，骨折近端可穿破骨膜袖，受肌肉的牵拉向上移位，而喙锁韧带仍与骨膜袖甚或部分骨块相连，易与Ⅲ度肩锁关节脱位、远端Ⅱ型锁骨骨折相混淆，因此，有时称为假性肩锁脱位。

Ⅴ型骨折：见于老年人，为楔形骨折或粉碎性骨折。喙锁韧带与远、近两主骨折块失去连接，但保持与主骨块之间的小骨块的连接。

3．锁骨内 1/3 骨折　最为少见，占锁骨骨折总数的 5% ～ 6%，可进一步分为三型：

Ⅰ型：骨折线位于肋锁韧带附丽点的内侧，韧带保持完整，骨折无明显移位。

Ⅱ型：肋锁韧带损伤，骨折有明显移位。

Ⅲ型：锁骨内端关节面骨折，易形成晚期胸锁关节退行性变。

### （二）临床表现及诊断

临床表现为锁骨骨折处局部肿胀、畸形。骨折近段上翘，上臂连同肩下坠。儿童常因肩部疼痛将患侧上臂靠在胸壁上，或以健手托住患侧肘部。患儿头常倾斜向患侧，以缓解因胸锁乳突肌牵拉引起的疼痛。触诊时骨折部位压痛，可触及骨擦感及锁骨的异常活动。

诊断锁骨骨折的同时，应除外其他的合并损伤，如气胸、胸部或肩部的骨折以及神经、血管损伤。

邻近肩锁关节及胸锁关节部位的骨折，应注意与关节脱位、骨骺分离相鉴别。

疑有锁骨骨折时需拍 X 线片确定诊断。一般中 1/3 锁骨骨折拍摄前后位及向头倾斜 40° 斜位片。拍摄范围应包括锁骨全长、肱骨上 1/3、肩胛带及上肺野，必要时需另拍 X 线胸片。前后位片可显示锁骨骨折的上下移位。40° 斜位片可观察骨折的前后移位。

外 1/3 锁骨骨折中Ⅰ型及Ⅱ型损伤一般可由前后位及向头倾斜 40° 位 X 线片作出诊断。有时需拍摄双肩应力 X 线片，以帮助诊断喙锁韧带是否损伤。拍摄应力 X 线片时，患者取直立位，双腕各悬重物 5kg，放松上肢肌肉，拍摄双肩正位片。喙突与锁骨近骨折段距离明显增宽时，说明存在喙锁韧带损伤。锁骨外端关节面骨折，常规 X 线片有时难以作出诊断，常需断层 X 线片或行 CT 检查。

锁骨内 1/3 骨折时前后位 X 线片与纵隔及椎体片重叠，不易显示出骨折。拍摄向头倾斜 40° X 线片有助于发现骨折线，有时需行 CT 检查。

### （三）治疗

锁骨骨折的治疗方法很多，主要以非手术治疗为主。非手术治疗虽然难以达到解剖复位，但绝大部分骨折均可达到愈合。非手术治疗骨折不愈合率仅为 0.1% ～ 0.8%，而手术治疗骨折不愈合率可高达 3.7%。

1．婴幼儿及儿童锁骨骨折的治疗　新生儿及婴儿锁骨骨折，由于骨折愈合很快，皮肤细嫩，不需要特殊固定，以免损伤皮肤。只需注意避免压迫，并活动锁骨即可。对于因疼痛不敢活动患肢的假性麻痹患儿，用软棉垫将腋窝及上臂保护好，患肢屈肘 90°，将上臂固定于胸侧。2 周后去除固定。由于疼痛症状消失，患儿即恢复使用上臂，如患儿仍不能使用上臂，则可能因合并臂丛神经损伤所致。

幼儿的锁骨骨折后，由于骨塑形能力很强，因此，一定的畸形在生长发育过程中可自行矫正，没有必要为了取得较好的复位而反复整复，更不宜采用手术治疗。对青枝骨折和无移位的骨折，只需用颈腕吊带保护，限制患肢活动即可。对于 6 岁以下儿童移位的锁骨骨折，一般不需要特别复位，用“8”字绷带固定 3 周即可。注意固定不要过紧，以免压迫皮肤坏死或造成肢体循环障碍。

对于年龄较大的儿童或 10 余岁的少年锁骨骨折，由于患儿活动量较大，因此，需要严格制动。一般骨折复位后以“8”字绷带固定，必要时需以石膏加固。一般制动 4 ～ 6 周。伤后 3 ～ 4 个月内避免剧烈运动。

对于儿童的锁骨内端或外端骨折，可用吊带保护。外端骨折即使有较大的移位，一般骨膜仍保持联系，因此，骨折仍易于愈合。

2．成人锁骨骨折的治疗

（1）保守治疗：对于大多数（80% 以上）锁骨骨折来说，非手术治疗的结果仍然是比较满意的。非手术治疗可使用多种外固定方法。在实践中，我们发现真正维持骨折的复位很难做到，患者经常感到极不舒适，并且各种固定方法之间在结果上没有明显的差异。传统的“8”字绷带简单易行，但仍有很多患者不甚满意。需要强调一点，上述的制动方式仅适合于锁骨中段骨折以及部分稳定的锁骨远端骨折。对于 Craig Ⅱ、Ⅴ型锁骨远端骨折（Neer 将锁骨远端骨折定义为位于斜方韧带内侧缘以外的骨折），各种非手术方式往往只能贻误治疗时机，徒增患者的痛苦，因此，建议对于不稳定的锁骨远端骨折应尽早手术治疗。

保守治疗的优点是费用低廉、操作简单，且无麻醉风险，无骨髓炎、血管和神经损伤等手术并发症。有文献报道“8”字绷带固定和简单的三角巾悬吊两者的疗效无显著性差异，但采用三角巾悬吊患者的满意度明显高于采用“8”字绷带固定患者，故后者更为常用。

（2）手术治疗

1）手术治疗的适应证：绝大多数锁骨骨折采用非手术治疗可望得到满意的治疗结果。但在某些情况下，一些类型的骨折需采用手术治疗。以下为手术治疗的参考指征：①移位的骨折，伴有神经和血管损伤；②合并其他临床病变，使非手术治疗无法实施，如帕金森病或癫痫发作；③开放骨折需要手术清创；④患者对外形要求较高，特别是年轻女性，无法接受畸形愈合的局部包块；⑤锁骨远端骨折，骨折位于喙锁韧带内侧，伴有显著移位；⑥“漂浮肩”，即锁骨骨折伴不稳定的肩胛骨骨折；⑦多发伤，采用手术固定可以使创伤治疗更加容易；⑧骨折移位明显，严重压迫皮肤，采用闭合复位无法获得良好的骨折复位。

2）锁骨胸骨端骨折：内 1/3 骨折一般移位不大，只需要吊带保护止痛，早期开始肩关节功能锻炼。有神经、血管合并损伤时，需行手术治疗，应慎用内固定，以免损伤局部重要结构。

3）锁骨远端骨折：外 1/3 Ⅱ型锁骨远端骨折不稳定，因为近骨折端与喙锁韧带失去连接，骨折移位较大，难以用手法复位，因此，原则上需采用切开复位、内固定治疗。较早期采用 Knowles 针固定，也可采用粗克氏针固定。针尾需折弯，以防止固定针向近侧游走。对断裂的喙锁韧带可行修复。需要时可行植骨。术后患肢辅以吊带保护。手术后 6 周，X 线检查有骨折愈合表现时，可去除固定，仍用吊带保护，也可选用通过肩锁关节的克氏针张力带固定，或以 T 形钢板固定（图 25-3）。但固定的强度都不足以满足肩关节早期功能练习，术后需要吊带保护直至骨折愈合，固定失效时有发生。

近年有学者报道用带钩锁骨钢板治疗此类骨折并取得了较好的疗效。术后 1 周患者均能进行肩关节主动活动，术后 6 周恢复日常生活和工作能力。锁骨钩钢板有固定确实、不损伤关节面、可以早期功能锻炼等优点，但问题是创伤较大，在肩峰下方加一钢板厚度，无疑增加了肩峰下撞击征的可能性，而且骨折愈合后还需要再次手术取出钢板，其疗效还需大批病例和长期随访的临床研究评定（图 25-4）。

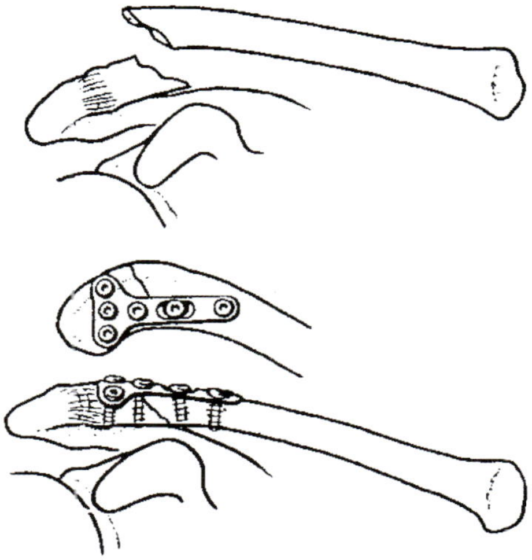

图 25-3 锁骨远端骨折的 T 形钢板固定

另外一种最新开展的手术是关节镜下锁骨远端骨折的内固定手术，适用于没有累及锥形韧带锁骨止点的骨折类型。优点在于创伤小；不需要二次取出内固定；同时治疗肩关节内损伤；不存在肩峰下撞击的危险。此手术临床应用时间短，需要长时间的临床疗效观察（图 25-5）。

锁骨外 1/3 Ⅲ型骨折早期一般采用非手术方法治疗。晚期有肩锁关节退行性改变时，可行锁骨外端切除术。

4）锁骨中段骨折：锁骨中段骨折的手术方式主要包括钢板固定和髓内固定两种。

①髓内固定：髓内固定如克氏针、Knowles 针、Hagie 钉、空心钉及弹性钉等（图 25-6）。它具有切口小、骨膜剥离少、操作简单等优点。缺点是稳定性稍差且固定强度不及钢板、髓内装置漂移或断裂、固定物尾端顶破皮肤等。其中克氏针虽然在基层中广为应用，但很容易发生游移或断裂，不能很好地控制骨折端的旋转，需要牺牲患者早期的肩关节功能康复。

②钢板固定：切开复位、钢板螺钉内固定仍然是治疗锁骨干骨折的主要方法（图 25-7）。

A．钢板固定的优缺点：钢板内固定是目前最常用的手术治疗锁骨中段骨折的方法，它不仅具有张力带力学功能、固定可靠、可防旋转，且无髓内固定迁移引起的重要组织结构损伤之缺点。但钢板内固定存在骨膜剥离范围广、易感染，同时存在损伤锁骨下血管和神经的风险、术后钢板

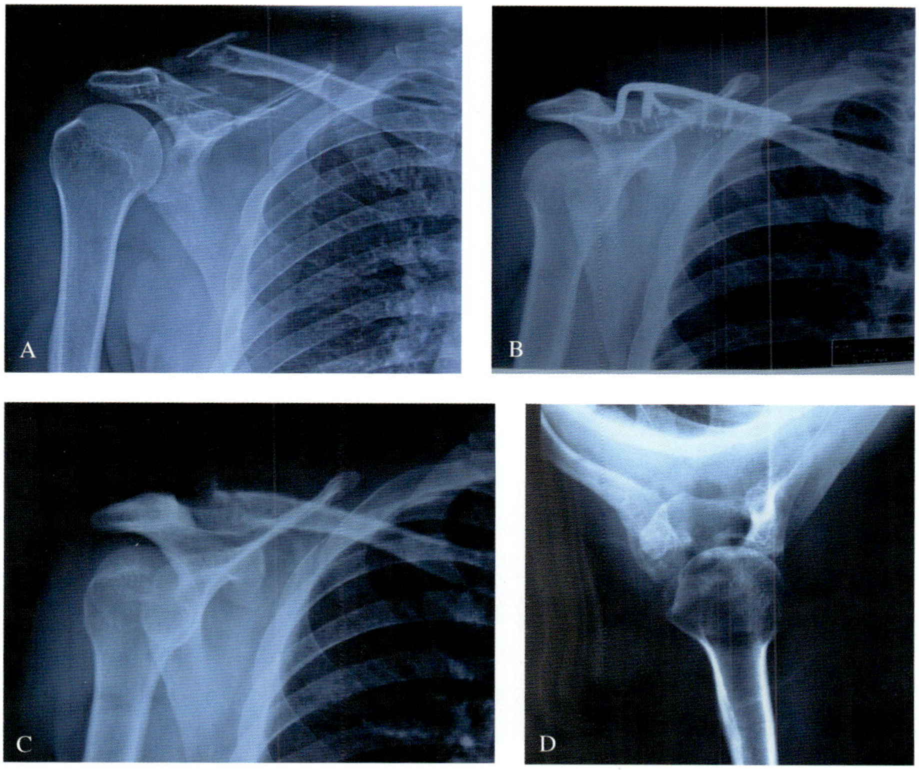


图 25-4 对锁骨远端骨折行带钩锁骨钢板内固定

A．术前；B．术后 X 线片显示骨折愈合；C．取出内植物；D．腋位片

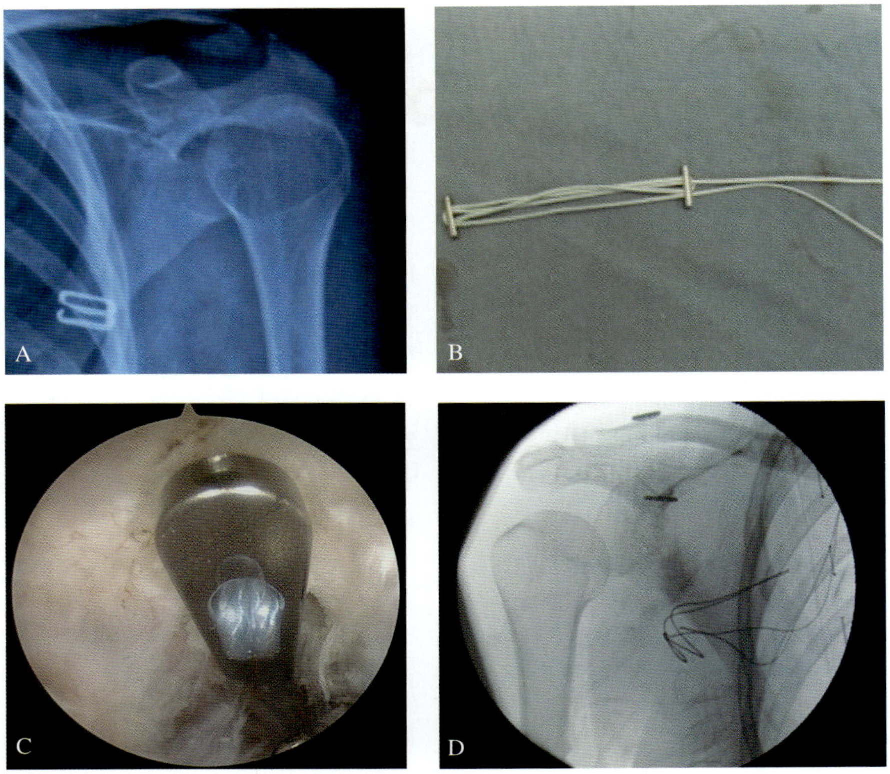


图 25-5　锁骨远端骨折纽扣钢板内固定

A．术前 X 线片；B．纽扣钢板；C．关节镜下显示喙突下方放置了一枚纽扣；D．术中透视

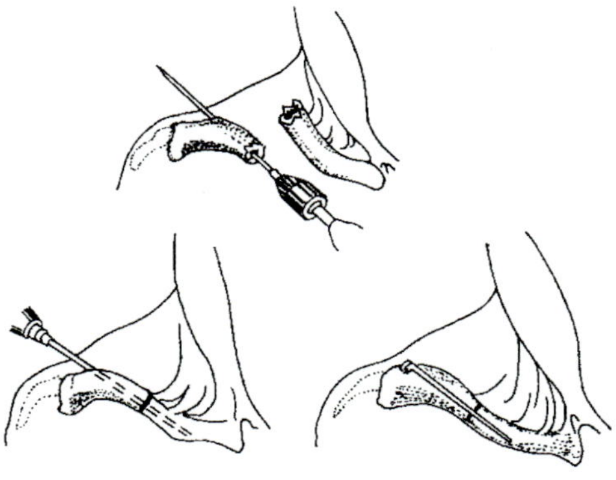

图 25-6　锁骨骨折的髓内固定

顶住皮肤而引起不适，以及钢板取出后再骨折等问题。

B．钢板放置的方式：通常的做法是将钢板放置于锁骨前上方。近年来提出了钢板前下方放置技术。钢板前下方放置可实现以下理论上的优点：a．使螺钉从后外方进入，避开了锁骨下重要的解剖结构；b．该方向通过锁骨扁平的最宽横径，从而可以使用更长的螺钉以获得更稳定的力学把持；c．不会在皮下形成包块，外形美观。另外，前下方置板也不会对骨折稳定产生不利影响。

## （四）晚期合并症

1．骨折不愈合　锁骨骨折不愈合较为少见。锁骨骨折不愈合多见于成年人，中 1/3 不愈合者约占 75%，外 1/3 不愈合者约占 25%。一般认为伤后 4 ~ 6 个月，临床及 X 线片未能达到正常的骨折愈合进程，即诊断为骨折不愈合。损伤的严重程度、骨折移位的大小明显影响骨折的愈合进程。软组织损伤严重、开放性骨折、骨折端夹入肌肉或其他软组织，都可影响骨折的愈合。

锁骨骨折不愈合时，多数引起一定的临床症状，可有局部或颈、肩部疼痛。局部有异常活动及压痛。少数病例可有臂丛神经及血管的刺激或压迫症状。X 线片可显示骨折不愈合的表现。X 线片表现骨端肥大者约占 70%，少数病例骨端表现为硬化、萎缩或有骨缺损。CT 更可清楚地显示骨折不愈合的征象。

锁骨骨折不愈合如不引起临床症状，则不需要特殊治疗。有明显症状时，可采用手术治疗。

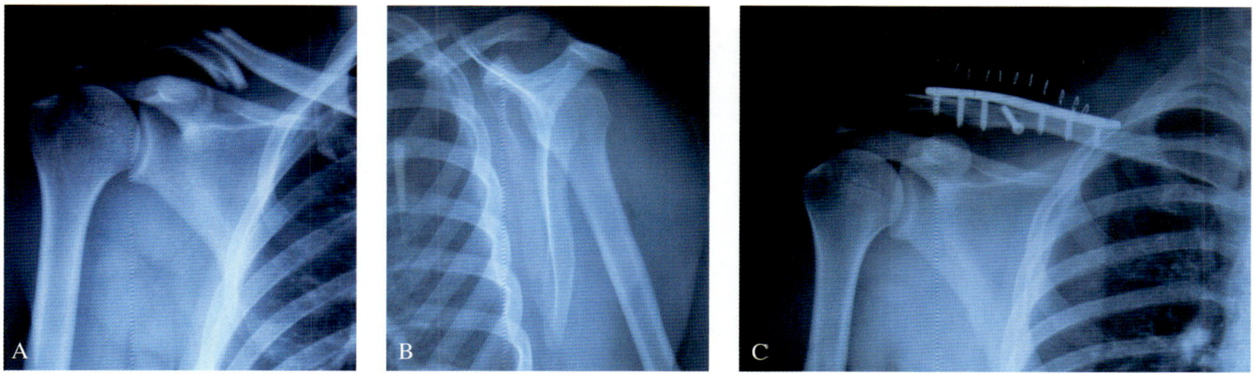


图 25-7 锁骨中段骨折的钢板固定
A. 术前正位 X 线片；B. 术前侧位 X 线片；C. 术后 X 线片

骨端肥大型改变者，手术时切除过度增生的骨痂，选用 6 ～ 7 孔加压钢板或重建钢板固定。将钢板置于锁骨上面，在骨折端上、下植松质骨。不要将植骨块置于锁骨后方及肋锁间隙内，以免骨痂刺激、压迫神经或血管。

骨端发生萎缩、硬化改变时，切除硬化的骨端，中间嵌自体骨植骨，再以钢板固定，周围置松质骨植骨。

2. 骨折畸形愈合　移位的锁骨骨折经非手术治疗后，多存在一定的成角短缩畸形。一般不引起症状，对功能活动无明显影响。儿童骨折的成角畸形在发育过程中多可自行得到矫正。

对于畸形明显，短缩 > 15mm 以上的畸形，并引起症状而影响肩部活动时，患者会提出治疗的要求。对畸形明显的病例，可考虑行截骨矫正畸形，内固定加植骨治疗。但是截骨有造成骨折不愈合的危险。

3. 神经、血管合并症　锁骨骨折后，后下缘大量骨痂生成，可导致肋锁间隙变窄，引起臂丛神经和大血管的受压症状，与胸廓出口综合征表现相似。症状严重时，需行手术治疗。行复位固定骨折，修整骨痂、甚或切除部分锁骨以解除压迫。

4. 肩锁关节炎、胸锁关节炎　常因早期关节内骨折引起，造成相应的关节疼痛和关节活动受限。X 线片表现为锁骨端骨囊性改变、骨质增生和骨吸收现象，关节间隙变窄。常需 CT 检查帮助诊断。

经保守治疗无效、关节内封闭可减轻疼痛时可行锁骨远端切除术。

## 二、肱骨近端骨折

### （一）概述

肱骨近端骨折是成人上肢骨折的常见类型之一，在临床上约占所有骨折的 5%。女性的发病率高于男性，比例约为 3 ∶ 1。多见于老年人群，大约 3/4 的肱骨近端骨折发生于 60 岁以上的老年患者，其发生明显与骨质疏松相关。通常继发于低能量损伤，如摔倒。大多数的老年肱骨近端骨折为无移位或轻微移位，保守治疗是首选的治疗方法。有明显移位的骨折占 15% ～ 20%，常常需要手术治疗。青年人的肱骨近端骨折多数继发于高能量损伤，如车祸伤、癫痫发作和电击伤。这类骨折通常移位明显或合并严重的软组织损伤，故多需手术治疗。

肱骨头缺血性坏死是肱骨近端骨折的一个常见并发症。Brooks 等通过研究证实旋肱前动脉的前外侧支提供了肱骨头大部分血运（图 25-8）。此动脉为腋动脉的分支，沿肩胛下肌深面走行，而后沿结节间沟与肱二头肌肌腱外侧面平行上升，进入骨内形成弓形动脉。弓形动脉在肱骨头内走向后内侧，与旋肱后动脉的骨内分支广泛交通。旋肱后动脉内侧支在内后侧距内侧关节面 1 厘米内进入肱骨头内。以往认为旋肱后动脉只供给大结节后侧部分及肱骨头后下方小部分区域，而旋肱前动脉是肱骨头的主要供血动脉。但 Hettrich 最新的研究显示结扎旋肱前动脉的升支后肱骨头的血供仍然良好，提示旋肱后动脉对于肱骨头的血供有重要的代偿价值。

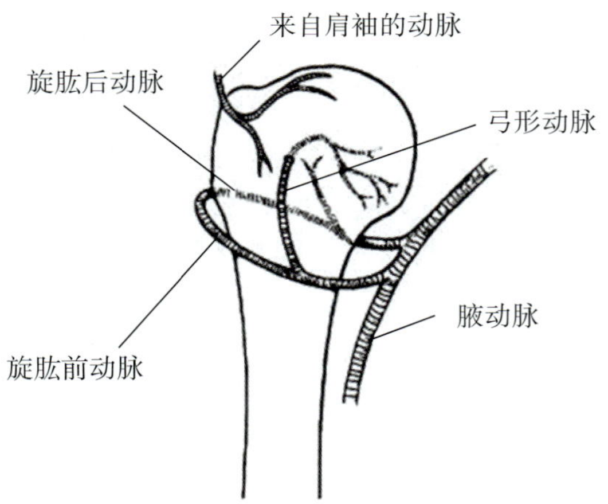


图 25-8 肱骨近端血供

## （二）骨折分型

肱骨近端骨折的分型方法有多种，最常用的还是 Neer 分型。Neer 分型将肱骨近端骨折分为一部分、二部分、三部分和四部分骨折或骨折脱位（图 25-9）。此种分型方法包含骨折的解剖部位、骨块移位的程度和不同组合等因素在内。此外，四部分骨折中有一种特殊类型的骨折，即所谓的“外翻嵌插型”骨折。此概念最早由 Jakob 等提出。此类骨折的特点是肱骨头下方松质骨压缩造成外翻畸形，大结节向后上方移位，但小结节仍与肱骨干或肱骨头紧密相连，肱骨近端的内侧骨膜通常保持完整，理论上可以保留肱骨头的血供，出现肱骨头缺血坏死的概率相对于其他四部分骨折较低。肱骨头的劈裂骨折和关节面嵌压骨折是特殊类型的肱骨近端骨折，是 Bigliani 对 Neer 分型的补充。根据肱骨头关节面嵌压的范围大小可分为 < 20%、20% ~ 45% 和 > 45% 三种。肱骨头劈裂骨折可参照上述标准分类。

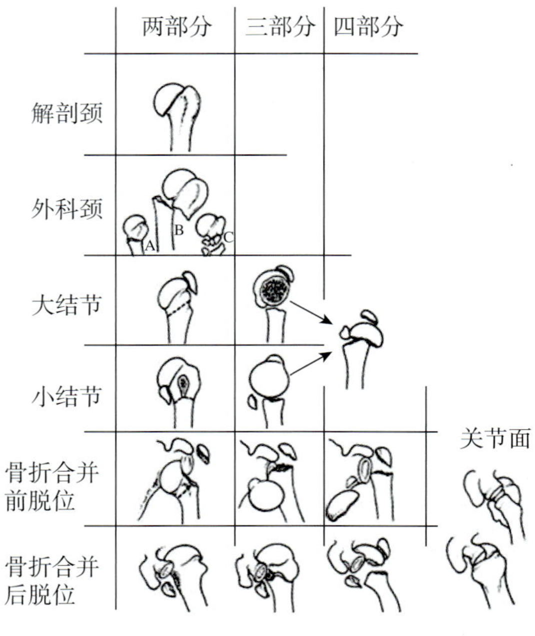


图 25-9 肱骨近端骨折的 Neer 分型

## （三）术前评估

术前对骨折的严重程度进行确切的评估非常重要。常规对患侧肩关节进行创伤系列片拍摄，包括肩关节正位片、侧位片和改良的腋位片（图 25-10、25-11、25-12）。标准的创伤系列片可以提供丰富的信息，包括是否累及肩胛盂、肱骨头的旋转移位方向及有无肱骨头骨折，大、小结节受累及的情况，内侧皮质有无粉碎，肱骨头脱位的方向等。但是，由于患者疼痛，体位经常不理想，导致拍片效果大打折扣。现在，CT 平扫 + 三维重建越来越受欢迎。对于复杂的肱骨近端骨折，我们常规进行 CT 检查。CT 扫描并三维重建可获得更多的信息（图 25-13）。

## （四）治疗

1．保守治疗　适用于骨折移位程度小、稳定的骨折类型，包括适度的手法复位和外固定。一般在 1 个月后开始主动的康复练习。

2．手术治疗　主要治疗方法包括闭合复位经皮螺纹针固定、切开复位内固定或肱骨头置换术。

（1）切开复位内固定的指征

1）大结节骨折：移位超过 5mm 的大结节骨折需要手术治疗。McLaughlin 认为移位超过 5mm 的大结节骨折会造成撞击和肩袖损伤。

2）小结节骨折：如果骨折块较大且移位超过 1cm 或小结节骨折块带有一部分肱骨头关节面则应考虑切开复位内固定。

3）三部分骨折或脱位：首选切开复位内固定。术中要争取对骨折进行解剖复位。内植物首选锁定接骨板。

4）四部分骨折或脱位：对于年轻患者仍然首选切开复位和内固定。手术目标仍然是争取解剖复位。Gerber 的研究显示，获得解剖复位的复杂肱骨近端骨折仍有获得良好功能的希望。

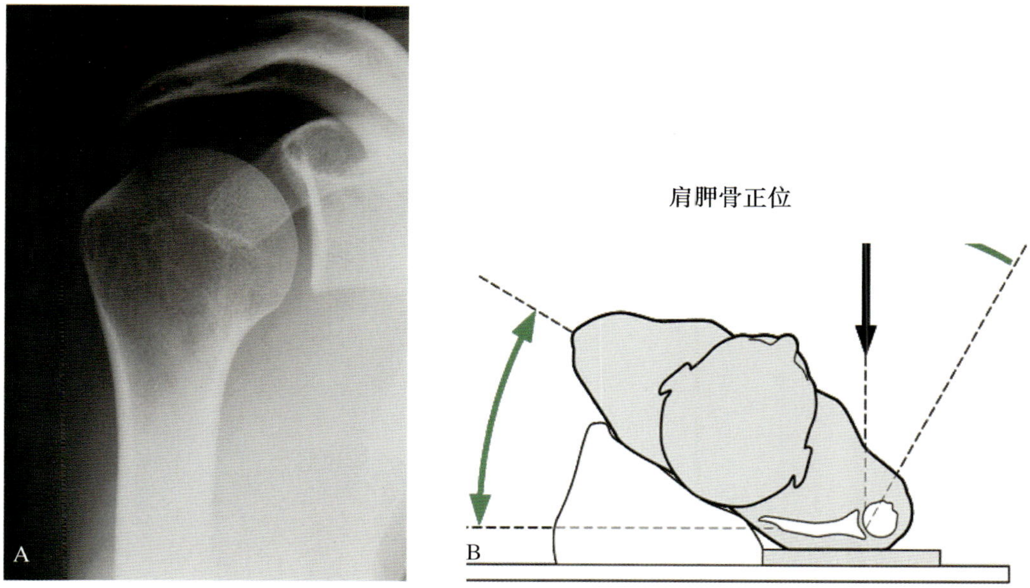


**图 25-10 肩胛骨正位片及拍摄方法**
A．X 线正位片；B．拍摄方法示意图

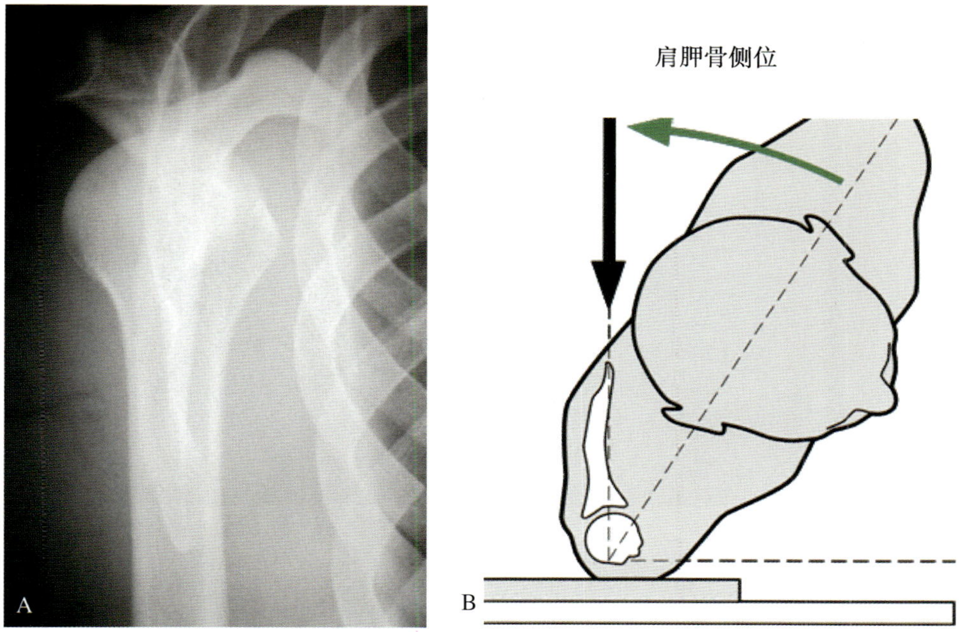


**图 25-11 肩胛骨侧位片及拍摄方法**
A．X 线侧位片；B．拍摄方法示意图

（2）人工肱骨头置换的指征

1）三部分骨折或脱位：老年严重骨质疏松患者可以慎重选择人工关节置换。术前 CT 三维重建可以获得更为详细的信息，有助于评价肱骨头内骨质状况。术前既要备好内固定器械，也要备好关节置换器械。如果尝试内固定失败，即可进行关节置换。

2）四部分骨折或脱位：四部分骨折术后发生肱骨头缺血坏死的概率显著升高，且骨质疏松常常导致骨折复位丢失和内固定失效，因此，对于老年骨质疏松性四部分骨折或脱位可以常规选择人工肱骨头置换。

3）肱骨头劈裂并肱骨近端骨折：对于老年患者进行肱骨头重建并获得稳定固定的难度很大，

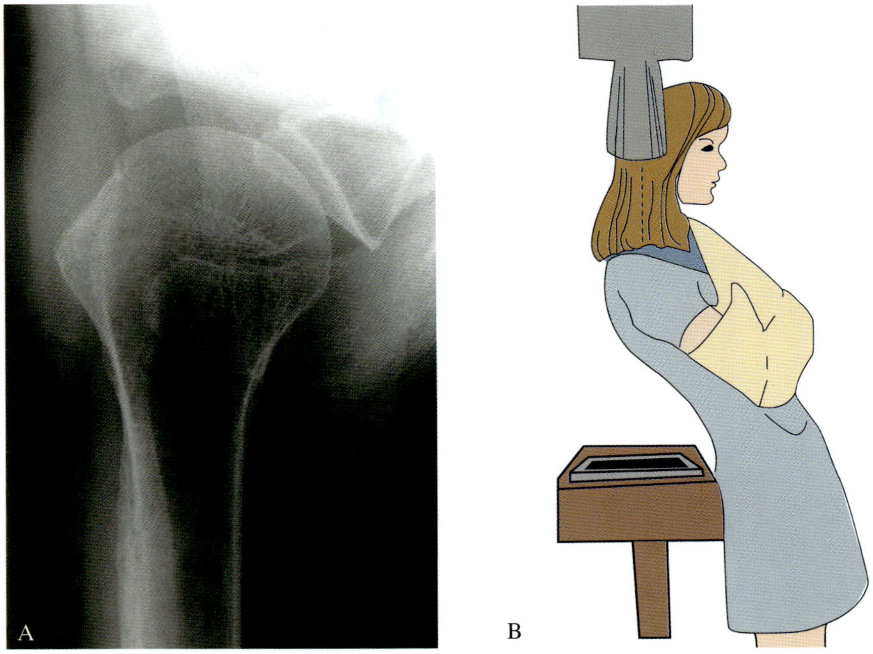


图 25-12 **Velpeau 位片及拍摄方法**

A．X 线 Velpeau 位片；B．拍摄方法示意图

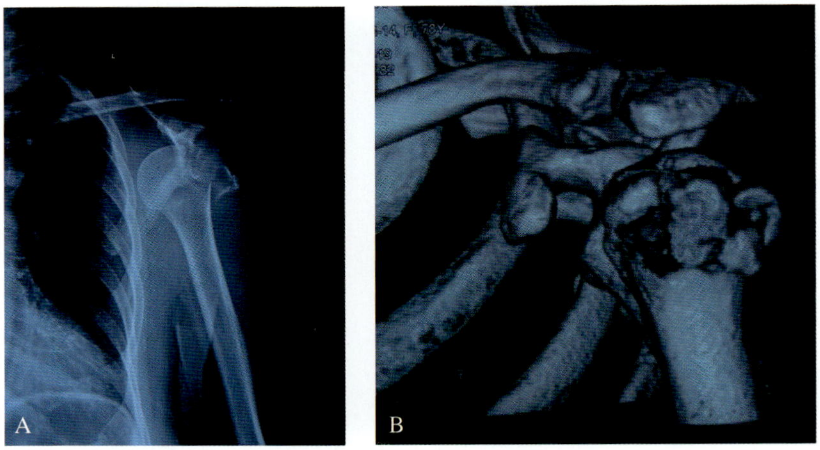


图 25-13 **CT 检查**

A．CT 扫描；B．三维重建

一旦畸形愈合后再进行关节置换则难度增大，因此，对于老年肱骨近端骨折合并肱骨头劈裂者可以选择关节置换。

### （五）典型病例

#### 病例 1

（1）基本情况：患者，男，70 岁，摔倒致右侧肱骨近端骨折，Neer 分型为三部分骨折（图 25-14）。

（2）手术经过：采用切开复位内固定治疗。患者取沙滩椅体位，全身麻醉，术中使用 C 形臂透视。采用三角肌胸大肌间隙入路，将头静脉和三角肌拉向外侧，显露肱骨近端骨折，找到长头肌腱并辨认大、小结节。大结节骨折常常发生在大结节的中后部，因此，术中要仔细找到全部的大结节骨折块。分别在大、小结节肌腱止点区进行牵引缝线缝合，术中可以通过牵拉缝线协助复位。在肱骨干骨折线远端的前方骨面向近端打入数枚直径 2mm 的克氏针，然后在透视下复位肱骨头与骨干，恢复颈干角和肱骨头的后倾角。如果

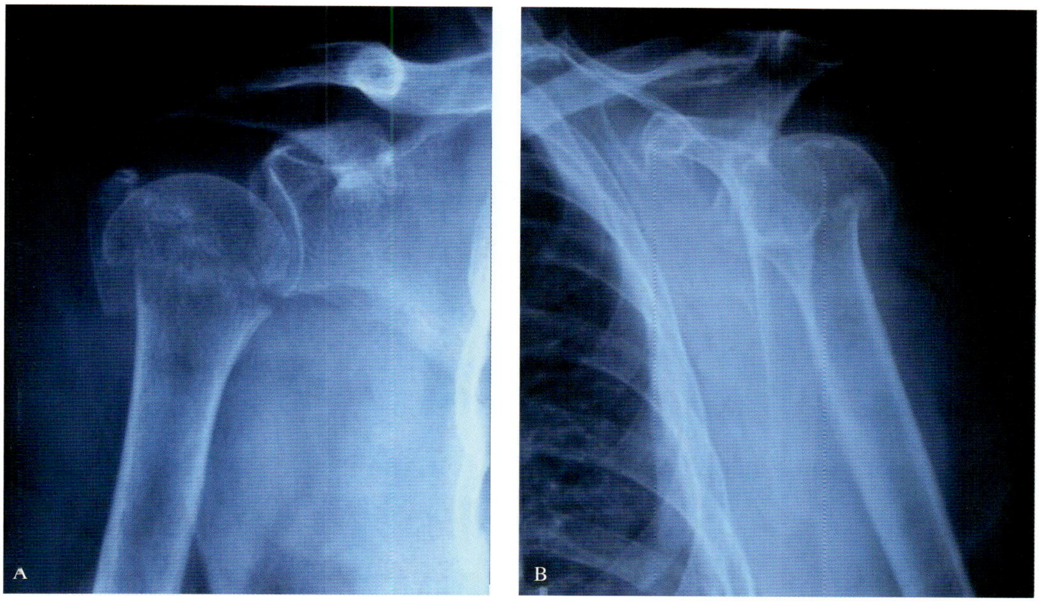


图 25-14 肱骨近端三部分骨折
A．肩关节 X 线正位片；B．肩关节 X 线侧位片

肱骨头的旋转难以复位，可使用顶棒在肱骨头内推挤肱骨头，并在透视下观察复位效果。复位满意后将远端的克氏针打入肱骨头内（图 25-15）。

确认临时复位无误后，选用合适长度的锁定接骨板放置在结节间沟后 1cm、大结节顶点下 1cm，透视下确认接骨板位置合适。先在椭圆形孔内钻孔，拧入皮质骨螺钉，此螺钉在拧紧时可以再次调整颈干角。全部钉孔都使用锁定螺钉以增强稳定性。位于肱骨头内的锁定螺钉要达到软骨下骨水平，以增强螺钉的把持力。位于肱骨头内下方的两枚结构螺钉非常重要，要尽可能将这两枚螺钉打入合适的位置（图 25-16）。如果在复位后发现肱骨头下有明显的骨缺损，即需要在放置接骨板前进行植骨。完成螺钉固定后再次透视确认骨折复位，多角度透视以确保没有螺钉进入肩关节内。最后将椭圆形孔内的皮质骨螺钉更换为锁定螺钉。

（3）术后处理：伤口放置负压引流管，术后 24 ～ 48 小时拔除。伤口在术后 2 周拆线。患肩常规使用护具保护 4 周。

（4）术后康复：要根据患者的特点和术中情况决定术后康复内容。原则性的康复方案如下：

术后 2 周内，采月护具保护，在患者可以耐受的范围内进行肩关节小范围的被动活动，可以

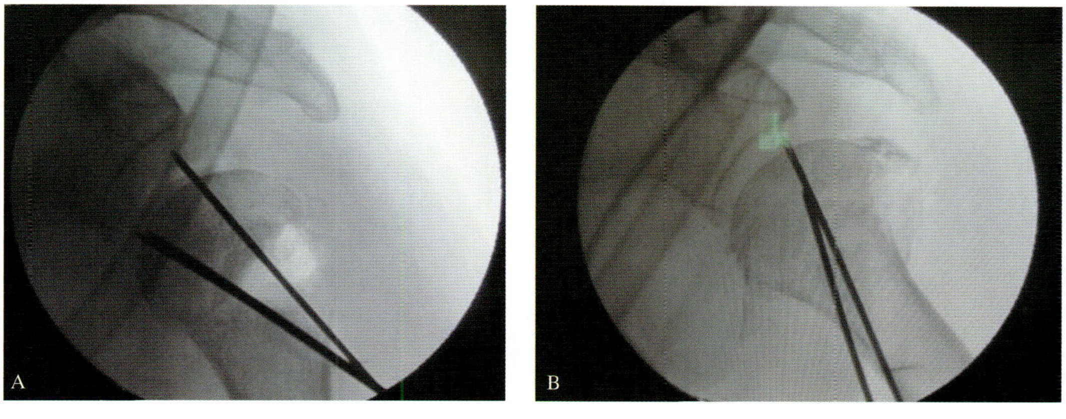


图 25-15 骨折复位后使用克氏针临时固定
A．X 线正位片；B．X 线侧位片

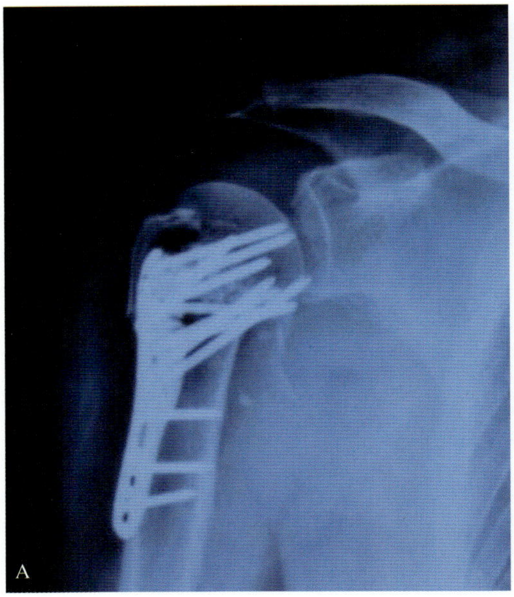

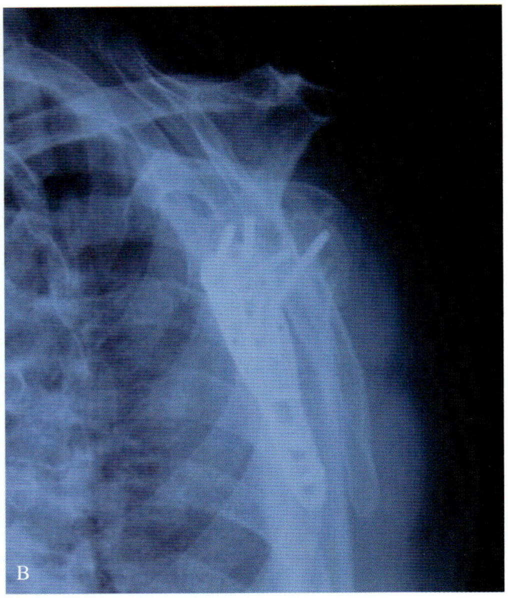


图 25-16 **术后 X 线片**
A．肩关节正位片；B．肩关节侧位片

冷敷以缓解肿胀和疼痛。

术后 2 ～ 4 周，采用护具保护，逐步增加肩关节前举、外旋、内旋的被动活动范围。

术后 4 ～ 8 周，复查 X 线片。被动活动范围努力恢复到正常范围，对肩袖肌进行等长练习。

术后 8 ～ 12 周，行被动的肩关节囊牵拉训练，确保恢复完全的关节被动活动范围。肩关节进行主动上举、内外旋活动。

术后 12 周以后，再次复查 X 线片。确认骨折愈合后开始肩关节抗阻力练习、肩胛带肌练习、肩关节协调性训练，并进行无限制的日常活动。

### 病例 2

（1）基本情况：患者，女，69 岁，摔伤致左肩关节骨折脱位，复位前的 X 线片示大结节骨折，肩关节前脱位。首诊医生没有注意到解剖颈的隐匿骨折线（图 25-17）。

（2）手术经过

1）接诊医生进行手法闭合复位，复查 X 线片示肱骨头与骨干完全分离，仍然在关节外（图 25-18）。

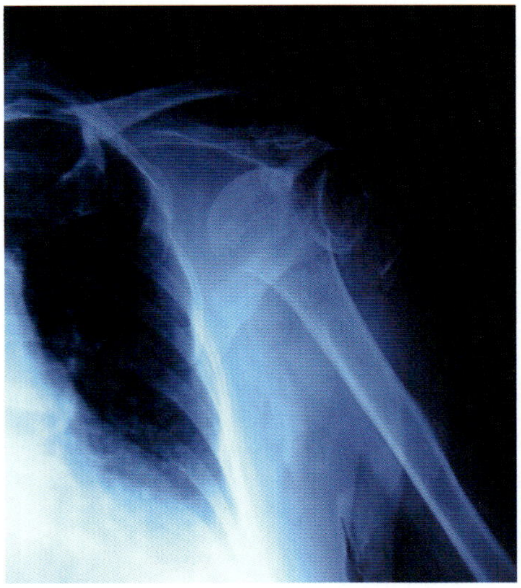

图 25-17 **大结节骨折并肩关节前脱位，解剖颈可见隐匿骨折线**

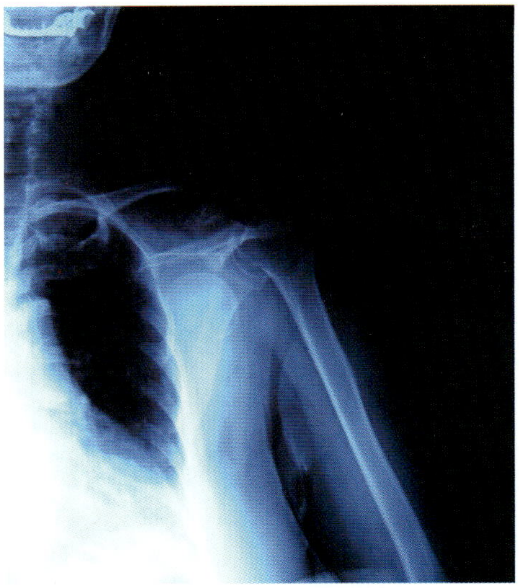

图 25-18 **肱骨头仍然在关节外**

CT 重建示肱骨近端四部分骨折脱位（图 25-19）。

2）行人工肱骨头置换术：采用三角肌胸大肌间隙入路。找到肱二头肌长头肌腱并确定大、小结节。取出肱骨头并测量其直径和厚度，以此为选择人工肱骨头的标准。尽量保留大、小结节上的骨量。

肱骨头后倾角的确定参照两个指标：①假体柄侧翼位于结节间沟后 5mm；②屈肘 90°，使前臂位于假体柄 20° ~ 40° 标杆，即约 30° 的后倾角。

假体高度的确定参考以下指标：①内侧皮质完整时，肱骨头假体恰位于内侧皮质上即为合适高度（图 25-20）；②如果大结节可以与骨干解剖复位，则人工肱骨头关节面边缘恰好位于冈上肌肌腱与大结节的结合处即为高度合适；③如上述两个指标无法确认高度，可以选择测量胸大肌止点上缘与肱骨头顶点的距离确定，此距离平均值为 5.1mm（图 25-21）。

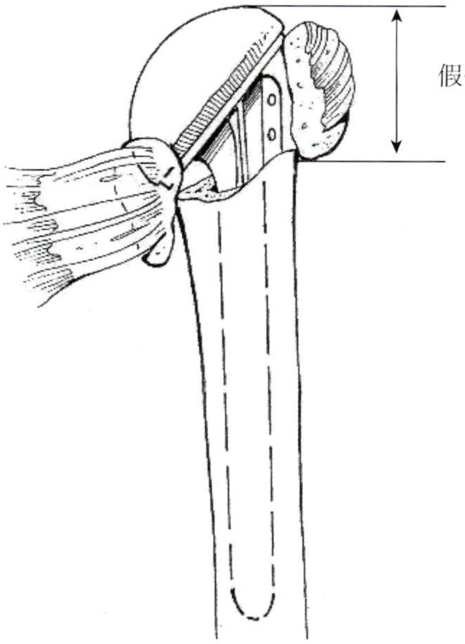


图 25-20 内侧皮质完整，肱骨头恰位于其上

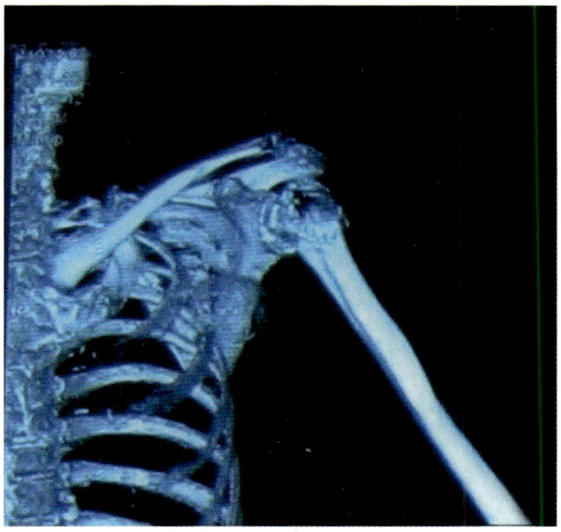

图 25-19 CT 重建

3）大、小结节重建：大、小结节能否解剖重建并愈合直接影响术后功能的优劣。我们采用钢缆进行大、小结节与肱骨干的水平方向和垂直方向的固定，固定牢靠，适于术后早期开始功能练习（图 25-22）。

（3）术后处理：术后康复方案参考骨折内固定。术后 3 个月 X 线片见图 25-23。术后 1 年功

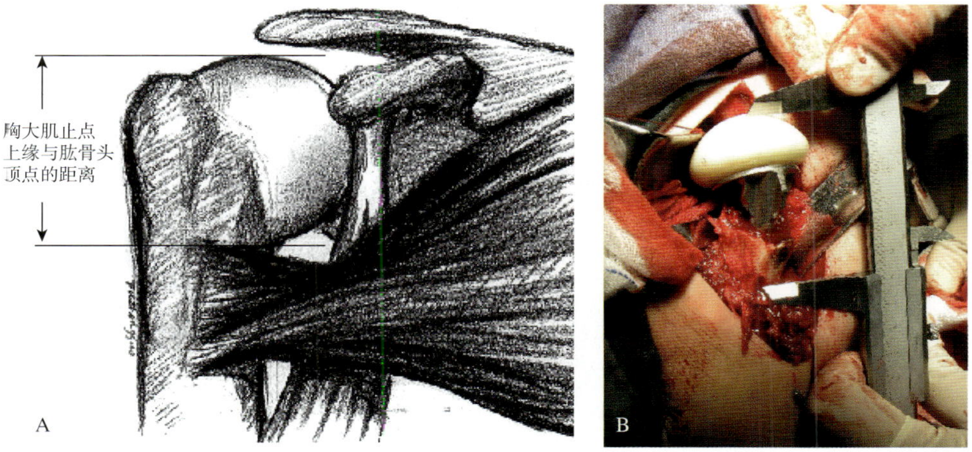


图 25-21 通过测量胸大肌止点上缘与假体顶点的距离判断假体高度，平均距离为 5.1mm
A．示意图；B．术中测量

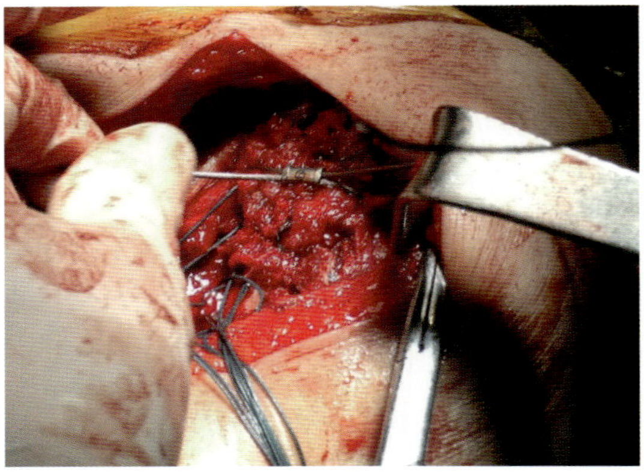

图 25-22 通过钢缆进行大、小结节固定

能见图 25-24。

### （六）并发症

1．肩关节僵硬 肩关节僵硬是肱骨近端骨折晚期最为常见的并发症，可能与以下因素相关：损伤的严重程度、固定制动的时间、关节面的畸形以及患者对于康复治疗的配合程度。我们推荐对于术后经过积极功能锻炼但仍存在肩关节僵硬的患者，于术后 6 ~ 12 个月，在取出内固定的同时完成切开松解，松解瘢痕和挛缩的粘连组织，松解喙肱韧带和肩下关节囊。松解也可在关节镜

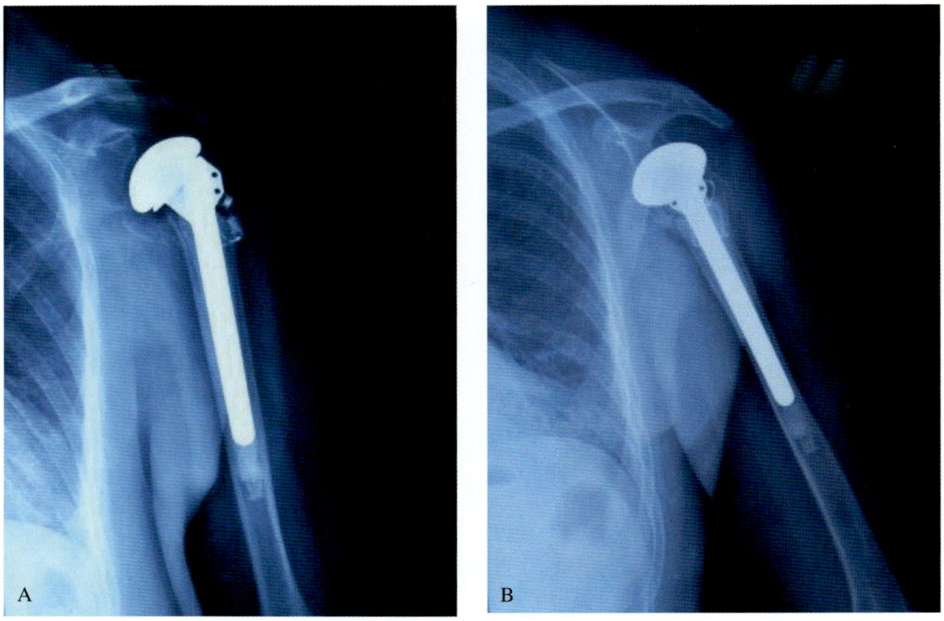


图 25-23 术后 3 个月 X 线片
A．肩关节正位片；B．肩关节侧位片

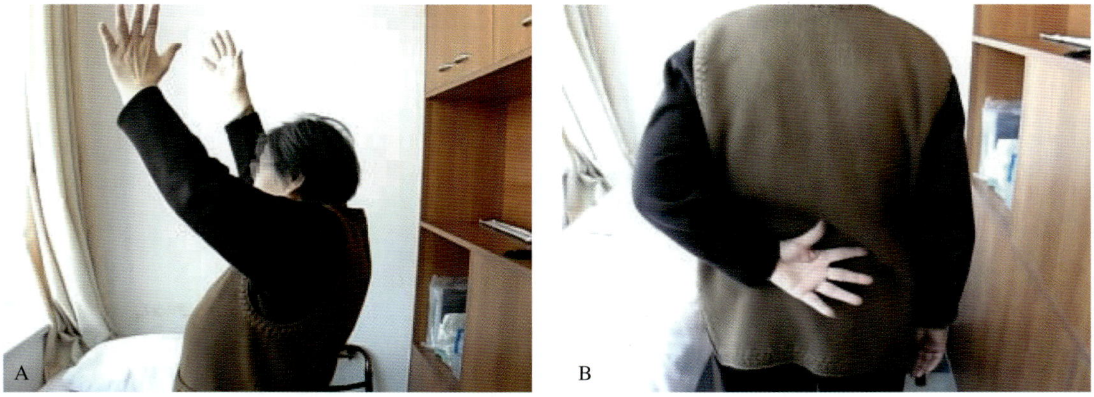


图 25-24 术后 1 年功能显示
A．患肢上举接近正常；B．患肢内收功能良好

下完成。关节镜技术可以在微创下对关节进行评价，可以松解前、后和下关节囊以及肩袖间隙，还可以对肩峰下和三角肌下的粘连进行松解和清理。

2．肱骨头坏死　肱骨头坏死的发生率取决于初次外伤的严重程度以及手术技术（如软组织的剥离和内植物的植入）。三部分和四部分骨折或骨折脱位发生肱骨头坏死并不少见。肱骨头坏死最初可通过 MRI 检查发现。X 线检查可发现肱骨头塌陷以及关节盂边缘的退变。对于肱骨头坏死所引起的肩关节严重疼痛和功能障碍可通过半肩关节置换术治疗，如果退变累及关节盂，需要行全肩关节置换术。

3．骨折不愈合　肱骨近端骨折不愈合并不常见，通常见于骨质疏松的老年患者，发生率在该类别患者中达到了 23%。导致骨折不愈合的因素包括：软组织嵌顿、骨折复位不良、骨折固定欠稳定、酗酒以及内科合并症如糖尿病等。骨折不愈合的手术指征包括：严重的疼痛、畸形以及功能障碍。切开复位内固定并自体髂骨取骨植骨是常用的治疗方法。如果肱骨头已吸收或囊性变，就需要行肩关节置换术了。应尽量避免行肱骨头切除及肩关节融合术。

4．骨折畸形愈合　骨折畸形愈合通常继发于闭合复位不理想或切开复位内固定失败。大结节畸形愈合可以导致肩峰撞击综合征，从而引起疼痛和肩关节无力。如果大结节的畸形超过 5mm，同时合并肩关节疼痛及功能受限，就需要行手术重新复位固定。对于大结节骨块移位程度较轻但存在症状的畸形愈合来说，同时做大结节部分切除、肩峰成形及粘连松解术也是一种治疗选择。外科颈骨折不愈合很少会引起严重的临床症状。但内翻畸形的形成会引起撞击，从而需要手术治疗，方法是关节镜下的肩峰成形术或大结节成形术。如果畸形成角较大，导致前举受限，就需要行肱骨近端截骨内固定术了。对于三部分或四部分骨折畸形愈合后关节匹配不理想的病例也可行肩关节置换术。

5．异位骨化　异位骨化通常是由于严重的软组织损伤，反复进行手法复位以及伤后治疗延误所造成。但异位骨化很少造成肩关节强直。如果异位骨化造成肩关节功能障碍，则需要手术切除异位成骨。

## 三、肩关节脱位

肩关节脱位是全身大关节中最常见的脱位部位，有的报告占 45% ～ 50%。

### （一）分类

肩关节脱位可有很多不同的分类方法。

1．根据造成脱位的原因分类　可分为创伤性和非创伤性两类。创伤性肩关节脱位是正常的肩关节遭受外力导致肩关节脱位，占关节脱位发生率的 95% ～ 96%。非创伤性肩关节脱位约占 4%，一般没有外伤诱因，或由极轻微的外力引起。此类疾患原始肩关节多有骨发育异常，如肱骨头过度后倾、肩盂发育不良或盂的畸形，也可患有神经、肌肉系统疾患。非创伤性肩关节不稳定的患者常表现为双肩不稳定或肩关节多方向的不稳定。

2．根据关节脱位的程度分类　可分为肩关节脱位和半脱位。关节脱位是指肱骨头与肩关节面完全分离，不能自动复位。而肩关节半脱位是肩关节活动至某一位置的瞬间，肱骨头与盂的关系发生一定程度的错位，产生一定的症状，并可自动恢复到正常的位置。患者有时可感到肩关节有暂时的错动不稳的感觉。

3．根据关节脱位的时间及发作的次数分类　可分为新鲜脱位、陈旧性脱位和复发性脱位等。文献中有的将脱位时间超过 24 小时者称为陈旧性脱位，但从创伤病理变化以及治疗方法考虑，将脱位时间超过 2 ～ 3 周者称为陈旧性脱位较为合理。复发性肩脱位是指原始创伤脱位复位后的一段时间内（一般在伤后 2 年以内），肩部受轻微的外力或肩关节在一定位置的活动中即又发生脱位，而且在类似条件下反复发生脱位。

4．根据肩关节不稳定的方向分类　可分为前脱位、后脱位、上脱位及下脱位等。

（1）前脱位：是最常见的肩关节脱位类型，占肩关节脱位的 95% 以上。直接外力虽可造成肱骨头脱位，但主要发生机制是肩外展、后伸伴外旋的外力。由于肱骨头的顶压，造成前关节囊和韧带以及盂唇软骨的损伤。外力继续作用可使肱骨头脱向前方。常伴有肱骨大结节或肩袖的损伤。根据肱骨头脱位后的位置不同，前脱位又可分为如下几种类型（图 25-25）：

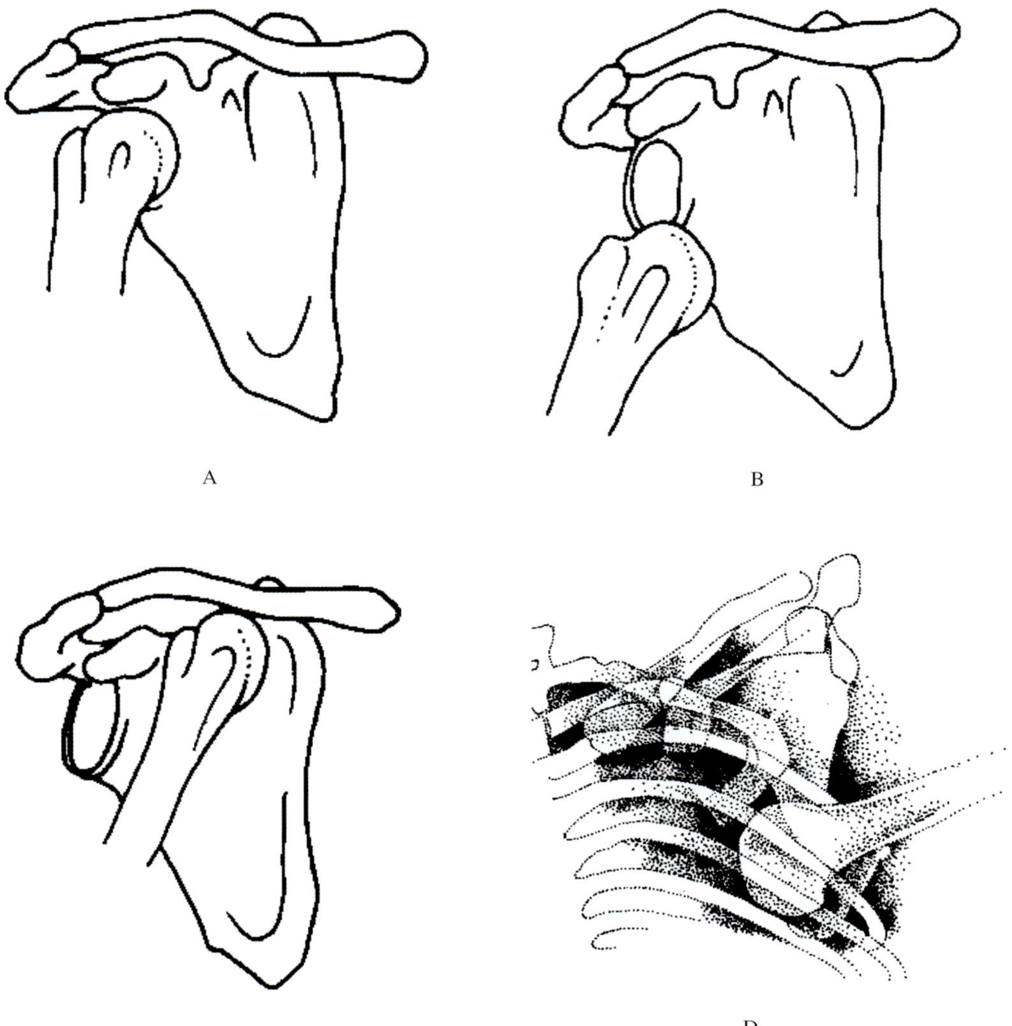


**图 25-25　肩关节前脱位的四种类型**
A．喙突下型；B．盂下型；C．锁骨下型；D．胸腔内型

1）喙突下型：肱骨头脱位至喙突下方。

2）盂下型：肱骨头脱向前下，位于盂下缘。

3）锁骨下型：肱骨头脱位后向内侧明显移位，至喙突的内侧、锁骨下方。

4）胸内脱位型：是较为少见的类型。肱骨头移位通过肋间进入胸腔，常合并肺及神经、血管损伤。

（2）后脱位：是较为少见的损伤。发生率占肩关节脱位的 1.5% ～ 3.8%。当肩关节在内收、内旋位，肱骨遭受由下向上的轴向外力时，可造成肩关节后脱位。此外，当癫痫发作、电休克治疗时，由于肌肉痉挛收缩也可造成关节脱位。直接外力作用于肩前方也可造成后脱位。

后脱位造成后方关节囊、盂唇软骨的损伤，及肩胛盂后缘骨折（图 25-26），也常合并小结节骨折。后脱位又可分为肩峰下脱位（占后脱位的 98%）、后方盂下脱位及肩胛冈下脱位。

（3）下脱位：是罕见的脱位类型。发生机制为肩部遭受过度外展的外力，使肱骨颈与肩峰顶触并形成一个支点，将肱骨头自关节囊下方撬出关节，使肱骨头关节面顶端向下，头绞锁于盂窝下，肱骨下端竖直向上，因此，也称为垂直脱位。常合并有严重的软组织损伤。

（4）上脱位：是更为罕见的脱位类型。外伤机制是肩在内收位遭受向上方的外力引起。肱骨头向上移位，可造成肩峰、锁骨、喙突或肱骨结节的骨

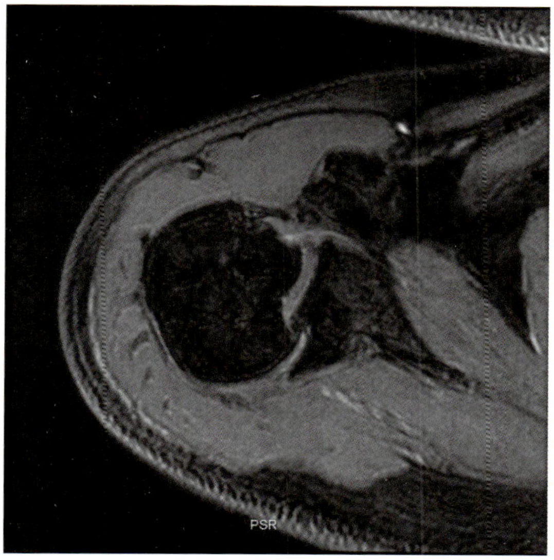


图 25-26 肱骨头陈旧性后脱位，MRI 可见肱骨头后脱位合并肩胛盂后缘骨折

折，以及肩锁关节、肩袖和其他软组织损伤。

## （二）诊断

1．病史及原因　对疑为肩关节不稳定的患者应详细询问有关的病史。首先，应了解是否为第一次发作以及首次发作的时间。首次脱位年龄越小，以后复发性脱位的发生率越高。年龄在 20 岁以下的患者，首次脱位以后变成复发性脱位的发生率在 50% 以上。其次，应询问致伤外力的大小以及外伤机制。外伤的原因、外伤时肩关节的位置以及外力作用的方向有助于对以往脱位方向的分析。此外，有无原始脱位的病历资料、X 线检查、是否易于复位都有助于对肩关节不稳定的分析和判断。

2．临床表现

（1）急性前脱位：表现为肩部疼痛、畸形、活动受限，患者常以健手扶持患肢前臂、头倾向患侧以缓解疼痛症状。上臂处于轻度外展、外旋、前屈位。肩部失去圆钝平滑的曲线轮廓，形成典型的方肩畸形。试图任何方向的活动都可引起疼痛加重。触诊肩峰下空虚，常可在喙突下、腋窝部位触到脱位的肱骨头。患肩不能内旋、内收。当患肢手掌放在对侧肩上时，患肢的肘关节不能贴近胸壁，或患肘先贴近胸壁，患侧手掌则不能触及对侧肩，即所谓 Dugas 阳性体征。

诊断脱位时应注意合并肱骨颈骨折和结节骨折的可能。合并大结节骨折的发生率较高，文献中报告为 15% ～ 35%。此外，应常规检查神经、血管。急性脱位合并腋神经损伤的发生率为 33% ～ 35%。

（2）急性后脱位：体征一般不如前脱位那样明显、典型，很容易造成误诊。有的报告误诊率可高达 60%，因此，肩关节后脱位有“诊断的陷阱”之称。容易造成误诊或漏诊的原因有：

1）肩后脱位绝大多数为肩峰下脱位，而这种类型的脱位没有前脱位时那样明显的方肩畸形以及肩关节弹性绞锁现象。患侧上臂可靠于胸侧。

2）只拍摄前后位 X 线片时，X 线片中肱骨头没有明显脱位的表现。骨科医师只依赖于正位片表现而排除了脱位的可能，这是造成误诊的主要原因。

3）X 线片上发现一些骨折，并主观地认为这些损伤就是引起肩部症状的全部原因，从而不再认真地检查主要的损伤。

4）肩关节后脱位是较为少见的损伤，一些医师缺乏体检和诊断的经验，因此，易于误诊。

（3）下方脱位：下方脱位的临床体征非常明显、典型。上臂上举过头，可达 110° ～ 160° 外展位，因此，也称为竖直性脱位。使肘关节保持在屈曲位，前臂靠于头上或头后，则疼痛症状明显。腋窝下可触及脱位的肱骨头。下方脱位常合并神经、血管损伤，在老年人中多见。

（4）上方脱位：上方脱位时上臂在内收位靠于胸侧。上臂外形变短、肱骨头上移，肩关节活动明显受限。活动时疼痛加重。易合并神经、血管损伤。

3．X 线检查　由于普通肩前后位 X 线片易于漏诊肩关节后脱位的诊断，因此，在无 CT 等先进设备的单位，建议对肩部骨折脱位采用创伤系列 X 线片投照，即肩胛面正位、肩胛面侧位和腋位。

（1）肩胛面正位片投照时，将片匣与肩胛骨平面平行放置，X 线垂直投照，中心指向喙突。正常肩关节的影像表现为头的关节面与盂关节面相平行，显示有关节的间隙（图 25-27）。肩关节脱位时，头盂之间的间隙消失，出现重叠影像。

（2）肩胛面侧位像是肩关节的真正侧位投影。正常肩关节影像为肱骨头位于盂窝中央（图 25-28）。肱骨头脱位时，在肩胛侧位上可清楚地显示前后的移位。

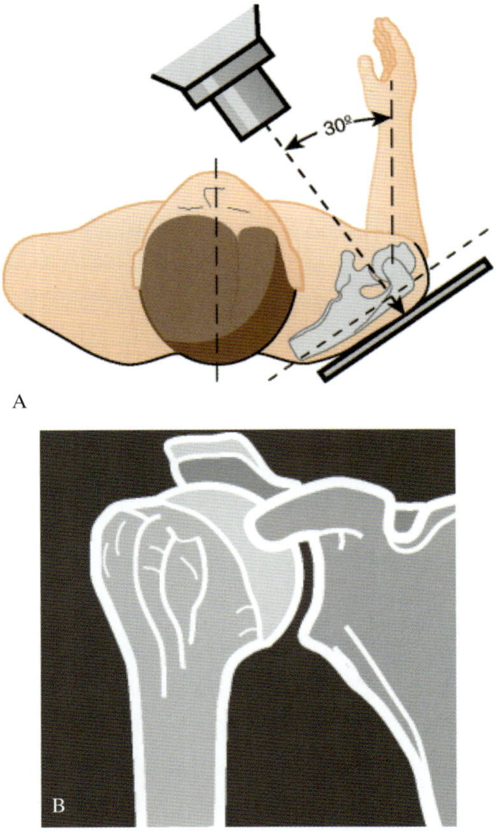


图 25-27 **肩胛骨平面的肩关节 X 线正位片**
A．投照体位示意图；B．X 线示意图

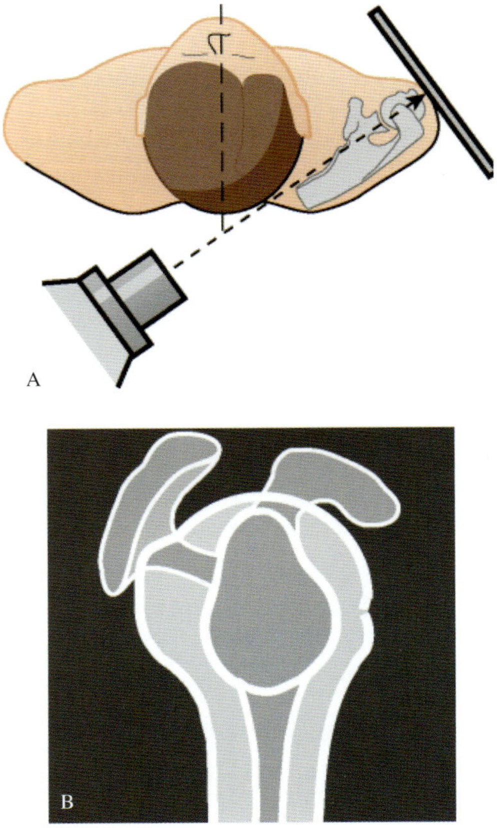


图 25-28 **肩胛骨平面的肩关节 X 线侧位片**
A．投照体位示意图；B．X 线示意图

（3）腋位X线片也是肩关节的侧位投影，对于肩关节的骨折或脱位可以提供更为清晰、明确的影像，可清楚地显示头与盂的前后关系以及肱骨头、结节的骨折。

新鲜肩部损伤的患者因为疼痛往往不能使患肩外展达到需要的角度，因此，影响腋位片的拍摄，可采用改良腋位投照。不需要外展上臂，可取仰卧位拍照，也可采用站立位，将身体向后仰斜 30° 位拍照，也称为 Velpeau 腋位。

4．CT　CT 能清晰地显示肩关节横断面的解剖关系，对于脱位方向、脱位程度及是否合并骨折等骨结构状态可提供重要的信息（图 25-29）。

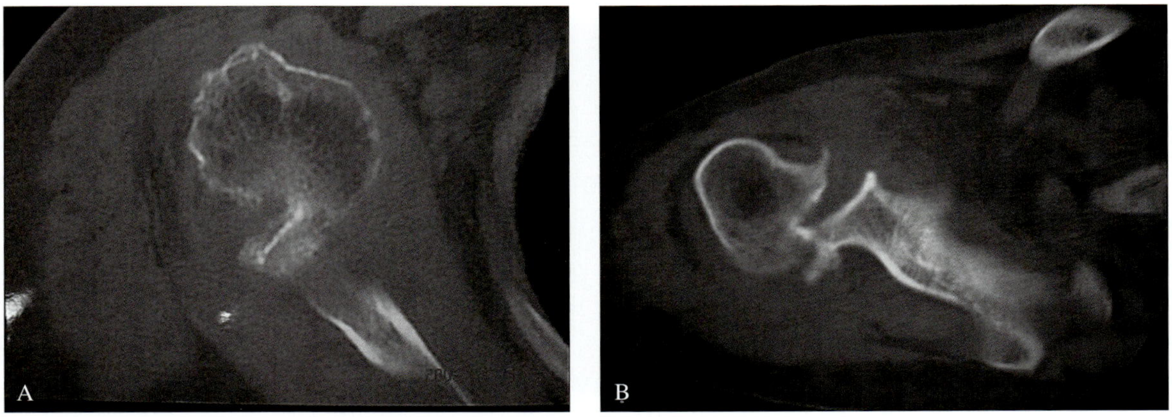


图 25-29 **肩关节脱位的 CT 检查**
A．前脱位，显示前脱位及后方 Hill-Sacks 损伤；B．后脱位

5．MRI　MRI对于脱位同时合并的软组织创伤的分辨具有优势。关节囊、韧带、盂唇、肩袖肌腱以及新鲜骨折都能从图像与信号提供的信息予以分辨。对于新鲜损伤导致的骨与软组织内的出血，MRI可反映出信号的异常，在鉴别诊断方面十分有价值。对于肩关节脱位后出现持续性疼痛的中老年患者，建议进行MRI检查。此类患者常常有肩袖损伤。

### （三）治疗

1．新鲜肩关节脱位　新鲜肩关于脱位的治疗原则应当是尽早行闭合复位，不仅可及时缓解患者痛苦，而且易于复位。一般复位前应给予适当的麻醉。复位手法分为以牵引手法为主或以杠杆方法为主两种。一般以牵引手法较为安全。利用杠杆手法较易发生软组织损伤及骨折。

对于新鲜前脱位常采用如下几种方法复位：

（1）Hippocratic复位法：是最为古老的复位方法，至今仍被广泛应用。只需一人即可操作。患者取仰卧位，术者站于床旁，术者以靠近患肩的足蹬于患肩腋下侧胸壁处，双手牵引患肢腕部，逐渐增加牵引力量，同时可轻微内、外旋上肢，解脱肱骨头与盂的绞锁并逐渐内收上臂。此时常可感到肱骨头复位的滑动感和复位的响声。复位后肩部恢复饱满的外形。此时复查Dugas征变为阴性，肩关节恢复一定的活动范围。

（2）Stimson牵引复位法：患者俯卧于床上，患肢腕部系一宽带，悬5～6kg重物垂于床旁。根据患者体重及肌肉发达情况可适当增减重量。取自然下垂位牵引约15分钟。肩部肌肉松弛后往往可自行复位。有时需术者帮助内收上臂或以双手自腋窝向外上方轻推肱骨头，或轻轻旋转上臂，肱骨头即可复位。笔者通过实践体会此种方法是一种安全、有效、以逸待劳的复位方法，一般不需麻醉即可实行（图25-30）。

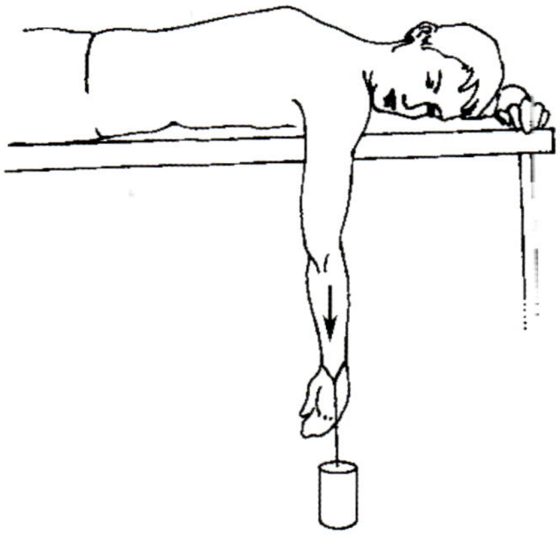

图25-30　Stimson牵引复位法

（3）Kocher方法：是一种利用杠杆手法达到复位的操作。需有助手以布单绕过患者腋部及侧胸部行反牵引，然后术者沿患肢上臂方向行牵引，松脱肱骨头与肩盂的嵌压。然后使肱骨干顶于前侧胸壁形成支点，内收、内旋上臂，使肱骨头复位。操作时手法应轻柔，动作均匀缓慢，严禁采用粗暴、突然的发力，否则易造成肱骨颈骨折或引起神经、血管损伤。

患肩复位后，将患肩制动于内收、内旋位。腋窝垫一薄棉垫，可以颈腕吊带或三角巾固定。制动时间可依患者年龄而异。患者年龄越小，形成复发脱位的概率越大。30岁以下者可制动3～5周。年龄较大的患者易发生关节功能受限，因此，应适当减少制动的时间。应早期开始肩关节功能锻炼。复位后6周以内的早期锻炼遵循90—0原则，即前举不超过90°，外旋不超过0°。超过6周后增加被动活动范围直至恢复肩关节正常的活动范围，同时进行肩袖肌肉和三角肌、肩胛带肌的力量训练。

新鲜脱位闭合复位不成功时，有可能是移位的大结节骨块阻挡或关节囊、肩袖、肱二头肌肌腱嵌入阻碍复位。此时需行手术复位。此外，当肱骨头脱位合并肩盂大块移位骨折、肱骨颈骨折时，多需手术切开复位。

新鲜肩关节后脱位复位时，患者取仰卧位，沿肱骨轴线方向牵引，如肱骨头与盂后缘有绞锁，则需轻柔内旋上臂，同时给予侧方牵引力以松脱开头与盂缘的嵌插绞锁。此时从后方推肱骨头向前，同时外旋肱骨即可复位。复位成功的关键是肌肉应完全松弛，因此，应在充分的麻醉下进行。复位手法力求轻柔，避免强力外旋，以免造成肱骨头或颈部骨折。

复位后如较为稳定，可用吊带或包扎将上臂固定于胸侧。将上臂固定于轻度后伸旋转中立位3周。如复位后肱骨头不稳定，则需将上臂置于外旋、轻后伸位，以肩人字石膏或支具固定，也可在复位后以克氏针通过肩峰交叉固定肱骨头。3周后去除固定并开始进行肩关节活动。

闭合复位不成功时，或合并小结节骨折头复位后骨折仍有明显移位、复位后不稳定时，需行切开复位固定。肱骨头骨折缺损较大时，可用肩胛下肌或连同小结节填充缺损处（图25-31）。

对肩关节下脱位应先行闭合复位。沿上臂畸形方向向外上方牵引，以折叠的布单绕过患肩向下方做反牵引。术者自腋窝部向上推挤肱骨头，同时逐渐内收上臂以达复位。有时由于肱骨头穿破关节囊不能闭合复位时，则需切开复位。

肩关节上脱位更为少见，一般采用闭合复位治疗。如合并肩峰骨折使关节复位后不稳时，则需手术治疗，以固定移位的骨折。

2．陈旧性肩关节脱位　陈旧性肩关节脱位的治疗方法是难以确定的。一般应根据患者的年龄、全身状况、脱位的时间、损伤的病理、症状的程度、肩活动范围以及患者对肩关节的功能要求等因素综合分析决定。首先确定脱位是否还需要复位。如需复位，能否行闭合复位。如需手术治疗则决定采用何种手术方式，以下几种治疗方法可供做治疗参考：

（1）功能治疗：功能治疗作为一种治疗方法，是因为很多病例经过一段时间的功能锻炼后，肩部功能活动可以得到明显的改进，因此，在陈旧性肩脱位时，医生和患者不要把脱位的复位作为唯一目的，而应以最后的功能恢复结果作为治疗的目的。不要把功能治疗看成是一种消极的、无能为力的方法。在一定条件下，对于一些病例，功能锻炼可能是较为合理、有效的治疗方法。

功能锻炼适于年老体弱及骨质疏松者。脱位时间超过2个月以上的中年患者或半年以上的青年病例，由于软组织粘连，关节软骨退变，难以手术复位并取得满意的手术治疗效果。一般通过2～3个月的功能锻炼，肩关节的功能活动可得到明显改进，可胜任日常的生活和工作。

对于接受功能治疗的患者，医生要向患者交代清楚的是，肩关节功能会得到一定程度的改善并满足部分功能要求，但随着时间的延长，可能会出现逐渐加重的肩部疼痛和随之导致的功能受限。

（2）闭合复位：一般适用于脱位时间在1个月以内，无神经、血管受损的青壮年患者。合并有骨折者一般应行手术复位。脱位时间在1～2个月者也偶有闭合复位成功的机会。脱位时间越长，闭合复位越困难。

（3）切开复位：适用于脱位时间在半年以内的青壮年患者，或脱位时间虽短，但合并有大、小结节骨折或肱骨颈骨折者。

（4）人工肱骨头置换术：适用于脱位时间较长，关节软骨面已软化，或肱骨头骨缺损＞30%的病例。由于人工关节置换术的进展，目前已很少采用单纯肱骨头切除术和肩融合术来治疗陈旧性肩脱位。

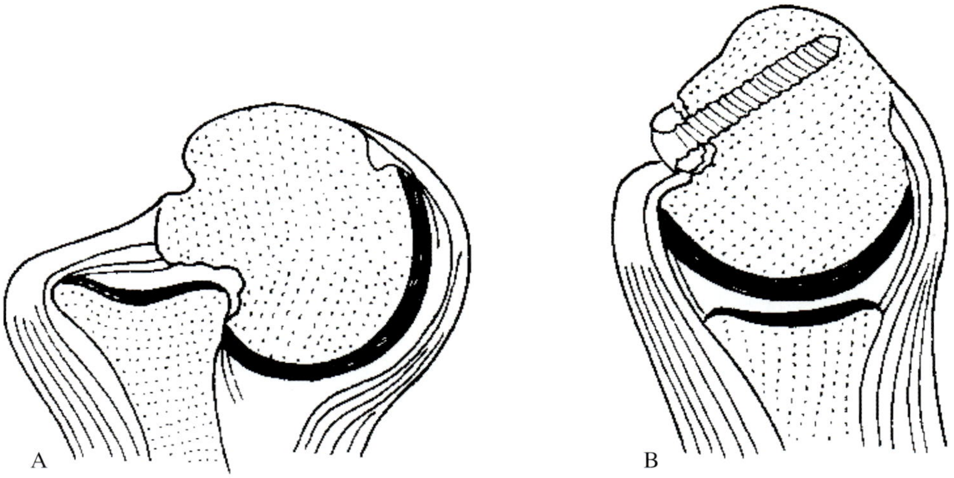


**图25-31　肩关节后脱位时肩胛下肌与小结节骨缺损区移植**

A．肩关节脱位的锁骨缺损；B．移植肩胛下肌及小结节填补骨缺损区域

### （四）合并症

1．肩袖损伤　中年以上患者前脱位时合并肩袖损伤较为多见，后脱位时则较少发生。肩袖损伤时肩外展、外旋活动受限，活动时疼痛。超声及 MRI 检查有助于诊断。症状明显时需行手术治疗（图 25-32）。

2．血管损伤　肩脱位可合并腋动脉、腋静脉或腋动脉分支的损伤，常见于老年人、血管硬化者。可发生于脱位时，或闭合复位时，也可发生于手术切开复位时或陈旧性脱位切开复位时，由于血管解剖位置移位和粘连，更易遭受损伤。

腋动脉损伤时肩部肿胀明显，腋窝部尤甚。患肢皮肤苍白或发绀，皮肤温度低，桡动脉搏动消失，肢体麻痹。腋部有时可听到动脉搏动性杂音。严重时可有休克表现。血管造影可诊断损伤的部位。确定诊断后必须行手术治疗。多需行人造血管移植或大隐静脉移植修复，不宜采用血管结扎治疗，否则可造成上肢的功能障碍甚至坏死。

3．神经损伤　肩关节前脱位合并神经损伤比较常见，最常见的为腋神经损伤。

肩部骨折、脱位合并神经损伤容易漏诊。尤其在老年患者，关节的功能活动受限往往归因于

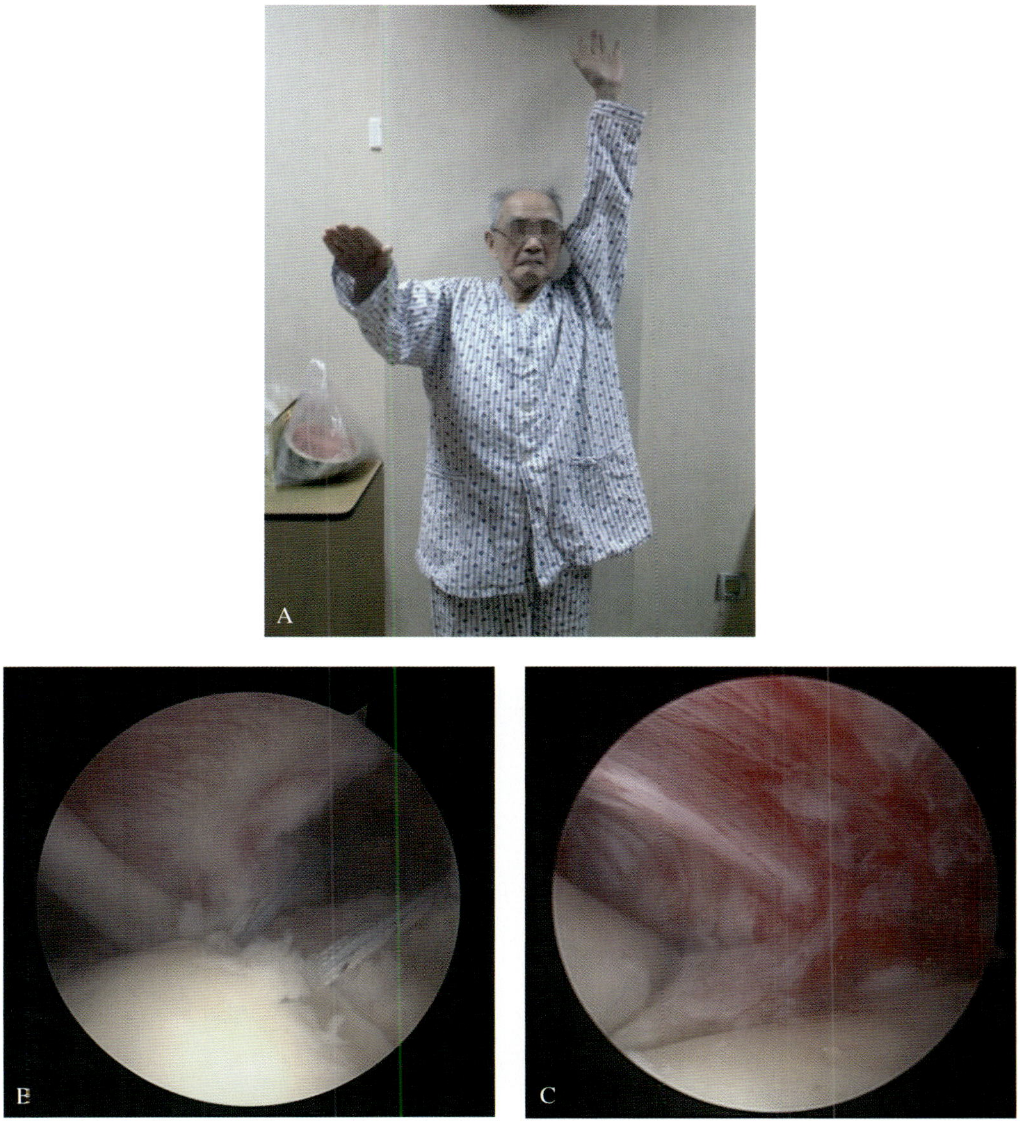

**图 25-32　肩关节脱位合并肩袖损伤**

A．此老年患者肩关节脱位后持续疼痛和活动受限；B．关节镜下可见冈上肌、冈下肌肌腱从止点撕脱；C．修复后的关节镜下表现

制动引起的关节僵直所致，只根据皮肤感觉障碍来诊断有无神经损伤是不准确的。一些患者有皮肤感觉丧失，但肌肉运动正常，也有的患者有肌肉运动丧失，但相应支配区的皮肤感觉正常，因此，神经损伤诊断主要应以肌肉运动和肌电图检查来确定诊断。

4．肩关节复发脱位　复发脱位是急性创伤性肩关节脱位的常见合并症，尤其多见于年轻患者。一般报告 20 岁以下者复发脱位发生率超过 50%，40 岁以上复发率为 10% ～ 15%。

创伤性肩关节脱位后，使关节囊、盂唇软骨撕脱，肱骨头发生嵌压骨折，从而改变了关节的稳定性，形成了复发脱位的病理基础。

创伤性原始脱位复位后的制动时间与复发脱位的发生率没有直接关系，因此，不需要对所有的前脱位复位后都进行 4 ～ 6 周的制动。对于年轻患者可以制动时间长些。对于老年患者，为了避免出现创伤性凝肩，制动时间可以短于 3 周。早期开始功能练习有助于保护肩关节功能。有文献报道前脱位复位后将肩关节制动于旋转中立位或者轻度外旋位有助于降低复发率，其依据在于在外旋位时，损伤的前下盂唇关节囊韧带结构可以回复到肩胛盂表面，有利于解剖愈合。

## 四、肱骨远端骨折

肱骨远端骨折是指肱骨髁上以远部位的骨折。

肱骨远端骨折包括肱骨髁上骨折、肱骨髁间骨折，以及肱骨内、外侧髁骨折和肱骨小头骨折。

### （一）肱骨髁上骨折

此类骨折为 AO 分类的 A 型骨折，最常见于 5 ～ 8 岁的儿童，占全部肘部骨折的 50% ～ 60%，属关节外骨折，及时治疗后功能恢复较好。

1．骨折类型　根据暴力来源及方向可分为伸直型、屈曲型和粉碎型三类。

（1）伸直型：最多见，占 90% 以上。跌倒时肘关节在半屈曲位或伸直位，手心触地，骨折线由前下斜向后上方。骨折近段常刺破肱肌损伤正中神经和肱动脉。骨折时，肱骨下端除接受前后暴力外，还可伴有侧方暴力。按移位情况又分尺偏型和桡偏型。

（2）屈曲型：较少见。肘关节在屈曲位跌倒，骨折线常为后下斜向前上方，与伸直型相反。很少发生血管、神经损伤。

（3）粉碎型：多见于成年人。本型骨折多属肱骨髁间骨折。

2．临床表现与诊断　伤后肘部肿胀，偶有开放伤口。伤后马上就医者肿胀轻，可触及骨性标志。多数病例肿胀严重，已不能触及骨性标志。骨折远端向后移位，可与肘后脱位相混淆，但肘后三角关系正常，据此可鉴别。伤后或复位后应注意是否有肱动脉急性损伤和前臂掌侧骨筋膜室综合征，是否出现“5P”征，即疼痛（pain）、桡动脉搏动消失（pulselessness）、苍白（pallor）、麻痹（paralysis）、肌肉无力或瘫痪（paralysis）。正中神经、尺神经、桡神经都有可能被累及，但以正中神经和桡神经损伤多见。X 线检查可明确骨折的类型和移位程度。

3．治疗　主要取决于合并同侧肢体骨与软组织损伤的情况，特别是神经、血管是否有损伤。所有骨折均可考虑首先试行闭合复位，但若血液循环受到影响，则应行急诊手术。

（1）非手术治疗：对无移位或轻度移位可用石膏后托制动 1 ～ 2 周，然后开始轻柔的功能活动。6 周后骨折基本愈合，再彻底去除石膏固定。

（2）手术治疗

1）闭合复位、经皮穿针固定：臂丛神经阻滞麻醉后在无菌操作下行整复。待复位满意后，维持复位，一助手取一枚 2.0mm 克氏针自肱骨外上髁最高点穿入皮肤，触及骨质后在冠状面上与肱骨纵轴成 45°，在矢状面上与肱骨纵轴成 15° 进针，直至穿透肱骨近骨折端的对侧骨皮质。再取一枚 2.0mm 克氏针在之前进针点前 0.5cm 处穿入皮肤，向近骨折端尺侧穿针至透过对侧骨皮质。C 形臂 X 线机透视复位、固定满意后，将针尾屈曲 90° 剪断，残端留于皮外。无菌纱布包扎针尾，用石膏托固定于屈肘 90° 前臂旋前位。

2）切开复位内固定：成人常需采用此种方法。手术指征包括：①骨折不稳定，闭合复位后不能维持满意的复位；②骨折合并血管损伤；③合并同侧肱骨干或前臂骨折。另外，对老年患者应尽量选择切开复位内固定，以利于早期功能锻炼。若合并的血管损伤需进行修补，更应同时稳定骨折端，可通过前方的 Henry 入路来完成。若未合并血管损伤，则可以采取内、外侧联合切口或后正中切口。可使用 AO 半管状钢板、重建钢板或特制的 Y 形钢板，尽可能用拉力螺钉增加骨折端稳定（图 25-33）。Heffet 和 Hotchkiss 已证实使两块钢板成 90° 分别固定内、外侧柱，其抗疲劳性能优于在后方单用一块 Y 形钢板或双髁螺丝钉固定。

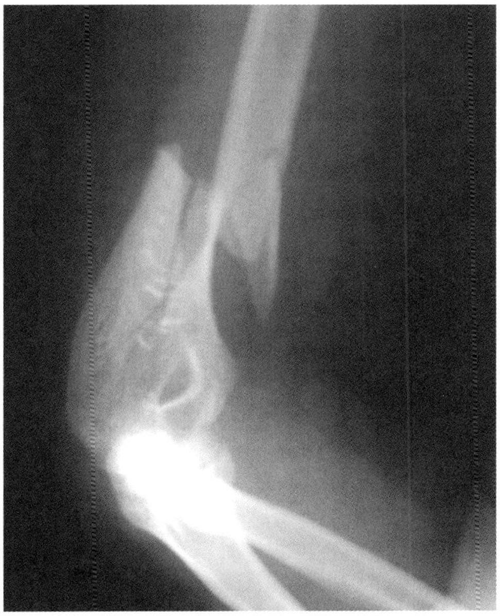

图 25-33　肱骨髁上骨折切开复位重建钢板内固定

4．并发症　肱骨髁上骨折的并发症较多，有以下几种：

（1）Volkmanns 缺血挛缩：为髁上骨折最严重的并发症，发病常与处理不当有关。出血和组织肿胀可使筋膜间室压力升高。外固定包扎过紧和屈肘角度太大使间室容积减小或无法扩张是诱发本病的重要因素。

（2）肘内翻：为髁上骨折最常见的合并症，尺偏型骨折发生率高达 50 %。对轻度肘内翻无须处理，肘内翻＞ 15° 畸形明显者可行髁上截骨矫形。

（3）神经损伤：肱骨髁上骨折并发神经损伤比较多见，发生率为 5% ～ 19%。大多数损伤为神经传导功能障碍或轴索中断，数日或数月内可自然恢复，神经断裂很少见，偶发生于桡神经。神经损伤的早期处理主要为支持疗法，被动活动关节以保持功能位置。损伤 2 ～ 3 个月后临床与肌电图检查皆无恢复迹象者应考虑手术松解。

（4）关节活动障碍：大多数患者愈后肘关节功能不受影响，或只有轻微的屈伸受限。少数患者由于组织挛缩，近期可有 20° ～ 30° 屈伸障碍，随着生长发育都会有所改进。

关节活动严重障碍常见于并发前臂缺血挛缩和部分切开复位应治疗患者，偶见于曾被多次手法复位和暴力拉伸活动关节的病例。

切开复位应采用创伤较大的后侧入路。手术操作粗暴，对正常组织剥离太多，由于止血不充分而术后关节内积血、外固定时间太长等都是导致关节活动障碍的重要因素，应该注意避免。

### （二）肱骨髁间骨折

肱骨髁间骨折至今仍是比较常见的复杂骨折，是肘部外伤中最为复杂的关节内骨折。在青年患者中，往往是由强能量损伤引起，常为粉碎性。在老年患者中，低能量损伤即可造成肱骨髁间骨折。治疗较困难，且对肘关节的功能影响较大，采用非手术治疗往往不能取得满意的骨折复位。

1．骨折类型　Mehen 分型将骨折分为经髁横行骨折、外侧髁骨折、内侧髁骨折、T 型骨折、H 型骨折、Y 型骨折和 λ 型骨折。这种分型较为复杂，能很好地评价骨折线位置及骨折粉碎程度，在指导治疗方面很有帮助，临床上最为常用（图 25-34）：

2．临床表现与诊断　局部肿胀、疼痛。因髁间移位、分离致肱骨髁变宽，尺骨向近端移位使前臂变短。可出现骨擦音，肘后三角关系改变。明显移位者，肘部在所有方向均呈现不稳定。拍肘关节正、侧位 X 线片（必要时加拍斜位）可明确骨折的类型和移位程度。需要注意的是骨折的真实情况常比 X 线片的表现还要严重和粉碎。判断骨折的粉碎程度还可行 CT 或重建 CT 检查。CT 矢状位与冠状位重建以及三维重建（尤其是将尺桡骨从图像中剔除）可以提供更加详细的信息。不同类型的骨折，手术入路和固定方式的选择也不一样，因此，对骨折进行精确的分类十分重要。

3．治疗　处理原则为：肱骨髁间骨折固定包括髁间和髁上两部分，首先复位髁间骨折并固定，将复杂髁间骨折变为简单髁上骨折，然后处理髁上骨折。显露并复位后，可用克氏针临时固定后

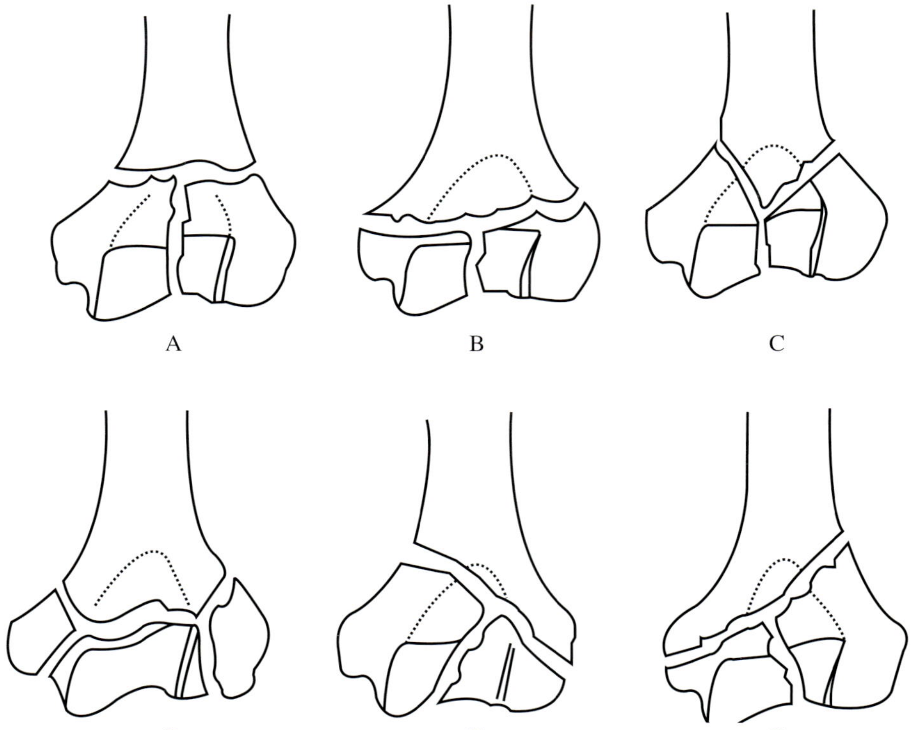


**图 25-34 肱骨髁间骨折的 Mehne 分型**

A. 高T型；B. 低T型；C. Y型；D. H型；E. 内λ型；F. 外λ型

再永久固定。如内、外侧髁有骨折，先将内或外侧髁嵴部固定于干骺端，然后用解剖钢板、Y形钢板或双钢板将组合在一起的髁部固定于干骺端。

骨折复位的标准为：①恢复肱骨远端三角形的完整性及关节软骨的平整；②恢复鹰嘴窝、冠状窝、桡骨窝的解剖形状；③恢复肱骨远端的前倾角。

对于肱骨远端严重粉碎性骨折或骨质疏松明显的老年患者，不论采取何种内固定方法，均愈后欠佳，并发症发生率很高。近些年发展起来的全肘关节置换术治疗这类患者效果较好。

治疗方法可分为非手术治疗、外固定和切开复位内固定。

（1）非手术治疗：对于内、外侧髁较为完整及轻度分离无明显旋转者，可于透视下手法复位，用长臂石膏前后托固定，2周后再换一次石膏，肘部的屈曲程度不能单纯依靠是屈曲型还是伸直型来定，而要在透视下观察在何种位置最稳定。制动时间为4～5周，去除石膏后再逐渐练习肘关节的屈伸活动。无移位的骨折仅维持骨折不再移位即可，可用石膏托制动4周。

（2）外固定：应用外固定治疗肱骨髁间骨折较少，其适应证为①患者已有神经损伤，周围肌肉已无功能；②开放的肱骨髁间骨折，尤其是伴有大的软组织缺损或感染，可以采用微型外固定架固定；③对于髁间严重粉碎性骨折，切开复位内固定的预后很差，也有人主张采用外固定技术；④患者的肘关节已融合于功能位；⑤患者伴随严重的内科疾病，不能经受切开复位手术治疗。通常应用石膏、夹板或外固定架固定患者的肘关节于功能位，当疼痛减轻后（通常4～6周），在可以耐受的情况下开始主动活动，以期获得肘关节的部分功能。

（3）切开复位内固定：经过数十年的发展，肱骨髁间骨折手术技术有了长足的发展。切开复位、牢固的板钉内固定和早期功能练习已被视为首选的治疗方法。

1）手术入路：手术切口有很多种，但后正中切口优点最多，目前应用最广。

经尺骨鹰嘴截骨入路在 1982 年由 Thomas 提出，并在临床上广泛应用。该入路显露肱骨远端关节面效果理想，可避免肱三头肌损伤。因其保持了肱三头肌的完整性，减少了损伤和术后粘连，同时髁间显露充分，复位精确，固定稳妥，常不需用外固定。固定后为骨与骨之间的愈合，术后肘关节粘连少，僵硬程度轻，关节可早期进行功能锻炼。其缺点是人为造成关节内骨折，易导致创伤性关节炎、尺骨鹰嘴截骨不愈合及内固定脱出等。随着手术技术的发展，V 形截骨、解剖复位、有效固定大大降低了截骨不愈合的发生率。Ring 等报道应用这种技术获得了 98% 的愈合率。对截下的尺骨鹰嘴复位后使用的固定为 1 ~ 2 枚直径为 6.5mm、长度不短于 6.5cm 的松质骨螺钉髓内固定 + 张力带钢丝或 2 枚平行克氏针髓内固定 + 张力带钢丝（图 25-35）。需要特别指出的一点是：在做尺骨鹰嘴截骨时应尽量避免使用电锯，因其可造成骨量的丢失，从而导致尺骨鹰嘴的短缩或复位不良而影响手术效果。

经肱三头肌舌型皮瓣入路在 1972 年由 Alonso-Llames 提出，在早期应用较多。这种入路对肱骨滑车和小头显露欠佳，不适宜 C3 型骨折，但它没有尺骨鹰嘴截骨，减少了内固定，应用于 C1 和 C2 型骨折有很大的优势。其缺点是显露不够充分，且不利于早期功能锻炼。

经纵劈肱三头肌入路由 Campbell 首先描述。这种入路避免了尺骨鹰嘴截骨，并发症少。其缺陷在于显露肱骨滑车和肱骨小头困难，整复复杂 C3 型骨折也更困难。Pajarinen 和 Bjorkenheim 的一项研究表明经纵劈肱三头肌入路手术的优良率为 33%，而经尺骨鹰嘴入路为 67%。

也有部分作者采用经肱三头肌两侧入路来治疗肱骨髁间骨折（图 25-36）。这种方式避免了截骨和肱三头肌损伤，完整保留了伸肘装置，并发症少，但显露肱骨滑车困难，仅适用于 Riseborough Ⅱ型和部分Ⅲ型。临床上通常需要充分暴露来评估骨折情况，因而应用此入路较少。

2）内固定物的选择：对于髁间骨折部分，需要依据骨折块的大小和相互关系选用合适的螺钉。在 C1 和 C2 型骨折，若髁上部不能用双钢板固定，可用两枚直径为 4mm 的松质骨拉力螺钉固定。若能，可仅用一枚踝螺钉或松质骨拉力螺钉固定。

对于髁上骨折部分，采用双钢板固定具有明显优势。这种技术根据肱骨远端解剖学特点，外侧使用 3.5cm 重建钢板，内侧髁嵴使用 1/3 管型钢板或重建钢板，固定肱骨远端内外侧柱，恢

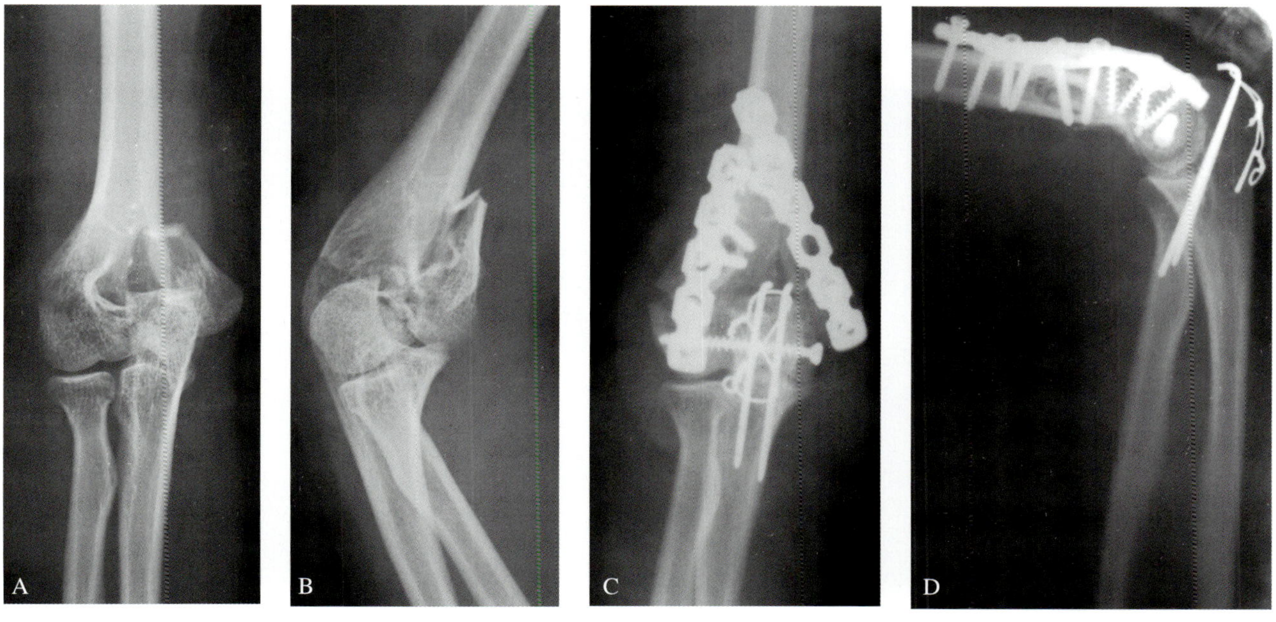


**图 25-35　低 T 型肱骨髁间骨折，采用尺骨鹰嘴截骨入路，AO 双重建钛板螺钉内固定**
A、B. 术前 X 线片显示肱骨髁间骨折；C、D. AO 重建钛板螺钉固定后 X 线片

复肱骨远端三角形，达到牢固固定（图 25-37、25-38）。

3）术后康复：内固定结束后，如果尺神经距内固定物很近，则将尺神经前置，放置引流条，术后 24 ～ 48 小时内拔除。早期有效的肘关节功能锻炼对于肘关节功能的恢复至关重要。肘关节制动时间一旦过长，则必将导致关节纤维化和僵硬。在骨折坚强固定的病例，患肢不做石膏固定，术后 3 天内开始活动肘关节。内固定不确实的用石膏托屈肘固定 3 周左右，去除石膏后无痛性主动活动肘关节，辅以被动活动。

早期利用持续被动运动（continuous passive motion，CPM）进行功能锻炼，有利于肘关节周围骨与软组织血液供应恢复，肿胀消退，能加快关节内滑液的循环和消除血肿，减少关节粘连，可刺激多种间质细胞分化成关节软骨，促进关节软组织的再生和修复，可抑制关节周围炎性反应。

（4）全肘关节置换术（total elbow arthroplasty，TEA）

1）手术适应证与禁忌证：全肘关节置换术的适应证包括①肱骨髁间 C3 型骨折，关节面损毁严重，无法复位并行内固定；②老年患者，骨质疏

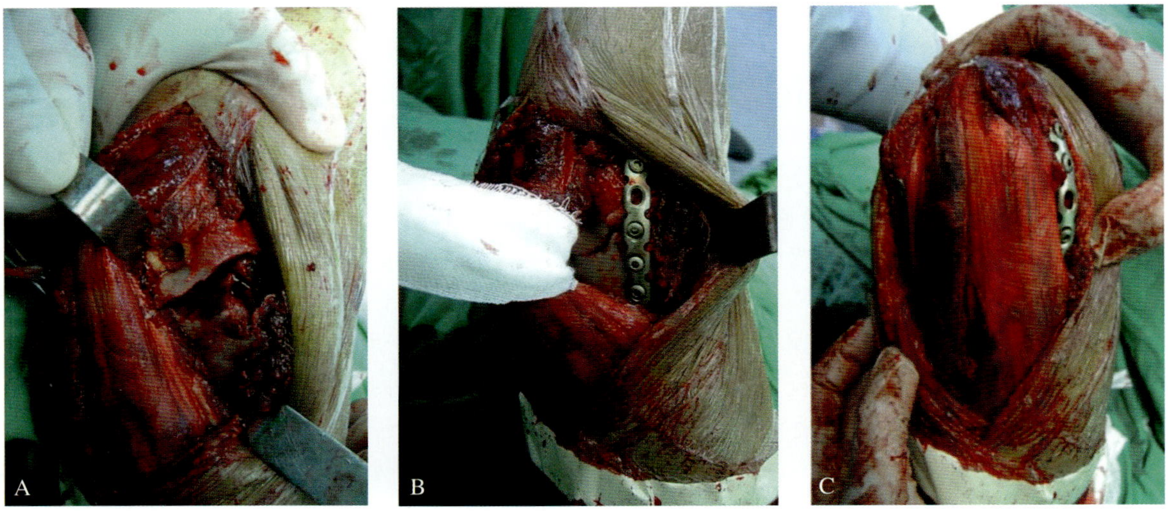


**图 25-36　经肱三头肌两侧入路用双钢板固定肱骨髁间骨折**

A．术中直视下的骨折情况；B、C．用双钢板固定骨折

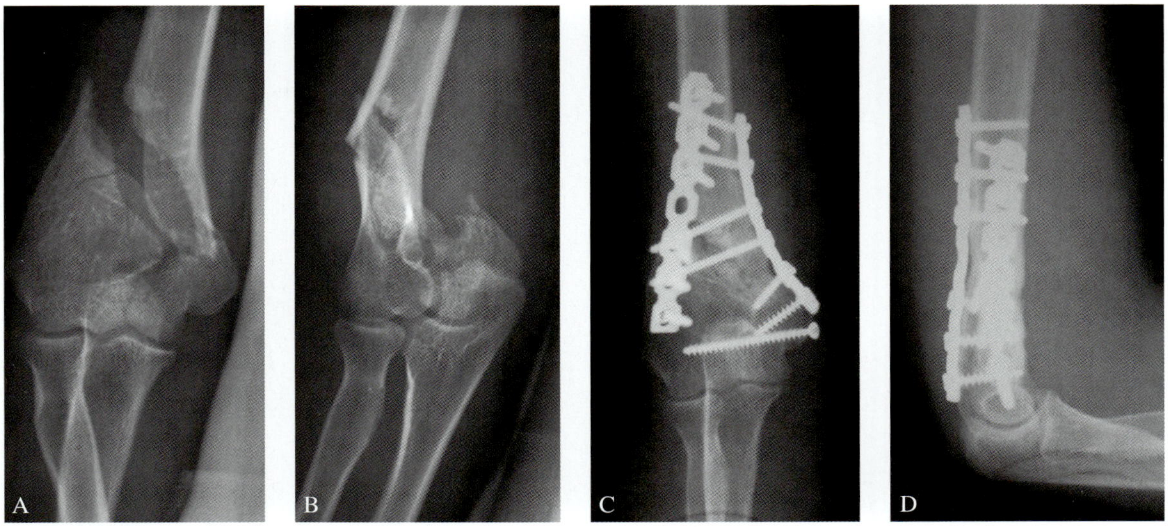


**图 25-37　外λ型肱骨髁间骨折，采用 AO 双重建钛板螺钉内固定**

A、B．术前 X 线片显示肱骨髁间骨折；C、D．AO 双重建钛板螺钉内固定

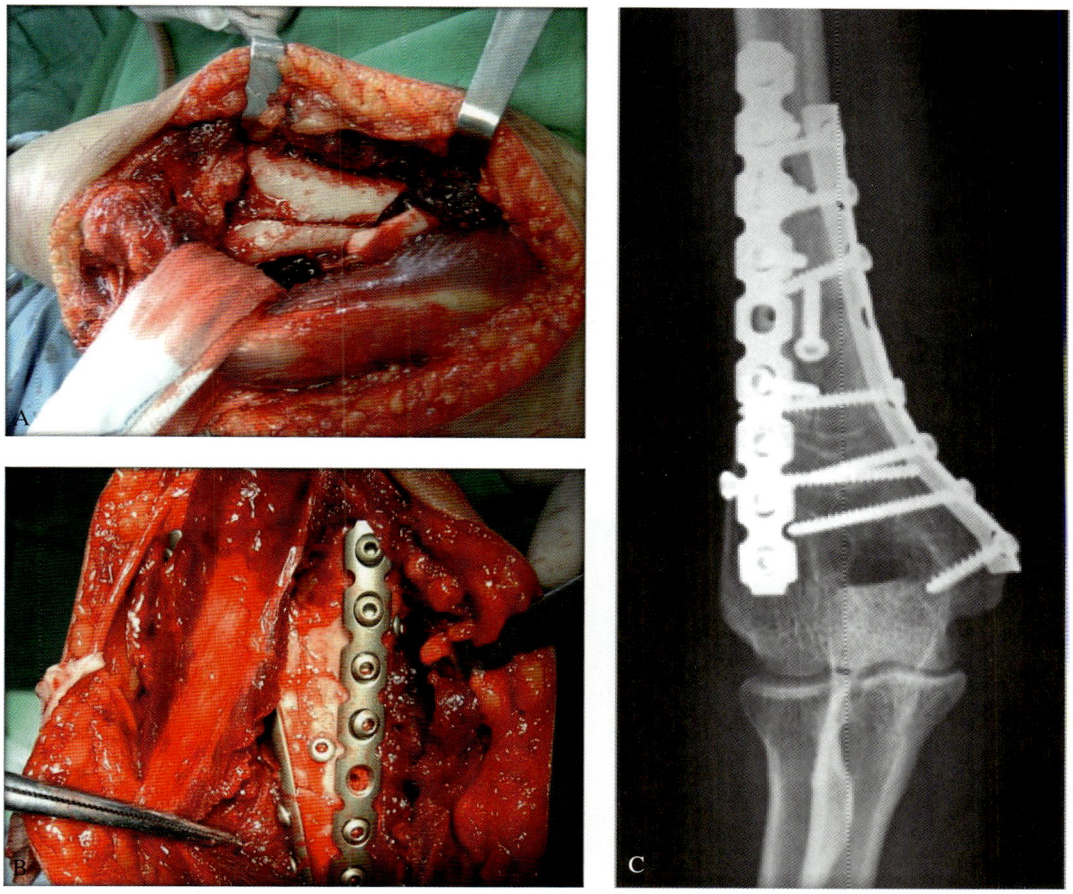


图 25-38 高 T 型肱骨髁间骨折，采用 AO 双重建肽板螺钉内固定
A. 术中所见骨折情况；B. 采用 AO 双重建钛板固定骨折；C. 术后 X 线片，骨折固定满意

松明显，内固定不能获得满意的强度；③为固定失败；④术后创伤性关节炎，伴有严重疼痛或功能障碍。

禁忌证包括：①肘关节近期感染；②肘关节已长时间融合于功能位，不伴疼痛，不影响功能者；③软组织损伤并伴有大量的骨和软组织缺损，尤其是尺骨近端明显的骨缺损；④肘关节周围肌肉瘫痪者；⑤患者期望过高或伴有严重的内科疾病不能经受手术。

2）手术方式：按照 Kamineni 等推荐的方法进行操作，大体步骤如下，采取臂丛麻醉或全身麻醉，患者取仰卧位，患肢置于胸前，应用止血带，选择后正中直切口并于鹰嘴尖稍偏内侧，长约 18cm，先松解尺神经并予以保护，然后将屈肌 - 旋前肌从内上髁的附着点处锐性剥离，去掉所有的内侧骨折块并游离软组织的附着点，再向外侧掀起皮瓣，从外上髁锐性剥离伸肌总腱起点，去掉残留的外侧碎骨块，再从肱三头肌肌腱的外侧面显露肱骨远端部分。一般情况下无须截骨，只要按照内植物的大小简单地用髓腔锉将髓腔锉至合适大小即可。通常肱骨假体插入的深度根据放置在冠状窝顶的假体翼来决定。如果骨折已延伸至冠状窝顶更近端，插入试模后在屈肘位给前臂一个轴向负荷，以估计肱骨假体插入的深度。从肱三头肌肌腱的内侧缘显露尺骨。剥离肱三头肌肌腱鹰嘴附着点内侧面的 20% ~ 25%，以便牵开肱三头肌肌腱的内侧缘。屈曲并旋转前臂以显露鹰嘴和冠突，切掉鹰嘴尖。在冠突基底用钻头打开尺骨髓腔的近侧部分。注意定位髓腔锉的方向以免穿透尺骨皮质。确认髓腔锉的柄垂直于尺骨近端扁平面，即可以确定尺骨假体的正确方向。然后用一系列的髓腔锉扩髓。放入假体试模，试行复位，并检查复位后肘关节的活动度。向髓腔中注入骨水泥，尺骨假体插入的深度应该是其关节轴心位于鹰嘴和冠突的中点。从切掉的滑车骨折块上取下 3mm 厚的骨块。将这骨块移植到肱骨远端前面，然后插入肱骨假体，轻轻敲击，使假体翼压紧骨折块。插入连接“套针”复位关节。连接完毕后，一般的关节活动度均应从完全伸直至屈曲 150° 范围。前移尺神经，并用 2-0 号可吸收线缝合软组织瓣固定尺神经。将伸肌总腱缝至肱三头肌肌腱的外侧缘，将屈肌总腱缝至肱三头肌肌腱的内侧缘。常规关闭伤口并放置引流，将肘关节放到伸直位。

图 25-39 显示的是采用人工肘关节置换术治疗陈旧性髁间骨折典型病例。

（5）术后康复：术后 48 小时或没有引流液时拔除引流管，3 ~ 5 天后检查伤口，如没有渗液和血肿即可开始主动活动及被动屈肘训练。如肱三头肌已修复，可被动伸肘并在重力辅助下主动伸肘，术后 6 周练习抗阻力伸肘。如术中未剥离肱三头肌，可主、被动伸肘甚至抗阻力训练，夜间使用完全伸直位支具维持伸肘功能。通过负重伸肘训练可纠正伸肘时残存的紧张。使用颈腕吊带保护 3 周，最初 3 个月内不提重量超过 0.5kg 的东西，以后患肢所提重量也不应超过 2.5kg。

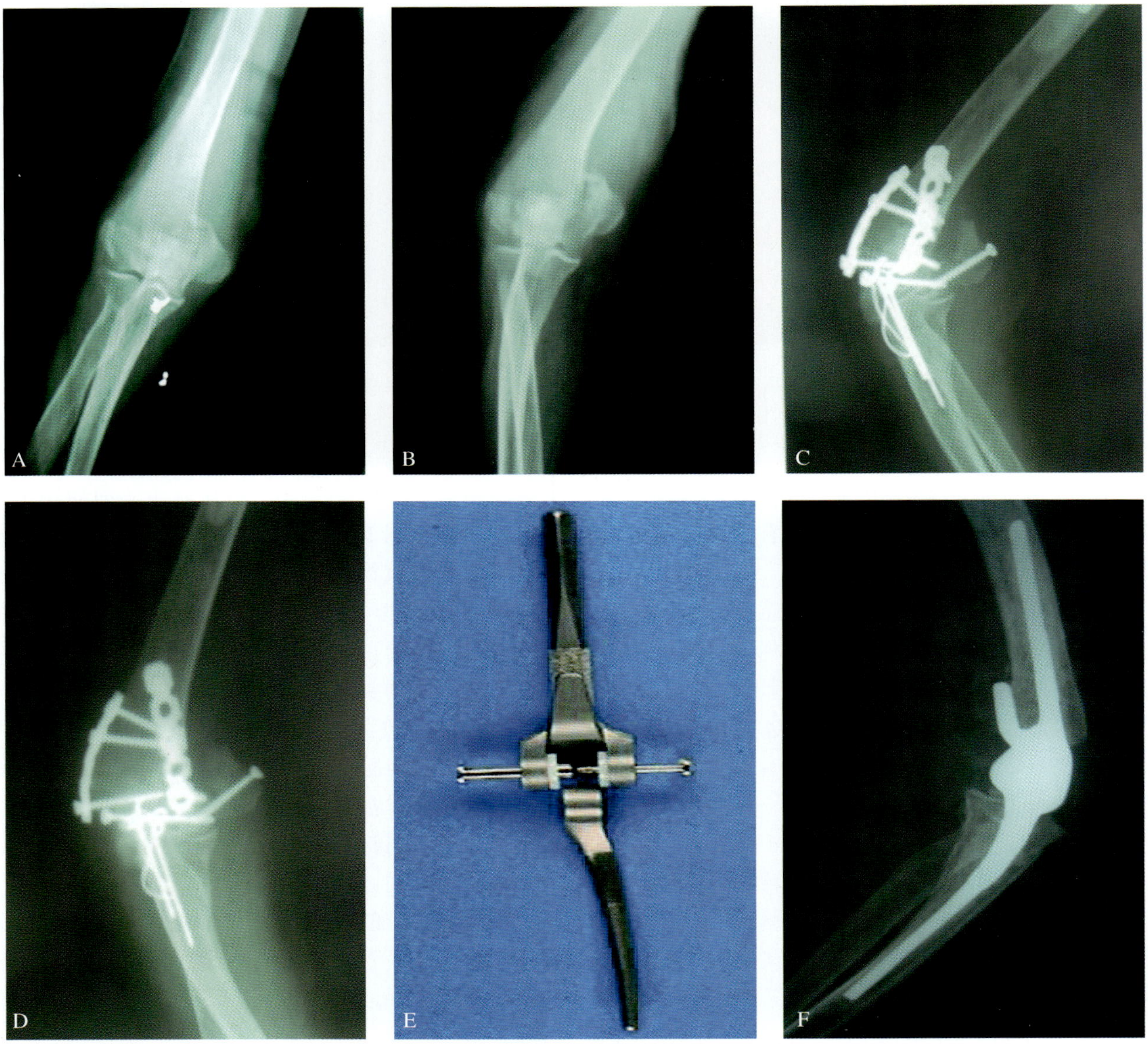


**图 25-39　人工肘关节置换术治疗陈旧性髁间骨折**

A、B．术前 X 线平片提示 H 型髁间骨折，骨质疏松明显；C、D．经尺骨鹰嘴截骨入路，骨折复位、AO 双重建板及螺钉内固定术后半年，显示内固定物松动，骨折移位；E．采用半限制性（Coonrad-Morrey）人工肘关节假体；F．二期行肘关节置换术

### （三）肱骨小头骨折

肱骨小头骨折是一种不太常见的肘部损伤，各年龄组均可发生。单纯肱骨小头骨折以成年人多见，合并部分外侧髁的肱骨小头骨折多发生在儿童。本骨折是关节内骨折，常因有些骨折较轻、骨折片较小且隐蔽而容易漏诊或误诊，从而导致延误治疗。

1．骨折分类　Kocher 和 Lorenz 将肱骨小头骨折分为两类：

Ⅰ型：完全骨折，又称 Hahn-Steinthal 型，骨折发生在小头基底部，骨折线位于冠状面，包含一个较大块骨质的小头，亦可累及相邻的滑车桡侧部。

Ⅱ型：部分骨折，又称 Kocher-Lorenz 型，主要累及关节软骨，几乎不包含骨组织。

Wilson（1933）又提出了Ⅲ型，即关节面向近侧移位，且嵌入骨组织，也有人将其称为小头关节软骨挫伤，是致伤外力不足以导致发生完全或部分骨折，早期行普通 X 线检查多不能明确诊断。

2．临床表现与诊断　常由桡骨头传导的应力所致，故有时可合并桡骨头骨折。最为常见的致伤方式是跌倒后手掌撑地，外力沿桡骨传导至肘部，或跌倒时处于完全屈肘位，外力经鹰嘴冠突传导撞击桡骨小头所致。急诊患者除了肘关节积血肿胀、活动受限以外，局部症状不突出，多于拍摄 X 线片时发现，前臂旋转不受限制是其特点。临床上应注意将桡骨小头骨折与外侧髁骨折进行鉴别。外侧髁的一部分即关节内部分是小头骨折，不包括外上髁和干骺端；而外侧髁骨折除包括小头外，还包括非关节面部分，常累及外上髁。

其典型X线表现如下：X线侧位片常常可以看到肱骨下端前面，相当于滑车平面有一薄片骨块影，因骨折块包含有较大的关节软骨，故实际的骨折片要比 X 线片所显示的影像大得多。值得注意的是 X 线侧位片上一般很难发现骨折块的来源，需要观察其正位 X 线片究其来源。X 线正位片显示由于肱骨小头骨折块大都移位于肱骨下端前方，与肱骨远端重叠，故在肘关节正位片上一般都看不到骨折块影而易致漏诊。但如仔细观察其正位 X 线片，可以发现其肱桡关节间隙增宽，肱骨侧关节面毛糙，失去正常关节面的光滑结构。如出现此典型改变，再加上侧位片肱骨前下端有骨折块影出现，一般不难作出肱骨小头骨折的诊断。

3．治疗方法　争议颇多。包括非手术方法（进行或不进行闭合复位）、骨块切除及假体置换。不论是采取闭合或切开复位，都应争取获得解剖复位，因为即使轻度移位亦可影响关节活动。若不考虑骨折类型，要想获得良好的疗效，术后康复至关重要。

（1）非手术治疗：对无移位骨折可行石膏后托固定 3 周。对成人移位骨折，并不建议闭合复位；对于儿童和青少年移位骨折，可首选闭合复位，可望获得快速而完全的骨愈合。

如有可能，可对Ⅰ型骨折试行闭合复位，伸肘位对前臂进行牵引，直接对骨折处进行施压以获得复位。对肘部施加内翻应力，可使外侧开口加大，有利于骨折复位。一旦复位满意，应保持屈肘，由桡骨头的挤压作用来维持骨折块的复位。尽管有人强调应在最大屈肘位固定以维持复位，但应注意对严重肿胀者应减少屈肘，以防出现缺血性挛缩。将前臂旋前有助于桡骨头对骨折块的稳定作用。完全复位后，应将肘部制动 3 ～ 4 周。

（2）手术治疗：手术难度较大，因为即使获得了解剖复位，也做到了术后早期活动，仍可能发生部分或完全性的肘关节僵硬。

因骨折块位于关节囊内，并且常旋转 90°，所以充分的手术显露很有必要。可采取后外侧入路，在肘肌前方进入关节，注意保护桡神经深支。若术中或原始损伤累及了后外侧韧带复合体，应在术中行一期修补，并可将其与骨骼进行“锚式”固定。术后将前臂置于旋后位短期制动，以维护这种修补术的效果。

术中固定可采用松质骨螺钉、克氏针及可吸收螺丝钉固定骨折块，其中以松质骨螺钉的固定效果最好，螺丝钉可自后方向前旋入固定。手术目的是恢复关节面解剖，并给予稳定固定，以允许术后早期活动。若骨折块不甚粉碎，复位满意后用松质骨螺钉固定稳定可靠，则术后不必进行制动，可立即进行屈伸功能锻炼，临床疗效较为满意。对粉碎严重的骨折，普通螺钉或克氏针固定常很难达到理想效果，则可采用外固定架固定（图 25-40）。若骨折块太小或严重粉碎，则可考虑行碎骨块切除。

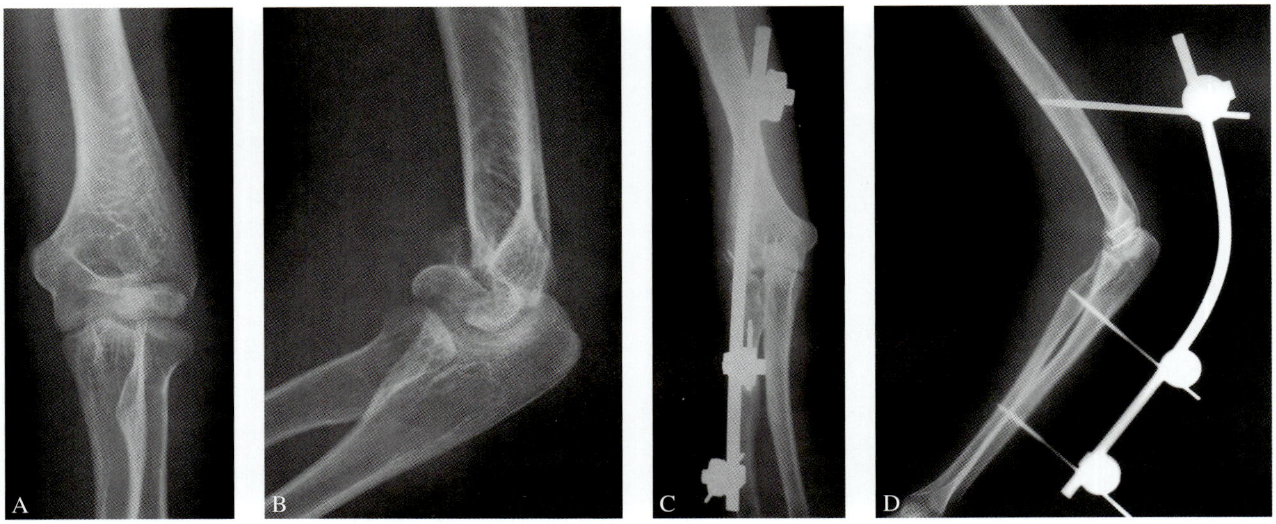


**图 25-40 肱骨小头粉碎性骨折，外固定架固定**

A、B．术前 X 线片显示肱骨小头粉碎性骨折；C、D．采用外固定架治疗

对陈旧性骨折伴明显移位而影响肘关节功能时，无论受伤时间长短，都应将骨折块切除。通过手术包括软组织松解、理疗和功能锻炼，肘关节功能将得到明显改善。反之，如行切开复位内固定，即使达到解剖复位，效果也不理想。

## （四）尺骨鹰嘴骨折

1．骨折分类　鹰嘴骨折属关节内骨折，其损伤机制可分为直接暴力和间接暴力。前者多为横形或斜形骨折，后者大多为粉碎性骨折。Mayo 根据骨折脱位、粉碎性骨折以及尺肱关节不稳定三个因素，将尺骨鹰嘴骨折分为三型：Ⅰ型是无移位或较少移位的骨折，Ⅱ型是移位 - 稳定性的骨折，Ⅲ型是不稳定性的骨折。三型都分别分为 A——非粉碎性骨折，和 B——粉碎性骨折（图 25-41）。

2．临床表现及诊断　鹰嘴骨折属关节内骨折，常发生关节内出血和渗出，导致肿胀和疼痛。骨折端可触及凹陷，并伴有疼痛及活动受限。不能抗重力伸肘是可以引出的最重要体征，表明肱三头肌的伸肘功能丧失，伸肌装置的连续性中断，此体征的出现与否对确定治疗方案非常重要。

评估鹰嘴骨折时，最容易出现的错误是未能获得一个真正的肘侧位 X 线片，在急诊室得到的常常是有轻度倾斜的侧位片，它不能充分判断骨折长度、粉碎程度、半月切迹处关节面撕裂范围及桡骨头有无移位。在手法复位和肢体夹板固定后获得的 X 线片可以提供肘部更好的影像信息，应尽可能获得一个真正的侧位片，以准确掌握骨折特点。正位 X 线平片也很重要，它可呈现骨折线在矢状面上的走向。

3．治疗　对无移位的骨折（Colton 把无移位骨折定义为分离＜ 2mm，肘关节屈曲到 90° 时移位无增加，患者可以克服重力伸展肘关节），用屈肘 90° 长臂石膏后托固定制动 2 ～ 3 周即可。避免固定于完全伸肘位，因其易导致关节僵硬。固定 5 ～ 7 天内应行 X 线片检查，以确定骨折没有发生移位。固定 3 周即可获得充分的稳定，此时可去除石膏外固定，在保护下进行功能锻炼。在 X 线片显示骨折为完全愈合之前，避免屈肘超过 90° 。

对有移位的骨折，需要手术治疗，切开复位内固定或对骨折块进行一期切除已被普遍认为是治疗尺骨鹰嘴移位骨折的可行方法。对于移位鹰嘴骨折的治疗目的是：①维持肘关节的伸肘力量；②避免关节面不平滑；③恢复肘关节的稳定；④防止肘关节僵硬和运动受限。

尺骨鹰嘴骨折内固定的方法很多，包括张力带钢丝固定、接骨板、髓腔内固定等。

（1）张力带钢丝固定：现在临床上常用的内固定方法是 AO 组织推荐的张力带固定技术。此法适用于冠突近端的非粉碎性鹰嘴骨折，尤其是撕脱骨折和横行骨折。8 字形结扎比单纯的环形结

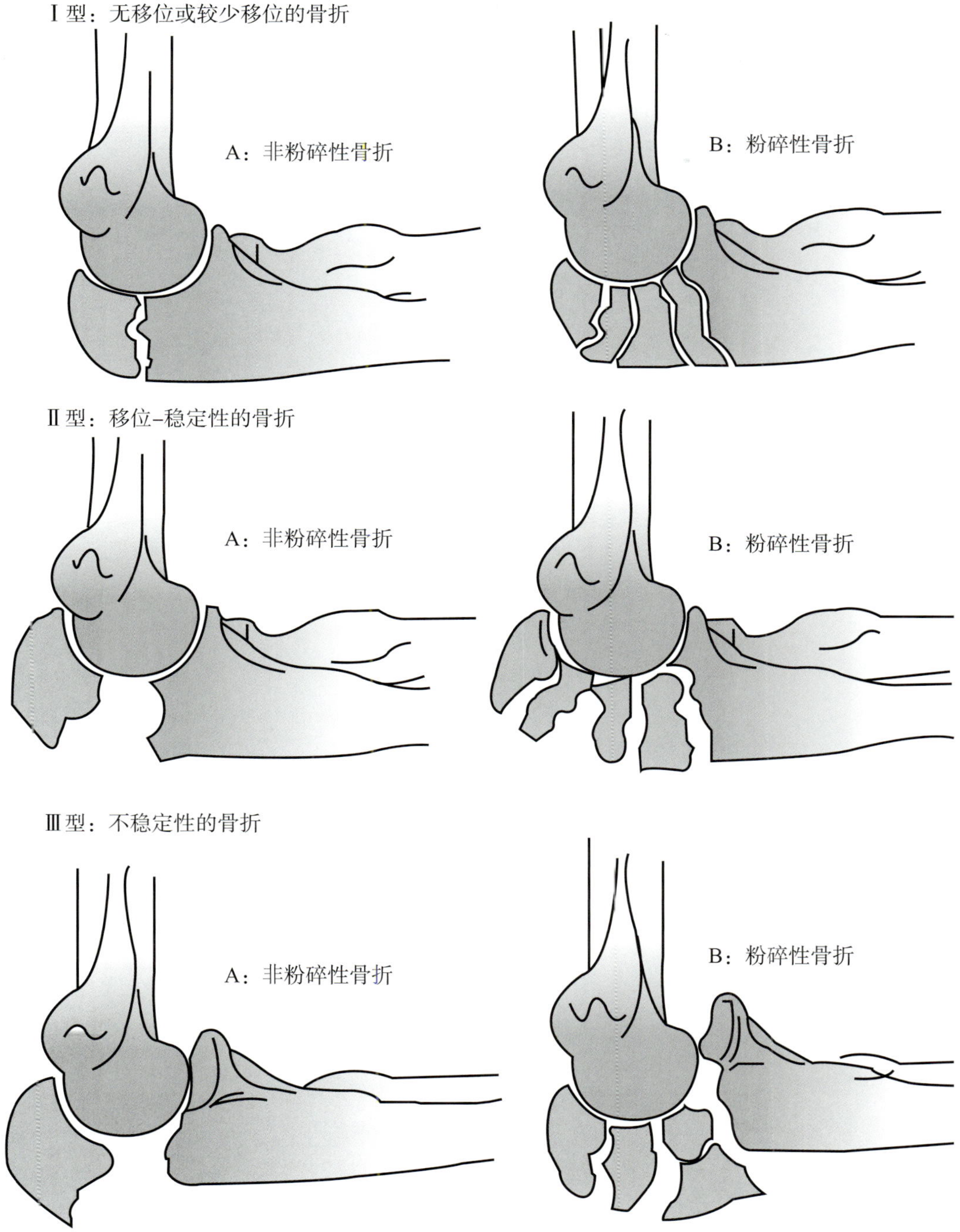


**图 25-41　尺骨鹰嘴骨折 Mayo 分型**

扎效果更好（图 25-42）。

（2）接骨板或 3.5mm 锁定接骨板（locking compression plate，LCP）固定：粉碎性骨折伴有骨缺损时，应用手工塑形接骨板可获得坚强的固定。将接骨板和螺钉置于鹰嘴的内侧面或外侧面，以避免将接骨板置于较少的皮下组织处。术后用石膏托外固定肘关节于屈曲 90°，前臂中立位 2 周。去除外固定后行肘关节屈伸功能练习。

对于尺骨鹰嘴粉碎性骨折，内植物亦可选择尺骨鹰嘴解剖型锁定加压接骨板。新型的 3.5mm LCP 近端具有 8 个锁定孔，外形经过预塑形处理，近端可以较好地贴附鹰嘴的尖端，亦可以采用微创置板技术，以更好地保护软组织和骨的血液供应（图 25-43）。

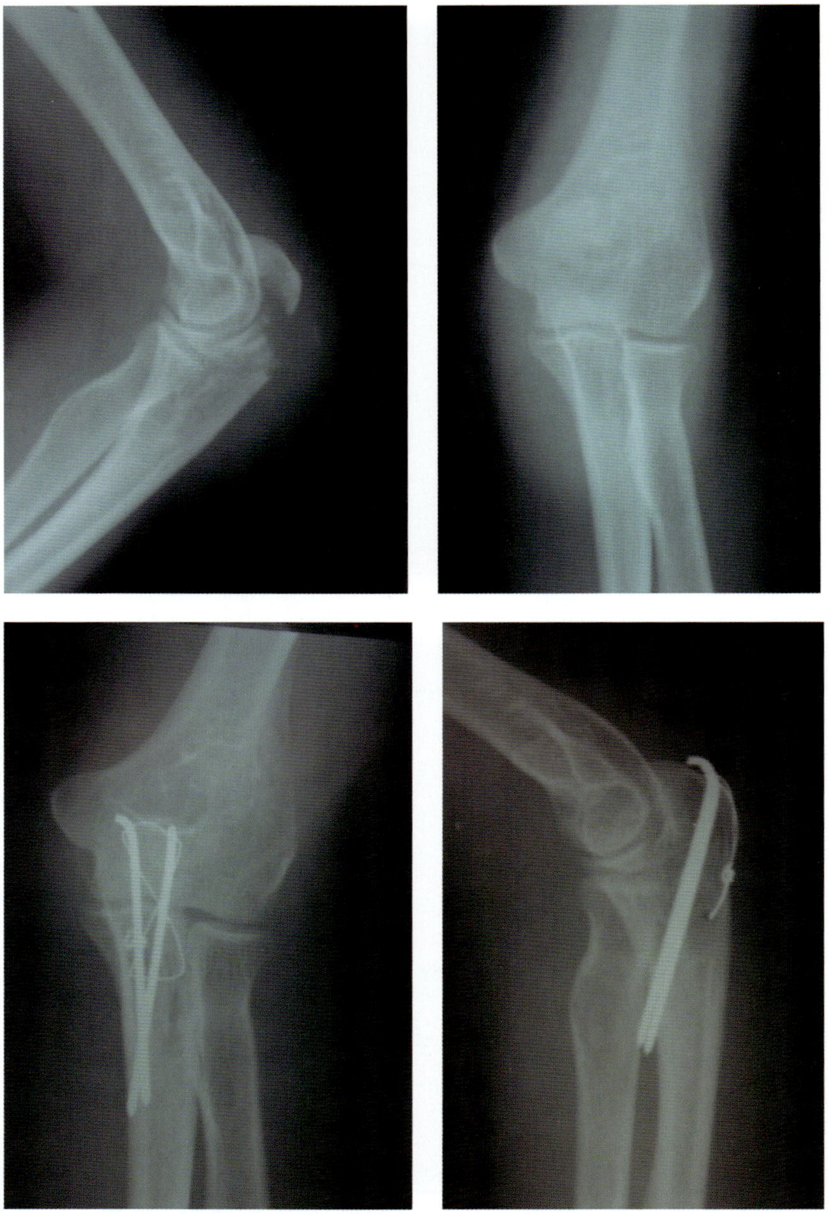

图 25-42 尺骨鹰嘴骨折张力带钢丝固定

### （五）尺骨冠突骨折

尺骨冠突骨折是由于肘关节屈曲位着地时，尺骨冠突与肱骨滑车撞击所致。尺骨冠突骨折系关节内骨折，临床上常合并有肘关节后脱位、桡骨小头粉碎性骨折、尺骨鹰嘴粉碎性骨折、肱骨内髁骨折及其他损伤，极易漏诊或误诊，常需 CT 检查协助诊断。单纯尺骨冠突骨折较为少见。

1．分类 尺骨冠突骨折按 Regan-Morrey 分类可分为三型（图 25-44）：Ⅰ型为冠突顶部撕脱性骨折；Ⅱ型为骨折块所带关节面少于 1/2 冠突关节面的单一或复杂骨折；Ⅲ型为大于 1/2 冠突关节面的单一或复杂骨折。

2．临床表现及诊断 临床表现为肘部肿痛，多局限于肘关节前方，如为Ⅲ型骨折则局部肿胀更为明显，伸屈活动受限，压痛点位于肘横线中点。X 线正位片因重叠显示不清，通过侧位片仔细观察半月切迹是否圆滑，冠突是否完整。撕脱骨块多位于桡骨头前方，容易误诊为肱骨头骨折

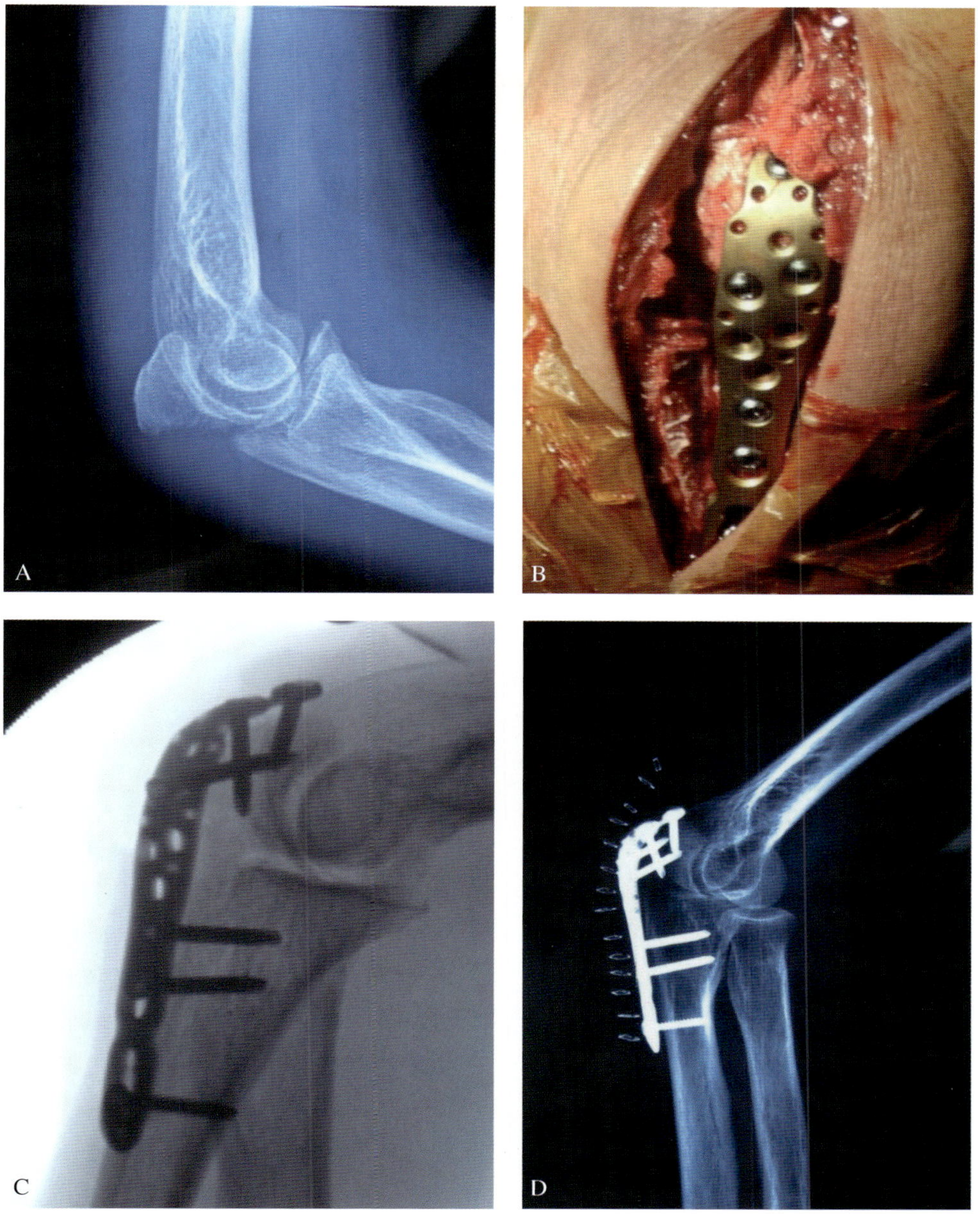


**图 25-43　3.5mm 尺骨鹰嘴解剖型 LCP 固定**

A．肘关节 X 线侧位片示尺骨鹰嘴骨折；B．术中采用解剖型锁定加压接骨板固定骨折；C．术中透视情况；D．术后肘关节 X 线侧位片显示骨折固定满意

或肱骨内上髁骨折。CT 扫描能显示骨折部位、骨块大小及移位情况，提高诊断率。

3．治疗　对Ⅰ型骨折以及Ⅱ型稳定型骨折，也就是说当肘关节屈曲小于 40°～45° 时无向后移位的Ⅱ型骨折，可采取手法复位，用石膏托固定屈肘 90°、前臂旋后位，4～6 周即可。

凡移位明显或手法复位失败的Ⅰ～Ⅲ型骨折者均应行手术治疗。

手术方法：取肘前“S”形切口，自肘屈侧横纹上方 5cm 处开始，沿肱二头肌内侧向下至肘屈侧横纹。再沿此横纹向外侧延伸至肱桡肌内侧，沿肱桡肌内侧绕向下延伸 3cm。注意保护前臂外侧皮神经。显露肱肌后，将肱肌沿肌纤维方向劈开，即可清楚地暴露冠突骨块及肘关节前方。屈肘 45° 位，将骨折块复位，用小螺钉平行于关节面固定移位的冠突。另一种入路为肱骨尺侧入路，

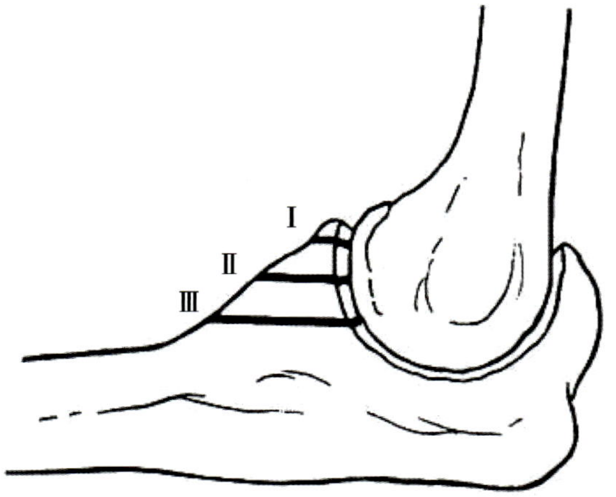


图 25-44 尺骨冠突骨折的 Regan-Morrey 分类

注意保护尺神经。用一薄凿将肱骨内上髁截骨，将内上髁连同附着的肌肉和尺神经一并牵向前方。此时可见冠突，并可在直视下从背侧穿入螺钉固定，然后再复位内上髁，用螺钉固定（图 25-45）。最后将尺神经放回原位。术后屈肘 90°位用石膏后托外固定，1 周后去除石膏外固定行功能锻炼。

### （六）桡骨头骨折

桡骨头骨折是成人最常见的肘部骨折，大约占肘部骨折的三分之一。这些骨折 85% 见于 20 ~ 60 岁的青壮年，桡骨头骨折可以单独发生或仅为严重肘部损伤的一部分。当肘关节脱位时，桡骨头骨折通常合并有其他损伤如内侧副韧带断裂、尺骨鹰嘴骨折、尺骨冠突骨折、肱骨远端关节面剪切骨折、孟氏骨折、恐怖三联征及 Essex-Lopresti 损伤，因此，必须仔细检查肘部以排除合并有韧带和骨性的损伤。

1．分型　桡骨头骨折最常采用 Mason 分型：Ⅰ型为桡骨头或颈骨折，无或微小移位（骨折关节内移位＜ 2mm）；Ⅱ型为桡骨头或颈骨折，移位≥ 2mm，累及关节面≥ 30%；Ⅲ型为桡骨头或颈粉碎性骨折；Ⅳ型为伴有肘关节脱位的桡骨头骨折。Hotchkiss 在桡骨头骨折的 Mason 分型基础上根据骨折类型、移位程度、骨折部位、肘关节活动受限程度、骨质情况以及韧带稳定性制定了治疗指南：Ⅰ型骨折为桡骨头或颈无移位或轻微移位的骨折，关节内骨折移位＜ 2mm 或者边缘唇样骨折，可以行非手术治疗；Ⅱ型骨折为桡骨头或颈骨折移位＞ 2mm 但无粉碎或者骨块阻挡前臂旋转，可以行切开复位内固定治疗；Ⅲ型骨折为桡骨头或颈的严重粉碎性骨折，可以行桡骨头切除术或人工桡骨头置换术（图 25-46）。

2．临床表现及诊断　如肘关节外侧面触痛或肿胀，肘部或前臂主动或被动活动受限时，检查者应该警惕发生桡骨头骨折的可能。除了认识到与急性桡骨头骨折相关的直接体征外，还应当通过体格检查辨别肘关节或前臂不稳定的体征。视诊可发现前臂和肘关节内外侧的瘀斑和肿胀，提示可能存在相应的韧带损伤。

以肱桡关节为中心常规行前后位、侧位及斜位 X 线片检查，基本可以为诊断和治疗桡骨头骨折提供充分依据。

CT 检查对于骨折类型的判定非常有用，可以发现那些很难被 X 线片显示的轻微骨折。MRI 尽管不是必需的，但其为是否合并软组织损伤提供了更多信息，如侧副韧带损伤和前臂骨间膜损伤。同时它也可以发现其他损伤如软骨挫伤、骨性肿胀及非骨性游离体。

3．治疗原则　Ⅰ型桡骨头骨折目前公认的治疗方法是非手术治疗，并早期进行肘关节及前臂活动锻炼。此类型骨折通常位于桡骨头的前侧，一般不存在阻挡前臂旋转活动的机械性因素，但是旋转活动可因急性期疼痛和肿胀而受限。可抽吸关节内积血并进行关节腔内局部麻醉药注射。

Ⅱ型桡骨头骨折可存在机械性因素致活动受限或不协调。可于抽吸关节内积血并注入局部麻醉药后检查肘关节的稳定性及活动度，或者通过肘关节镜检查于术中直视下评估活动度。

Ⅱ型骨折如骨折块≤桡骨头的 1/3 且移位≤ 2mm，肘关节活动无障碍，即当骨折不需要固定而能保持肘关节稳定或不存在影响活动的机械性因素时，可以选择非手术治疗。

如骨折块累及超过桡骨头关节面的 1/3 或移位超过 2mm，或肘关节内有游离骨块时，则应考虑手术治疗。手术应尽可能选择切开复位内固定以保留桡骨头（图 25-47）。

另一种治疗Ⅱ型桡骨头骨折的手术方法是骨块切除术。当骨折块较小且较碎时，或者骨质疏松难以牢固固定而阻碍前臂旋转时，可以单纯行骨折块切除术。但是该骨折块不能累及桡骨头内侧半月形关节面或者超过三分之一桡骨头关节面，

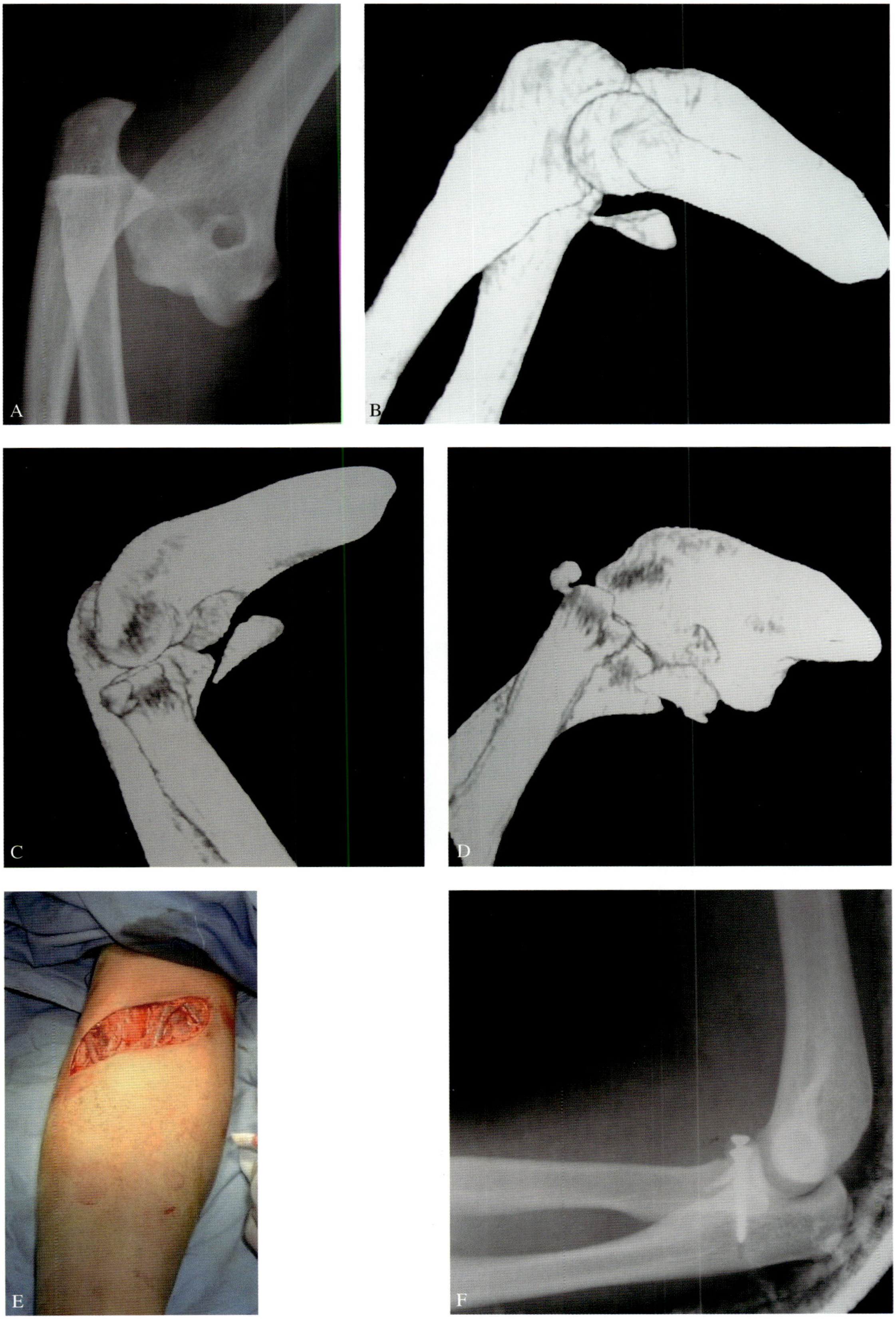


图 25-45 **尺骨冠突骨折的手术治疗**

A～D．术前X线平片提示尺骨冠突骨折、桡骨小头骨折及肘关节后脱位；E．肘前的手术切口；F．术后X线侧位片。手术时以1枚3.5mm AO螺钉固定尺骨冠突，用1枚AO手外螺钉固定桡骨小头

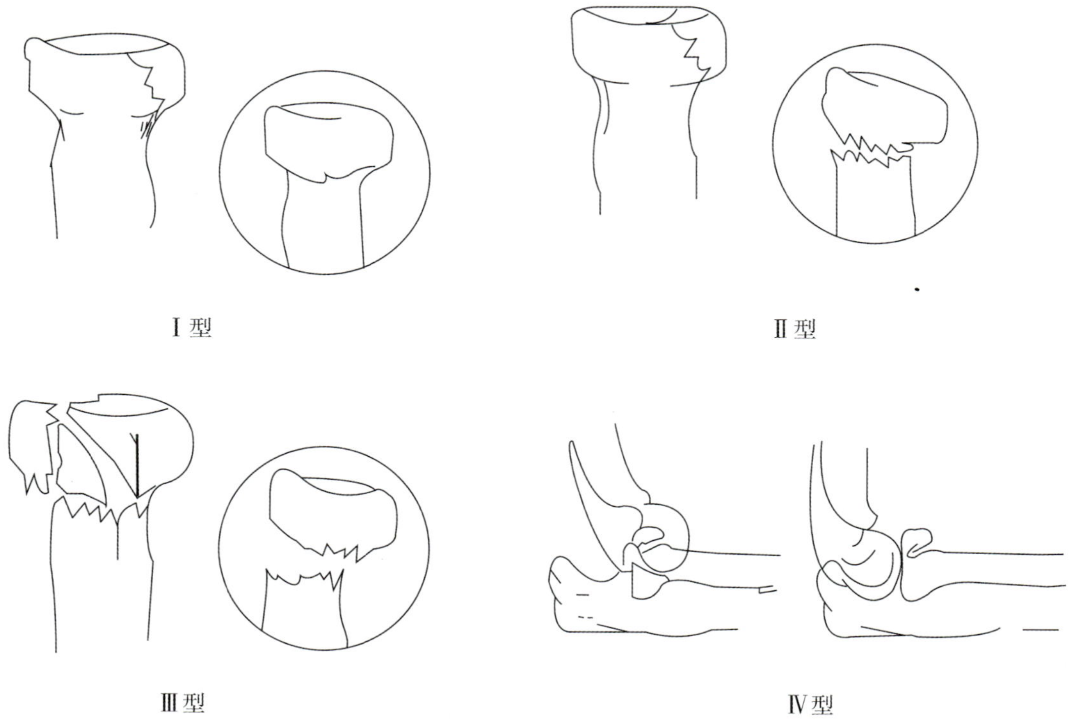


图 25-46 桡骨头骨折的 Mason 分型

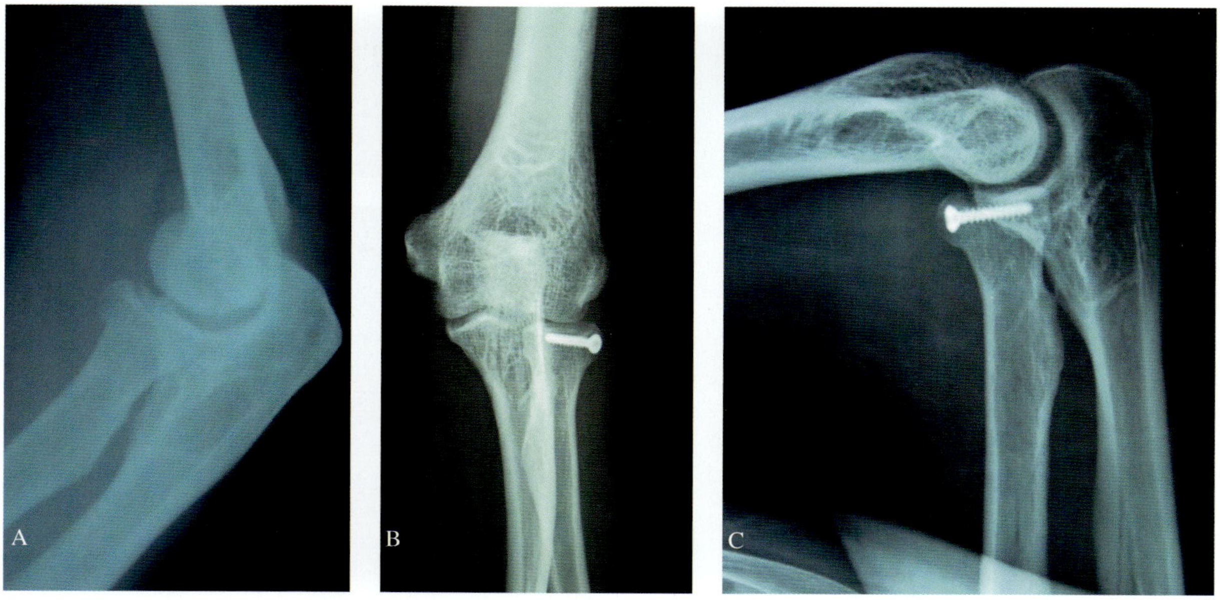


图 25-47 Mason Ⅱ型桡骨头骨折的 AO 螺钉固定

A、B. X 线片可见边缘骨折，有移位；C. 以一枚 3.5mm AO 螺钉固定

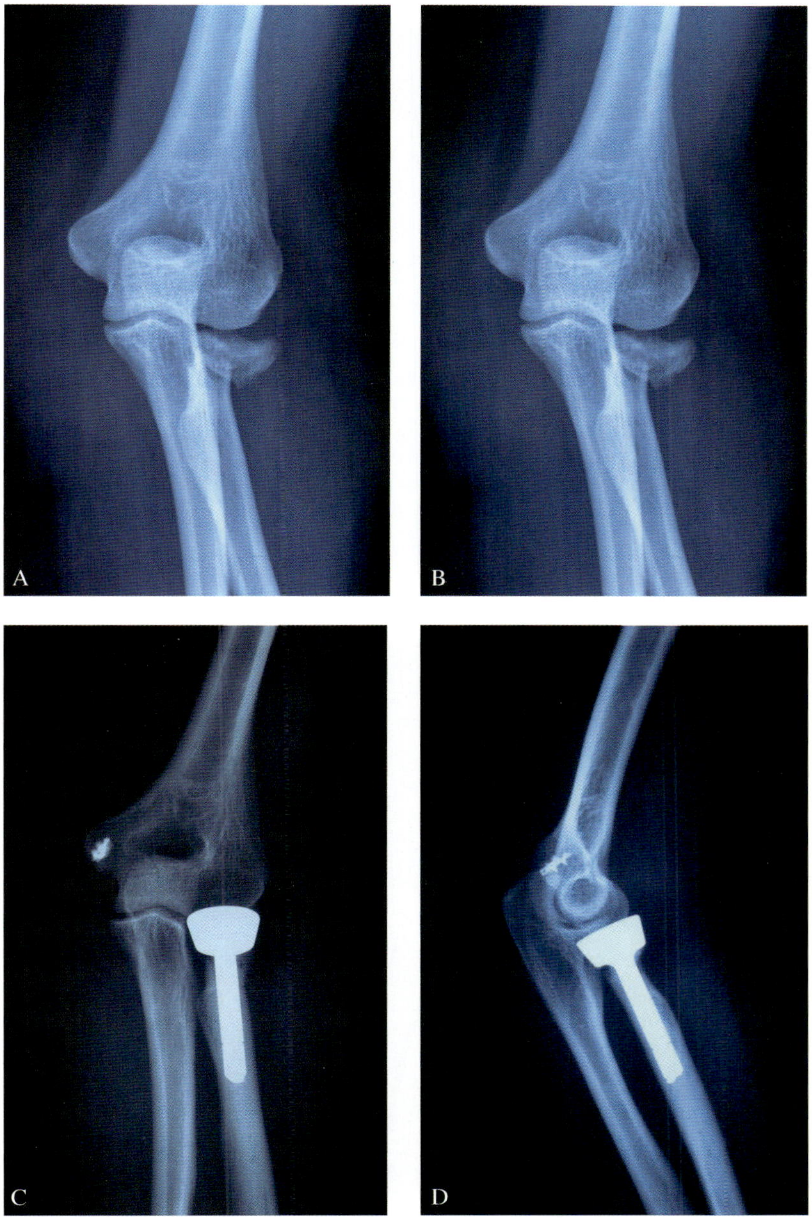


图 25-48 Mason Ⅲ型桡骨头骨折及桡骨头置换术
A、B. 术前正侧位 X 线片；C、D. 金属桡骨头置换术后正侧位 X 线片

否则将导致上尺桡关节不稳定。

Ⅲ型桡骨头骨折应选择手术治疗。治疗前应综合考虑肘关节稳定性、患者年龄及身体状况、对骨折治疗的期望值、骨质情况等因素。手术方式可选择切开复位内固定术、桡骨头切除术或桡骨头置换术（图 25-48）。单纯桡骨头切除可缓解疼痛，并获得良好的肘关节活动度。

Ⅳ型桡骨头骨折的治疗应首先将肘关节复位，再依照治疗其他三型骨折的方法进行治疗。由于本型骨折脱位常伴有肘关节韧带的严重损伤，治疗上更倾向于桡骨头重建手术。

## （七）肘关节脱位

肘关节是人体内比较稳定的关节之一，但创伤性脱位仍不少见，其发生率约占全身四大关节（髋、膝、肩、肘）脱位总数的一半。10 ~ 20 岁发生率最高，常属运动伤或跌落伤。

X 线片的表现可以协助判断脱位的类型。尺桡骨双脱位是最常见的类型，相对于肱骨远端可以是向后、向内、向外或向前脱位。肘关节脱位是以前臂骨的方向来定义的（图 25-49）。

新鲜肘关节脱位经早期正确诊断和及时处理后，一般不遗留明显的功能障碍。但若早期未得到及时正确的处理，则可导致晚期出现严重功能障碍，此时无论何种类型的治疗都难以恢复正常功能，而仅仅是获得不同程度的功能改善而已，所以，对肘关节脱位强调早期诊断、及时处理。

1．肘关节后脱位

（1）受伤机制：因肘关节后部关节囊及韧带较薄弱，易向后发生脱位，故肘关节后脱位最为常见，多由传导暴力和杠杆作用所造成。由于暴力方向不同，尺骨鹰嘴除向后移位外，有时还可向内侧或外侧移位，有些病例可合并冠突骨折。

多数急性脱位是累及尺桡骨的后脱位。后脱位、后外侧脱位及后内侧脱位之间很难进行区分，对治疗影响不大。

（2）临床表现及诊断：肘部明显畸形，肘窝部饱满，前臂外观变短，尺骨鹰嘴后突，肘后部空虚和凹陷。关节弹性固定于 120° ～ 140°，只有微小的被动活动度，肘后骨性标志关系改变。肘关节 X 线正侧位片可显示脱位类型、合并骨折情况。

（3）治疗方法

1）闭合复位：诊断明确并对神经、血管仔细评价之后，应及时行闭合复位。在局部麻醉或臂丛麻醉下，两助手分别托住前臂和上臂进行对抗牵引，有侧移位者应先矫正侧移位，而后术者一手握上臂的下端，另一手握前臂，双手用力，在牵引下屈曲肘关节，一般屈曲达 60° ～ 70° 时，关节即能自动复位（图 25-50）。复位后用长臂石膏托固定肘关节在屈肘 90° 的位置，3 ～ 4 周后去除外固定，逐渐练习关节自动活动。

2）切开复位：很少需要切开复位。但对于超过 3 周的陈旧性脱位及并有鹰嘴骨折或内上髁骨折块嵌入关节腔，或并有血管、神经损伤的新鲜脱位需要行切开复位。陈旧性脱位切开复位的疗效取决于手术时间的早晚，手术愈早，疗效愈好。

2．肘关节前脱位　单纯肘关节前脱位在临床上非常少见。常因跌伤后处于屈肘位，暴力直接作用于前臂后方所致；或跌倒后手掌撑地，前臂

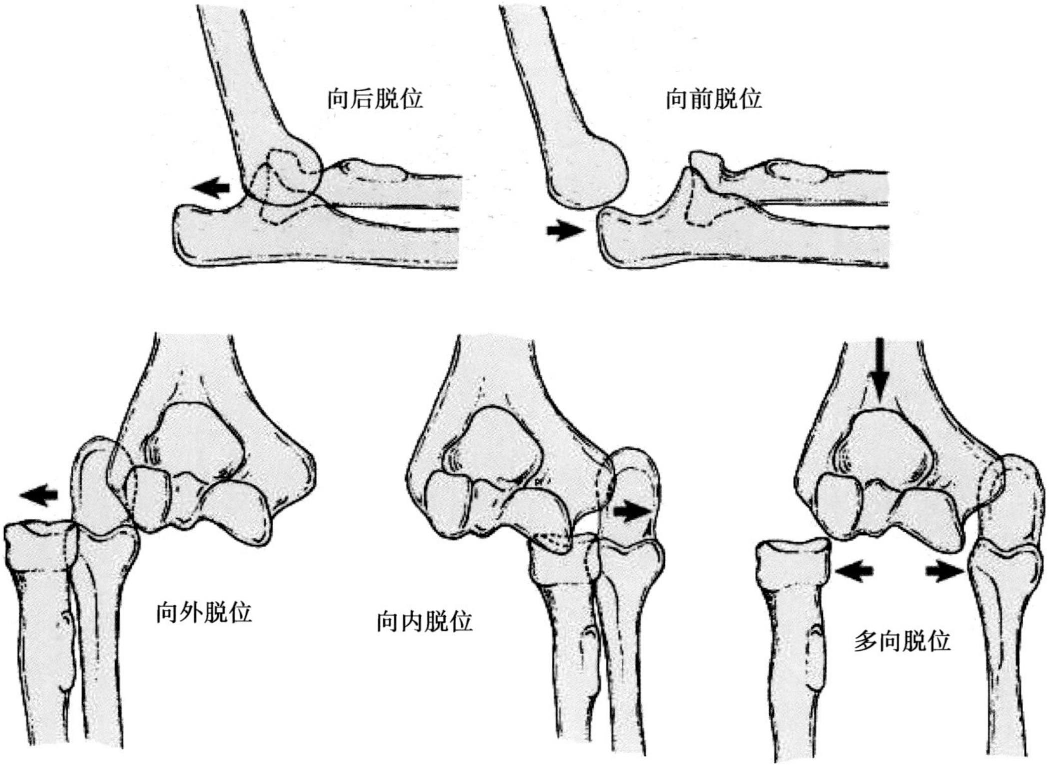


图 25-49　肘关节脱位的类型

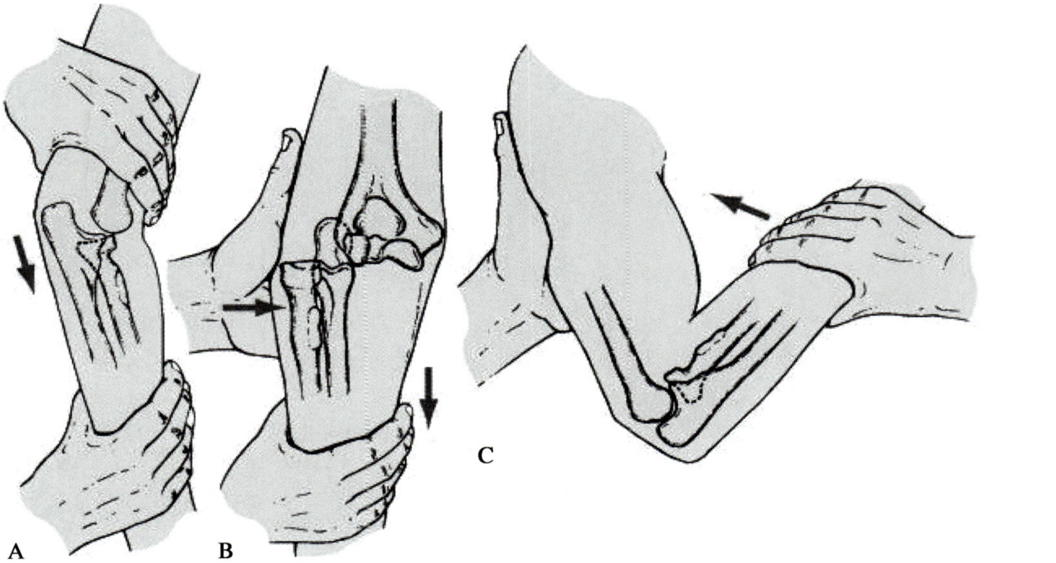


图 25-50 肘关节后脱位的复位，包括轴向牵拉（A）、校正内外向移位（B）和屈肘（C）

固定，身体沿上肢纵轴旋转，首先产生肘侧方脱位，外力继续作用则可导致尺桡骨完全移位至肘前方。由于引起脱位的外力较剧烈，故软组织损伤较重，关节囊及侧副韧带多完全损伤，合并神经、血管损伤的机会也增多；肘部后方受到打击，常合并鹰嘴骨折。

（1）临床表现：可合并肱动脉损伤。复位前，肢体短缩，前臂固定在旋后位，肱二头肌肌腱将皮肤向前顶起绷紧。

（2）治疗方法：基本的复位手法是采取反受伤机制，对前臂轻柔牵引以放松肌肉挛缩，然后对前臂施加向后、向下的压力，并同时轻柔地向前挤压肱骨远端，即可完成复位。复位后亦应仔细检查神经、血管功能。肱三头肌止点可发生撕脱或剥离，应注意检查主动伸肘功能。复位后应屈肘稍小于 90° 固定，根据局部肿胀和肱三头肌是否受损决定。若合并鹰嘴骨折，则需要切开复位内固定。

3．肘关节内侧和外侧脱位　侧方脱位分为内侧和外侧脱位两种。外侧脱位是肘外翻应力所致，内侧脱位则为肘内翻应力致伤。此时，与脱位方向相对的侧副韧带及关节囊损伤严重，而脱位侧的损伤反而较轻。肘关节增宽，上臂和前臂的长度相对正常。在正位 X 线片上，单纯肘外侧脱位可表现为尺骨的半月切迹与小头 - 滑车沟相“关节”，允许有一定范围的肘屈伸活动，非常容易造成误诊，特别是在肘部肿胀明显时。

复位方法为在上臂采取对抗牵引，轻度伸肘位牵引前臂远端，然后对肘内侧或外侧直接施压，注意不要使侧方脱位转化为后脱位，否则会进一步加重软组织损伤。肘内侧脱位常常是一个半脱位，而不是一个完全的脱位，合并的软组织损伤不如肘外侧脱位那样广泛、严重。

## （八）复杂的肘关节骨折脱位

1．严重的肘关节“三联征”　1996 年 Hoctchkiss 首次在《成人骨折》一书中将肘关节后脱位合并桡骨头和尺骨冠突骨折命名为肘部损伤“三联征”（terrible triad of elbow），因其治疗困难，常导致复发不稳定、关节僵硬、关节炎等并发症，故也有学者将其称为“可怕”或“恐怖三联征”。2005 年 Armstrong 对这一概念加以补充，重新定义该损伤为肱尺关节后脱位合并尺骨冠突骨折、桡骨头骨折以及外侧副韧带损伤。此外，可能伴有或不伴有内侧副韧带、屈肌旋前圆肌止点、伸肌总腱、肱骨小头以及尺骨滑车切迹等软骨损伤。

“三联征”是一种严重的复杂损伤，治疗时不仅要注意 X 线片可见的损伤，还要特别重视肘部稳定性及软组织损伤。其特点是：肱尺关节向后脱位；上尺桡关节多稳定；冠突骨折绝大多数在其高度50%以下（即Regan-Morrey Ⅰ型和Ⅱ型），基本为横断骨折，包括前关节囊附着点处骨折（即O'Driseoll Ⅰ型）。主要需要与后孟氏骨折脱位及经鹰嘴的肘关节骨折脱位相鉴别。这三种骨折脱位类型有明显不同的治疗特点。

（1）受伤机制：是严重的高能量损伤，多见于年轻人，受伤原因主要为高处坠落和车祸。其损伤机制为肘关节后脱位时，首先受到轴向应力作用，迫使其屈曲，随后旋后及外翻应力作用于肘部，从而引起骨折、韧带损伤以及肘关节后外侧旋转不稳定。根据损伤时暴力的大小，可进一步造成周围骨性结构及韧带和软组织的损伤。

（2）诊断：X线片仅能辨别所能看到的骨性损伤，包括肘关节后脱位、冠突骨折及桡骨头骨折，但大多数情况损伤范围远不止于此，无论患者有没有出现肘关节不稳定的体征，均应考虑到周围韧带及软组织损伤的可能性。考虑到伴随的冠突骨折及桡骨头对治疗方案及预后有明显影响，建议行肘关节CT扫描或三维重建。不要忽视由于上肢轴向暴力引起的伴随损伤，如桡骨远端骨折、尺骨近端骨折、前臂骨间膜撕裂、下尺桡关节脱位等。

（3）治疗：非手术治疗存在风险，由于此类损伤使肘关节骨及周围韧带损伤严重，因此，保守治疗很难维持关节的稳定性并允许早期进行功能锻炼。而手术治疗中，直接切除桡骨头的方法也不可取，因为肘关节可能会发生再次脱位。通过修复桡骨头或进行人工桡骨头置换，同时修复冠突和前侧关节囊及外侧副韧带可取得良好的治疗效果。获得良好功能的前提是骨折块的稳定固定或重建冠突以及早期的功能锻炼。

对于这类损伤的处理方法是直接对每一部位的损伤进行顺序修复，先修复冠突骨折，再修复桡骨头，然后是外侧副韧带，由内而外进行。

对于某些患者采用可调式铰链式外固定架可取得良好效果，可调整角度的铰链式外固定架的应用在很大程度上已达到稳定固定和早期功能锻炼的有效平衡。铰链式外固定架对于肘关节周围骨折固定后的撑开作用十分明显，可调整角度，对于进一步辅助稳定内固定和预防肘关节囊的挛缩意义重大。

2．经鹰嘴的肘关节骨折脱位　肘关节屈曲90°时，来自前臂后方的直接高能量暴力可导致此类复杂的肘关节损伤。Biga等1974年首次用“经鹰嘴肘关节骨折脱位”一词来描述这种尺桡骨近端前脱位伴尺骨鹰嘴滑车切迹骨折的损伤。此类损伤的特点是桡骨与尺骨同时向前方脱位，而上尺桡关节保持完好。由于此种损伤较为少见，临床医师对其致伤机制和病理过程认识较少，常误诊为单纯鹰嘴骨折或Monteggia损伤。

致伤原因多为汽车、摩托车车祸等高暴力因素，巨大的暴力使肱骨远端滑车嵌压进入尺骨近端滑车切迹，常常造成鹰嘴和滑车切迹发生复杂的粉碎性骨折。肘关节的正侧位X线可显示出鹰嘴及尺骨近侧干骺端的骨折，前后位和侧位X线片可显示近端尺桡关节有无脱位。建议行CT或CT重建检查以更合理地制定手术方案。

经鹰嘴肘关节骨折脱位时，多伴有Ⅲ型冠突骨折（冠突基底部骨折），骨折可能会延伸到尺骨骨干，而侧副韧带完整。桡骨头骨折在此类损伤中并不常见。其不稳定性主要是由于滑车切迹的破坏而不是肱尺关节脱位。影响治疗效果的重要因素是近端尺骨的粉碎程度及骨折复位固定的质量，因此，治疗要点主要是对尺骨近端骨折进行复位和固定，并尽量解剖复位关节面，保证肘关节的稳定性，尽早进行无痛的功能锻炼。

手术常规采用肘后正中入路切口，对于简单的尺骨近端骨折采用克氏针张力带固定，对于复杂的尺骨近端骨折可采用钢板螺钉、张力带螺钉固定。钢板可采用1/3管型钢板、锁定钢骨板、有限接触力加压钢板（limited contact dynamic compression plate，LC-DCP）或解剖重建钢板固定。经鹰嘴的肘关节骨折脱位治疗中应重视肘关节周围软组织和骨的受损程度，如侧副韧带、尺骨冠突及桡骨头等，防止治疗后发生肘关节不稳定。固定冠突骨块，以防止术后早期发生肘关节向后的半脱位；对伴有的桡骨头骨折应复位固定，必要时行桡骨头置换，保护肘关节的次要稳定结构。

## 五、桡骨远端骨折

桡骨远端骨折是指发生于旋前方肌近侧缘以远部位的骨折。

此种骨折的发生率甚高，是较为常见的损伤。女性多于男性，好发于中老年。在老年，特别是绝经期后的妇女，此种骨折的发生与骨量减少、骨质疏松密切相关。老年桡骨远端骨折不仅可作为骨质疏松的临床指标，也是再发髋部骨折的警示信号，提醒人们注意预防。

### （一）分型

桡骨远端骨折的分型、分类方法较多，值得推荐的有 Frykman 的分类。按照此种分类，桡骨远端骨折可分为八型：

（1）关节外骨折，无尺骨远端骨折。

（2）关节外骨折，合并尺骨远端骨折。

（3）关节内骨折波及桡腕关节但无尺骨远端骨折。

（4）关节内骨折波及桡腕关节，合并尺骨远端骨折。

（5）关节内骨折波及下尺桡关节但无尺骨远端骨折。

（6）关节内骨折波及下尺桡关节，合并尺骨远端骨折。

（7）关节内骨折波及桡腕关节及下尺桡关节，但无尺骨远端骨折。

（8）关节内骨折，波及桡腕关节及下尺桡关节，合并尺骨远端骨折。

Muller-AO 分型系统被认为是包罗万象的分型系统。和其他干骺端骨折一样，桡骨远端骨折共分 A、B、C 三大类，每类有 3 个组，每组又分 3 个亚组，这样共有 27 个亚组。

A 类：关节外骨折。包括：A1 型：尺骨远端骨折，桡骨完整；A2 型：桡骨远端骨折，简单或嵌插；A3 型：桡骨远端骨折，粉碎。

B 类：部分关节内骨折。包括：B1 型：桡骨远端骨折，矢状面；B2 型：桡骨远端背侧缘骨折（Barton 骨折）；B3 型：桡骨远端骨折，掌侧缘（反 Barton 骨折、Goyrant-Smith Ⅱ型）。

C 类：完全关节内骨折。包括：C1 型：桡骨，关节内简单骨折，干骺端简单骨折；C2 型：桡骨，关节内简单骨折，干骺端骨折，粉碎；C3 型：粉碎的关节内骨折。

### （二）临床表现和诊断

伤后腕部疼痛并迅速肿胀，常波及手背及前臂之下 1/3。骨折移位严重者可出现餐叉状畸形。

腕关节的前臂旋转运动和手指的活动均因疼痛而受限。桡骨远端有压痛，可触及向桡背侧移位的远折端，如系粉碎性骨折，可触及骨擦感。仔细检查可发现尺桡骨茎突关系异常，如桡骨茎突与尺骨茎突处于同一水平或尺骨茎突较桡骨茎突更向远侧突出（图 25-51）。典型的柯莱斯骨折（Colles 骨折）在 X 线片上常有以下典型表现：

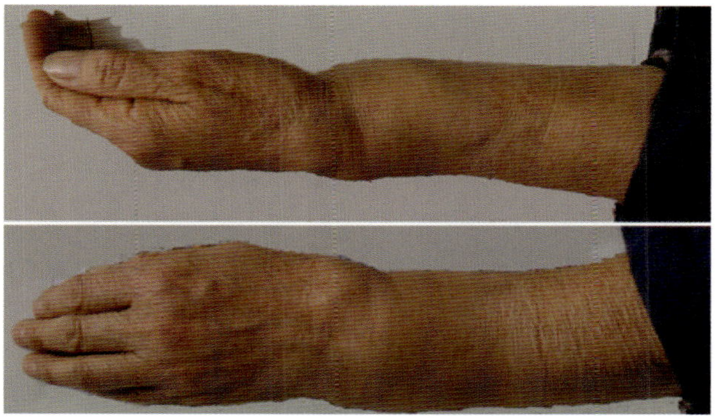

图 25-51 **Colles 骨折侧面观形成的餐叉畸形及正面观形成的典型畸形**

1．桡骨远端骨折块向背侧移位。

2．桡骨远端骨折块向桡侧移位。

3．骨折处向掌侧成角。

4．桡骨短缩，骨折处背侧骨质嵌入或粉碎性骨折。

5．桡骨远端骨折块旋后。

X 线片上常见合并有尺骨茎突骨折。发生骨折的尺骨茎突有不同程度的分离，严重者向桡侧移位。如无尺骨茎突骨折，而桡骨远折端向桡侧移位明显时，说明有三角纤维软骨盘的撕裂。对于累及关节面的粉碎性骨折，需要进行 CT 检查及三维重建。

### （三）治疗

1．闭合复位石膏外固定　应在良好的麻醉下进行，通常使用的是臂丛麻醉及血肿内麻醉。复位最好在透视下进行并有助手的协助。操作手法应尽量轻柔，避免反复多次手法复位。整复的目标应包括：恢复正常的掌倾角、正常的尺偏角、桡骨的长度（即恢复尺桡骨茎突正常关系）和关节面的平整性。石膏固定的位置应根据骨折类型不同而异。切记嘱咐患者应早期进行功能锻炼。

2．手术治疗　随着内固定方法的不断改进，手术固定治疗桡骨远端骨折得到了推广。但是，手术并不是治疗桡骨远端骨折的首选方法。对于桡骨远端骨折手术与否的决策是困难的，制定决策时应考虑患者的年龄、日常活动水平、生活方式的需求、现有医疗条件和骨质疏松的程度。手术与保守治疗的决策应该精确地平衡风险与收益。

（1）适应证：桡骨远端骨折手术治疗只有少数绝对指征，即开放性骨折、神经和血管损伤和骨筋膜室综合征。除此之外，没有公认的桡骨远端骨折的手术指征，许多患者骨折愈合后虽然影像学检查上骨折位置并不好，但是功能良好。这对于年老和久坐的患者是事实。以畸形为结果的非手术治疗不适合于年轻的、非常活跃的人。关节面上残留的 1 ～ 2mm 的移位会导致影像学上发生关节炎，但与功能的结局并无平行关系，因此，治疗应该是个体化的，因人而异的。

（2）手术治疗的方法：对于关节面粉碎严重、钢板螺丝钉难以维持粉碎性骨块的稳定性者采用超关节外固定架固定。为了增加稳定性维持复位，可在外固定的基础上加有限内固定，如克氏针、螺钉等（图 25-52）。而对于关节面粉碎性骨块较大的骨折，采取切开复位掌侧锁定钢板内固定（图 25-53）。术后早期进行不持重功能锻炼。

## （四）并发症

桡骨远端骨折常常被认为是一简单而常见的损伤，但可发生多种合并症。较为常见的是：

1．腕部神经损伤　是由于骨折畸形而引起的腕管压迫，出现正中神经受压症状。当尺管受压时亦可出现尺神经症状。此种神经损伤多为感觉障碍，当畸形纠正后，往往能逐渐恢复。

2．拇长伸肌肌腱断裂　此肌肌腱的断裂通常发生在伤后 4 周，有时出现更晚。造成拇长伸肌肌腱断裂的原因可能是骨折波及 Lister 结节，该肌腱在不平滑的骨沟上经常摩擦而受损断裂。

3．Sudeck 骨萎缩　或称反射性交感性骨萎缩、急性创伤后骨萎缩。其特点是疼痛，腕及手指肿胀僵硬，皮肤红而变薄，骨普遍脱钙、疏松。本病的发生有时是突然的，但常常是骨折后未能积极主动活动所致。

4．肩手综合征　与上述情况相似，但波及范围甚广，以致肩关节亦僵硬。此症发生后，治疗极为困难。

5．骨折畸形愈合　各种原因造成的整复固定失败均可导致骨折畸形愈合。发生率较高。

一般而言，Colles 骨折的畸形较轻，腕部功能障碍不甚显著，患者多能安于此种状态而不求进一步治疗。如畸形较重，下尺桡关节脱位时即会引起前臂旋转障碍和腕部的活动痛，此种情况可通过尺骨小头切除而获得改善。

6．桡腕关节不稳定　桡骨远端骨折后腕关节不稳定的发生率（包括不同类型的不稳定）约为 33%，多见于年轻病例，且以桡腕关节背侧不稳定居多。受伤机制、骨折块移位程度与原发或继发不稳定有相关性。

桡腕关节背侧不稳定又称半脱位，常发生在移位型 Colles 骨折或 Barton 背缘骨折畸形愈合后。其症状为腕关节经常肿痛、不稳定感、活动度和握力明显减小，侧位观手有餐叉畸形。腕关节侧位 X 线片可见头、月骨的中轴线移向桡骨中轴线的背侧。症状严重时可行手术治疗。

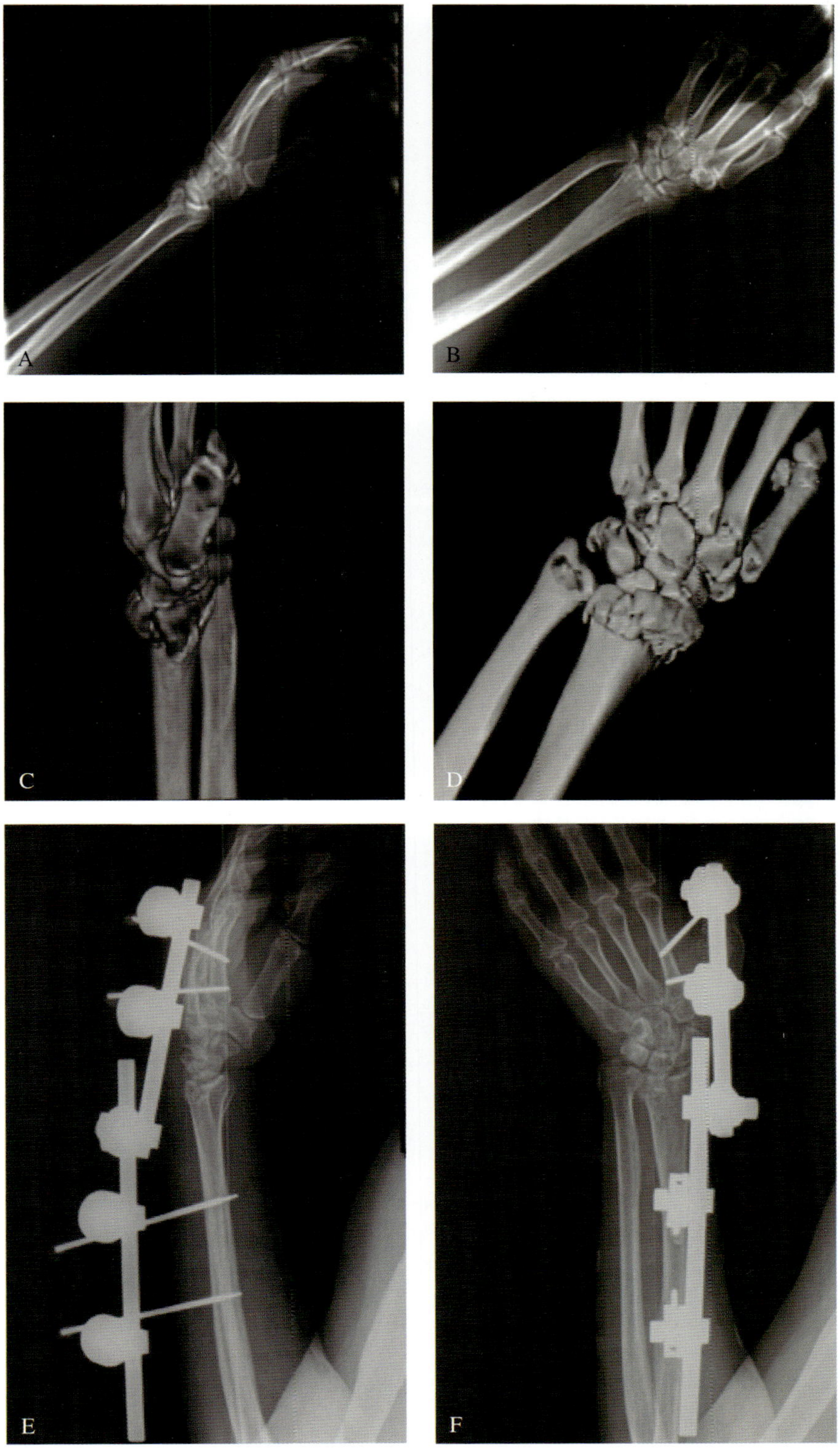


图 25-52 **Colles 骨折的外固定治疗**

A、B．桡骨远端骨折术前 X 线；C、D．桡骨远端骨折术前 CT 三维重建；E、F．超关节外固定架固定术后

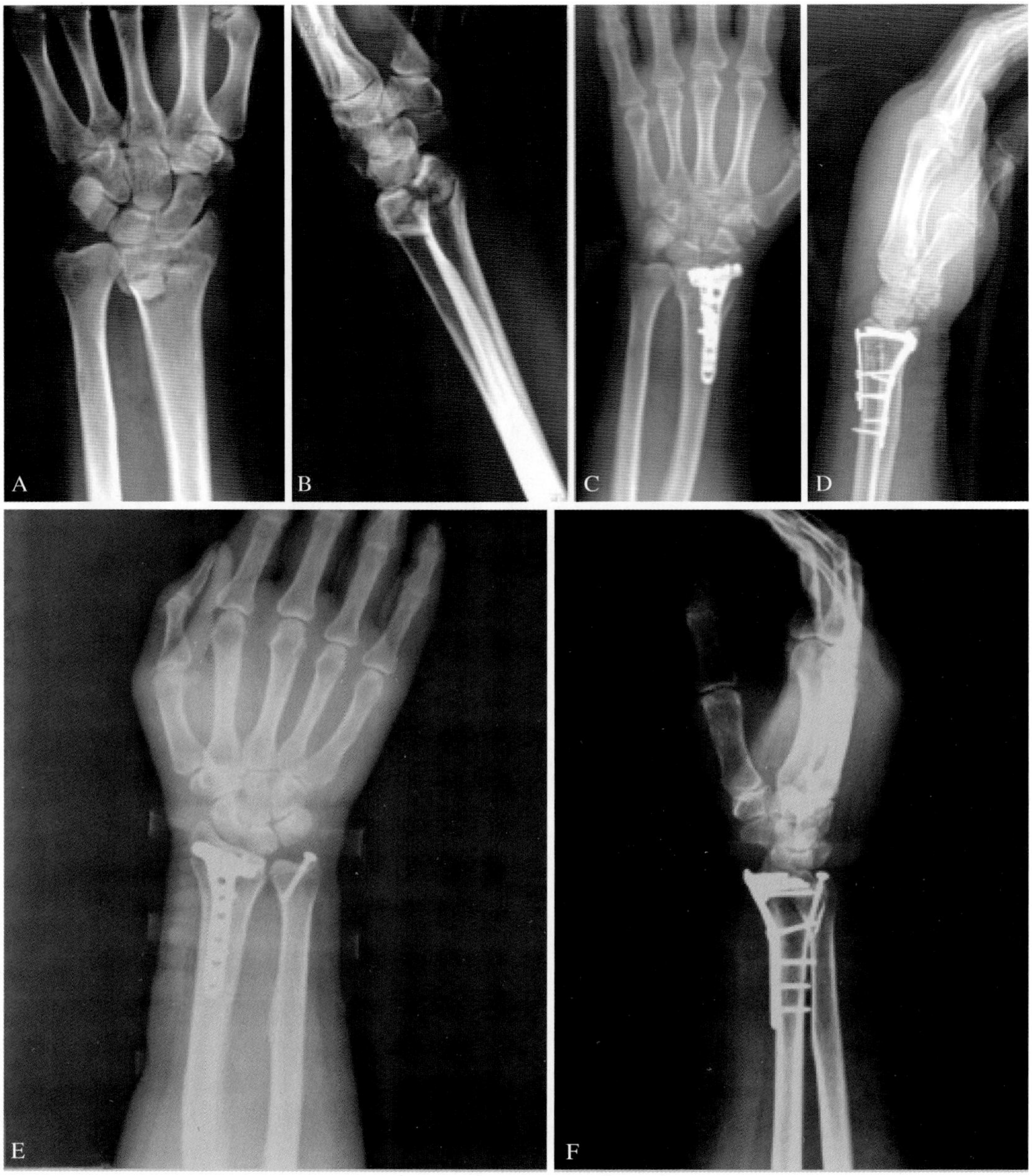


图 25-53 **Colles 骨折的内固定治疗**

A、B、C、D. 掌侧钢板内固定；E、F. 桡骨远端骨折掌侧钢板固定，尺骨茎突骨折螺钉内固定

## 参考文献

[1] Brooks CH，Revell WJ，Heatley FW. Vascularity of the humeral head after proximal humeral fractures. An anatomical cadaver study. J Bone Joint Surg Br，1993，75：132-136.

[2] Gerber C，Hersche O，Berberat C. The clinical relevance of posttraumatic avascular necrosis of the humeral head. J Shoulder Elbow Surg，1998，7：586-590.

[3] Hettrich CM，Boraiah S，Dyke JP，et al. Quantitative assessment of the vascularity of the proximal part of the humerus. J Bone Joint Surg Am，2010，92：943-948.

[4] Thanasas C，Kontakis G，Angoules A，et al. Treatment of proximal humerus fractures with locking plates：a systematic review. J Shoulder Elbow Surg，2009，18（6）：837-844.

[5] Canale ST. Campbell's operative orthopaedics. 9th ed. Singapore：Harcourt Publishers，1998，3456-3460.

[6] Wilson PD. Fractures and dislocation in the region of the elbow. Surg Cynecol Obstet, 1933, 56: 335.

[7] Brotzman SB. Clinical orthopaedics rehabilitation. New York: Anne S. Patterson, 1995, 316.

[8] Gupta R. Intercondylar fractures of the distal humerus in adults. Injury, 1996, 27 (8) : 569-572.

[9] Bopp F, Tielemann FW, Holz U. Elbow dislocation with fracture of the coronoid process and comminuted fracture of the radius head. Unfallchirurg, 1991, 94 (6) : 322.

[10] Waddell JP, Hatch J, Richards RR. Supracondylar fractures of the humerus: results of surgical treatment. J Trauma, 1988, 28: 1615-1621.

[11] Bucholz RW, Heckwan JD. Rockwood and Green's Fractures in adult. 6th ed. Phladelphia: Lippincott Williams and Wilkms, 2009.

[12] Campbell WC, Beaty JH. Campbell's operative orthopaedics. 11th ed. New York: Mosby, 2007.

[13] Bruce DB, Jesse BJ. Skeletal Trauma. 4th ed. Sigpore: Elsevier, 2008.

[14] Alsubael, MO, Hegazy AAM. Radiographic evaluation of the normal elbow carrying angle in adults. J Med Sci, 2010, 10: 40-44.

[15] Sayre RH. Volkmann's ischemic paralysis and contracture. J Bone Joint Surg Am, 1908,2 (6): 221-233.

[16] Fraser JL, Thomas JM. Compartment syndrome of the upper extremity. J Hand Surg, 2011, 3: 544-559.

[17] Sodl JF, Bassora R, Huffman GR, et al. Traumatic myositis ossificans as a result of college fraternity hazing. Clin Orthop Relat Res, 2008, 466 (1) : 225-230.

[18] Shin. Myositis ossificans after a trigger point injection. Clin Orthop Surg, 2011, 3 (1) : 11.

[19] Ken Y. Advanced reconstruction elbow. New York: American Academy of Orthopaedic, 2007.

[20] Bowers RF. Myositis ossificans traumatica. J Bone Joint Surg Am, 1937, 19: 215-221.

[21] Xingwei H, Jian H. Prevention and cure of the traumatic myositis ossificans of the elbow joint. West China Med J, 2007, 22 (4).

[22] Kurer MH. Completely displaced supracondylar fracture of the humerus in children. A review of 1708 comparable cases. J Pediatr Oahop, 1990, 22 (1) : 72-16.

[23] Pollock JW, Faber KJ, Athwal GS. Distal humerus fractures. Orthop Clin North America, 2008, 39 (2) : 187-200.

[24] Chaudhary S, Patil N, Bagaria V, et al. Open intercondylar fractures of the distal humerus: management using a mini-external fixator construct. J Shoulder Elbow Surg, 2008, 17 (3): 465-70.

[25] Strauss EJ, Alaia M, Egol KA. Management of distal humeral fractures in the elderly. Injury, 2007, 38 (Suppl) 3: 10-16.

[26] Dowdy PA, Bain GI, King GJ, et al. The midline posterior elbow incision: an anatomical appraisal. J Bone Joint Surg Br, 1995, 77: 696-699.

[27] Wilkinson JM, Stanley D. Posterior surgical approaches to the elbow: a comparative anatomic study. J Shoulder Elbow Surg, 2001, 10: 380-382.

[28] Ring D, Gulotta L, Chin K, et al. Olecranon osteotomy for exposure of fractures and nonunions of the distal humerus. J Orthop Trauma, 2004, 18: 446-449.

[29] Eugene THG, Miron B, Anthony L. Functional outcome of complex intercondylar fractures of the distal humerus treated through a triceps-sparing approach. J Shoulder Elbow Surg, 2008, 17 (3): 441-446.

[30] Pajarinen J, Bjorkenheim JM. Operative treatment of type C intercondylar fractures of the distal humerus: results after a mean follow-up of 2 years in a series of 18 patients. J Shoulder Elbow Surg, 2002, 11: 48-52.

[31] Self J, Viegas SF, Buford WL. A comparison of double-plate fixation methods for complex distal humerus fractures. J Shoulder Elbow Surg, 1995,

4：10-16.

[32] Helfet DL，Hotchkiss RN. Interal fixation of the distal humerus：a biomerchanical comparison of methods. J Orthop Trauma，1990，4：260.

[33] Schemitsch EH，Tencer AF，Henley MB. Biomechanical evaluation of methods of internal fixation of the distal humerus. J Orthop Trauma，1994，8：468-475.

[34] Jacobson SR，Glisson RR，Urbaniak JR. Comparison of distal humerus fracture fixation a biomechanical study. J South Orthop Assoc，1997，6：241-249.

[35] Shawn W. O' Driscoll optimizing stability in distal humeral fracture fixation. J Shoulder Elbow Surg，2005，14：186-194.

[36] Kamineni S，Morrey BF. Distal humeral fractures treated with noncustom total elbow replacement. J Bone Joint Surg Am，2005，87（Suppl 1）：41-50.

[37] Kamineni S，Bernard F. Distal humeral fractures treated with noncustom total elbow replacement. J Bone Joint Surg Am，2005，87：41-50.

[38] Morrey BF，An KN，Chao EYS. Functional evaluation of the elbow.// Morrey BF，editor. The Elbow and its Disorders. 2nd Ed. Philadelphia：Saunders，1993：86-89.

[39] John H，Rosso R，Neff U，et al. Operative treatment of distal humeral fractures in the elderly. J Bone and Joint Surg，1994，76B：793-796.

[40] Caja VL，Moroni M，Vendemia V，et al. Surgical treatment of bicondylar fractures of the distal humerus. Injury，1994，25：433–438.

[41] Gill DR，Morrey BF. The Coonrad-Morrey total elbow arthroplasty in patients who have rheumatoid arthritis. A ten to fifteen-year follow-up study. J Bone Joint Surg Am，1998，80：1327-1335.

[42] Hargreaves D，Emery R. Total elbow replacement in the treatment of rheumatoid disease. Clin Orthop，1999，366：61-71.

[43] Morrey BF，Adams RA. Semiconstrained elbow replacement for distal humeral nonunion. J Bone and Joint Surg，1995，77B：67-72.

[44] Mason ML. Some observations on fractures of the head of the radius with a review of one hundred cases. Br J Surg，1954，42（172）：123-132.

[45] Morrey BF. Radial head fracture. //Morrey BF，ed. The elbow and its disorders. Philadelphia：WB Saunders，2000：341-363.

[46] Ring D，Jupiter JB，Zilberfarb J. Posterior dislocation of the elbow with fractures of the radial head and coronoid. J Bone Joint Surg Am，2002，84（4）：547-551.

[47] Ring D. Displaced，unstable fractures of the radial head：fixation vs. replacement—what is the evidence? Injury，2008，39：1329–1337.

[48] 姜保国，付中国，张殿英等 . 创伤骨科手术学 . 北京大学医学出版社，2003，35-37.

[49] 胥少汀，葛宝丰，徐印坎 . 实用骨科学 . 北京：人民军医出版社，1998：445.

[50] 姜保国，张殿英，付中国 . 切开复位内固定治疗肱骨髁间骨折的疗效分析 . 中华创伤杂志，2007，23（2）97-99.

[51] 姜保国，张殿英，付中国 . 创伤骨科核心知识 . 北京：人民卫生出版社，2009.

[52] 毛宾尧. 肘关节外科学. 上海：上海科学技术出版社，2002：20-400.

[53] 姜保国，张殿英，付中国 . 全肘关节置换术治疗复杂肱骨髁间骨折的早期临床疗效分析 . 中华骨科杂，2007，27（2）：110-114.

[54] 张培训，薛峰，党育，等. 肘关节“恐怖三联征”临床多中心回顾性分析. 中国骨与关节外科杂志，2010，3（4）：275-278.

# 第26章

# 下肢关节周围骨折的治疗

党　育

## 一、髋关节周围骨折

### （一）髋臼骨折

髋臼包含在髋骨之中。髋骨是由髂骨、坐骨和耻骨三块骨组成。从外观上看，髋臼好似位于一个弓形之中，这个弓形包括两个臂，前方称为前柱，后方称为后柱。为了更好地理解髋臼骨折的病理解剖，就必须建立并理解这种解剖结构。前柱和后柱形成一个倒置的Y形结构，通过“坐骨支柱”和骶髂关节相连，两个柱之间形成的夹角约为60°。前柱高，为从髂嵴的顶点到耻骨联合；后柱低，其上方为坐骨大切迹，在此处和前柱的后部相连而构成坐骨支柱。

1．诊断　髋臼骨折的诊断包括明确的外伤史、物理检查以及影像学检查等。髋臼骨折多发生在青壮年，为高能量损伤，常见于车祸或在建筑工地受伤，常常伴有多发损伤。近些年，由于人口老龄化，老年人的户外活动不断增加，受伤机会也在增加，导致老年人髋臼骨折的病例也在增加。髋臼骨折的主诉是患侧骨盆或髋关节疼痛，尤其是患髋活动时疼痛明显。物理检查：患者不能站立及坐，卧位被抬入医院就诊，如合并有髋关节后脱位，则表现出典型的患侧下肢短缩、内收、内旋畸形。暴力作用于大粗隆部位会引起局部软组织挫伤或擦伤，应仔细检查皮肤的损伤情况，这会影响手术切口的选择。患侧骨盆或髋关节有明显的压痛及活动痛，髋臼骨折的受伤机制常常是暴力作用于膝部和足部，所以要检查膝关节及踝关节周围的损伤情况。髋臼骨折常常会造成坐骨神经损伤，所以要检查神经损伤的情况。有些髋臼骨折会合并尿道损伤，所以常规应急诊导尿，以判断尿道是否有损伤。个别情况下会合并血管损伤，如前柱骨折会伤及髂外血管，后柱骨折会伤及臀上血管等。由于髋臼骨折是高能量损伤，常常合并全身多发损伤，所以应对全身情况进行全面检查，以防漏诊。

影像学检查是髋臼骨折的主要诊断方法，熟练掌握髋臼的X线学表现对于理解和判断骨折类型、做好术前计划、选择手术入路都很重要。对于髋臼骨折，常规应拍摄4张X线平片：骨盆前后位、患髋前后位、髂骨斜位和闭孔斜位片。CT可更详细地显示髋臼骨折的某一层面，应用计算机软件可以将CT扫描片转换为三维立体图像，这样便可从整体角度反映骨折的形态，而且当把股骨头从图像中取出时，可进一步显示整个髋臼关节面的形态。所以，尽可能多的、详细的放射学资料对我们作出准确的诊断和合理的治疗计划有帮助。

2．分型　任何骨折分型的目的都要满足三个用途：①可判断骨折的严重程度；②可指导治疗方法的选择；③可判断预后及便于进行结果比较。所以，一种成熟的骨折分型必须要有实用性和被广泛接受性。髋臼骨折比较复杂，骨折类型繁多，所以，进行分型很困难。目前被广泛采用的分型系统是Letournel-Judet分型，而AO分型和 Marvin Tile 分型很少使用。

3．治疗　对髋臼骨折治疗以前，需要对患者的个人情况和骨折的特点进行详细的评估，这些评估包括以下内容：①骨折的特点；②患者的一般情况；③医疗提供情况。结合以上的具体评估，再作出是保守治疗还是手术治疗的决定。

（1）保守治疗：存在以下因素时可考虑进行保守治疗。

1）有医疗禁忌证者：如年老、体弱及合并有全身系统性疾病的患者，手术可能会给患者带来巨大的风险。

2）局部感染：由于骨牵引针或其他原因造成手术切口范围有感染存在者，则应采取保守治疗。

3）伴有骨质疏松症：关于骨质疏松症，目前还没有明确的测量标准，大多数情况下需要综合判断。因为髋臼骨折术中复位时的牵拉力很大，所以，对骨质疏松症的患者很难用复位器械进行把持复位，而且内固定也难以获得牢靠固定。

4）无移位或移位＜ 3mm 的髋臼骨折。

5）低位的前柱骨折或低位的横断骨折。

6）粉碎的双柱骨折经闭合处理而恢复髋臼完整性者。

保守治疗时患者取平卧位，最好置于屈髋、屈膝位，以使患者感到舒服。通常采用股骨髁上或胫骨结节骨牵引，牵引重量不可太大，以使股骨头和髋臼不发生分离为宜。持续牵引 5 ～ 7 天后，每天可小心被动活动髋关节数次。牵引时间为 6 ～ 8 周。去牵引后，不负重练习关节功能。8 ～ 12 周后开始逐渐负重行走。保守治疗的目的是防止骨折移位进一步增加，因此，想通过保守治疗使原始骨折移位程度得到改善的想法是不现实的。

（2）手术治疗：手术治疗是获得长期良好功能的基础，在解剖复位的患者中，90% 的结果为优良。

手术的适应证包括任何有移位的髋臼骨折在伤后 3 周以内均可手术治疗，但需除外以下条件：

1）有明确的手术禁忌证。

2）有明确的髂骨骨质疏松症。

3）低位的前柱骨折或低位的横断骨折。

4）粉碎的双柱骨折经闭合处理而恢复髋臼完整性者。

同所有关节内骨折的治疗原则一样，手术治疗的目的是达到解剖复位，牢固固定，早期进行关节功能锻炼。最佳的手术时机一般认为在伤后 4 ～ 7 天，但是有以下几种情况时，建议急诊手术：

1）难复性的股骨头脱位。

2）复位后难以维持（不稳定）的髋关节脱位。

3）髋关节后脱位同时伴有股骨头骨折。

有以下合并损伤时，建议急诊先行合并损伤手术，4 ～ 7 天后再进行髋臼骨折的手术：

1）合并同侧股骨颈骨折，先急诊行股骨颈骨折闭合复位，空心钉内固定术。

2）合并同侧股骨干、膝关节、胫腓骨、踝关节骨折时，急诊先处理这些骨折，并做到牢固固定，以利于髋臼骨折手术时对同侧肢体的活动不受影响。

应注意的是，没有一个理想的手术入路适用于所有的髋臼骨折。由于髋臼的解剖特点，使其不同部位的暴露需要不同的入路，如果手术入路选择不当，则可能无法对骨折进行复位和固定。手术前要全面仔细地分析患者的 X 线片、CT 片及可能有的三维 CT 扫描片，并在此基础上作出正确的分型。如果有条件，最好在一块髋骨上将所有的骨折线画出。通过这些全面的分析并结合主刀医生对手术入路的掌握情况，最后再作出恰当的入路选择。

髋臼骨折在诊断、分类、治疗方法的选择（保守还是手术）、手术操作技术以及并发症的处理等诸多问题上仍有待进一步研究和发展。髋臼骨折的诊断和治疗对于大多数骨科医生来说仍然具有挑战性。由于其解剖复杂、手术暴露困难、骨折的粉碎程度严重以及复位和固定困难等原因，使得髋臼骨折的治疗效果较其他关节内骨折差。

### （二）髋关节骨折

1．简介　髋关节是人体最大的关节，髋关节骨折在高龄老人的发病率较高。随着社会老龄化，骨折相关合并症、骨质疏松性骨折及假体周围骨折的发病率不断增加，增加了该部位损伤的治疗难度。据北京大学人民医院创伤骨科近 9 年的数据统计，髋关节骨折患者占全部住院患者的 9.74%，占全部 60 岁以上老年住院患者的 32.09%。本次“十一五”研究中 4 中心共随访髋关节骨折病例707例，其中股骨颈骨折329例，男：女=155：174，60岁以上老年患者比例为73.5%，Gardon Ⅲ型及Ⅳ型骨折的比例为80.4%，头下型骨折比例为76.1%，46.2%的患者骨折前即存在相关的内科疾病。在治疗该部位的损伤时，所作出的治疗措施应基于对该部位的骨折的分型、目前的规范治疗方法的深刻认识。股骨颈骨折几乎完全需要手术治疗。老年人通常为骨质疏松相关性骨折，常为低能量损伤，骨折类型可简单亦可复杂，保守治疗并发症的发生率极高，因此，判断老年人对骨折及手术的耐受性、衡量围术期风险、有效地预防相关并发症成为治疗的核心内容。青壮年患者的股骨颈骨折多为高能量损伤，骨折类型复杂，常合并其他损伤，对这些骨折的治疗则更关注于手术方法与技巧，对于复杂类型骨折的固定方式选择直接决定了患者的预后。髋关节骨折围术期下肢静脉血栓及肺栓塞发生率较高，有相当多的共识，形成了一定程度的规范化治疗方法。总体来说，对无手术禁忌证的股骨颈骨折患者均需采取手术治疗，以减少卧床并发症和死亡率，达到最大限度的功能恢复。本文将对髋关节骨折的围术期处理原则进行归纳，并对手术治疗规范进行详细的论述。

2．髋关节骨折的术前评估　术前评估及准备对髋关节骨折的治疗至关重要，尤其是老年患者，直接决定了手术风险的评估。需要了解患者的基本精神状态、身体条件及功能状态，以及骨折前的躯体和社会功能状态，如是否独自上街购物、频繁社交或进行户外活动。从医学角度了解患者的基本身体条件，确定患者有无功能失代偿，了解有无以往没有发现的情况，评价围术期心脏意外风险。

（1）围术期死亡及最常见的严重并发症几乎均发生于心血管系统，心血管系统评估主要以受伤前的生活状况为依据，包括耐受体育锻炼、攀爬一层楼而不感到明显吃力者表明具有良好的心血管应激能力。围术期心血管意外的危险因素有以下几点：

1）高度危险：①不稳定冠状动脉综合征；②近期的心肌梗死（7天至1个月内）；③不稳定型心绞痛（正常活动受限，任何体力活动或休息时均可诱发）；④充血性心力衰竭失代偿期；⑤严重的心脏瓣膜病；⑥明显的心律失常。

2）中度危险：①中度心绞痛；②既往心肌梗死；③充血性心力衰竭代偿期或有既往病史；④糖尿病。

3）轻度危险：①高龄；②心电图异常；③非窦性节律；④身体功能下降（手拎一袋物品不能攀爬一层楼梯）；⑤脑卒中病史；⑥未控制住的再发性高血压。

如无法通过生活能力评估判断心功能或心电图有明显异常表现，应行超声心动检查，间接评估心脏功能。但相关研究表明，超声心动检查只可作为参考，此检查结果并不能良好地显示髋关节骨折的远期预后。

（2）肺部评估：如有明显肺部疾病、病史或检查发现失代偿者应行动脉血气检查，完善术前准备；对于活动性哮喘，可使用β受体阻滞剂及糖皮质激素；对严重慢性阻塞性肺病，术前应预防性使用抗生素治疗。

（3）肾评估：肾衰竭并非髋关节骨折手术治疗的禁忌证，对于此类患者应注意围术期水容量的控制，特别是无尿的患者。围术期应检测电解质变化，特别是输血后，防止高钾导致的心律失常。对于经肾代谢的抗生素或其他药物，应根据药物半衰期，合理降低用量。需要透析治疗的患者，应根据其透析治疗的频次，在透析治疗后进行手术并应用相关药物。

（4）肝评估：对肝衰竭患者须严密监测有无凝血功能异常，包括凝血酶原时间、大便潜血、连续血常规检查。观察患者的定向力、扑翼样震颤，并监测血氨水平。黄疸患者的手术风险与血清胆红素水平成正比，应注意监测。

（5）糖尿病评估：围术期可每1～2小时检查一次快速血糖，以后每日至少检查4次。1型糖尿病患者即使禁食、禁水也必须持续使用胰岛素治疗，2型糖尿病患者可用口服降糖药及胰岛素控制血糖。如条件允许，空腹血糖＜8.1mmol/L是较为理想的状态。限期手术时，空腹血糖＜11mmol/L亦可以接受。应将尿糖尽量控制在++以下，酮体须为阴性。

（6）糖皮质激素替代治疗的评估：正在接受长期糖皮质激素治疗或近一年来使用过强的松的患者，应行全应激剂量的糖皮质激素替代疗法。使用时间为从入院应用至术后2天。可用氢化可的松 100mg，每 8 小时 1 次静脉滴注。

（7）实验室检查与相关预后：血、尿、便常规，以及电解质、生化全项、凝血功能、X 线胸片及心电图应为常规检查项目。有研究表明，如血清白蛋白低于 30g/L，1 年内死亡率将升高。

（8）预防性使用抗生素：应在术前 2 小时内给予抗生素，且必须维持最小抑菌浓度 12 小时以上。术后亦需常规使用抗生素抗感染治疗，即使是闭合的骨干骨折。目前常用的抗生素类型为预防性应用第二代、第三代头孢菌素或喹诺酮类抗生素。

（9）深静脉血栓的预防：深静脉血栓在髋关节骨折及手术患者中发病率较高，可达 50%。预防深静脉血栓，进一步预防致命性并发症肺栓塞是髋关节围术期诊疗的重要内容。根据美国胸外科医师学会及中华医学会骨科学分会的静脉血栓防治原则，应常规进行抗血栓治疗，除非病史及术前检查证明患者存在出血倾向。抗血栓治疗分为药物治疗和物理治疗。物理治疗主要包括下肢气压袜套装置及下肢间歇式气压泵。在髋关节骨折患者，如患者可耐受，应常规使用物理抗血栓治疗直至患者出院，除非肢体明显肿胀，怀疑已有下肢静脉血栓形成，或已有明确证据表明下肢存在新发深静脉血栓。目前临床最常用也最易实现围术期控制的抗血栓药物是低分子肝素皮下注射。患者入院后除非有急诊手术的可能，否则应常规皮下注射低分子肝素，直至出院。使用量为预防剂量，每日一次。关于麻醉方式的影响，因有研究表明采用蛛网膜下隙麻醉或连续硬膜外麻醉方式治疗的髋关节骨折远期预后优于全身麻醉，因此，如条件允许可尽量采用前两种麻醉方式。由于抗凝治疗可增加硬膜外麻醉后硬膜外血肿的风险，因此，在置入硬膜外导管前 12 小时及拔除后 2 小时内，不应使用皮下注射低分子肝素。而口服低分子肝素则需延长至术前 18 小时至术后 6 小时。对于术前已使用抗凝药物治疗的患者，应停用小剂量阿司匹林，更换为低分子肝素。有研究表明小剂量阿司匹林不会增加硬膜外麻醉血肿形成的风险，不是硬膜外麻醉禁忌，但可明显增加术中创面出血量。对于长期口服硫酸氢氯吡格雷（波利维）的患者，应停药至少 1 周。长期口服华法林的患者亦应停药，更换为皮下注射低分子肝素，并监测凝血指标变化。手术后应鼓励患者尽快锻炼下肢肌肉，争取早期下地活动，以进一步减少下肢深静脉血栓形成的概率。低分子肝素术后应至少使用 7 ～ 10 天，此后恢复患者手术前的常规抗凝药物治疗。

（10）影像学及相关检查：合理投照角度的清晰 X 线片是必需的辅助检查。对复杂骨折可行 CT 或三维重建 CT 扫描，以明确骨折类型。对隐匿性骨折可行骨扫描或 MRI 检查明确诊断。

### （三）股骨颈骨折

1．股骨颈骨折的分型　股骨颈骨折均属于 AO 分型的 B 型股骨近端骨折，临床上较为常用和具有指导意义的分型是部位分型、Pauwel 分型和 Garden 分型。因股骨近端血运特殊，其骨折部位直接决定了股骨头血运的受损程度及继发股骨头坏死的发生率，部位分型根据骨折线所处部位分为：①头下型：全部骨折面均位于头颈交界处，骨折近端不带颈部，此型较少见。②经颈或头颈型：骨折面的外上部分通过头下，而内下方带有部分颈内侧皮质，呈鸟嘴状，此型最多见。③基底型：骨折面接近转子间线。头下型、头颈型均系囊内骨折；基底型系囊外骨折，因其血运好、愈合佳，可按照粗隆间骨折处理。部位并不是决定预后的唯一因素，Pauwel 分类法依骨折线与股骨干垂直线所成的角度分为：Ⅰ型，$< 30°$；Ⅱ型，$\geq 30°$。骨折线的倾斜度越大，越不稳定。$< 30°$ 者，骨折面互相嵌压，位置稳定，易愈合；$> 50°$ 者，承受剪式应力较大，位置不稳定，预后不佳。股骨颈骨折临床上常按骨折损伤程度分为四型（Garden 分型法）：Ⅰ型为不完全骨折；Ⅱ型为完全骨折但无移位；Ⅲ型为骨折有部分移位，股骨头外展，股骨颈段轻度外旋及上移；Ⅳ型为骨折完全移位，股骨颈段明显外旋和上移。

2．股骨颈骨折的治疗　股骨颈骨折的治疗目的在于降低卧床并发症及相关病死率，提高生活质量。如无手术禁忌证均应行手术治疗。禁忌证为局部或全身感染、体质虚弱、长期卧床患者。相对禁忌证为具有可增加手术风险的内科相关疾病。对于关节囊内的股骨颈骨折，决定手术方式为保留股骨头的手术还是不保留股骨头的人工关节置换术成为治疗的关键。术前早期制动，轻度外旋位固定可减轻囊内压，同时辅助镇痛治疗。

手术方式选择的一般原则可参照表 26-1：

表 26-1 股骨颈骨折手术方式的选择

| Garden 分型 | Ⅰ型 | Ⅱ型 | Ⅲ型 | Ⅳ型 |
|---|---|---|---|---|
| ＜ 55 岁 | 内固定 | 内固定 | 内固定 | 内固定 |
| 55 ～ 65 岁 | 内固定 | 视情况选择 | 视情况选择 | 关节置换 |
| ＞ 65 岁 | 内固定 | 关节置换 | 关节置换 | 关节置换 |

如选择内固定手术应尽快进行，伤后 8 小时以内最为理想。假体置换尽量在入院 24 ～ 48 小时进行。有研究表明对老年髋关节骨折在 48 小时以内手术治疗，远期效果优于 48 小时后手术治疗。多枚空心钉内固定是目前较为确实有效的内固定方法。手术操作时需要牵引床复位并维持复位骨折，并有相关的术中透视及影像增强设备，以辅助复位及术中内固定置入操作。空心钉的置入可经皮打入，亦可采用股外侧小切口，应打入 3 枚空心钉，呈倒三角形结构排列，最下端一枚压股骨矩置入。现在对于剪切力较大（Pauwels 角＞ 50°）的股骨颈骨折，亦可采用短动力髋螺钉的固定方式。手术亦应在透视监控下进行，正、侧位透视均可确定导针位置。应压股骨矩打入鹅头钉。

关节置换是老年股骨颈骨折广泛采用的治疗方法，根据假体类型不同可分为骨水泥型假体、生物型假体、人工股骨头假体及人工全髋关节。对于高龄、一般情况差、手术风险高、术前活动能力差的患者，可选择人工股骨头置换术，多采用骨水泥型，可结合疏松骨质，获得早期稳定及下地活动。骨水泥型全髋关节置换术比较明确的适应证是：①年龄＞ 70 岁，中度以上骨质疏松；②年龄＜ 70 岁，有严重的骨质疏松。生物固定型全髋关节就是通过骨长入经不同工艺处理的假体表面达到固定作用，要达到此目的必须有假体与假体植入床的紧密接触和稳定的初始固定，因此，非骨水泥型全髋关节的使用就要求骨质条件好、骨生长修复能力强的患者达到以下条件：①＜ 60 岁；②＞ 60 岁，骨质条件较好，预计寿命在 25 年以上。此外，还可采用混合型全髋关节，它采用非骨水泥髋臼假体固定和骨水泥股骨柄假体固定。目前国内外大多数学者将它作为全髋置换的首选模式。假体置换采用的手术入路可依术者本人的操作习惯，通常股外侧切口应用较多，创伤小，但需要部分破坏外展肌群，缝合时需要重建。选择全髋关节或人工股骨头，以及是否选用骨水泥型假体视患者的年龄、预期寿命、生活状况及骨质情况决定。术后康复应根据假体类型及术中固定情况进行，一般 1 周内可下地部分负重行走。

3．关于骨质疏松的评价与治疗　股骨近端高龄骨折患者多伴有骨质疏松，应强调围术期及术后的抗骨质疏松治疗。股骨近端骨质疏松可采用 Singh 分级进行评估，骨密度测定可作为检测治疗效果的指标。目前已有研究表明，抗骨质疏松治疗对降低髋关节骨折的发生率有一定影响。鼓励患者戒烟，少量饮酒，适当体育锻炼，防止摔倒。所有患者均应接受维生素 D 和钙剂的补充治疗。雌激素替代、降钙素、雌激素受体激动剂及二磷酸盐均可用于重度骨质疏松的治疗。

## （四）股骨粗隆间骨折

股骨粗隆部为股骨颈囊外至小粗隆下 5cm 的部位。粗隆间骨折是老年人的常见骨折，与脊柱压缩性骨折和桡骨远端骨折并列为三大骨质疏松性骨折。文献报道老年髋部骨折约占所有骨折的 41%，其中粗隆间骨折占 21%。粗隆间骨折的发生率与股骨颈骨折大致相同，但发病年龄较股骨颈骨折平均高 5 ～ 6 岁，且以女性多见，男女比例约为 1 ∶ 3。随着人类平均寿命的延长和人口老龄化的发展，粗隆间骨折的发生率呈逐年上升的趋势。美国每年大约发生 25 万例粗隆间骨折，死亡率为 15% ～ 20%。有学者预测，到 2050 年，粗隆间骨折的发病率将为目前的 2 倍，且绝大多数为 70 岁以上的老年人。我国目前尚无股骨粗隆间骨折的准确统计数字。

约 90% 的粗隆间骨折为低能量损伤，高能量损伤多发生于年轻人，仅占 10% 左右。导致老年人粗隆间骨折的直接原因是跌倒，根本原因是骨质疏松。老年人的认知能力下降，大脑应急反应降低，在跌倒时，不能反应性地伸出前臂以维持身体平衡，应力高度集中于髋部，再加上骨质疏松，因此，极易导致粗隆间骨折。一些因素可增加跌倒的危险，如老年人的视力减弱，听觉、触觉及前庭功能减退，合并中枢神经系统疾病（如帕金森病、脑卒中）等，也是增加跌倒的风险因素。Ramnemerk 等曾报道，发生过脑血管意外的患者髋部骨折的发生率较正常人高 4 倍。偏瘫的老年患者因户外运动少，阳光照射不足，会进一步加重骨质疏松。

粗隆间骨折与骨质疏松密切相关，一些学者甚至将老年粗隆间骨折归属于病理性骨折。骨质疏松将导致骨质量下降，骨结构改变，因此，导致骨强度下降、骨脆性增加，易发生骨折。环境等外在因素也是造成粗隆间骨折的重要危险因素，光滑的地面、不平的地板、昏暗的灯光、松动或起皱的地毯、不牢固的家具，以及地板上的物体等都可能造成老年人跌倒。特别是在老年人起坐、下床与上卫生间的过程中，如果出现跌倒，则易发生粗隆间骨折。此外，在泥泞或冰雪的路面行走，或从事有一定危险的活动，如爬凳子、搬动重物等，也是使跌倒风险增加的重要因素。

患者多为老年人，表现为伤后髋部出现疼痛，下肢不能活动，无法站立或行走。检查时可见下肢短缩和外旋畸形，有时外旋畸形可达到 90º。患侧大粗隆部可出现肿胀或瘀斑，压痛明显，轴向叩击足跟部可引起髋部剧烈疼痛。无移位或移位较小的骨折，上述症状或体征比较轻微。X 线片可确定诊断，并明确移位程度和骨折类型。

粗隆间骨折的分型很多，目前应用最广泛的有 Evans 分型和 AO 分型。AO 分型既强调粗隆间骨折内侧和后侧皮质的粉碎程度，同时也强调骨折是否累及外侧皮质的重要性。AO 分型便于进行统计学分析，将骨折形态学特点的描述和实际固定可能性的预后评价结合起来，同时对内固定物的选择能提出合理的建议。

由于粗隆间骨折多发生于老年人，这些老年患者通常患有多种内科慢性疾病，所以必须准确进行术前评估和适当的内科治疗，才能使患者相对安全地度过围术期。

1．心血管疾病的处理　对有心肌梗死心病史的患者要高度注意。原则上心肌梗死发作在 3 个月内者禁忌手术，必须进行准确评估和制定详细的手术预案，才能实施手术；心肌梗死病史已超过 3 个月处于稳定期的患者，应适当给予扩张冠状动脉药物进行保护性治疗。心力衰竭者需要病情稳定至少 6 个月。高血压患者手术前应适当控制血压，使血压保持在相对稳定的水平，使血压 ≤ 150/90mmHg。对于严重心律失常、心房颤动与传导阻滞患者术前应安装临时心脏起搏器。冠状动脉造影及置管扩张者 3 个月内慎行手术。高龄患者几乎都不同程度地伴随原发性高血压、冠状动脉粥样硬化性心脏病（简称冠心病）及心律失常等，需在内科医师的具体指导下进行药物治疗，如使用降压药、扩血管药、调节心律药物等。许多老年患者长期应用阿司匹林等抗凝药，应在术前 1 周停用，以减少术中出血。因心律失常而安装了心脏起搏器者，术中禁用电刀，可采用双极电凝止血。

2．呼吸系统疾病的处理　呼吸系统慢性炎症、肺气肿、肺间质纤维化等是高龄患者的常见病。术前应预防及控制肺部感染，可用雾化吸入，净化呼吸道，清除呼吸道分泌物。患者术前应该无气促、无哮喘，动脉血气 $PO_2$ ≥ 60mmHg，$PCO_2$ ≤ 45mmHg，FVT1 ≤ 70%。高龄髋部骨折患者卧床后最易发生肺部感染，尤其是在原有肺部疾患的基础上，伤后卧床、咳痰无力，极易发生坠积性肺炎，处理不当或病情较重者可导致呼吸衰竭甚至危及生命。呼吸系统的护理非常重要，包括定时将体位改为坐位或半坐位、叩背、嘱患者做深呼吸、鼓励患者用力咳痰等。

3．糖尿病的处理　股骨粗隆间骨折合并糖尿病的高龄患者并非绝对手术禁忌，但术前应请内分泌科医师协助诊治，空腹血糖应控制在 10mmol/L 以下。对于血糖过高难以控制者，可考虑用胰岛素泵，使胰岛素在血中的浓度相对稳定。手术前血糖过高的危险在于发生酮症酸中毒，因为手术创伤又可使血糖更进一步升高。重症糖尿病患者易造成手术伤口的感染及对各脏器功能的损害，尤其对糖尿病合并心脏疾病时，术中易造成心肌梗死及心搏骤停。围术期应在内分泌科医师的指导下，及时调整医嘱，每天应用血糖测试仪监测患者餐前及餐后血糖，使血糖控制相对稳定。

4．精神及神经系统疾病的处理　老年患者常因脑血管病后遗症而遗留偏瘫，而且骨折肢体绝大部分为瘫痪侧下肢。对于骨折合并偏瘫侧的肢体，护理十分重要，要将患肢放在一个舒适的位置，避免骨突部位受压，将足踝部置于 90° ～ 95° 位，并定时对患肢进行按摩，防止血栓性深静脉炎的发生。对老年性痴呆患者及老年性外伤后精神障碍者，要及时观察患者的病情变化，因为该类患者缺乏表达能力，可能躁动、不配合治疗或者白天昏昏欲睡，在夜晚吵闹，出现“颠倒黑白”的现象。对该类患者应请神经内科医师协助治疗，对于外伤后老年反应性精神障碍，症状轻者不需要特殊治疗，对躁动严重者，可采用氟哌啶醇 5 ~ 10mg 肌内注射，每晚一次，稳定后改为口服。

5．慢性肝、肾功能不全的处理　慢性肝、肾功能不全主要表现在血浆白蛋白降低、胆红素升高、转氨酶升高、尿素氮升高、肌酐升高或不同程度的蛋白尿等。对较轻的慢性肝、肾功能不全，在不影响手术的情况下，不需要特殊治疗，但在用药时应注意，避免应用对肝、肾功能有明显影响的药物。在专科医师指导下进行对症治疗，比如应用保肝药物如葡醛内酯（肝泰乐）、注射用谷胱甘肽等，补充血浆、人血白蛋白等。要求高龄患者的肝、肾功能和青壮年相同是不可能的，以不影响手术治疗为原则。

6．泌尿系统疾病的处理　老年髋部骨折患者伤后常不能自主排尿或有不同程度的排尿困难，尤其是老年男性患者并存前列腺肥大时常引起尿潴留或尿失禁，为细菌繁殖创造了条件，容易引起泌尿系统感染。入院后应在严格消毒下，行留置导尿，定时冲洗膀胱，预防泌尿系统感染。老年女性要定时清洗会阴。嘱患者应多饮水，保持足够的尿量以降低感染的机会。

7．抗生素的应用　对于高龄股骨粗隆间骨折患者围术期要预防肺部及切口感染，均需预防性地应用抗生素。推荐选用对肝、肾功能影响较小的头孢类抗生素，用量为成人的 1/4 ~ 1/3，时间 5 ~ 7 天，术前 1 天及术中均采用静脉给药 。但切记对高龄老人勿超量用药，以免引起菌群失调，轻者造成脏器受损，严重者可致命。

8．入院后即进行患肢皮牵引以减轻疼痛和肌肉痉挛。

9．麻醉方式　可采用全身麻醉或硬膜外麻醉，建议采用神经阻滞麻醉。

股骨粗隆部血运丰富，修复能力极强，骨折极少发生不愈合，且愈合后也很少发生股骨头坏死等并发症。青壮年患者的治疗方法选择相对容易，但对老年患者，伤前往往已经存在各种内科疾病，加上骨折创伤的影响，无论采用何种治疗方法，对老年患者本身都是一种风险。粗隆间骨折的非手术治疗基本已放弃使用。在 20 世纪 60 年代，Horowitz 报告对粗隆骨折采用牵引治疗的死亡率高达 34.6%，而采用手术内固定治疗的死亡率仅为 17.5%。手术治疗可以使患者早期开展功能锻炼，极大地降低长期卧床的并发症，并显著降低了病死率。对于那些一般状况太差、不能耐受麻醉和手术打击的患者，才考虑保守治疗。

手术治疗的目的是骨折复位、坚强固定、早期离床活动，减少因长期卧床带来的各种并发症。不同的骨科医师在治疗原则方面并无太大差别，但在内固定的选择和临床经验的丰富程度等方面却存在着很大的差别。老年股骨粗隆间骨折的手术治疗主要有三类。

第 1 类：股骨近端髓外固定，包括动力髋螺钉、动力髁螺钉、角钢板等。

第 2 类：股骨近端髓内固定，包括股骨近端髓内钉（proximal femoral nail，PFN）、防旋股骨近端髓内针（proximal femoral nail anti-rotation，PFNA）、重建钉、Gamma 钉等。

第 3 类：人工关节置换，包括人工股骨头置换和人工全髋关节置换。

股骨近端髓内固定近年来正逐步成为内固定的主流。早期具有代表性的是 Gamma 钉，10 多年前开始在国内应用，通过髓腔内主钉、拉力钉和远端锁钉，将股骨头、颈和远骨折段连接为一体，能有效传递载荷；且为半闭合操作，创伤小，并保留了骨折部血运；髓内固定适用于固定各种类型的粗隆间骨折。与动力髋螺钉相比，固定力臂短，生物力学优点突出，对于不稳定型骨折髓内固定明显优于动力髋螺钉。基于其优点，一经推出即被迅速广泛地接受，并被应用于各种类型的粗隆间骨折，效果肯定。其缺点是主钉远端尖部易于形成应力集中，有导致应力骨折之虞，而且股骨头颈内为单根拉力钉，抗旋转作用不足。

20 世纪 90 年代出现的股骨近端髓内钉，是针对 Gamma 钉的某些不足做出了相应改进而推出的产品，主钉的直径减小，不必扩髓，缩短了操作时间；近端可置入 2 枚中空拉力钉，便于操作，具有防旋作用；交锁钉孔以远的髓内钉远端部分较长，可分散骨干部所承受的应力，有效减小应力集中。这些特点使得其更适合老年、骨质疏松、粉碎性骨折、不能耐受长时间手术的患者，并允许术后早期活动和负重。

随着股骨近端髓内钉在临床上的大量应用，国内外学者在体会到它的优点的同时，也发现了一些它的不足之处。对于不稳定的粗隆间骨折，股骨近端髓内钉等髓内固定系统从理论上具有更好的生物力学性能。股骨近端髓内钉的Z字退钉，即主要起承重作用的拉力螺钉松动退出，以及起防旋作用的髋螺钉穿入关节内，突显股骨近端髓内钉内固定系统的缺点与不足。在实际操作中，将两枚股骨颈内螺钉准确植入较为困难，要求准确的前倾角和进针深度。为此，AO/ASIF在股骨近端髓内钉基础上设计了股骨近端防旋髓内钉，并从2005年10月开始应用于亚洲。股骨近端防旋髓内钉具有操作简单、防旋效果好、螺钉切除率较低、允许早期负重等优势，因此，它被大量应用于临床。一些生物力学研究结果显示螺旋刀片比拉力螺钉更适用于不稳定性粗隆间骨折，能减少切割与移位，对于老年骨质疏松患者的不稳定性粗隆间骨折同样能提供良好的稳定性。

对于不稳定性粗隆间骨折，人工髋关节置换是一种有效的治疗方法，特别是对于高龄严重的骨质疏松性粗隆间骨折，同时关节置换术对于骨折不愈合、内固定失败也是可靠的补救措施，对于合并股骨头缺血坏死或骨性关节炎的患者可以进行一次性治疗。粗隆间骨折后的骨水泥型髋关节置换术后患者可以尽快下床负重，活动肢体，迅速恢复功能，防止骨折并发症，特别是全身合并症的发生。但关节置换也同时存在手术时间长、术中出血多、费用昂贵以及假体置换相关并发症等问题，其远期功能恢复与内固定相比并没有优势，所以目前普遍认为人工髋关节置换不作为粗隆间骨折的常规治疗方法。

### （五）髋关节假体周围骨折

随着人工髋关节的广泛应用于临床，虽然并发假体周围骨折的概率不高，但其数量还是在不断增加，骨折可以按术中和术后骨折来分类。髋臼周围骨折少见，但因为需要进行初次或翻修的患者、骨质疏松的老年患者的数量在增加，以及强调使用大号假体压配固定的非骨水泥固定方法的出现和最近发展的小切口显露技术，使其发生率正在升高。股骨骨折比髋臼骨折更常见。

1．髋臼骨折的分类和治疗　主要的分组包括由髋臼假体置入导致的术中骨折、因取出髋臼假体造成的术中骨折、创伤性骨折、自发性骨折和骨盆环不连续。对于术中骨折来说，早期发现是满意预后的关键。如果骨折没有移位并且假体是稳定的，可以不取出假体；如果假体不稳定，必须评估前后柱的完整性和决定采用多颗螺丝钉等大（line-line）固定放置臼杯的可能性；也可以采用骨移植和保护下负重12周。髋臼假体周围骨折可能发生在人工髋关节置换翻修手术中取出固定完好已经发生骨结合的假体时。在重新置入新的半球形多孔喷涂髋臼后，必须满足两个条件以确定假体的稳定性：剩余的植骨床必须有至少50%的接触面存留，以及最初放置髋臼的区域（髂嵴前下方的前柱和坐骨周围的后柱）必须有足够的完整性以给假体机械支持。只要满足这些条件，某些区域（如假体的上方和后方）可以缺少对假体的骨性覆盖。在多数这种情况下可以使用带有多个连接螺丝钉孔的巨型翻修髋臼。

没有创伤病史的自发性髋臼骨折与进行性的溶骨性缺损有关，如果有50%以上的宿主骨存留，X线片对于测量骨的完整性是不可信的，术中的评估是对后续治疗的最好决定方法。超过2cm的假体向上方移位证明有严重的骨量丢失存在，坐骨出现溶骨是后柱骨量缺失的象征，而髂坐线（Kohler线）的中断与前柱骨量缺失有关。如果宿主骨存留的可供固定的骨量少于50%，应该采用大块骨移植替代缺损区，如采用匹配的同种异体骨盆骨移植或7字形股骨远端来重建缺损，也可以加用髋臼重建cage来加强稳定性并支持髋臼假体。如果缺少前后柱稳定性的骨折，则需要骨盆骨板（bone plate）和螺丝钉固定来重建骨盆的完整性。我们不主张采用髋臼假体跨越骨折间隙并用螺丝钉分别固定骨盆骨折两侧的方法，因为有较高的失败率。

骨盆不连续表明发生了横行的髋臼假体周围骨折。在有足够宿主骨的患者，对于术中骨折或术后因创伤产生的骨折，治疗包括采用骨盆钢板和螺钉重建后柱的缺损区，然后用多颗界面螺钉固定髋臼假体并在骨折部位植骨；如果能获得坚强的稳定和术后严格的负重限制就能够获得较高的成功率。对于骨盆不连续并且骨量差或放疗后扰乱了再生潜能的患者，治疗的期望值下降并且有较高的并发症发生率。通常，重建最重要的是消除骨盆的不连续，最好采用骨盆重建钢板治疗，稳定固定同种异体的髋臼大块移植骨能增加骨量并同时修复骨盆的不连续。这也可使复杂的晚期修复变得容易。髋臼假体或者用骨水泥固定在大块移植骨内或者固定在髋臼重建 cage 内。Cage 的位置为从坐骨到髂骨并覆盖在移植骨的表面，对这些患者置入螺丝钉的要求是非常严格的，医生必须清楚螺丝钉的方向以避免损伤骨盆内的重要结构。

2．股骨骨折的分型和治疗　根据 Vancouver 分型，术中骨折分为近侧干骺端骨折、股骨干骨折和远端股骨干骨折（包括远侧干骺端）。每型骨折又被进一步分成皮质穿孔、无移位的线性裂隙和有移位的不稳定骨折。因为多数骨折在手术时被发现，如果能稳定地固定骨折和假体，预后通常是令人满意的。对于近端的裂隙或劈裂，如果股骨柄是稳定的，采用近端钢丝环扎和颗粒植骨可以有效地防止裂隙继续发展，并有较高的骨折愈合率。对于股骨干骨折，决定假体稳定性的因素在于是否有足够的远端股骨柄固定，以保证稳定足够时间使骨折愈合。如果不能确定，则应采用钢丝加异体皮质骨板固定或更换更长的多孔涂层或带槽假体以获得稳定的远端固定，这种远端固定应超过骨折点以下至少 2 个皮质直径的距离，因为股骨干骨折的愈合时间较长，应重视的是保护下负重的时间应延长（6 ~ 12 周）。也应该处理骨皮质穿孔，因为股骨干的完整性明显丧失，穿孔位置位于股骨近端到假体尖端时应采用颗粒植骨，但穿孔位于假体远端时应采用钢丝加异体皮质骨板固定。

总之，人工髋关节置换术后假体周围骨折处理困难。由于先前进行的手术使得骨折愈合的生物潜能下降，术者必须要认识到骨量可能较差，从而限制了采用常规方法进行骨折的固定。X 线片常常低估了骨量丢失的程度，手术需要遵循生物力学的原则，术者应随时考虑进行自体骨移植、异体骨移植或者使用骨替代材料以加强假体周围骨折患者的愈合。

## 二、膝关节周围骨折

膝关节是全身中结构最复杂、最大、承受杠杆作用力最强的关节。它虽然是屈戌关节，但它的运动是二维的。其运动范围虽不及肩、髋关节广泛，却更为精确、复杂。膝关节的运动特点是由其构成关节的骨骼形状及韧带的制导作用所决定的。主要是伸屈运动，在屈曲位兼有旋转运动，同时有很小范围的内外翻被动运动。对于膝关节周围骨折的治疗，将从以下解剖部位分类进行概述。

### （一）股骨远端骨折

1．概述　传统上股骨远端一般指股骨远端的下三分之一，即股骨远端关节面约 15cm 以内的部分。股骨远端骨折占股骨骨折发生率的 4% ~ 7%，有学者把股骨远端骨折分为股骨髁上骨折和股骨髁骨折两部分。股骨髁上骨折是指发生于股骨髁与股骨干干骺端的联结部，密质骨与松质骨移行部位的骨折。股骨髁骨折是指波及股骨髁关节面的骨折。在临床实践中，股骨髁骨折常伴有股骨髁上骨折，且二者的受伤机制基本相同。

股骨远端骨折多发生于年轻男性和年老女性。前者常由高能量损伤造成，交通伤多见，年老患者的骨质疏松是易患因素，屈膝位跌倒即可发生该部位的骨折。直接外力造成骨折的发生机制是屈膝位时来自前方的猛烈撞击，外力以轴向负荷为主，伴有不同程度的内外翻、旋转应力，外力经髌骨撞击股骨髁时造成单髁或双髁骨折，因此，股骨远端骨折常伴有髌骨骨折。当外力水平方向作用于髁上区时，常造成髁上骨折。间接外力多由高处坠落，在膝关节伸直位或屈曲位，不同方向的应力可造成股骨下端不同部位的骨折。

膝关节有生理性外翻，股骨外侧髁的应力比内侧髁集中，且外侧髁的结构较内侧髁薄弱，因此，骨折常发生在外侧髁。外翻应力可造成股骨外侧髁斜行骨折，有时伴有内上髁撕脱骨折、内侧副韧带撕裂或胫骨外侧平台骨折。内翻应力可造成股骨内髁斜行骨折。而膝关节屈曲角度不同造成与冠状面不同夹角的骨折线。

股骨髁骨折易发生骨折块分离而不易产生塌

陷，这是由于髌骨的股骨关节面呈三角形，如同楔子指向股骨髁解剖上的薄弱点——髁间窝，易将两髁劈开。此外，股骨干有一向前弯的弧度，前面骨皮质坚固，后面的骨皮质又为股骨粗线所增强，因此，骨折易发生在股骨髁附近，皮质骨移行成为松质骨薄弱部。

根据骨折远端移位的情况股骨髁上骨折可分为屈曲型和伸直型。以屈曲型多见，由于腓肠肌附着于股骨内、外侧髁的后方，收缩力使骨折远段向后移位，骨折线呈横断或斜行（从后上斜向前下）。伸展型骨折比较少见，骨折远端向前移位，远、近骨折端前后重叠，骨折线从前上斜向后下。股骨髁上屈曲型骨折是由于骨折远端的后方移位，可能造成后方腘动、静脉的损伤。

2．分型　AO组织分类在临床上应用较多，股骨髁上骨折为A型骨折，即关节外骨折。A型骨折又可分为：A1型：简单的两部分髁上骨折；A2型：伴有干骺端楔形骨折；A3型：髁上粉碎性骨折。实际上股骨髁上骨折常伴有股骨髁骨折，又称经髁间的髁上骨折或股骨远端C型骨折。B型骨折：为单髁骨折；B1型：外侧髁矢状劈裂骨折；B2型：内侧髁矢状劈裂骨折；B3型：冠状面骨折，即临床上所称的Hoffa骨折。C型骨折：双髁骨折。C1型：股骨髁上非粉碎性骨折；C2型：股骨髁上粉碎性骨折合并两个主要的关节骨块；C3型：关节内粉碎性骨折。从A型到C型，每型又包括从1～3各个亚型，骨折的严重程度递增，而预后递减。

3．诊断　临床表现以股骨远段、膝关节的肿胀、疼痛、活动受限、局部的畸形通常较明显。在高能量损伤时股骨远端骨折常常是多发创伤的一部分，这时注意排除同侧髋臼骨折、髋关节脱位、股骨颈骨折；同时也要注意下肢的血运情况，在收肌管内走行的股、动静脉有损伤的可能性，更要仔细检查腘血管的情况，在向后倾倒的远端骨折块有损伤腘血管的可能性，一经确诊需紧急处理，否则截肢率很高。如果考虑有血管损伤，可行超声多普勒或血管造影检查。还需要注意的是迟发性动脉血栓形成，尽管发生率低，但后果严重，因此，患者入院后也要定期检查血管情况，以便及时发现问题。若患者的下肢严重肿胀，则应排除骨筋膜室综合征。

常规拍摄患肢的正、侧位X线片可以明确诊断。股骨髁间骨折患者，尤其是粉碎性骨折或伴有胫骨平台骨折，可行45°斜位片了解损伤情况。高能量损伤时，加拍骨盆正位、髋关节和股骨全长正、侧位片以除外伴随损伤。

CT扫描可详细了解骨折线的走向、骨折块的分布，对手术方案的制订、固定方式的选择有重要指导意义。股骨远端骨折常常伴有膝关节的软组织损伤，而单纯的放射学检查却很难对软组织进行评估，可行MRI检查以明确有无膝关节韧带及半月板损伤。

4．治疗　在过去20年，随着技术的提高和内植物的改进，绝大多数的骨科医生支持用内固定技术处理大部分的股骨远端骨折的病例。但术前必须认识到这个部位的骨皮质较薄、骨质疏松、骨折的粉碎程度及髓腔宽大，内固定的治疗也有相当的难度。其治疗目的应遵循一般的关节周围骨折的治疗目的：①关节面解剖复位；②恢复股骨干骺端和股骨干间的解剖关系，包括正常的力线、长度和旋转对位；③牢固内固定；④不干扰骨折愈合；⑤早期运动和功能康复。

股骨远端骨折的治疗方式包括保守治疗与手术治疗。手术治疗又包括闭合复位与切开复位。保守治疗的适应证主要包括：①无移位或不完全骨折；②发生于老年骨质疏松的稳定嵌插骨折；③伴心、肺疾病无法耐受手术者。保守治疗的方式主要包括牵引和骨折支具或石膏支具。行胫骨结节牵引术，然后将患肢置于Thomas架上。根据患者的骨折情况，卧床牵引6～12周。用骨折支具或石膏支具固定时应考虑到患者的疼痛及肿胀情况，待肿胀消退后应重新调整支具。保守治疗容易导致膝关节粘连、纤维化及股四头肌瘢痕化，不利于患者肢体的功能康复。

手术指征包括：移位的关节内骨折；大部分的开放骨折；伴多发创伤的患者；伴需要修复的血管损伤；无法复位的骨折；病理性骨折；伴主要膝关节韧带的损伤。股骨髁周围有关节囊、韧带、肌肉及肌腱附着。骨折块受这些组织的牵拉，复位困难也不易维持复位。股骨远端骨折的处理难度很大，不管采用何种治疗方式，由于严重的软组织损伤、骨折累及关节面及伸膝装置的受累都可能导致治疗效果不佳。

广泛应用的内固定系统主要有两类：接骨板螺钉系统和髓内钉系统。外固定支架适用于开放性骨折、感染或全身情况不允许行内固定手术的患者。根据手术时是否暴露骨折端分为闭合复位及切开复位。闭合复位可以用于髁上骨折或移位很小、可经闭合复位的髁间骨折。股骨远端骨折手术时常规仰卧位，使用无菌止血带。复位过程中使用膝枕、保持膝关节适当屈曲可以放松腓肠肌，减轻对远端骨折块的牵拉，利于骨折的复位。

早期95°角接骨板、动力髁螺钉（dynamic condylar screw，DCS）、股骨髁解剖接骨板、逆行髓内钉应用较多，近期微创内固定系统（less invasive stabilization system，LISS）应用广泛。

单髁骨折可以通过拉力螺钉或支持钢板进行固定，后者强度更大。目前认为Hoffa骨折单独使用拉力螺钉的强度不够强大，与骨折面垂直的拉力螺钉对骨折块间的加压作用足够，但对抗屈膝时骨折块上移的作用差，可考虑多枚螺钉固定。除骨折块间加压螺钉外，加用与骨干垂直的螺钉，增强抵抗骨块上移作用，如能使用支持钢板更好。

开放性骨折占股骨远端骨折的5%～10%。伤口一般位于前侧并伴有不同程度的伸膝装置的损伤。对于开放性骨折的治疗要及时，准备要充分。大多数有经验的医生喜欢用适当的内固定来治疗GustiloⅠ、Ⅱ和ⅢA型开放骨折，彻底的清创是预防感染的前提。对于严重的开放性骨折，尤其合并血管损伤时，需要使用外固定支架。急诊经彻底清创后，可复位髁间骨折，用克氏针、拉力螺钉固定，再用外固定支架固定髁上骨折，待软组织条件好转后再更换内固定。

术后早期功能锻炼是膝关节功能恢复的关键，在固定强度允许的前提下练习屈伸，可应用CPM提高功能锻炼效果。但过早负重锻炼对膝关节功能恢复无明显的促进作用，并且容易造成内固定器械断裂。负重锻炼应在有连续骨痂生长后进行，由部分负重锻炼逐渐过渡到完全负重。

5．并发症及治疗　股骨远端骨折的早期并发症包括开放性骨折后的感染，以及损伤所致的肢体血管、神经损伤。在治疗之前必须确定血运是否完好，如有股动脉损伤情况应急诊修复。

晚期并发症包括：

（1）不愈合和畸形愈合：股骨远端骨折由于早期处理不当，不愈合和畸形愈合的发生并非少见。不愈合的常见因素有：①骨丢失或缺损；②高能损伤，尤其是血运较差的粉碎性骨折；③粉碎性骨折，未行骨移植；④伤口感染；⑤骨质疏松。不愈合的治疗困难在于内固定常因骨质疏松而不能达到牢固的目的，而骨折远端一般较短，对接骨板的固定不利。这种情况下应使用异型髁支撑接骨板，增加远端螺丝钉固定数，以增加稳定性，或者使用髁上髓内钉固定。骨折端周围植松质骨一定要充足。相对于手术治疗，畸形愈合更容易发生在保守治疗后，包括旋转不良、短缩及轴线对线不良等。对于畸形愈合患者，应考虑做截骨矫形，以维持正常的负重力线。应根据存在的畸形情况考虑开放型或闭合型截骨。

（2）膝关节活动受限：可能的原因包括：①关节面复位不良；②关节内固定物的影响；③关节内粘连；④肌肉瘢痕组织；⑤韧带或关节囊挛缩；⑥创伤性关节炎。膝关节活动受限如果是因为关节面复位不良或者关节内固定物的影响，应再次手术纠正畸形或取出内固定。若为关节内粘连、肌肉瘢痕组织影响或韧带关节囊挛缩，则根据患者情况行松解术。若有创伤性关节炎，可采用抗炎药物或理疗，如果无效则行关节镜治疗。

### （二）髌骨骨折

1．概述　据统计，髌骨骨折的发生率约为1%，且儿童髌骨骨折极为罕见。髌骨骨折治疗的主要目的是伸膝装置结构的恢复，从而恢复伸膝功能。因此，临床上多采用内固定的方法，以获得早期的骨折固定和功能锻炼，以减少关节粘连，维持股四头肌强度。髌骨骨折的固定方式多样，需根据骨折的类型及患者的功能需要进行选择。髌骨骨折多见于青壮年，可因直接暴力或间接暴力引起，移位的髌骨骨折常伴有髌旁腱膜撕裂。多数情况下为关节内骨折，即使髌骨上、下极的撕脱性骨折未累及关节面，亦伴有膝关节腔内积血。若治疗不当会引起关节僵硬或创伤性关节炎，严重影响关节功能。

髌骨是人体中最大的籽骨，也是膝关节的一个组成部分。切除髌骨后，可使伸膝肌腱与股骨滑车间的力矩减小，伸膝活动中股四头肌肌力下降，因此，髌骨能起到保护膝关节、增强肌四头肌肌力、伸直膝关节滑车的作用。在治疗中应尽量保持髌股关节面完整，其内外侧分别与股骨内外侧髁前面形成关节面恢复平整，减少髌股关节炎的发生。因此，其治疗原则与其他的关节内骨折类似，即解剖复位、坚强固定及早期功能锻炼。

直接暴力多因外力直接作用于髌骨所致，骨折多为粉碎性，其髌前腱膜及髌旁腱膜和关节囊多保持完好，亦可为横断型骨折。间接暴力多由于股四头肌猛力收缩所形成的牵拉性损伤，如突然滑倒时，膝关节呈半屈曲位，股四头肌骤然收缩，牵髌骨向上，髌韧带固定髌骨下部，而造成髌骨骨折。间接暴力多为横行骨折，移位大，髌前筋膜及两侧髌腱扩张部撕裂严重。

2．诊断　髌骨骨折的主要症状由膝关节积血所致，明显肿胀、疼痛，膝关节活动困难，不能自动伸直。横断骨折有移位时，可扪及骨折线及骨块间间隙。陈旧性骨折有移位者，因失去股四头肌作用，伸膝无力，走路缓慢，并可有关节活动障碍。膝关节疼痛，不能伸直，不能负重；局部压痛、肿胀、血肿和皮下淤血；检查可发现髌骨前方压痛，受伤早期可扪到骨折分离出现的凹陷，挤压髌骨疼痛加重，由于关节内积血可出现浮髌试验阳性。

获得临床症状与体征后，X线是必要的辅助检查。除正、侧位X线摄片外，根据伤情拍髌骨轴位（切线为）X线片，以明确诊断并判断骨折的部位、类型及移位程度。怀疑合并膝关节韧带损伤者，可行膝关节MRI检查，以为早期诊断提供依据。

3．治疗　髌骨分型及对应治疗策略为：

（1）无移位骨折：骨质部分或完全骨折，但无移位，形态正常。通过X线显示髌骨形态完整，髌骨关节面平整无移位，由于所受暴力较小，故髌前筋膜及髌骨支持韧带仅有轻微撕裂，且撕裂部位对位较好。给予石膏或支具外固定及对症处理，3周韧带纤维愈合，6周有骨性连接，通过结构及功能重建完全能恢复髌骨的形态及功能。

（2）轻度移位骨折：骨折端分离移位＜0.5cm，断端关节面台阶＜0.2cm。对此型骨折，很多学者报道主张亦采用外固定的保守治疗方法，能取得满意疗效。对轻度移位髌骨骨折采用非手术治疗，发现80%患者无膝关节疼痛，90%患者膝关节功能良好。随着我国人民生活质量要求提高及先进医疗设备、技术的出现，亦有学者提出对轻度移位骨折行闭合经皮空心钉或空心钉张力带钢丝内固定术。术中配合关节镜探查关节面及清理关节腔，优良率可达100%。对轻度移位骨折采用关节镜下闭合复位经皮内固定术，较易复位，关节面及韧带损伤不重。在关节镜辅助下能够完全解剖复位关节面，保证其光滑，可同时处理关节腔内其他结构损伤。对于某些轻度移位断端嵌插的髌骨骨折，则需要首先分离嵌插骨折，再进一步行关节镜下辅助复位。由于髌周腱膜相对完整，术中一般不会出现明显的再次移位或复位困难。有试验研究报道用空心加压螺钉张力带和克氏针张力带固定。对照比较其受力状态，前者性能优于后者，完全可以支持早期功能锻炼，但对其他型复位较困难。

（3）横、纵、斜形骨折：骨折线呈横、斜、纵形状，带关节面骨块为2块，断端分离移位≥0.5cm。大量临床实践及生物力学研究表明，克氏针及空心螺钉张力带符合髌骨生物力学的要求，术后可以早期进行功能锻炼。在横、纵、斜形骨折解剖复位前提下能够给予牢固固定，能使髌骨表面承受很大的张应力，有效地将膝关节活动加于骨折处的有害张应力转变为促进骨折愈合的压应力。当此型骨折移位＞1cm时，常伴有髌前或髌旁腱膜的撕裂。关节镜辅助的复位方法往往较难实现解剖复位，且此型骨折固定后往往需要同时修复撕裂的髌周腱膜，因此，切开复位往往是较为理想的选择。

（4）一般粉碎性骨折：髌骨粉碎，但带关节面骨块≤3块，关节面完整性较好。髌骨粉碎，骨块分离，髌周环扎钢丝包绕髌骨周围，产生相等的周边平衡应力和多个方面的向心聚集力，使骨块中心会聚起到复位固定。同时“8”字钢丝在髌骨表面，避免了空心螺钉及克氏针张力带固定粉碎骨片的困难，其承力点是股四头肌和髌腱，符合运动力学，有利于髌股关节的模造，改善对和关系。且后期骨折愈合应力遮挡小。对于粉碎性骨折本方法解剖复位率高。因其抗弯性差于克氏针及空心螺钉，故术后功能锻炼时间一般稍晚，幅度逐渐增加。记忆合金髌骨爪塑变后将髌骨尖、底的张力均置入髌骨对应部位，能产生符合生物力学的持续、主动、向心 5 个方向的聚集力，亦适合粉碎性髌骨骨折内固定。

（5）严重粉碎性骨折：髌骨粉碎，带关节面骨块＞ 3 块，整体呈多平面骨折。由于髌骨呈多平面骨折，骨折块较小，以往多采用髌骨部分或全部切除。但切除伸膝装置系统破坏，股四头肌萎缩，股四头肌力臂明显缩短致伸膝受限，力量下降 1/3 ～ 1/2，使关节产生疲劳及不稳定，晚期易出现股四头肌滑脱、断裂及创伤性关节炎。部分切除易造成髌骨整体下移，髌股关节出现错格现象，对和关系紊乱，导致创伤性关节炎的发生。髌骨粉碎性骨折采用克氏针张力带及环扎“8”字张力带治疗，或克氏针串接组合张力带固定。总体原则为：尽量保留髌骨，尽量保留髌骨关节面的平整性。总体优良率可达 80% 以上。

（6）撕脱（袖套型）骨折：成人表现为上下极撕脱骨折而儿童表现为套袖型骨折。常见于髌骨上下极，小儿常表现为袖套状骨折，撕脱端带有少量骨组织或无骨组织被拔出，呈套状。有学者采用髌骨中部横行钻孔，钢丝环扎“8”字钢丝张力带固定，或用可吸收线对骨折端荷包缝合，可获得良好疗效。此型骨折累及关节面较轻，对其治疗的关键是恢复髌骨的连续性和形态。保证髌骨上下韧带的原长度，防止髌股关节间错格现象的发生。我们亦建议采用锚钉修复撕脱端髌腱或股四头肌腱的方法，操作简便，将肌腱缝合固定牢固，同时可避免钢丝对肌腱的切割效应。

（7）髌骨骨软骨骨折：髌骨骨软骨面的冠状面骨折，断面可带有软骨下骨。常见于髌股关节发育异常患者，髌股关节不稳，髌骨易向外侧脱位。亦有学者认为骨折发生可能存在内侧支持带薄弱，外侧段外侧肌和髂胫束挛缩异常。对此型患者术前行双下肢全长负重位 X 线片评估 Q 角（从髌骨中点到胫骨结节连线与股四头肌牵拉力线相交三角），并行膝关节 CT 检查，评估髌骨的移位程度及股骨内、外侧髁的发育情况。治疗应以纠正髌骨外侧脱位为目的，应强调外侧支持带松解，内侧支持带加强，可行关节镜下外侧支持带切断及内侧支持带紧缩缝合手术，对于无先天性骨质发育异常的患者可取得良好疗效。

## （三）胫骨平台骨折

1．概述　胫骨平台骨折是常由高能损伤所致的胫骨近端关节骨折，可合并神经和血管损伤、骨筋膜室综合征、深静脉血栓、软组织挫伤或挤压伤或开放伤。Tscherne 和 Lobenhoffer 强调区别“单纯”胫骨平台骨折与骨折脱位的重要性。骨折脱位患者腓神经损伤的发生率是单纯骨折者的两倍。“膝部复合伤”的术语用于描述下列结构中两个或两个以上的严重损伤：膝关节软组织（关节囊、半月板）、韧带稳定结构、股骨远端骨结构和胫骨近端骨结构。在累及股骨远端及胫骨近端关节面的复杂性骨折中，血管损伤发生率为 25%，骨筋膜室综合征的发生率为 25%。因此，当制定治疗计划时，准确地确定骨折类型及软组织损伤程度十分必要。

胫骨近端关节面骨折主要由交通事故、严重撞击伤所致；而运动伤、坠落伤及其他轻度暴力伤也可造成此类骨折，尤其易发生于老年骨质疏松患者中。Schulak 和 Gunn 将膝关节所受暴力的类型和机制，与造成的骨折类型及侧副韧带损伤的发生率相互联系起来。对于“单纯”骨折类型，如轻微移位、局部压缩及压缩劈裂骨折时韧带损伤更为常见，为了检查这些结构，拍摄应力位膝关节 X 线片是明智的。

2．分型　传统 Schatzker 和 AO/OTA 分型常常是建立在 X 线片的评估上，这在临床上极易忽略对后侧平台骨折的评估和诊断，为治疗带来了困难。为了正确处理这一类型的骨折，我们需要建立在一个更加正确客观的分型系统，同时使用合适的个性化的固定方案。

罗从风教授根据多年胫骨平台的治疗经验，提出需要在三维 CT 基础上立体评估胫骨平台骨折，为胫骨平台骨折的诊断提供立体思维和诊断策略，即“三柱分型”。该分型系统将横断面的平台分为内、外、后三柱，以胫骨嵴中点为中心，两侧沿线为延至腓骨头前缘和胫骨后内侧嵴，向前延至胫骨结节前缘，以此分为三柱。

3．诊断

（1）病史采集：胫骨平台骨折的病史采集能够帮助医生判断受力的方向、产生的畸形，以及损伤是由高能量还是低能量所致。同时，患者的全身情况及合并疾病（如糖尿病等）也对治疗方案的制定有很重要的意义。应了解患者完整的病史，包括确切的受伤机制、患者的全身内科情况、年龄、功能要求和经济情况等。

（2）体格检查：体格检查能提供许多实验室检查所不能获得的非常有价值的信息。必须进行详细的体格检查，以发现伴发的韧带损伤、神经血管伤、骨筋膜室综合征、其他骨折及损伤。体格检查是评估软组织及有无开放性或闭合性损伤的最准确的方法。检查应该集中在软组织的连续性、有无水疱及浅表擦伤、挫伤情况，以后手术入路应该尽可能避免累及这些区域。如不能避免，手术应该延迟至软组织恢复良好、能够耐受手术后进行。

体格检查也是评估肢体神经状况最准确的方法，是评价血管状况及侧副韧带有无较大撕裂最快速的方法。受伤后膝关节肿胀疼痛、活动障碍，因系关节内骨折，均有关节内积血，应注意询问受伤史，是外翻或内翻损伤，注意检查有无侧副韧带损伤。关节稳定性检查常受到疼痛、肌肉紧张的限制，特别是在双髁粉碎性骨折者。在单髁骨折者，其侧副韧带损伤在对侧，该侧副韧带的压痛点即为其损伤的部位。在断裂者，侧方稳定性试验为阳性，清晰的膝正、侧位 X 线片可显示骨折情况，特别对于无移位骨折。

腿部任何间室的肿胀和紧张以及被动牵拉某一间室肌肉引起剧烈疼痛都非常准确地表明筋膜间室压力增高，可能出现筋膜间室综合征。必须早期、反复评估骨筋膜间室压力，并对筋膜间室综合征进行准确的诊断和及时的减压治疗。

（3）X 线片：X 线片是准确评估骨折类型和严重度的重要方法。标准前后位和侧位摄片并不充分，必须补充膝关节内外旋位时的双斜位摄片。内、侧斜位主要显示外侧平台，而外侧斜位主要显示内侧平台。斜位片常常可以提供标准前后位上被完全遗漏的信息。如果 X 线平片显示内侧平台或双髁骨折，医生应该警惕可能会有合并伤的存在，需要详细地进行体格检查。如果考虑进行手术治疗，牵引位 X 线片可用来判断牵引效果。牵引位平片可以显示韧带复位是否可能，也可以帮助设计手术切口。目前横断面、冠状面、矢状面的 CT 重建已基本取代了 X 线断层成像。CT 能够为医生提供骨折的横断面解剖以及任何所需厚度的冠状面或矢状面重建。当代创伤骨科利用越来越多的间接方法进行复位和固定，因此，需要准确地了解骨折的三维结构。我们发现 CT 扫描是一种非常有价值的，甚至是必需的骨折显像方式。它有助于描述骨折线的位置、粉碎程度及关节粉碎塌陷的部位、程度，使医生对骨折有一个三维概念。与 X 线平片相比，CT 扫描还能够提供一些附加的信息如半月板损伤，尤其对于复杂的 Schatzker Ⅳ型、Ⅴ型、Ⅵ型骨折。

（4）MRI：在评估软组织损伤（如半月板和韧带破裂）方面具有明显的优越性，且胫骨平台骨折并发软组织损伤的发生率很高，因此，MRI 在胫骨平台骨折术前评估中的应用越来越广泛。尽管 MRI 在显示软组织细节方面优于 CT，但其显示骨折的能力不如 CT。

（5）动脉造影：一旦怀疑有动脉损伤的可能就应做动脉造影。内膜撕裂可以没有临床表现，当进行骨折手术时，这种损伤可能会导致闭塞性血栓形成而危及肢体。最常伴有动脉损伤的骨折类型是内侧平台的 Schatzker Ⅳ型骨折，这种损伤时膝关节非常不稳定，在损伤时可能已经发生脱位。对于任何高能量的胫骨平台骨折（包括 Schatzker Ⅴ型、Ⅵ型），医生都应作为术前评估的一部分考虑进行动脉造影。

对于胫骨平台骨折的诊断一般并无困难，关键是对本病的认识，尤其是经验不足时，容易忽视 X 线平片上已存在的骨折线或平台压缩征。对伴有韧带损伤者应仔细检查，必要时术中同时予以探查判定。韧带损伤的伴发率可达 5% 左右（收治运动伤多的医院亦可高达 10% 以上），同时还应注意有无腘动脉、腓总神经等伴发伤。对诊断不清、疑伴有韧带损伤者，也可选用 MRI 检查。

4．治疗　胫骨平台结构复杂，松质骨含量较多，且前方软组织保护较少，因此受伤概率较高。不同的受伤机制具有不同的致伤能量，其所引起的骨折类型和程度也各不相同。跌倒、扭伤等低能量创伤所致骨折多发生于老年人及骨质较差的患者，由于骨密度降低、物理性质减退等原因，这些骨折多以关节面塌陷、平台压缩为主；车祸伤等高能量创伤所致骨折可发生于各个年龄，除了可引起关节面嵌插、骨折端粉碎外，多伴有邻近韧带、半月板、神经和血管等软组织损伤，甚至膝关节脱位。有文献报道这种高能量骨折中腘动脉损伤的发生率为3.9%，骨筋膜间室综合征的发生率为7.41%，半月板损伤的发生率为11.73%，侧副韧带损伤的发生率为1.85%，交叉韧带损伤的发生率为8.44%，腓总神经损伤发生率为1.85%。这些复杂的病理变化使得这类骨折的手术治疗非常困难，成为创伤骨科治疗中的难点，其预后也常常难以令人满意。原因在于：首先，在生物力学方面，这种复杂骨折很难实现稳定固定；其次，在生物学方面，高能量创伤所致皮肤和软组织损伤使得常规切开复位内固定手术术后并发症发生率很高。

胫骨平台骨折属于关节内骨折，严重威胁到膝关节的结构及功能，对患者的生存质量影响很大。其骨折类型众多，治疗方法不统一，总的目的是要恢复膝关节正常的功能。目前有关胫骨平台骨折非手术和手术治疗的适应证仍然存在争议。非手术治疗往往伴有较多的畸形愈合及关节活动丧失，远期创伤性关节炎发生率也较高，目前其仅适用于少数不完全骨折或无移位骨折，及无法进行手术治疗的患者。非手术治疗对高能量损伤的患者预后极为不佳。长期随访研究发现关节面残留塌陷与骨性关节炎的发生、发展并不存在确切的相关性。但如果关节塌陷能造成关节不稳定，预后多不佳。手术治疗现在已成为治疗这类骨折的首选，根据患者的全身情况、局部条件、损伤机制、骨折移位程度及合并伤的不同，可采用多种不同的手术方法。但是采用何种手术方法，均应遵循下列治疗原则：①术前对骨折类型、受伤机制及并发伤进行正确评估，以选择合适的治疗方法；②对关节内骨折力求解剖复位和坚强固定，对塌陷关节面进行植骨支撑；③对关节内外骨折需纠正旋转及成角畸形，恢复下肢力线；④术后行早期功能锻炼及积极康复治疗，促进关节软骨再生及骨折愈合，最大限度地恢复膝关节功能。

无论是非手术治疗还是手术治疗，医生都应根据患者情况进行个体化治疗，为此必须考虑以下多种因素：

（1）患者的年龄、既往生活质量和生活能力、合并内科疾患以及患者的预期值。

（2）软组织完整性、关节面塌陷程度，平台分离或增宽程度，干骺端粉碎或骨干分离程度。

（3）医生的经验和器械条件。

胫骨平台骨折累及关节面，因此，非手术治疗的作用有限。完整的伸膝装置容易使胫骨近端骨折块向前成角；腓骨如果完整，胫骨骨折则易发生内翻畸形。对累及关节面的胫骨平台骨折，保守治疗的效果更差，主要表现在：骨折畸形愈合、关节僵硬、活动度降低及发生创伤性关节炎。由于胫骨平台骨折保守治疗10年后创伤性关节炎的发生率可高达32%，现在临床上只有对那些没有明显移位的关节内骨折，或者不具备手术治疗条件的病例采取保守治疗。常用的方法是闭合手法复位及长腿管型石膏固定、骨牵引或支具固定。使用长腿管型石膏固定膝关节容易造成股四头肌萎缩和膝关节僵硬。骨牵引具有减少关节僵硬及改善活动度的优点，但也不能矫正关节面的塌陷，且至少需要卧床6周，所以目前使用越来越少。可以选择佩戴铰链式可屈支具保护患肢，并进行早期膝关节功能锻炼。同时进行股四头肌等长收缩，逐步开始膝关节被动、辅助主动、主动活动锻炼。伤后8～12周内部分负重（15～20kg），然后根据X线片示骨折愈合进度逐渐增加到完全负重。如果出现骨折移位加大，可以考虑手术治疗。

在对胫骨平台骨折进行手术治疗前，骨科医师需要考虑对骨折预后有意义的影响因素，如软组织条件。胫骨平台骨折早期处理的重点在软组织，因为软组织处理的正确与否事关胫骨平台骨折治疗的成败，必须予以特别的重视。对手术时机的选择，学者们一般建议在肢体肿胀消退、局部炎症控制后再手术，一般在伤后5～7天较佳，有利于减少切口皮肤缺血坏死与感染的发生率。在有水泡时禁止对骨折进行切开复位内固定治疗。切开治疗必然造成严重后果。血性水泡为皮肤全层损伤的标志。

目前已知的对胫骨平台骨折治疗预后有意义的其他影响因素有：年龄、骨折类型、膝关节稳定性的恢复、对软组织损伤的处理、关节面复位以及肢体的力线恢复。其中，年龄、骨折类型、膝关节稳定性的恢复以及对软组织损伤的处理对胫骨平台骨折预后的影响尚存在较多争议，而且各种相悖观点百家争鸣。年龄和骨折类型不是人为可控因素；对膝关节稳定性的恢复不属于胫骨平台骨折创伤治疗的范围；而对软组织损伤的评估和处理在这里不作赘述。需要强调的是胫骨平台关节面的恢复和肢体力线的纠正。

胫骨近端髁部由松质骨构成，受到外力挤压或撞击时容易造成骨折或塌陷，其内侧皮质较外侧坚硬，外伤后多为膝关节外翻位。故胫骨外侧平台骨折多于内侧平台。胫骨平台骨折治疗的目的是获得稳定的关节匹配关系，活动正常且无痛的膝关节，并最大限度地减少创伤性关节炎的发生。正常胫骨平台负重时，内、外侧平台受力基本相同，行走时内侧较外侧受力更多，当平台表面发生塌陷时导致单位面积上的压力增加，此压力超过关节软骨再生能力时，即产生创伤性骨关节炎。实验证明，当关节面塌陷＞ 1.5mm 时，关节内压力明显改变，当＞ 3mm 时，压力明显增高。当塌陷导致膝关节不稳定时，其预后更差。实际中，胫骨平台关节面移位多少是胫骨平台骨折手术治疗的指征尚无定论，各家所定标准各不相同。膝关节周围力线，特别是胫骨近端的力线对于胫骨平台骨折特别是一些复杂胫骨平台骨折内固定手术的成败，对于膝关节获得完整的功能也是非常关键的。

对开放性关节骨折需要彻底清创、冲洗，降低细菌污染。彻底清创后对关节面骨折行切开复位有限内固定。如有必要，48 小时后再次清创。当软组织破坏严重时，可用跨关节用外固定架临时制动，待软组织条件允许后，再更换为混合外固定架或内固定。外固定架使用的带橄榄头细克氏针可以加压固定关节面骨折。克氏针固定必须位于关节面下方 10 ～ 14 mm，以免穿透后侧滑膜隐窝，造成针道感染而引发化脓性关节炎。外固定架的优点包括软组织剥离少，动力化外固定架有助于干骺端不愈合或延迟愈合。即使骨缺损严重，外固定架也能达到良好的稳定性，而且在力线不良或畸形时，外固定架还能予以调整。

随着现代骨科的发展，胫骨平台骨折的治疗概念不断更新，从坚强的内固定转变到生物学固定。除了注重骨折的治疗，也注意关节韧带、半月板等组织的保护和治疗。有限切开、直接或间接复位、生物学固定是目前胫骨平台骨折的治疗方向。其治疗的原则是：关节内骨折要解剖复位坚强固定，以期早期功能锻炼，常需直接复位、植骨及拉力螺钉固定；对关节外骨折应尽可能采用间接复位，要恢复肢体的长度、力线及旋转排列，不必一味追求解剖复位。固定方法的选择以保护骨折愈合的生物学环境为出发点，包括经皮螺钉接骨板微创固定、环形或组合式外固定器应用、临时跨越式外固定支架固定、内固定与外固定器的联合使用或将上述方法分期进行治疗。

手术入路的选择不仅关系到手术能否有效地进行，甚至直接影响手术和治疗的效果，需要在实践中探索、实践、改进和完善。目前的趋势是在治疗复杂胫骨平台“三柱”骨折时有必要采用联合入路。当然，除手术入路之外，手术操作的技术更是举足轻重。胫骨平台后柱骨折的手术固定方法与其他类型骨折无特殊，但在内固定物的选择上，由于平台后方的解剖轮廓并不规则，与干骺端移行区弯度较大，使各种接骨板难以精确塑性与骨折端贴附，又没有相关的形态解剖学研究描述其特征，临床上尚无符合该解剖特点的内固定物。不同学者尝试使用 LC-DCP、重建接骨板、T 形接骨板、小型 T 形接骨板及三叶草接骨板等适度预弯后进行支撑固定，其短期临床结果无明显差别。尽管文献报道过不同学者采用不同的内固定物治疗胫骨平台后柱骨折的经验，但远期疗效尚无定论，且对不同内植物无法统一评判。

胫骨平台骨折的治疗目的是解剖复位及坚强内固定，然而这一目标有时并不容易实现，非手术治疗或手术治疗常遗留关节外或关节内畸形愈合。纠正干骺端力线不良在技术上较容易，胫骨近端闭合或张开楔形截骨可恢复力线或将力线转移至未损伤间室。一般来说，大的内侧骨折块易解剖复位，这也是大部分胫骨近端骨折后易发生外翻畸形的原因。外翻畸形往往由于初次复位不充分或支撑不够而继发外侧髁移位。只要外侧髁没有关节内塌陷，采用单髁截骨术即可恢复解剖。对于轻微移位的骨折，开放楔形内翻截骨术能更好地恢复膝关节力线和维持稳定性。

胫骨平台骨折畸形愈合晚期重建的好处在于可充分利用关节组织的再生能力，恢复关节活动度，恢复关节面平整和关节稳定性，矫正肢体畸形，使一些以前认为没有希望的关节恢复令人满意的功能。关节重建术后近期可明显改善关节功能，提高关节活动度，矫正肢体畸形，增强关节稳定性，缓解疼痛；远期可防止或延缓骨性关节炎发生，恢复肢体的解剖形态，修复骨缺损，维持骨量，为未来的治疗提供方便。胫骨平台骨折畸形愈合手术难度大，治疗不能单一化，故术前需充分准备，了解患者的期望，完善手术计划，选择最合适的治疗方案。

目前胫骨平台骨折的治疗效果大为改善。术前计划中的新观念，如微创的暴露方法、微创的植入物放置方法及微创的手术技术（例如关节镜辅助下重建、细张力固定针的组合式外固定架的使用）都能够降低并发症的发生率，提高这类损伤的治疗效果。但了解这些并发症及其正确处理方法同前面所述观点一样重要。尽管这类所述的诊断和治疗已大为改善，但是并发症仍然会发生。

### （四）胫骨髁间嵴骨折

胫骨髁间嵴骨折是一种特殊的膝关节内骨折，非手术治疗，一旦骨折块异位畸形愈合，造成前交叉韧带止点抬高、松弛，可引起膝关节不稳定、反复积液、疼痛、伸膝障碍等，称为股骨髁间窝前交叉韧带撞击现象。晚期只能通过前交叉韧带重建或髁间窝成形、骨块取除等手术方法予以补救。

临床上，对于累及前交叉韧带止点的胫骨髁间棘骨折通常应用 Meyers-McKeever 分型。Ⅰ型为极小的或无移位的骨折；Ⅱ型为骨折自前方向近侧移位，常伴有部分软骨合页；Ⅲ型为完全移位的髁间棘骨折，其中前交叉韧带附着点位置完全丧失的又可称为Ⅳ型。所以Ⅱ型、Ⅲ型骨折是绝对的手术适应证，应早期行手术切开复位内固定术。有研究表明，对于髁间棘骨折实施石膏外固定的保守治疗，会有 50% 的患者后期随访发现前抽屉试验呈阳性，提示前交叉韧带功能不全，膝关节前向稳定性受损。如果骨折未能解剖复位，从而发生畸形愈合，亦可造成髁间棘太高，出现继发的膝关节内撞击。

患者常以膝关节扭伤为主诉，伴疼痛及活动受限、关节肿胀。查体可见浮髌试验阳性（新鲜骨折病例）。如患者能够耐受，在存在前向不稳定的前提下，可发现前抽屉试验及 Luchmann 试验阳性，这往往提示骨折已出现移位。膝关节前后位和侧位 X 线片应作为常规辅助检查的手段，可发现大多数的髁间棘骨折。但骨髁间嵴是以软骨和松质骨为主，有时 X 线片显示骨折块很小或不清楚，这时很有必要行 CT 检查，以便更清楚地了解骨折块的大小和移位情况。此外，膝关节 MRI 检查能够更加明确诊断骨折、累及韧带情况及膝关节内的其他合并软组织损伤。

一旦确认为Ⅱ型以上骨折，治疗原则即为尽可能地进行解剖复位，尽量牢固地固定骨折，从而实现早期的功能锻炼以及骨折的解剖愈合，以减少对前交叉韧带张力的影响。骨 - 骨界面愈合的强度远胜于腱 - 骨界面，骨折的解剖愈合能够最大限度地恢复前交叉韧带的形态和功能。因此，积极的解剖复位和牢固的内固定将远胜于后期的前交叉韧带重建。由于韧带张力的存在，骨折块又往往很小甚至粉碎。固定方式的选择成为此种类型骨折治疗的重点。众多的报道中，可以见到多种类型的手术方法。切开复位、克氏针或空心加压螺钉固定是经典的外科方法。随着关节镜技术在膝关节损伤应用的日益广泛，特别是前交叉韧带重建的定位及固定技术在骨折治疗的推广和应用，目前，胫骨髁间棘骨折的治疗均可在关节镜辅助下实现微创内固定技术。主要的固定方法有克氏针内固定、经胫骨隧道的钢丝内固定、可吸收螺钉内固定、经胫骨隧道的缝线缝合技术等。其应用均是在关节镜辅助下的微创内固定的实现，需要一定的关节镜技术，以及医生对骨折愈合的理解。内固定失效往往发生于复位不良导致的骨折延迟愈合或者不愈合。每种内固定方式均有其优缺点；钢丝固定存在镜下操作困难，骨折块易发生旋转及韧带切割等问题；而空心钉或可吸收钉内固定则要求骨折块非粉碎，且需要具有足够大的直径以使螺纹部分穿过且不造成骨折块的碎裂，其固定方向也会受到入钉点的限制而过于平行于胫骨关节面；经胫骨隧道的缝线固定强度有限且操作烦琐。有学者报道，我们亦推荐一种微孔钢板结合高强度缝线固定髁间棘骨折的方法。以小直径空心钻单隧道钻孔，同时打通胫骨隧道并于骨折块钻孔。穿过微孔钢板，并使其翻转，横向压迫骨折块，最终实现对骨折的解剖复位及高强度固定。

后交叉韧带止点撕脱骨折是一类较少见的特殊类型骨折，将影响膝关节后方稳定性。既往研究表明，无移位的后交叉止点骨折可通过保守治疗获得较好的预后，其主要原因仍然是骨折的解剖愈合以及韧带强度的恢复。对于移位的后交叉韧带止点撕脱骨折，既往治疗原则为经腘窝的后路切开复位及内固定。这种方法手术创伤大，显露困难。随着关节镜技术的应用，关节镜辅助下后交叉止点撕脱骨折的内固定成为可能。根据骨折块的大小及粉碎程度，可以选择前向的空心钉内固定、克氏针内固定，以及增加后方入口的经胫骨隧道缝线缝合内固定方法。我们推荐一种以双微孔钢板结合高强度缝线，全关节镜下固定后交叉韧带止点骨折的内固定方法。在术中C形机辅助及有效的后交叉韧带重建导向器的保护和定位下，经胫骨以4.5mm空心钻制造隧道并打穿骨折块。引入微孔钢板，横向压迫并复位骨折，收紧与胫骨前方微孔钢板间的缝线，最终实现全关节镜下的后交叉韧带止点撕脱骨折的内固定治疗。其远期随访结果尚在观察中。

### （五）膝关节假体周围骨折

膝关节假体周围骨折是膝关节置换术后较为少见的并发症，但是近年随着膝关节置换术的广泛开展，以及人口的老龄化，膝关节置换术后的假体周围骨折发病率逐渐升高。文献报道初次膝关节置换术后假体周围骨折的发生率为0.3% ～ 2.5%，而翻修术后的发生率则更高，而有些术中骨折可能未发现，因此，术中骨折的发生率可能被低估。膝关节假体周围骨折处理难度较大，并发症较多，处理较为棘手。大部分骨折出现在术后平均3年左右。骨折可以发生在胫骨、股骨、髌骨。

1．危险因素　与膝关节假体周围骨折发生相关的危险因素主要有：

（1）骨量减少，股骨皮质刻痕以及屈伸受限。骨质疏松及骨量减少，主要原因为老年、长期应用糖皮质激素及类风湿性关节炎等。

（2）手术操作不当、假体过小、假体后倾等导致股骨髁前方的骨皮质出现切迹，导致强度降低。有生物力学实验表明，当股骨前端皮质有3mm的刻痕时，股骨的抗扭转强度将降低30%。

（3）术后关节纤维粘连、屈伸受限，导致患者摔倒的机会增加，而屈伸受限的关节则会将摔倒时的作用力传递给股骨，从而容易导致骨折，或不正当的治疗、对关节粘连的按摩、康复活动也可能导致假体周围骨折。

（4）神经系统方面的异常，如帕金森病、小脑共济失调、重症肌无力、脊髓灰质炎、脑瘫或不明原因的神经性关节病，也会导致膝关节不稳，增加假体周围骨折的危险因素。所以，膝关节假体周围骨折除术中、术后不当操作等可能的医源性损伤外，多为合并骨质疏松的低能量损伤。

2．临床表现　膝关节假体周围骨折主要表现为外伤后的关节疼痛、肿胀、功能障碍，有极少数患者表现为骨折累及假体而引发的假体松动所引发的症状。一旦怀疑患者存在假体周围骨折，应行标准的X线检查，但由于假体物的遮挡，CT检查必不可少，有时还需与患者伤前影像学资料比较，以判定假体是否已存在松动。

膝关节假体周围骨折根据其骨折部位可分为如下几类：①股骨假体周围骨折：包括股骨髁骨折、股骨干骨折、股骨髁上骨折；②胫骨假体周围骨折；③髌骨假体周围骨折。每一类由于解剖部位和假体类型等的不同，分型和治疗都不尽相同。

3．治疗

（1）股骨侧假体周围骨折：包括股骨髁骨折、股骨干骨折、股骨髁上骨折。股骨髁骨折多发生于术中，内侧髁较为多见。采用后方稳定型假体者较采用后十字韧带保留型假体者更易发生股骨髁骨折，如果术中怀疑股骨髁骨折时，应行广泛显露并拍X线片，以确定骨折的类型与范围，可复位后用螺钉固定。全膝置换导致的股骨干骨折也多见于术中，最常见的部位是股骨前方皮质，一般由过度扩髓或强行置入髓内定位杆、体柄所致。术中如发现股骨干骨折，可采用长柄假体固定骨折以保护骨折端，骨折近端的假体柄长度至少应是股骨干直径的2倍以上。术后也可发生股骨干骨折，应根据骨折部位及类型决定保守或手术治疗，骨折远离假体末端、骨折无明显移位（断端间距＜5mm，成角畸形＜10°）、皮质完整性未完全中断者可考虑保守治疗。保守治疗包括卧床、牵引、石膏固定等，制动至少3个月，但并发症较多，如坠积性肺炎、泌尿系统感染、血栓、栓塞、褥疮等，而且骨折不愈合及畸形愈合率较高，在35% ～ 43%，长期制动也可并发膝关节功能障碍。靠近假体柄末端、移位明显的骨折和整个股骨皮质环受累的骨折、保守治疗失败、骨折不愈合、假体松动等应行手术治疗，术中可联合应用长柄假体和异体皮质骨夹板固定，以避免骨折线应力集中部位不愈合或再骨折，也可视情况考虑锁定钉板系统内固定。

全膝关节置换后股骨髁上骨折一般定义为膝关节线以上15cm内或股骨假体上方5cm以内的骨折，常用的有由Kim等分类方法根据骨量、假体的位置和固定情况以及骨折的复位情况进行分类。Ⅰ型：患者骨量好，假体位置好、无松动。可再细分为ⅠA型：骨折没有移位或容易复位，可采取保守治疗；ⅠB型：骨折不能复位，必须行切开复位内固定术。Ⅱ型：骨折可以复位并且有良好的骨量，但是假体已发生松动或对位不齐，此型需行带长柄的假体翻修手术。Ⅲ型：粉碎性骨折，股骨远端没有足够的骨量支持内固定或传统的假体部件，需行股骨远端置换术。还有由Rorabeck等提出的分类。Ⅰ型：无移位，假体稳定；Ⅱ型：有移位，假体稳定；Ⅲ型：有或无移位，假体松动。保守治疗主要包括骨牵引、管型石膏或支具固定，主要针对骨折无移位、骨量较好的患者以及不能耐受手术的患者。失败的主要原因是关节僵硬及骨不连。随着医疗技术的提高和内固定器械的改进，逐步倾向于以切开复位内固定治疗全膝关节置换术后股骨髁上骨折，绝大多数假体周围股骨髁上骨折首选手术治疗。内固定可选择髁钢板、交锁髓内钉、锁定钢板及翻修手术等。对于粉碎不严重、骨折块相对较大的骨折类型，髁钢板是较好的选择。使用交锁髓内钉手术创伤小，可获得较好的轴向、成角及旋转稳定性。可以用较小的创伤取得较稳定的固定，减少手术时间及术中失血。但髓内钉并非适用于所有的假体，在使用前需要先明确假体的类型。由于髓内钉在骨质疏松的患者中难以固定稳固，术后可能出现骨不连、螺钉松动、内翻成角、髓内钉向膝关节移位等诸多并发症。对于假体松动、严重粉碎性骨折以及股骨极远端的骨折，髓内钉是禁忌证。但对于远端骨折块足够大、有足够的位置放置锁定螺钉的髁上骨折，可采用刚性倒打髓内钉的治疗方法。近年来锁定钢板被用于治疗全膝关节置换后股骨髁上骨折，具有切口小、不影响断端血运、最低限度的软组织分离和骨膜剥离及多点提供稳定固定等优点，取得了良好的临床效果。以AO微创内固定系统（less invasive stabilisation system，LISS）为代表的锁定内固定系统有更好的固定稳定性，并可最大限度地保留关节活动度，具有多个角度固定的螺钉孔，方便在骨折部位和假体周围选择最佳位置进行固定，有术后感染少、不需要或少量植骨、术后可早期开始活动等优点。但术前需要通过CT等检查仔细评估骨折及假体情况，计划好螺钉的固定方向，避免与假体发生冲突，由于LISS远端正常的解剖设计在假体周围骨折中应用时不可能完全贴附，应在术中根据情况调整内固定的高度和位置。此外，该系统不适用于股骨内髁粉碎性骨折或内髁不完整的患者，也不能对冠状面骨折起固定作用。翻修手术适用于假体松动、极度远端股骨骨折、坚强内固定难以进行和骨折同时伴有全膝假体松动或对线不佳的病例。骨折愈合、关节无痛、膝关节活动度在90°以上即可认为是疗效良好。无论是手术还是保守治疗，在保证上述疗效的前提下，可允许2cm内的肢体短缩、冠状面上残留5°以内的内外翻畸形，以及矢状面上残留10°以内的屈曲畸形。

（2）胫骨假体周围骨折：较少见，发生率为0.4%～1.7%，影响因素除骨质疏松等前述因素以外，还与胫骨截骨过多、平台覆盖率低、复位膝关节操作不当等有关。目前常用的分型方法由Felix等提出，其分型由大体分型结合若干亚型构成。按骨折部位大体分型为：Ⅰ型，胫骨平台骨折；Ⅱ型，假体柄所在部位骨折；Ⅲ型，假体以远部位骨折；Ⅳ型，胫骨结节骨折。各型中又分别含A、B、C 3个亚型：A型，假体固定良好；B型，假体松动；C型，术中骨折。

ⅠA型骨折一般发生在手术中，主要由于骨质疏松引起，无明显移位，可采取保守治疗，包括禁负重和石膏固定。ⅠB型骨折会造成关节对线不良，出现疼痛和关节内翻，需行手术治疗。往往需行带长柄的胫骨假体翻修手术并且需要植骨，有时甚至需要定制假体。ⅠC型骨折术中，对线不良常发生于翻修术或复位过程中，仔细操作可避免。Ⅱ型骨折治疗的目的是保持膝关节的对线稳定性。ⅡA型骨折常由外伤引起，一般可采取保守治疗，移位的Ⅱ型骨折可采取切开复位内固定。

ⅡB 型骨折常发生于假体柄松动合并严重的骨缺损、胫骨干骺端有骨缺损者，可采用加长柄或特制假体结合植骨。Ⅲ型骨折通常是由创伤、下肢力线对线不良、假体安置不当、胫骨结节截骨造成骨质薄弱与应力集中导致，绝大多数为ⅢA 型骨折，可采取切开或闭合复位内固定结合植骨来重建下肢的正常力线与维持膝关节的活动范围。对ⅢB 型骨折可用特制的带有偏心矩的长柄假体固定，也可考虑先行保守治疗，待力线恢复、骨折愈合后再行二期翻修术。Ⅳ型骨折通常和既往行胫骨结节截骨术有关，也可由直接暴力或术后股四头肌过度牵拉造成。此型骨折虽较少出现，但一旦出现，即是灾难性结果。由于伸膝装置受累，Ⅳ型骨折常会造成膝关节功能严重受损。术中、术后均可能发生，尤其在膝关节翻修术中外翻髌骨时应特别注意。保守治疗适用于假体固定良好、骨折无明显移位的ⅣA 型骨折。对明显移位的ⅣA 型或ⅣB 型骨折则应采取手术治疗，重建伸膝装置，可用螺钉或钢丝固定胫骨结节，也可用半腱肌移位。在膝关节翻修术中，可用胫骨结节截骨术或是 V-Y 成形术保护伸膝装置。

（3）膝关节置换术后髌骨骨折：是全膝关节置换后较少见的并发症，发生率在未置换髌骨的患者为 0.05%，在置换髌骨的患者中为 0.2% ～ 21%。一般认为骨折的发生与髌股关节对线不良、膝关节置换术后高度屈膝、骨质疏松等有关。不恰当的、过分的或非对称的术中髌骨截骨均可增加髌骨骨折的危险性。与手术相关的因素有：髌股关节面的对位不良及脱位、半脱位，以及股骨和胫骨假体的旋转不良、髌骨床保留过多或过少、手术操作破坏髌骨血运、脂肪垫切除、术中外侧支持带松解、髌骨固定孔位置不合适，还与股骨假体较大的前后径有关。髌骨床保留过少，尤其 < 12mm 时易发生骨折，一般在髌骨切割前厚度 < 10mm 不做髌骨置换。目前最常用的髌骨假体周围骨折分型方法主要依据伸膝装置的完整性、髌骨假体的固定情况和骨折的解剖部位将髌骨假体周围骨折分为三型。Ⅰ型：伸膝装置完整性未受累，假体稳定性好；Ⅱa 型：伸膝装置完整性受累，假体稳定；Ⅱb 型：伸膝装置完整性受累，假体松动；Ⅲ型：髌骨骨折，伸膝装置完整，假体出现松动。髌骨床条件好者为Ⅲa 型骨折，髌骨床条件差者为Ⅲb 型骨折。膝关节置换术后髌骨骨折主要影响伸膝装置完整性及膝关节伸直，从而使股四头肌无力。

大部分髌骨骨折可采用保守治疗。一般来讲，Ⅰ型骨折可采用保守治疗。Ⅱ型骨折可使用内固定或缝线固定骨折块，保持髌骨完整性，如需固定还可先取出髌骨假体。但即使这样，术后出现并发症及再手术的概率较高，可能由于髌骨床保留较薄的原因。Ⅲ型骨折需采用手术治疗。但疗效与髌骨床条件有关，如髌骨床骨质好可考虑行髌骨假体再置换术或取出假体后修复骨折，如髌骨床条件差，可行髌骨部分或全部切除，但会造成伸膝功能障碍及股四头肌无力。绝大多数髌骨假体周围骨折并无临床症状，也无须处理。有学者报道，即使是需要治疗的髌骨假体周围骨折，大部分经制动及积极的后续功能锻炼也能取得满意的疗效。手术治疗髌骨骨折常常很难做到解剖复位，并获得确切的内固定效果。骨量的丢失也使髌骨假体的再固定变得尤为困难，难以取得满意的疗效，且并发症较多。因此，当前对髌骨假体周围骨折的处理多倾向于保守治疗。

随着膝关节置换的广泛开展，假体周围骨折成为一类较为严重的并发症。积极地预防骨折发生，包括关节置换术后积极地进行康复训练、保护膝关节、防止跌倒，以及骨折术前积极、完善地评估骨折的部位、类型、假体状况、周围骨质情况等，结合患者的具体情况，提出个体化的治疗方案，都有助于临床医生对此类骨折的治疗，促进骨折愈合，重建和维持关节功能。

## 三、踝关节周围骨折

### （一）踝关节骨折的分型、临床表现和诊断

踝关节骨折分型常用 AO Danis-Weber 分型和 Lauge-Hansen 分型。Danis-Weber 分型是基于腓骨骨折线和下胫腓联合的位置关系，将踝关节骨折分为 3 型和相应亚型：A 型：下胫腓联合平面以下腓骨骨折。A1：单纯腓骨骨折；A2：合并内踝损伤；A3：合并后内侧骨折。B 型：下胫腓联合平面腓骨骨折。B1：单纯腓骨骨折；B2：合并内侧损伤；B3：合并内侧损伤及胫骨后外侧骨折。C 型：下胫腓联合平面以上腓骨骨折。C1：单纯

腓骨干骨折；C2：复合性腓骨干骨折；C3：近端腓骨骨折。Lauge-Hansen 分型根据受伤时足部所处的位置、外力作用的方向以及不同的创伤病理改变主要分为下列 4 型。①旋后 - 内收型，包括：A．腓骨在踝关节平面以下横形撕脱骨折或者外侧副韧带撕裂；B．内踝垂直骨折。②旋后 - 外旋型，包括：A．下胫腓前韧带断裂；B．腓骨远端螺旋斜形骨折；C．下胫腓后韧带断裂或后踝骨折；D．内踝骨折或三角韧带断裂。③旋前 - 外展型，包括：A．内踝横形骨折或三角韧带撕裂；B．联合韧带断裂或其附着点撕脱骨折；C．踝关节平面以上腓骨短、水平、斜形骨折。④旋前 - 外旋型，包括：A．内踝横行骨折或三角韧带断裂；B．下胫腓前韧带断裂；C．踝关节面以上腓骨短斜形骨折；D．后胫腓韧带撕裂或胫骨后外侧撕脱骨折。

虽然这两种分型系统都很常用，但也都不完美。AO 分型对手术治疗有一定的指导意义。Lauge-Hansen 分型主要基于踝关节的间接损伤机制，常用来指导骨折的闭合复位。此外，根据骨折稳定性的不同，踝关节骨折可分为稳定性骨折和不稳定性骨折。稳定性骨折是指踝关节骨折移位尚不足以造成踝关节功能长期的损害和正常生理承受应力能力的损害。内侧结构（内踝和三角韧带）是否受损常常是决定骨折稳定与否的关键。

局部肿胀、压痛和功能障碍是踝关节骨折的主要临床表现。接诊时应详细询问患者的受伤机制，并重点检查患处的皮肤和血运情况。踝关节骨折的 X 线片检查应包括三个方面：前后位、侧位、内旋 20° 的前后位（踝穴位）。X 线片检查范围应包括膝关节以防止漏诊腓骨头骨折。当骨折较粉碎或合并有后踝骨折时，CT 扫描（三维）可以清楚地显示骨块的大小和准确位置。MRI 在观察有无踝关节隐性骨折和韧带损伤方面有一定价值。

### （二）踝关节骨折的治疗

稳定性骨折可以考虑保守治疗，如用石膏、支具等固定踝关节于中立位 6 ～ 8 周，但在早期，每隔 1 ～ 2 周应复查 X 线片，如发现骨折移位应及时处理。

手术治疗的适应证：如果踝关节骨折后不能得到稳定的解剖复位，则考虑行切开复位内固定。

手术时机及术前处理：闭合性骨折的内固定手术应在伤后 6 ～ 8 小时之内进行，否则可能产生严重的软组织水肿。查体时可见小腿正常皮纹消失，表皮发亮，甚至出现张力性水疱。此时应延迟手术至伤后 1 ～ 2 周，皮肤重新出现皱褶等消肿迹象时。如果不能立即行手术治疗，应先对骨折进行手法复位并临时石膏固定、抬高患肢、冰敷、足底静脉泵等治疗，这样有利于消肿和防止进一步的血管和关节面软骨的压迫甚至皮肤受压缺血坏死。需要提出的是，如果伴有距骨严重脱位而手法复位失败时应进行紧急的切开复位。为了防止踝部骨折术后感染，应常规于切皮前半小时应用抗生素。但因踝部骨折的感染率很低，尚没有明确的证据表明抗生素可以有效地降低感染率。

手术操作常采用蛛网膜下腔阻滞麻醉或全身麻醉，也可以采用坐骨神经阻滞麻醉，体位为仰卧位或侧卧位。首先应重建腓骨的解剖结构以提供支撑，再处理内踝和后踝。外踝骨折的固定经踝关节外侧切口，可略偏前或偏后，但需小心，勿伤及腓骨前缘的腓浅神经和后缘的腓肠神经。最小范围地剥离骨膜以显露骨折线，以尖复位钳和克氏针解剖复位和临时固定。对 AO 分型中 A 型骨折行接骨板、克氏针或 4.0mm 松质骨加压螺钉张力带内固定；对 B 型和 C 型骨折均采用接骨板（重建板、1/3 管状板、解剖板）及螺钉内固定。接骨板一般置于腓骨外侧，也可以置于腓骨后位（此时需行后外侧切口，将腓侧肌腱适度剥开以便放置钢板）。骨折线为横形或短斜形时，可选用 6 ～ 7 孔板，于骨折线两端各留置 3 孔，在胫距关节面以上水平置入皮质骨螺钉；在其水平以下，置入松质骨螺钉，并注意入钉长度，不可进入外踝与距骨之间的关节面；骨折线为长斜形时，骨折复位后，如骨折线方向在矢状位，可经放置在外侧的固定板置入 1 枚螺钉垂直于骨折线；如骨折线方向在冠状位，可先矢状位垂直骨折线从前向后置入 1 枚 3.5mm 皮质骨拉力螺钉固定，然后再进行外侧板钉固定的操作。在进行腓骨骨折的固定时应注意观察腓骨是否完全进入胫骨远端的腓骨切迹。少数情况下，腓骨骨折无法复位时考虑原因可能为内侧三角韧带或软骨片嵌入内侧骨折线影响复位，需行内侧切口辅助复位。过去对单纯腓骨中上段骨折往往行保守治疗，现在认为腓骨中上段骨折如合并下胫腓联合、骨间膜及三角韧带的损伤，影响踝关节的稳定性时也应行复位内固定。腓骨头下骨折因靠近腓总神经，手术牵拉易发生腓总神经损伤，一般不予固定。但如果伴有下胫腓不稳定，可以在腓骨远段单纯行下胫腓螺钉固定。对伴有腓骨侧的下胫腓韧带撕脱骨折，可复位后以 1 枚带垫圈的 4.0mm 松质骨螺钉固定。如伴有外侧副韧带损伤，影响踝关节稳定时同时予以修复。

如内踝骨折复位良好，可以考虑透视下经皮操作并以 2 枚 4.0mm 空心钉固定。有移位的内踝骨折应行切开复位，沿内踝的前缘做弧形切口可以同时显露关节面，并从两个平面上显露内踝骨折，以利于内踝骨折的精确复位和关节面软骨损伤的探查。切开皮肤和皮下组织，尽可能小范围地剥离骨膜，清晰观察到骨折线后，内翻踝关节，使骨折复位，用巾钳做临时固定，分别于前后沿内踝关节面的方向平行置入 2 枚 4.0 mm 松质骨螺钉或空心螺钉（如骨折稳定且骨质较好可选用可吸收螺钉）；如果是粉碎性骨折，可根据情况选用克氏针张力带。如骨折线在内踝上方（胫距关节面顶部以上）呈矢状面垂直向下，骨折块较大，此类骨折如行前述方向固定可能会导致骨折向上移位，螺钉方向应以平行胫距关节面为宜，或行钢板固定以增加稳定性。如果 X 线片上没有发现内踝骨折，而内侧有压痛和瘀斑者应考虑三角韧带损伤的可能，一般无须常规探查。如果腓骨骨折复位后术中 X 线片检查内侧间隙仍增宽或腓骨骨折复位困难时则应探查三角韧带并修复之。

后踝骨折最常发生于胫骨后外侧，此处有下胫腓后韧带与外踝连接。一般认为如果后踝骨折块累及超过 25% 的关节面且移位＞ 1 mm 时，应行切开复位内固定。但近来也有生物力学结果表明当后踝骨折块≥胫骨远端关节面的 10% 时，即需行复位固定，否则将改变关节内原有的接触应力，增加创伤性关节炎的发生率。术中将外踝解剖复位后，因为下胫腓后韧带的牵拉，常可以使后踝骨折块获得满意复位。如术中透视见后踝骨折复位满意，可以在透视下经皮操作，以 2 枚 4.0mm 或 4.5mm 空心钉从前向后固定，操作时须注意勿伤及胫前血管、神经。如复位不满意，可以延长外侧切口，从腓骨和腓骨肌腱之间进入，或行后外侧切口，从腓骨肌腱和跟腱之间进入（需术前计划）显露骨折。行复位后，从后向前或从前向后打入螺钉固定，如骨折块较大，也可行后路支撑钢板固定。

以往下胫腓联合损伤的术前诊断主要依靠踝关节正、侧位和踝穴位 X 线片，现在认为多层螺旋 CT 的多平面横断位图像可清晰地观察下胫腓联合间隙的宽度变化，能更准确地判断下胫腓联合是否损伤。也有学者采用 MRI 和关节镜检查评估下胫腓联合损伤，认为准确率颇高。恢复下胫腓联合的解剖关系对于踝关节的功能非常重要。

目前临床上广泛认同固定下胫腓联合的指征是：

（1）内踝三角韧带损伤未修复，腓骨骨折线高于踝关节水平间隙上方 3 cm 以上。

（2）不行固定的腓骨近端骨折合并下胫腓联合损伤。

（3）陈旧性的下胫腓分离。

（4）下胫腓联合复位不稳定。

术中判断下胫腓联合的稳定性常采用 Cotton 试验和应力外旋试验。Cotton 试验指在固定了内外踝骨折以后，固定胫骨远端，用尖钩轻轻向外牵拉腓骨并观察，如果活动超过 3mm 则提示有明显的下胫腓不稳定，需要固定。也可以于内外踝骨折固定后行踝关节应力外旋试验，若透视下踝穴位 X 线片胫腓间隙较前增宽＞ 3mm，则认为不稳定，需要固定下胫腓联合。下胫腓联合固定物一般采用 1 ～ 2 枚直径为 3.5 ～ 4.5mm 的皮质骨螺钉（一般来说，2 枚螺钉或 1 枚较粗的螺钉能提供更高的稳定性）紧靠下胫腓联合的上方，平行于胫距关节面且从后向前倾斜 25° ～ 30°，固定三层皮质（腓骨双侧、胫骨外侧皮质）。螺钉顶端位于胫骨髓腔内，目的是踝关节活动时可以适应下胫腓联合的正常微动，不容易发生螺钉折断。螺钉也可以穿透 4 层皮质，一是能提供更好的稳定性，二是如果发生螺钉断裂，可以从胫骨内侧开窗而轻易地取出断钉。之所以采用皮质骨螺钉，主要是维持下胫腓联合的正常位置，而不是对其加压从而使下胫腓联合变窄，导致踝关节背伸受限。固定下胫腓联合时踝关节应处于背伸位，因为距骨体关节面略呈前宽后窄，这样可以避免踝穴狭窄而导致关节背伸受限。也有文献认为下胫腓固定时踝关节的位置并不影响功能。下胫腓联合固定物除了螺钉以外，还可考虑胫腓钩。将胫腓钩勾向腓骨后方，将环部同定在胫骨前方，并通过环部用松质骨螺钉固定。其优点是可以允许下胫腓联合正常的微动，不易折断，弊端是对下胫腓联合稳定性的维持不如螺钉。另外，还可以采用 1 ～ 2 枚 4.0mm 或 4.5mm 可吸收螺钉固定下胫腓，其优点是避免二次手术取出内固定物。在腓骨近端骨折合并下胫腓联合、三角韧带损伤时尤其适用。关于内固定物取出时间目前尚存在争议，大部分文献认为术后应常规取出下胫腓螺钉以免限制踝关节活动或导致螺钉断裂，但时间不宜太早，以防由于尚未愈合而导致下胫腓联合再分离。术后 8 ～ 12 周以后取出螺钉比较合适。取出前应限制踝关节的负重，以免出现螺钉断裂。也有研究认为在螺钉固定 3 层皮质的情况下可以允许术后负重，且可以保留螺钉，至取内外踝固定时一块将其取出，也未发现明显不良后果。

踝关节骨折常见的并发症为骨折不愈合、畸形愈合和踝关节创伤性关节炎。骨折不愈合中内踝骨折不愈合较常见，主要原因是三角韧带的牵拉导致断端分离。保守治疗时骨折断端间软组织的嵌入也易导致骨折不愈合。受伤后超过骨折应该愈合的时间，至少应为伤后 6 个月以上，X 片上骨折线中仍清晰，骨折断端硬化时可以考虑骨折不愈合。小的撕脱骨折块一般不会造成明显的症状，可以不予处理，较大的骨折块不愈合时可出现踝关节明显疼痛和不稳定，需行手术治疗，可行切开复位，彻底去除断端的纤维组织和硬化骨，行加压螺钉固定，如骨缺损较多时应行断端植骨。外踝骨折不愈合较少见，但外踝骨折不愈合产生的症状的后果比较严重。由于其不愈合后外踝不稳定导致运动时距骨发生运动轨迹改变，最终将导致踝关节创伤性关节炎，因此，如明确诊断为骨折不愈合，应行切开复位，清理断端，行植骨内固定术。

踝关节骨折畸形愈合多由腓骨骨折的一期复位不良引起，也见于儿童踝关节骨骺损伤后导致的生长发育障碍。最常见的畸形是腓骨的短缩和旋转，这会导致距骨的位置变化从而影响踝关节的运动轨迹和负荷，最终导致踝关节创伤性关节炎的发生。这种畸形往往是骨折保守治疗的结果，采用手术治疗发生这种并发症的可能性较小。在一期治疗时要力争恢复腓骨的解剖对位对线，以恢复踝穴的完整性。手术治疗时要行腓骨截骨延长以纠正其短缩和旋转畸形，如果已出现踝周软组织的挛缩要进行彻底松解，要注意恢复腓骨下端与胫骨远端腓骨切迹之间的正常对位关系。后踝骨折块较大时一期复位差导致的畸形愈合也经常见到，它将导致早期的踝关节创伤性关节炎等严重后果，治疗时需经腓骨截骨直视下沿原骨折线截骨以重新复位后踝，恢复关节面的平整。

踝关节骨折后发生创伤性关节炎的影响因素主要有原始损伤的严重程度、骨折复位的质量、患者的年龄等。AO 分型的 C 型或 Lauge-Hansen 分型中较高的分型常常伴有踝周的严重的韧带损伤和（或）距骨软骨损伤，较易导致后期的创伤性关节炎。文献显示，后踝骨折块较大时，无论复位质量如何，发生创伤性关节炎的概率均较大。另外，骨折复位差导致的畸形愈合以及骨折不愈合也易导致创伤性关节炎，原因已如前述。老年踝关节骨折患者后期创伤性关节炎的发生率也较高。创伤性关节炎的放射学诊断和临床诊断经常不相符合，后者往往较轻且延后出现。有的患者 X 线片有明显的关节炎改变，但踝关节的活动障碍和疼痛症状并不严重，所以不能光凭患者的影像学表现决定其治疗方式。如患者出现明显的疼痛和关节活动障碍，且经过严格的保守治疗无效应考虑手术治疗。治疗方式主要有踝关节融合术和关节置换。目前，踝关节融合术仍是治疗的金标准，但是随着踝关节假体材料和设计的不断改进，踝关节置换在临床上的应用也逐渐增多，但应严格掌握置换的适应证。

### （三）踝关节骨折的术后康复

术后抬高患肢，将踝关节 90° 于中立位石膏或支具固定，冰敷和足泵对消肿有一定作用。3 天左右疼痛减轻后开始进行足趾的主动功能锻炼。是否进行踝关节的早期主动活动尚存争议。多数医生主张如骨折固定坚强，应早期（术后 3 ～ 7 天内）开始踝关节锻炼，但也有研究认为，早期进行踝关节的主动锻炼与术后 3 ～ 4 周后进行锻炼相比并不能增加远期踝关节的活动度，且增加伤口的并发症。术后 4 ~ 6 周后开始部分负重练习，一般来说 8 周后可以完全负重。也有研究认为稳定性较好的踝关节骨折患者可以早期下地负重，且随访结果和制动组没有明显差异。

## 四、足部骨折与脱位

### （一）足部的关节及其运动

足部 26 块骨的关节面通过关节囊及周围韧带等结构的连接，构成复杂的关节，其数量较骨的数量更多，是足部活动的基础，并组成特殊的足弓结构。足部结构以跗骨间形成的微动关节占足的一半以上，跖骨及趾骨等长骨及其形成的关节所占比例较少，故跗骨构成的关节对足部尤为重要，其中跟、距、骰三骨间组成的关节是足部运动功能的核心。

1．距跟关节　由跟骨上面的关节面与距骨下面的关节面参与形成，包括距跟前、中、后关节 3 个关节，其中距跟后关节的接触面积最大，是传递重力的主要部分，即通常所称的距下关节。距跟后关节大多独立存在，距跟前、中关节由于关节面常有变异，可发生融合。距跟关节的 3 个部分是联动的，有一共同的运动轴。该轴由前 - 上 - 内方斜向后 - 下 - 外方，为跟骨后外侧面交界与距骨颈上内侧面交界之间的连线，与跗骨窦垂直相交，该轴向上与足底平面成 42°，向内与足纵轴线成 16°。

距下关节运动发生在与其运动轴相垂直的平面上，冠状面上的运动围绕其运动轴的矢状部分，这一运动称为内翻和外翻，内翻指内侧缘的抬高和外侧缘的降低，外翻则相反。水平面上的运动以其轴线的垂直部分为轴心，向内侧旋转称为内收，向外侧旋转为外展。矢状面运动以冠状轴为轴心，足背向胫骨靠近称为背屈，远离胫骨则为跖屈。距下关节三个平面上的运动常同时发生，其三维综合运动即为旋前、旋后。旋前包括外翻、外展和背屈。旋后包括内翻、内收和跖屈。关于距下关节的活动范围，目前报道结果差异较大。与踝关节及膝关节相协同，距下关节转换下肢的旋转应力，使人体能够适应不平的地面，以及从事复杂的运动。

2．距跟舟关节　该关节由距舟关节和距跟前关节组成的一个复合关节。因其包含在同一关节囊中而作为整体看待，为跗横关节的一部分。关节头为距骨头，关节窝由舟骨后方的距关节面、跟骨上面的前距关节面、跟舟足底韧带，以及该韧带上面相连的部分三角形纤维软骨板构成。距跟舟关节近似于球窝关节，对于足的内、外翻有很大作用，但因为受周围骨骼及韧带的限制，并不能如一般球窝关节自由活动，活动范围有限。跟舟足底韧带对距骨头有支持作用，是维持足弓的重要结构。距跟舟关节位于足内侧纵弓的顶部，随该弓的下陷和恢复可产生背屈及跖屈运动。此外，由于距跟关节有联动关系，可产生旋前、旋后运动，参与足部的复杂运动过程。距跟骨桥是足先天性发育异常的一种，可导致距跟骨间骨桥连接，严重破坏距跟关节的运动，导致内翻不能，产生痉挛性平足。距跟舟关节的韧带主要分布于关节的背侧和跖侧，由于关节位于足内侧纵弓的顶点，因此，对与足弓的维持有重要作用。

跟骰关节和距跟舟关节的距舟部共同组成跗横关节，又称 Chorpart 关节。在解剖上跟骰关节和距跟舟关节是独立的，关节腔之间没有交通，但关节间隙位于同一曲线上，呈内侧凸外侧凹的“S”形曲线，横过跗骨群的中间。当足跟外翻时，两关节的运动轴相平行，足跟部更具柔韧性，易于活动，但不稳定。当足跟内翻时，两关节的运动轴不再平行，运动受限，但稳定性增加。Chorpart 关节对足弓的结构外形和柔性具有重要意义，对其骨折脱位也应解剖复位，以恢复足内、外侧柱的长度，并避免融合，以保持该关节的协调稳定性，并避免对足弓柔性和足弓动态及静态的稳定功能产生影响。分歧韧带、跟舟跖侧韧带及足底长、短韧带对维持跗横关节的稳定有重要作用。临床上有时沿跗横关节进行截肢手术，手术时必须切断上述韧带才能离断关节。

楔骰舟关节是由楔舟关节、骰舟关节或联合、楔间关节及楔骰关节组成的复合关节，关节腔彼此相通。楔舟关节由足舟骨的前关节面与三块楔骨的后关节面组成的复合关节，为平面关节，活动度小。关节周围有舟楔跖侧韧带和舟楔背侧韧带加强。骰舟关节或骰舟联合由骰骨后内侧的关节面与舟骨外侧的关节面组成，但该关节并不恒定出现，两骨间未形成关节面的，则由形成骰舟联合，有骰舟背侧韧带、跖侧韧带及骰舟骨间韧带加强。楔间关节由三块楔骨间的关节面组成，楔骰关节由楔骰前内侧的关节面与外侧楔骨外侧的关节面组成，均为微动关节。关节周围有楔骰背侧韧带、跖侧韧带、楔骰骨间韧带、楔间背侧韧带、跖侧韧带及楔骨间韧带加强。

跗跖关节由三块楔骨和骰骨远侧关节面与5个跖骨底构成的复合关节，又称Lisfranc关节，可作轻微的运动。共由3个部分组成。第一部分为内侧楔骨与第1跖骨底构成，有单独的关节囊与关节腔；第二部分为中间及外侧楔骨与第2、第3跖骨底构成，关节腔与楔骨间关节及楔舟关节相通，但与外侧第三部分的关节腔不通。前两部分均为楔跖关节。第三部分为骰骨与第4、第5跖骨底构成骰跖关节，关节腔与楔骰关节相通。跗跖关节面的形态，除第一部分在起源上与手部的拇趾腕掌关节相似，为鞍状关节外，其余两部分均属平面，但在运动范围上均属微动关节。跗跖关节周围有跗跖背侧韧带、跗跖跖侧韧带及楔跖骨间韧带加强。跗跖背侧韧带由多束韧带组成，除第一跖骨底背面只有关节囊，没有跗跖背侧韧带增强，其他跖骨背侧均有纤维束与相邻跗骨相连。其中内侧楔骨与第2跖骨间的韧带是跗跖关节手术时的关节韧带，因此被称为Lisfranc关节的钥匙。跗跖关节中除第1跗跖关节外，其余4个跗跖关节排列为向外的斜面。足底内翻时，体重通过跗跖关节而分布到所有的跖骨头上。足旋转时，跗跖关节为足部的弱点，内翻或旋后暴力即可引起脱位。跗跖关节为正常横弓的重要组成部分，其脱位或骨折脱位必然引起足弓塌陷，导致足的功能障碍。

跖骨间关节是由第2、第3、第4、第5跖骨底侧面相互组成3个关节。第1跖骨底与第2跖骨底并不处于同一平面，因此两者之间并无关节，亦无韧带相连，但两者间常有一个小滑膜囊。第2至第5跖骨底借跖骨背侧韧带、跖骨足底韧带和跖骨骨间韧带相连。发生跗跖关节脱位时，由于跖骨间关节的连接，远侧的跖骨常连成一体而发生分离。跖骨间关节属微动关节，是参与组成足横弓的重要结构。

跖趾关节是由各跖骨头与对应趾的近节趾骨底构成，关节囊松弛，上面较薄，下面较厚，关节囊背侧为伸肌腱所加强，两侧为扇形侧副韧带加强，跖侧为联结跖骨头与近节趾骨的韧带所加厚，与足底深横韧带相融合，横行联结各跖骨头。在移植第2足趾时，必须将切断的足底深横韧带缝合，否则会引起足横弓塌陷，导致疼痛。跖趾关节属椭圆关节，主要作屈伸运动，此外部分还可作轻微的收、展运动。

趾间关节由近侧趾骨头与相连的远侧趾骨底组成，关节囊的两侧有增强，跖侧有纤维软骨性的跖侧副韧带，并与两侧的侧副韧带结合。该关节属滑车关节，仅能作屈伸运动。其中以拇趾趾间关节活动度最大，可跖屈60°左右，但背伸幅度很小。趾间关节除第一趾仅有一个外，其余趾为两个，分别称为近节趾间关节及远节趾间关节，但第4、5趾的中远节趾骨可发生融合，而导致远节趾间关节消失。

足部关节就总体特点而言，与手部关节有同源性，但由于进化发展中两者功能分工的巨大差异，导致跗骨及其组成的关节在足部所占比重远较手部的腕骨大，在足部局部，也比跖骨和趾骨及其组成的关节更为重要。此外，由于负重和行走的需要，足部骨骼形成了特有的足弓结构，包括内、外侧纵弓及横弓，使足部在负重及运动时，既富有弹性，又可保护足底重要的血管和神经等结构。足部关节除跖趾和趾间关节活动度较大外，其余关节均属微动关节，以保证足部的稳定性，因此，在足部关节损伤修复时，应以恢复稳定性主，兼顾一定的活动度。

足部的运动主要有背屈、跖屈，内收/内旋、外展/外旋，旋前、旋后，内翻、外翻。足内、外翻运动是足的联合运动，根据Kapandji（1970）提出的理论，足内翻是内收和旋后的联合运动，而足外翻包括外展和旋前。

足背屈、跖屈是绕冠状轴的运动，足背靠近胫骨为背屈，远离胫骨为跖屈；内收和外展（或内旋和外旋）是足绕垂直轴（人体纵轴）轴的运动，足尖转向内侧为内收/内旋，足尖转向外侧为外展/外旋；旋前、旋后是绕足纵轴的运动，足底转向下内为旋后，足底转向下外为旋前。足内翻指足内侧缘抬高、足底转向内的运动，是内收和旋后的联合运动，伴有跖屈，足外翻指足外侧缘抬高、足底转向外的运动，是外展和旋前的联合运动，伴有背屈。足部的上述复杂运动是多关节协同完成的，足背屈、跖屈主要发生于踝关节，内、外翻运动主要发生于距下关节。

距下关节、距跟舟关节和跟骰关节虽然在解剖构造上是独立的，但由于跟骨均参与三个关节的构成，故形成一组联动关节，在功能上是统一的，三者合称中后足三关节复合体。就足的内、外翻运动而言，距下关节最为重要，如果此关节被固定，足的内、外翻活动范围将明显减小。其中距跟舟关节是三关节复合体中最关键的关节，在复合体中活动范围最大，若距跟舟关节融合后将明显降低复合体中其他关节的活动范围。跟骰关节只作为足内、外翻运动的辅助部分。另外，复合体中任何一个关节发生退变畸形或融合，均会影响剩余关节的活动及功能。实验表明，单纯距下关节融合后明显减少了距跟舟关节的活动度，较正常的背屈 - 跖屈减少了 56% ，旋前 - 旋后减少 70%，但跟骰关节的活动并未明显受限。距跟舟关节与跟骰关节融合后仍能保留 30% 的距下关节正常活动范围。当跟骰关节融合后，除足背屈极限运动度变化无统计学意义，其余各方向运动较术前明显减小。其中以外展、外翻、内收、内翻受限尤为明显，分别较关节融合前减少 36.01%、48.14%、19.10%、20.52%。与跟骨相关的上述关节由于是联动关系，共同参与中后足的运动，其中任何一个关节活动受限，将明显影响另外关节的功能以及整个足部的整体功能，因此，对上述三个关节的融合手术一定要慎重。

### （二）距骨骨折脱位

临床上距骨骨折并不多见，约占所有骨折的 1%，但由于其特殊的解剖特性，治疗上极具挑战性。距骨无肌肉或肌腱附着，表面 60% 以上为关节软骨，供血区十分有限。距骨骨折治疗不当，易发生畸形愈合与缺血性坏死及踝关节、距下关节的创伤性关节炎。

根据距骨骨折发生的部位可将其分为距骨头、距骨颈、距骨体骨折。由于距骨骨折多累及距骨颈，目前常用的分类系统为 Hawkins 于 1970 年在前人基础上提出的距骨颈骨折分类系统。Ⅰ型：无移位的距骨颈骨折，骨坏死发生率小于 10%；Ⅱ型：移位的距骨颈骨折合并距下关节的脱位或半脱位，骨坏死发生率约为 40%；Ⅲ型：移位的距骨颈骨折合并踝关节和距下关节的脱位，骨坏死发生率约为 90%。1978 年 Canale 和 Kelly 在此基础上提出了距骨颈骨折的Ⅳ型：除了距骨颈骨折移位，距骨体从踝关节和距下关节中脱出外，还伴随距舟关节的半脱位，其骨坏死的发生率几乎为 100%。

距骨头骨折相对距骨颈及距骨体骨折发生率较低，在距骨骨折中所占比例不足 10%，常与距骨颈、距骨体或足部其他部位骨折同时存在。多数情况下，骨折线累及距骨头关节面，影响距舟关节稳定。典型的距骨头骨折为复合性损伤，常并发距舟关节半脱位。距骨头骨折伴关节半脱位或脱位时，多有关节囊和韧带结构的损伤。骨折脱位较为严重，特别是伴有跗跖关节、跟骰关节损伤等中足明显不稳定时，认识不足和治疗不当常可导致日后的创伤性关节炎或中足的慢性不稳定。距骨头因有充分的血供，发生坏死的概率相对较低。治疗原则在于复位移位的距骨头骨折片，恢复足弓排列和长度，维持距舟关节完整和稳定。如骨折没有移位或为累及关节面程度较小的压缩骨折，则采用短腿石膏固定，6 周后开始负重。去除石膏完全负重时可考虑鞋内放入矫形支具支撑内侧足纵弓，增加足弓刚度，减少距舟关节处应力，直到患者的症状消失。如骨折移位，骨折片较大，伴有距舟关节不稳定（半脱位或脱位），需行切开复位内固定。综合考虑距骨头和其他部位骨折的内固定牢固情况，一般术后 2 ~ 3 周可活动关节。如使用外固定器或克氏针，一般术后 4 ~ 6 周予以去除。如果距骨头没有严重粉碎，获得解剖复位，那么骨折预后相对良好。但是往往难以发现距骨头骨折，容易导致距舟关节慢性不稳定。相对于骨折不愈合而言，距骨头骨折更倾向于发生距舟关节炎。距舟关节持续不稳定，骨折不愈合，或术后创伤性关节炎需要考虑距舟关节融合。由于后足关节活动存在偶联性，距舟关节融合可减少距下关节和跟骰关节的活动，应该仅能作为一种补救措施，必要时也可考虑行三关节融合。

距骨颈骨折在年轻的成年男性中更常见，男女比例约为 3 ：1。距骨颈骨折在所有骨折中所占比例＜1%，但距骨骨折却以距骨颈骨折最为多见，约占距骨骨折的50%，64%的距骨颈骨折并发其他部位骨折。既往文献报道，16%～44%的距骨颈骨折为开放性骨折，高达20%合并内踝骨折。距骨颈骨折有较高的畸形愈合、缺血性坏死、不愈合、感染和踝关节及距下关节创伤性关节炎发生率。距骨颈骨折的治疗目标是解剖复位，保护活动，稳定关节，减少感染、不愈合、畸形愈合、创伤性关节炎和缺血性骨坏死等并发症。对距骨颈骨折进行解剖复位，要求恢复距骨颈的旋转、长度和角度。距骨颈骨折导致后足力学改变可能是导致距下关节创伤性关节炎的因素之一，因此，对移位的骨折推荐切开复位内固定。在获得稳定固定的前提下，一旦伤口愈合就开始早期活动。对于粉碎性骨折和踝关节、距下关节或距舟关节明显不稳定，需要考虑石膏固定，直到发生暂时愈合。延迟负重直到有明确的愈合证据，这大概需要几个月的时间。并发症的发生率非常广泛。然而，分型级别越高，发生并发症的倾向越高。

距骨体骨折占距骨骨折的13%～23%，距骨体骨折较距骨颈骨折少见。因为距骨体骨折涉及踝关节和距下关节后方，需要对关节面进行准确重建。距骨体的垂直骨折有时与距骨颈骨折难以区分。Inokuchi等建议根据下方骨折线所处的位置与距骨外侧突之间的关系加以区分。下方骨折线在距骨外侧突以前被认为是距骨颈骨折。下方骨折线在外侧突后方累及距下关节关节，因而被认为是距骨体骨折。普通X线片经常低估了关节损伤的程度和范围。CT对于判定骨折分型、粉碎程度和关节累及范围是必要的。

距骨体骨折尚缺乏一个与预后相关的通用的分类方法，而是根据骨折机制进行归类，大致可分为垂直骨折（包括矢状面、额状面）、水平骨折（轴向）。也有根据小骨折块解剖部位进行分类的，如距骨外侧突骨折、距骨后结节骨折、距骨软骨骨折等。按Sneppen与Bunl分型可分为5型：骨软骨骨折；剪切力骨折，包括冠状面、矢状面及水平面的骨折；后结节骨折（Shepherd骨折）；外侧骨折；距骨体的复合性粉碎性骨折。根据骨折的大小、粉碎及移位程度决定是否进行切开复位内固定。没有移位的小骨折采用保守治疗，禁止负重4周，随后进行早期活动。如果活动产生疼痛，可考虑延期切除小骨块。如果骨折片较大或者移位超过2mm，则为切开复位内固定的手术指征。由于骨折处的关节特性，应该使用无头螺钉固定或者去除骨折片。

距骨周围脱位又称距骨下脱位或距跟舟状骨脱位。一般包含距跟关节和距舟关节同时脱位，但踝关节和跟骰关节保持正常。其发生率较低，占全身关节脱位的1%～2%。距骨周围脱位中75%因高能暴力所致，故单纯脱位相对少见，一半以上伴有骨折发生，如载距突、距骨头、足后部跗骨、第五跖骨基底部或双踝的骨折。尽管有时X线片很难对距骨周围脱位作出确切诊断，但它可以清楚地观察踝关节是否受到损伤以及是否伴有邻近部位的明显骨折，故获得标准位全套足部X线片对于损伤的诊断和治疗都很重要。当距下关节的脱位和周围是否伴发骨折不能确诊时应行CT扫描。如确定有大块的骨软骨骨折，或不稳定，或闭合复位后关节不匹配，应进行适当的切开复位内固定。如小骨块嵌入关节内，不管骨块本身是否稳定，均应切除。显露距下关节后，可通过吸引器、冲洗或血管钳去除血凝块和小的骨折块。如撕脱的骨折块较大，应给予解剖复位，观察关节面平整后用螺钉固定。切开复位内固定和修复韧带与关节囊后仍不稳定者，可用克氏针从足跟穿过距骨到踝部以确保牢固，有时也可用克氏针固定距舟关节。一般6周左右取出这些克氏针，在此期间患肢不能负重。

距骨全脱位是由高能量损伤所致，需紧急复位。由于解剖结构的限制常使闭合复位不能成功。影响复位的主要因素有周围的肌腱、骨折碎块及关节囊等软组织。不宜反复进行闭合复位，以免加重关节软骨的损伤及骨折移位更加显著。切开复位会降低距骨缺血性坏死、关节退变及感染等并发症的发生。故闭合复位一旦失败，应立即行切开复位。

### （三）跟骨骨折

跟骨骨折约占成人跗骨骨折的60%。跟骨骨折多数为轴向暴力所致，且多为高能量损伤，以关节内骨折多见，多数存在关节面压缩和（或）移位。跟骨骨折的治疗在各级医院均有开展，但并非所有的治疗均能取得较为理想的治疗效果。为了获得满意疗效，医师需要对跟骨的解剖结构及功能、跟骨骨折的损伤类型特征、复位方法及复位要求、术后处理及并发症预防有全面深入的理解。跟骨的功能主要包括三个方面：①承重功能：在人体静止站立时，双侧足跟承担超过70%的人体重量；在步态周期的支撑相，足跟触地时，足跟承重超过两倍体重；在运动中足跟着地时（如跳远、球类运动等）承重更大。在运动中，足跟承重可以直接降低足部其他部位的力学载荷，保护周围关节及相应组织结构。②结构式支撑作用：跟骨是足弓（分内侧纵弓、外侧纵弓和横弓）的重要组成部分，也是唯一同时参与内外侧纵弓的跗骨，对于维持足弓的正常解剖形态和功能具有重要作用。另外，跟骨的结构式支撑作用还表现在为前足的血管、神经和肌腱行走提供通道和相应保护。③运动功能：跟骨后结节是人体最强大肌肉（比目鱼肌 - 腓肠肌复合体）的远端止点。在人体运动时，跟腱牵拉力通过跟骨传递至前足，提供推进的始动力量，而在此过程中，跟骨主要作为杠杆的力臂。另外，跟骨的众多关节面与周围骨骼形成关节，并通过联动作用在人体运动时，使足部适应各种不同路面，并保持平衡。

跟骨骨折的损伤机制多样，其中以坠落伤最为常见，约占全部跟骨骨折的75%，由于足跟着地后跟骨与距骨撞击所致，其他原因包括交通伤、挤压伤、运动伤等。开放性跟骨骨折占全部跟骨骨折的8.5% ~ 10%，在开放性跟骨骨折中10% ~ 15% 为双侧。跟骨骨折的损伤机制比较复杂，不同的损伤机制会导致不同的损伤类型，治疗要求也不尽相同。导致跟骨骨折的损伤暴力主要有压力、剪切力、牵拉力和直接暴力等，这些损伤暴力往往合并存在。低能量损伤暴力导致的跟骨骨折常移位不明显，而高能量损伤时，由于跟骨的特殊解剖结构，骨折常为粉碎性。对于复杂多样的跟骨骨折类型，要准确评估和合理治疗，首先要对骨折进行分型。不同的类型对治疗的要求并不相同，而相同的治疗对于不同的骨折类型临床预后也存在差异。因此，充分理解跟骨骨折的损伤机制，并对跟骨骨折进行正确合理的分型是保证治疗效果的前提。

跟骨骨折的分型主要基于影像学工具，早期主要为以 X 线片表现为依据的分型。随着 CT 技术的出现，以 CT 为依据的分型也逐渐被报道。目前关于成人跟骨骨折的分型有 58 种之多，但多数并未被广泛应用。且由于跟骨的解剖、功能、生物力学及跟骨骨折的损伤机制、病理解剖复杂多样，现仍无一种分型系统能全面地反映跟骨的损伤机制、损伤严重程度、术后轴线改变等特征，对于与跟骨骨折相关性较大的软组织损伤情况的评估在分型中也很少全面系统地概括。

跟骨关节外骨折主要指跟骨体部关节外骨折，部分跟骨后结节骨折也属于跟骨关节外骨折。跟骨体骨折的损伤机制与跟骨关节内骨折相似，但损伤能量相对较低，预后相对较好。

跟骨关节内骨折的治疗一直是骨科和足踝外科治疗的热点话题，治疗方法也在不断改进。目前较为统一的跟骨关节内骨折复位依据是：在纠正跟骨宽度、高度及力学轴线后，关节内骨折移位＜ 1mm 认为复位满意。无论使用何种复位方法，只要能达到良好的复位效果并维持至骨折愈合，均为临床治疗所接受。

切开复位内固定的手术适应证主要包括：① Sanders Ⅱ、Ⅲ、Ⅳ型骨折存在关节面骨块明显移位，均为手术治疗的适应证；②后关节面塌陷和跟骨外侧壁膨出多数情况下需要手术治疗；③其他复位方法难以复位或复位失败的跟骨关节内骨折均可以考虑 ORIF 治疗。禁忌证主要包括：①高龄或其他内科疾病导致行走需求和能力较少的患者，建议保守治疗；②患有下肢周围血管缺血性疾病的患者；③糖尿病或其他神经系统疾病等导致肢体感觉减退或丧失而不能适应手术者；④不能或不愿意配合手术者；⑤局部皮肤软组织条件差，术后覆盖困难者；⑥局部感染等。

手术时机的选择由多种因素共同决定，其中以软组织条件最为重要。临床上跟骨关节内骨折多属于高能量损伤，有 2/3 以上的患者软组织损伤程度达到或超过 Tscherne Ⅱ级，早期手术很难准确判断软组织损伤情况，因此，多主张待软组织肿胀消退后再行手术治疗，一般在伤后 10 天左右，部分患者需要更长时间。对于微创或内侧小切口治疗患者，时机可相对提前。手术时机尽量不要超过 2 周，因为那时骨折开始硬化，复位操作存在困难，同时也会有其他软组织问题出现，临床治疗效果会受影响。需要强调的是：时机选择不应受到具体时间限制，应根据患者的局部及全身情况，如果在最佳手术时机内无法手术，仍有多种方法对跟骨骨折进行治疗，不应为了追求手术而为患者带来更大灾难。

对于关节内骨折，后关节面解剖复位是影响治疗效果的一个主要决定因素，因此，对于后关节面复位程度的评估非常重要，术中肉眼仅可以看见跟骨后关节面的外侧缘，透视也只能间接判断跟骨的高度、宽度、Bohler 角和关节面的大体轮廓。所以，术后早期 CT 评估可以较早地发现关节内骨折复位不良，以便早期纠正，而这便意味着对于一些患者需要再次手术或延长康复时间。

对于存在较大骨缺损时，可能需要植骨来增加固定的稳定性。对于跟骨关节内骨折的植骨问题一直存在争论，基本可以分为三种观点：支持植骨、反对植骨和选择性植骨。支持植骨的医师认为植骨可以促进骨折愈合并增加稳定性，术后患者和早期负重锻炼，且能有效避免复位丢失。反对者认为跟骨本身为松质骨，需要植骨的部位（Neutral 三角区）本身骨质稀疏，即使不植骨骨折也可很快愈合，且植骨可能妨碍骨折复位和增加术后感染率，即使不植骨，也很少发生骨折再移位。选择性植骨者占多数，对于复位后存在较大骨缺损时进行植骨。此问题依然建议根据医师的经验和临床需要决定，目前尚无充足证据证明哪种方法具备显著的优越性。

跟骨骨折的并发症包括早期并发症、晚期并发症和手术并发症。对于不同时期的并发症的处理要求也不相同，早期并发症很难避免，如处理不当会增加手术操作难度和术后并发症的发生率；晚期并发症部分可以通过合理的手术及保守治疗来避免，有些则只能减缓其发生和发展进程，但可以明确的是，晚期并发症的发生和早期合理的治疗方案具有较大的相关性；手术并发症则需要通过全面而准确的术前评估、合理的手术时机把握、规范准确的术中操作及恰当的术后处理来预防其发生，且多数是可以避免的。

跟骨骨折的晚期并发症主要包括骨折畸形愈合、肌腱及神经撞击症状、创伤性骨关节炎、跟腓及踝关节前方撞击综合征、关节僵硬、足踝疼痛等，其他还包括反射性交感性营养不良及缺血性骨坏死等。

### （四）中跗关节损伤

中跗关节又称跗横关节、Chopart 关节，由距舟及跟骰关节构成，为中、后足分界。距舟关节位于足的内侧纵弓，跟骰关节位于足的外侧纵弓。该部位的损伤少见，文献报道也较少。该部位损伤主要是中跗关节脱位和舟骨骨折。脱位或简单骨折的患者预后较好。出现严重的软组织问题，或碾轧伤所致粉碎骨折的患者预后较差。

### （五）跖跗关节脱位及骨折脱位

跖跗关节又称 Lisfranc 关节，跖跗关节损伤（Lisfranc 损伤）主要包括跖跗关节脱位及骨折脱位，处理不当会严重影响行走。

诊断的主要依据是外伤史、查体、X 线片。对明显移位的 Lisfranc 损伤较易诊断，但无明显移位或脱位后自行复位者易漏诊。可固定后足，被动进行前足外展、旋前，或跖屈、背伸等应力实验协助诊断。根据 X 线片协助诊断时，必须熟悉正常的跖跗关节的 X 线表现。Stein 描述了正常的跖跗关节的 X 线片特征：① 正位片上，第 2 跖骨内缘和中间楔骨内缘连成一条直线，第 1、2 跖骨基底间隙和内、中楔骨间隙相等。② 30° 斜位片上，可见第 4 跖骨内缘和骰骨内缘延续成一直线，第 3 跖骨内缘和外侧楔骨内缘延续成一直线。第 2、3 跖骨基底间隙和内、中楔骨间隙相等。③侧位片上，跖骨不超过相对应楔骨的背侧；负重足侧位片上，内侧楔骨应在第 5 跖骨背侧。如上述正常关系破坏，应怀疑有 Lisfranc 损伤。

Lisfranc 损伤治疗的关键是解剖复位和牢固固定。只要软组织条件允许，尽早行手法复位。在麻醉下，牵引前足，并向前内侧及跖侧推压脱位的跖骨基底。如手法复位不成功，可选择切开复位。如肿胀严重，可延迟复位。过去曾主张对容易复位的损伤进行石膏固定，但由于石膏不易维持解剖复位，目前主张尽可能行内固定。内固定物多选择螺钉固定（3.5mm 皮质骨螺钉）或克氏针固定，前者多用于内、中柱的固定，后者多用于外侧柱的固定，因为第 4、5 跖骨和骰骨构成的关节活动度相对较大，克氏针固定不易折断，又能保留较大的活动度。如跖跗关节损伤时伴有跖骨基底粉碎骨折，难以用螺钉固定，可选择跨跖跗关节的接骨板内固定。对于跖跗关节完全损伤的患者，采用切开复位内固定手术时需要用双切口，即在第 1、2 跖骨间纵向切口处理第 1、2 跖楔关节，然后在第 4 跖骨基底做平行于上述切口的第二个纵向切口，经此处理第 3 跖楔关节和跖骰关节。如果只需处理第 1 ～ 3 跖楔关节，只经内侧切口也可完成手术。切开复位时优先处理跗骨间的不稳定，因为将跖骨固定在活动的跗骨上比较困难，完成跗骨复位固定后再将跖骨固定到稳定的跗骨上。处理跖跗关节损伤时必须重视软组织损伤的处理和血运的保护。对于陈旧损伤多选择跖跗关节融合术。

### （六）跖趾骨骨折及脱位

跖趾骨骨折及关节脱位临床上相对常见，尤其是第 5 跖骨基底骨折、跖骨干骨折等，只要正确处理，一般预后都比较满意。

第 5 跖骨基底骨折如无移位，一般采取保守治疗，可以采用轻度外翻位的石膏固定 4 ～ 6 周。如有移位，可行手术治疗。克氏针张力带固定较为牢固，如采用半螺纹拉力螺钉固定，螺纹要求稍过对侧皮质，否则固定强度不佳。虽然可吸收螺钉避免了二次手术取出内固定，但固定强度较差，在实际应用中常需要辅助外固定。从固定牢固性方面讲，此种方法并不值得作为首选方法。

跖趾骨骨干骨折可由多种损伤机制引起，跖骨干骨折多由间接暴力损伤所致，趾骨干骨折多由重物砸伤等直接暴力所致。无移位时，均可采用保守治疗，移位时应采用手术治疗。内固定可选用克氏针或手外科接骨板，手术治疗的原则类似掌指骨骨折，最主要的是跖骨不能短缩，趾骨不能旋转。跖骨短缩会引起相邻跖骨头处的负重痛和胼胝。趾骨旋转会引起相邻脚趾间的胼胝。对骨干骨折进行切开复位内固定手术时，应特别注意保护骨折块的血运，尤其是粉碎的跖骨干骨折，不愈合的概率较大。如骨折粉碎严重，可一期植骨。

对跖骨头骨折和趾骨头、趾骨基底骨折尽量解剖复位，否则容易引起跖趾关节的僵硬、负重痛、创伤性关节炎、脚趾畸形等。如无移位，一般选择保守治疗，石膏固定 4 ～ 6 周，改为不负重活动。如有移位，可切开复位，内固定一般选择细小的克氏针，或手外科螺钉固定。

跖趾关节脱位不常见，趾间关节脱位常因足趾踢到较硬的物体上所致，这些脱位的处理并不困难。急诊患者应即刻手法复位并用铝板或自粘绷带固定 2 ～ 3 周。陈旧性脱位的患者如手法复位困难，可切开复位，以去除嵌入的软组织。如复位后仍不稳定，可以用克氏针固定维持复位。

## 参考文献

[1] Collinge C，Archdeacon M，Sagi HC. Quality of radiographic reduction and perioperative complications for transverse acetabular fractures treated by the Kocher-Langenbeck approach：prone versus lateral position. J Orthop Trauma，2011，25（9）；538-542.

[2] Vioreanu MH，Mulhall KJ. Intra-operative imaging technique to aid safe placement of screws in percutaneous fixation of pelvic and acetabular fractures. Acta Orthop Belg，2011，77（3）：398-401.

[3] Giannoudis PV，Kanakaris NK，Dimitriou R，et al. The surgical treatment of anterior column and anterior wall acetabular fractures：short- to medium-term outcome. J Bone Joint Surg Br，2011，93（7）：970-974.

[4] Kim HT，Ahn JM，Hur JO，et al. Reconstruction of acetabular posterior wall fractures. Clin Orthop Surg，2011，3（2）：114-120.

[5] Kazemi N，Guy P，Sagi HC. Traumatic damage to the cartilage influences outcome of anatomically reduced acetabular fractures：a medium-term retrospective analysis. Injury，2011，42（10）：1043-1048.

[6] Archdeacon MT. The modified Stoppa approach for acetabular fracture. J Am Acad Orthop Surg，2011，19（3）：170-175.

[7] Briffa N，Pearce R，Hill AM，et al. Outcomes of acetabular fracture fixation with ten years' follow-up. J Bone Joint Surg Br，2011，93（2）：229-236.

[8] Reagan JM，Moed BR. Can computed tomography

predict hip stability in posterior wall acetabular fractures? Clin Orthop Relat Res，2011，469（7）：2035-2041.

[9] Laflamme GY，Hebert-Davies J，Rouleau D，et al. Internal fixation of osteopenic acetabular fractures involving the quadrilateral plate. Injury，2011，42（10）：1130-1134.

[10] Gettys FK，Russell GV，Karunakar MA. Open treatment of pelvic and acetabular fractures. Orthop Clin North Am，2011，42（1）：69-83.

[11] Carroll EA，Huber FG，Goldman AT，et al. Treatment of acetabular fractures in an older population. J Orthop Trauma，2010，24（10）：637-644.

[12] Pierannunzii L，Fischer F，Tagliabue L，et al. Acetabular both-column fractures：essentials of operative management. Injury，2010，41（11）：1145-1149.

[13] Ward AJ，Chesser TJ. The role of acute total hip arthroplasty in the treatment of acetabular fractures. Injury，2010，41（8）：777-779.

[14] Tannast M，Krüger A，Mack PW，et al. Surgical dislocation of the hip for the fixation of acetabular fractures. J Bone Joint Surg Br，2010，92（6）：842-852.

[15] Guerado E，Cano JR，Cruz E. Simultaneous ilioinguinal and Kocher-Langenbeck approaches for the treatment of complex acetabular fractures. Hip Int，2010，27，20（Suppl 7）：2-10.

[16] Herscovici D，Lindvall E，Bolhofner B. et al. The combined hip procedure：open reduction internal fixation combined with total hip arthroplasty for the management of acetabular fractures in the elderly. J Orthop Trauma，2010，24（5）：291-296.

[17] Moed BR，Dickson KF，Kregor PJ，et al. The surgical treatment of acetabular fractures. Instr Course Lect，2010，59：481-501.

[18] Tadros AM，O'Brien P，Guy P. Fixation of marginal posterior acetabular wall fractures using locking reconstruction plates and monocortical screws. J Trauma，2010，68（2）：478-480.

[19] Prone or lateral? Use of the Kocher-Langenbeck approach to treat acetabular fractures. J Trauma，2010，69（1）：137-141.

[20] Giordano V，do Amaral NP，Pallottino A，et al. Operative treatment of transverse acetabular fractures：is it really necessary to fix both columns? Int J Med Sci，2009，12（6）：192-199.

[21] Sen RK，Veerappa LA. Long-term outcome of conservatively managed displaced acetabular fractures. J Trauma，2009，67（1）：155-159.

[22] Engsberg JR，Steger-May K，Anglen JO，et al. An analysis of gait changes and functional outcome in patients surgically treated for displaced acetabular fractures. J Orthop Trauma，2009，23（5）：346-353.

[23] Boraiah S，Ragsdale M，Achor T，et al. Open reduction internal fixation and primary total hip arthroplasty of selected acetabular fractures.J Orthop Trauma，2009，23（4）：243-248.

[24] Harris AM，Althausen P，Kellam JF，et al. Simultaneous anterior and posterior approaches for complex acetabular fractures. J Orthop Trauma，2008，22（7）：471-494.

[25] 姜保国，付中国，张殿英等 . 骨折固定图谱 . 北京：北京大学医学出版社，2006：7.

[26] 吴柏林，祝敬华，魏瑞林 . 股骨远端骨折的治疗探讨 . 中华创伤骨科杂志，2006，4：387-389.

[27] 张国宁，王友 . 膝关节评分标准的评估 . 中华外科杂志，2006，16：1141-1143.

[28] 王亦璁 . 骨与关节损伤 . 4 版 . 北京：人民卫生出版社，2006.

[29] 李晓森，王伟力 . 全膝关节置换后假体周围骨折的治疗进展 . 中国组织工程研究与临床康复，13（13）：2527-2530.

[30] 吕厚山 . 现代人工关节外科学 . 北京：人民卫生出版社，2006，12.

[31] 刘利民，付立新，苏曼，等 . 骨不连相关因素分析 . 中国骨与关节损伤杂志，2009，24（5）：451-452.

[32] Roy Sanders 著 . 姜保国等译 . 创伤骨科核心知识 . 北京：人民卫生出版社，2009：7.

[33] Kim KI, Egol KA, Hozack WJ, et al. Periprosthetic fractures after total knee arthroplasties. Clin Orthop Relat Res, 2006, 446: 167-175.

[34] Erhardt JB, Grob K, Roderer G, et al. Treatment of periprosthetic femur fractures with the non-contact bridging plate: a new angular stable implant. Arch Orthop Trauma Surg, 2008, 128 (4): 409-416.

[35] Kao FC, Tu YK, Hsu KY, et al. Floating knee injuries: a high complication rate. Orthopedics, 2010, 33 (1): 1124.

[36] Piétu G, Jacquot F, Féron JM, et al. The floating knee: a retrospective analysis of 172 cases. Rev Chir Orthop Reparatrice Appar Mot, 2007, 93(6): 627-634.

[37] Browner, Jupiter, Levine, et al. Skeletal Trauma. 2nd ed. Elsevier: 2002: 2033-2045.

[38] Liu F, Tao R, Cao Y, et al. The role of LISS(less invasive stabilisation system) in the treatment of peri-knee fractures. Injury, 2009, 40 (11): 1187-1194.

[39] Tarnowski JR, Holck K. Osteosynthesis of a periprosthetic fracture of the proximal femur with the distal femur LISS system. Acta Orthop Belg, 2008, 74 (1): 125-127.

[40] Neubauer T, Ritter E, Potschka T, et al. Retrograde nailing of femoral fractures. Acta Chir Orthop Traumatol Cech, 2008, 75 (3): 158-166.

[41] Zlowodzki M, Williamson S, Zardiackas LD, et al. Biomechanical evaluation of the less invasive stabilization system and the 95-degree angled blade plate for the internal fixation of distal femur fractures in human cadaveric bones with high bone mineral density. J Trauma, 2006, 60 (4): 836-840.

[42] 徐海林，徐人杰，王静，等. 踝关节骨折的手术治疗. 中华创伤骨科杂志，2009，11：512-515.

[43] 姜保国，张殿英，付中国，等. 踝关节骨折的治疗建议. 中华创伤骨科杂志，2011，13：51-54.

[44] 徐人杰，王天兵，姜保国. 踝关节骨折的诊断与治疗. 中国骨与关节外科杂志，2009，2：74-79.

[45] 扈延龄，袁万青，金丹，等. PDLLA 可吸收螺钉和金属螺钉治疗下胫腓联合分离的前瞻性对照研究. 南方医科大学学报，2010，30：2360-2362.

[46] 孙万驹，倪明. 聚乳酸可吸收材料在骨折治疗中的临床进展. 中国矫形外科杂志，2010，18：1877-1879.

[47] 闫飞，张湘生，梁家龙，等. 可吸收螺钉治疗踝关节骨折. 中国骨伤，2006，19：325-327.

[48] 郭秦炜，胡跃林，刘晨，等. 关节镜下病灶清理术治疗踝关节骨性关节炎临床疗效分析. 中国运动医学杂志，2009，3：242-244.

[49] Ahmad J, Raikin SM, Pour AE, et al. Bioabsorbable screw fixation of the syndesmosis in unstable ankle injuries. Foot Ankle Int, 2009, 30: 99-105.

[50] Egol KA, Tejwani NC, Walsh MG, et al. Predictors of short-term functional outcome following ankle fracture surgery. J Bone Joint Surg Am, 2006, 88 (5): 974-979.

[51] Goldberg VM. Contemporary total joint arthroplasty. NC Med J, 2007, 6: 447-450.

[52] Benedetti MG, Leardini A, Romagnoli M, et al. Functional outcome of meniscal- bearing total ankle replacement: a gait analysis study. J Am Podiatr Med Assoc, 2008, 1: 19-20.

[53] Soohoo NF , Zingmond DS. Comparison of reoperation rates following ankle arthropdesis and total ankle arthroplasty. J Bone Joint Surg, 2007, 10: 2143-2149.

[54] Chou LB, Coughlin MT, Hansens Jr , et al. Osteoarthritis of the ankle: the role of arthroplasty. J Am Acad Orthop Surg, 2008, 5: 249-259.

[55] Masato T, Komatsu F. Reconstruction of lateral ligament with arthroscopic drilling for treatment of early-stage osteoarthritis in unstable ankles. Arthroscopy , 2006, 10: 1119-1125.

[56] 常建琪，张子峰，王满宜. 距骨骨折的研究进

展．中国骨与关节损伤杂志，2005，20（10）：718-720.

[57] 潘国建．足弓的测量及其分析．中国康复医学杂志．2005，20（10）：759-760.

[58] 燕晓宇，俞光荣．正常足弓的维持及临床意义．中国临床解剖学杂志，2005，23（2）：219-221.

[59] 张凯，俞光荣，施向挺，等．距跟骨间韧带的应用解剖．同济大学学报（医学版），2005，26（2）：80-82.

[60] 俞光荣，梅炯，朱辉，等．保留距下关节的跟骨截骨矫形术治疗跟骨骨折畸形愈合．中华骨科杂志，2005，25（1）：35-40.

[61] 杨云峰，俞光荣，梅炯．距下关节生物力学研究进展．同济大学学报（医学版）,2005,24(1)：74-76.

[62] 陈雁西，俞光荣，丁祖泉，等．中国矫形外科杂志，2006，14（12）：915-917.

[63] 周军杰，俞光荣．距下关节融合术后对中后足关节活动影响的相关研究及进展．中国矫形外科杂志，2005，13（15）：1181-1183.

[64] 杨云峰，俞光荣，梅炯，等．距下关节三维运动测量方法学比较．中国运动医学杂志，2005，25（2）：191-194.

[65] 俞光荣，梅炯，朱辉，等．保留距下关节的跟骨截骨矫形术治疗跟骨骨折畸形愈合．中华骨科杂志，2005，25（1）：35-40.

[66] 杨云峰，俞光荣，梅炯．距下关节生物力学研究进展．同济大学学报（医学版），2005，24（1）：74-76.

[67] 俞光荣，Zwipp H. 跟骨骨折的基础与临床．上海科学技术出版社，上海，2008：85-253.

[68] 俞光荣，李兵，杨云峰，等．距骨颈骨折的治疗策略．中华创伤骨科杂志，2010，12（8）：710-714.

[69] Brian J，Keener MD，Joseph A，et al. The anatomy of the calcaneus and surrounding structures. Foot and Ankle Clinics，2005，10（3）：413-424.

[70] Rammelt S，Winkler J，Heineck J，et al. Anatomical reconstruction of malunited talus fractures：a prospective study of 10 patients followed for 4 years. Acta Orthopaedica，2005，76：588-596.

[71] Huang PJ，Cheng YM. Delayed surgical treatment for neglected or mal-reduced talar fractures. International Orthopaedics，2005，29：326-329.

[72] Nakai T，Murao R，Temporin K，et al. Painful nonunion of fracture of the entire posterior process of the talus：a case report. Arch Orthop Trauma Surg，2005，125：721-724.

[73] Baltzer AW，Arnold JP. Bone-cartilage transplantation from the ipsilateral knee for chondral lesions of the talus. Arthroscopy，2005，21：159-166.

[74] Marlovits S，Zeller P，Singer P，et al. Cartilage repair：generations of autologous chondocyte transplantation. Eur J Radiol，2006，57：24-31.

[75] Baums MH，Heidrich G，Schultz W，et al. Autologous chondrocyte transplantation for treating cartilage defects of the talus. J Bone Joint Surg，2006，88：303-308.

[76] Tanaka Y，Omokawa S，Ryu J，et al. Anatomi consideration of vascularized bone graft transfer from the medial calcaneus to the talus. Clin Anat，2005，18：115-120.

[77] Med M. Intermediate results of Buechel Pappas unconstrained uncemented total ankle replacement for osteoarthritis. J Foot Ankle Surg，2007，46：16-20.

[78] Nelson JD，McIff TE，Moodie PG，et al. Biomechanical stability of intramedullary technique for fixation of joint depressed calcaneus fracture. Foot Ankle Int，2010，31（3）：229-335.

[79] Lawrence SJ. Open calcaneal fractures：assessment and management. Foot Ankle Clin N Am，2005，10（3）：491-502.

[80] James P，Stannard，Robert R，et al. Prophylaxis against deep-vein thrombosis following trauma：a prospective，randomized comparison of mechanical and pharmacologic prophylaxis. J Bone Joint Surg Am，2006，88（2）：216-226.

[81] Koski A，Kuokkanen H，Tukiainen E. Postoperative wound complications after

internal fixation of closed calcaneal fractures：a retrospective analysis of 126 consecutive patients with 148 fractures. Scand J Surg，2005，94（3）：243-245.

[82] Gurkan V，Dursun M，Orhun H，et al. Long-term results of conservative treatment of Sanders type 4 fractures of the calcaneum：a series of 64 cases. J Bone Joint Surg Br，2011，93（7）：975-979.

[83] Knight JR，Gross EA，Bradley GH，et al. Bohler's angle and the critical angle of Gissane are of limited use in diagnosing calcaneus fractures in the ED. Am J Emerg Med，2006，24（4）：423-427.

[84] Hart WJ，Cool P. A simple method of skin flap retraction for calcaneal fracture fixation. Foot Ankle Surg，2005，11（2）：117-119.

[85] Schepers T，Patka P. Calcaneal nonunion：three cases and a review of the literature. Arch Orthop Trauma Surg，2008，128（7）：735-738.

# 第 27 章

# 骨盆骨折的救治

王满宜　周东生　易成腊

## 一、骨盆骨折的急救

骨盆骨折常继发于高能量损伤，多合并其他部位损伤，在全身所有骨折中约占 3%，且其发病率有逐渐增多的趋势。

骨盆骨折的死亡率为 5% ～ 42%，合并低血容量性休克的患者死亡率约为 43%，开放性骨盆骨折的死亡率可高达 50%。临床证据表明，失血性休克、合并中枢神经系统损伤、多脏器功能衰竭等均为骨盆骨折患者死亡的高危因素。

即使对于经验丰富的创伤骨科医生，处理骨盆骨折也是具有挑战性的。面对严重的骨盆骨折患者，通过常规的检查很难判断其病情的危重程度，从而较难采取个体化处理。同时，骨盆骨折合并损伤较多，需要多科室的医师共同参与救治。因此，只有对损伤进行正确的评估并采取恰当的处理，才能有效地降低死亡率，提高患者预后的生活质量。

### （一）骨盆骨折的出血来源

出血是骨盆骨折严重的并发症，也是导致死亡的最重要原因。骨盆骨折的出血来源主要包括：动脉出血、静脉出血和骨折端出血。据统计，动脉出血约占 10%，而 90% 源自静脉和骨折端。大部分患者此三种方式同时存在。

最易出血的 5 条动脉为：阴部内动脉、臀上动脉、髂腰动脉、臀下动脉和闭孔动脉。静脉出血多由于受到剪切应力或骨折端直接损伤所致。静脉丛间交通支的损伤常造成大出血。大静脉的损伤虽不常见却有很高的死亡率。骨折端松质骨出血也是重要的出血源。

### （二）骨盆骨折的伤情判断

对于包括骨盆骨折在内的严重创伤患者，低血容量性休克、低体温、酸中毒、凝血功能异常等是最致命的因素。骨盆骨折患者的救治应按照高级创伤生命支持的原则进行。

1．骨折类型　目前应用较多的骨盆骨折分型为 Tile 分型和 Young-Burgess 分型。

（1）Tile 分型：是基于骨盆环的稳定性将骨盆骨折分为稳定型（A）、旋转不稳定型（部分稳定型 B）和旋转垂直均不稳定型（C）（表 27-1）。分型越高，死亡率越高。其中 C 型骨折的死亡率最高，为 23% ～ 30%，A、B 型分别为 5% ～ 11.7% 和 10% ～ 14.9%。Tile 分型可以较好地指导骨折的治疗及判断预后。

（2）Young-Burgess 分型（表 27-2）：基于受伤机制（暴力来源及方向）将骨盆骨折分为前后挤压型（anteroposterior compression，APC）、侧方挤压型（lateral compression，LC）、垂直剪切型（vertical shear，VS）和复合损伤型（combined mechanical，CM）。此分型可指导治疗，有利于预测局部损伤、合并损伤及死亡率等，对急救处理很实用。APC Ⅱ / Ⅲ、LC Ⅲ、VS 和 CM 型常提示主要韧带的损伤。LC Ⅲ、APC Ⅲ和 VS 需要的输血量较大并且死亡率相对较高。

表 27-1 骨盆骨折的 Tile 分型

| |
|---|
| A．稳定型 |
| A1．髂骨撕脱骨折； |
| A2．髂骨翼的稳定骨折及微小移位的骨盆环骨折； |
| A3．骶骨、尾骨的横断骨折 |
| B．旋转不稳定型（部分稳定型） |
| B1．开书型骨折（骨联合分离＜2.5cm，骶髂关节分离＜1cm）； |
| B2．侧方挤压型骨折； |
| B3．双侧的 B 型损伤 |
| C．不稳定型 |
| C1．单侧损伤（包括髂骨骨折、骶髂关节脱位或骨折脱位、骶骨骨折）； |
| C2．双侧损伤，一侧 B 型、对侧 C 型损伤； |
| C3．双侧 C 型损伤 |

表 27-2 骨盆骨折的 Young-Burgess 分型

| |
|---|
| 前后挤压型（APC） |
| APC Ⅰ：轻度，耻骨联合分离≤2.5cm，骶髂前韧带拉伸； |
| APC Ⅱ：耻骨联合分离＞2.5cm，骶髂前韧带撕裂； |
| APC Ⅲ：耻骨联合完全分离，骶髂前后韧带均撕裂 |
| 侧方挤压型（LC）：所有的 LC 型骨盆骨折均合并闭孔环骨折 |
| LC Ⅰ：骶骨损伤； |
| LC Ⅱ：髂骨翼骨折； |
| LC Ⅲ：一侧为 LC Ⅰ / Ⅱ型，对侧合并 APC 型损伤 |
| 垂直剪切型（VS）：半骨盆垂直移位、耻骨骨折及骶髂关节脱位或骨折脱位 |
| 复合型（combined mechanical，CM）：合并 APC、LC、VS 两种以上类型的损伤 |

严重骨折后骨盆可能回弹至大致正常的力线，所以，只有“应力像”可以揭示原始损伤情况，但至今没有一个指南建议用此种检查。

2．血流动力学状态 根据血流动力学，通常将患者分为四类：稳定型、临界型、不稳定型和极端不稳定型。

根据 Pape 总结的临界型判定标准，此型患者虽无明显的血流动力学不稳定表现，但是仍不能耐受长时间的急诊手术。“德国创伤记录”研究表明：临界型患者手术时间如果超过 6 小时，预后将变差。临床上难以判断此型患者能否安全承受早期完全治疗（early total care，ETC），且术后病情不发生恶化。

对于血流动力学不稳定型患者，不同的机构有各自的衡量标准。目前仍认为收缩压≤90mmHg 即提示血流动力学不稳定。其具体分型见表 27-3。

除了上述的血流动力学标准外，还可根据凝血功能、体温、软组织伤等指标综合评价。

3．血清乳酸浓度 血清乳酸浓度是判断创伤严重程度的重要指标。乳酸的生成与组织缺氧时丙酮酸氧化作用的降低有关。其正常值为 0.6～2.0mmol/L，而骨盆骨折患者入院时血清乳酸浓度平均为 5.1mmol/L。有研究表明乳酸浓度水平和死亡率相关。早期死亡患者为（8.6±2.5）mmol/L，迟发死亡患者为（11.9±4.0）mmol/L，而幸存者为（4.2±1.8）mmol/L。在伤后 24 小时内乳酸降至正常的患者无一例死亡，一旦体内乳酸含量在 48 小时内仍无明确下降或者反而升高，就有死亡的可能。若其指标维持在较高水平，死亡率达 22.2%，若在 48 小时内升高 2mmol/L，死亡率升至 86.4%。与血清乳酸浓度类似，碱剩余也对休克的判断起着决定作用，动态观察这两项指标也可以反应治疗的效果。

## （三）骨盆骨折的急救处理

1．骨盆骨折的急救处理方式 骨盆骨折的严重程度不同，其处理方式也不同（图 27-1）。

（1）血流动力学稳定型：在全部骨盆骨折患者中，稳定型患者所占的比例最大。对于这部分患者，也应当按照 ATLS 流程进行治疗。可采取 ETC，且预后较好。

（2）血流动力学临界型：临界型患者容易被误诊、漏诊。一旦确定为此类型，需要在补液的前提下进行病因分析，解除诱因，并再次评估。如结果仍显示为非血流动力学稳定状态，就需要按照骨科损伤控制（damage control orthopedics，DCO）进行处理。

（3）血流动力学不稳定型：血流动力学不稳定型患者的骨盆骨折出血量大、合并伤多。如采取 ETC，需要较长的操作时间，过大的“二次打击”对于本已承受了巨大“初次打击”的机体十分不利。对于这类患者，应遵循 DCO 原则：首先行骨盆的临时固定和（或）针对出血源止血，并给予 ICU 生命支持，条件允许后行最终固定。换言之，先以最简单、有效的措施在最短的时间内对患者进行处理，待其病情平稳后再行最终治疗。

表 27-3 骨盆骨折的血流动力学分型

| 参数 | 稳定型 | 临界型 | 不稳定型 | 极不稳定型 |
|---|---|---|---|---|
| 血压（mmHg） | ≥ 100 | 80 ~ 100 | 60 ~ 90 | < 50 ~ 60 |
| 输血时间（h） | 0 ~ 2 | 2 ~ 8 | 5 ~ 15 | > 15 |
| 血清乳酸浓度（mmol/L） | 正常 | 接近 2.5 | > 2.5 | 严重酸中毒 |
| 碱剩余（mmol/L） | 正常 | 无相关数据 | 无相关数据 | > 6 ~ 18 |
| ATLS 分型 | Ⅰ | Ⅱ ~ Ⅲ | Ⅲ ~ Ⅳ | Ⅳ |
| 尿量（ml/h） | > 150 | 50 ~ 150 | < 100 | < 50 |

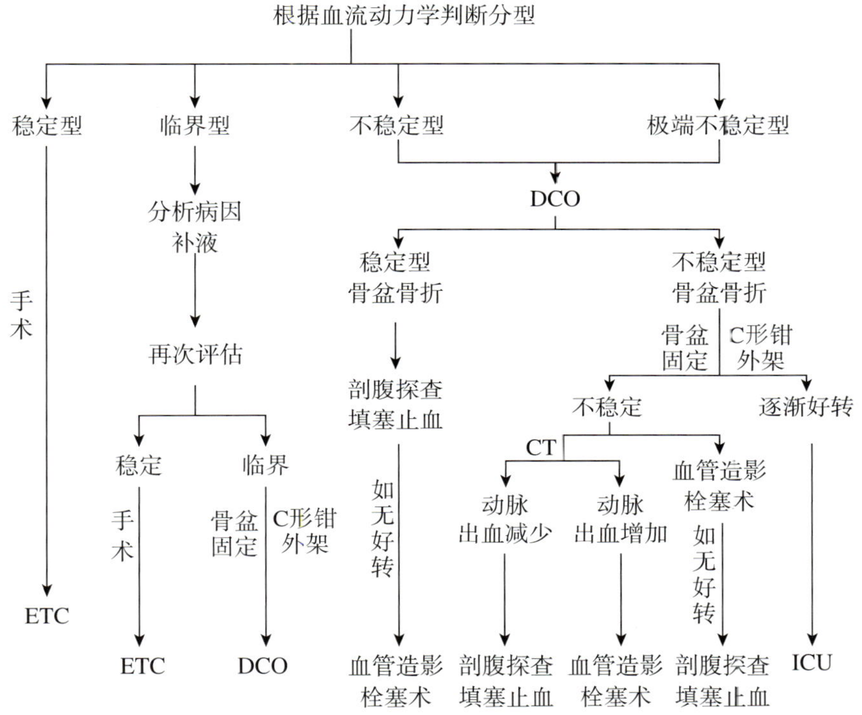


图 27-1 骨盆骨折急救流程图

注：DCO：骨科损伤控制（damage control orthopedics）；ETC：早期完全治疗（early total care，ETC）

这样无论是短期随访还是长期随访的预后都较好。

（4）合并严重出血的骨盆骨折：这类患者多为血流动力学极端不稳定型。本文推荐按照图 27-1 的处理流程，根据 ATLS 及 DCO 原则进行。

首先判断骨盆骨折是否稳定。如果为稳定型骨折，常提示出血为腹腔脏器损伤所致，可先行剖腹探查，若术中无阳性发现或填塞止血术后症状无缓解，再行血管造影栓塞术。

如果骨盆为不稳定型骨折，多合并骨盆动脉损伤。第一步用骨盆带、C 形钳或外固定架等方式迅速复位并临时固定骨盆，以减少骨盆容积，达到减少骨盆松质骨及盆腔静脉丛出血的目的；第二步：如休克症状无好转，行血管造影栓塞术；第三步：如造影显示无动脉损伤或术后无好转，再行剖腹探查。亦可在临时固定骨盆之后，立即行 CT 检查，通过 CT 所见判断出血源，决定止血方式。

2．骨盆固定（稳定骨盆、缩小容积） 控制骨盆出血的有效方法不是结扎出血血管，而是恢复骨盆的稳定性及缩小骨盆容积。多发创伤后的第 1 个 60 分钟称为“黄金 1 小时”，在此 1 小时内的正确处理可以降低死亡率。此阶段的治疗必须简单、快捷而且有效。

（1）骨盆带：Bottlang 等对尸体进行力学实验

表明，采取不同位置复位不稳定的骨盆需要的力不同：经股骨大转子及耻骨联合为（180±50）N，经耻骨联合和髂骨翼正中为（228±55）N，经髂前上棘和髂骨翼之间为（262±79）N，因此，综合固定效果及所加压力等因素，推荐经大转子固定。另外一个重要的原因在于经大转子固定可以使腹部检查、腹股沟静脉穿刺、动脉血气等操作较方便地进行。

在紧急情况下没有专用的骨盆带时，可使用任何长度及适当宽度的衣物用于制作“骨盆单”。此种方式无创、方便更换、操作简单，便于对其他部位进行检查，并可以应用于闭合复位后的维持复位。

此类临时固定骨盆的方法可快速、有效地使骨盆获得临时固定，是公认比较安全的方法，尤其适用于“开书”型骨折。但是本方法仍存在缺点：因所施的压力大造成皮肤损伤；复位后过度内旋；对于 Tiles C 型骨折，可能会增加剪切应力，使垂直移位加大；也可能使合并骶孔骨折患者的神经症状加重。用骨盆带临时固定应避免过紧或时间过长。很难界定其安全时间范围，但是应当在血流动力学及凝血功能恢复后再考虑将其移除。

（2）抗休克衣（anti-shock garment，ASG）：抗休克衣是利用环周加压，达到稳定骨盆和稳定血流动力学的目的。其作用机制为：对急需补液扩容的患者腹部及下肢较均匀地环周加压，可降低因血容量相对增加造成的外周血管扩张，从而增加前负荷、外周阻力并提高心脏排出量。动物实验表明，此方法可减少出血、增加收缩压并降低死亡率。

充气式抗休克连衣裤产生的压力最高可达 104mmHg，高于 30 ~ 32mmHg 的皮肤承受压力的上限，常造成皮肤及软组织坏死，还可能出现筋膜间室综合征、水和电解质紊乱等并发症，而且因覆盖面积过大而影响其他操作。

（3）骨盆 C 形钳（C-clamp）：骨盆 C 形钳由 Ganz 提出并推荐应用，是对骨盆后方骶髂关节施加压力而迅速复位并稳定骨盆的临时固定方式。有生物力学实验表明无论增加固定的稳定性还是减少并发症，C 形钳都优于骨盆前方外固定架固定。使用 C 形钳的指征是不稳定型骨盆骨折合并血流动力学不稳定，但需要除外髂骨翼骨折、骶骨骨折、局部软组织损伤等禁忌证。C 形钳操作时要注意进针位置，如位置不当可能会造成骨盆穿孔、骨折移位加大、血管损伤等，局部软组织不佳可造成针道感染。

（4）外固定架：外固定架固定是应用最广泛的临时外固定装置。目前常用的外固定架有 12 种。主要作用为：稳定骨盆、减小骨盆容积、控制失血性休克、减少输血量，从而降低术后 MOF 的发生率等。虽然骨盆外架固定操作相对简单，应用广泛，但仍有弊端，如连接杆影响腹部操作；固定强度不够造成复位不佳；发生针道感染和无菌性固定针松动等。值得注意的是，外固定架在骨盆前环产生压力的同时可使后环移位加大，无法为后环提供足够的稳定性，对于 Tile C 型骨折不但不适用，反而有加重其损伤的危险。

（5）内固定：目前对骨盆骨折的内固定术主要包括切开复位钢板螺钉内固定和闭合复位骶髂关节螺钉内固定。切开复位内固定提供较好的稳定性，通常作为骨盆骨折的最终治疗方式。但是，对于血流动力学不稳定的患者，急诊行切开复位内固定是不恰当的。但如果已行剖腹探查，可根据术中情况采取直接复位并内固定。填塞止血时，也可酌情对骨盆进行临时内固定，以缩小骨盆容积。

Shuler 等对 20 例急诊透视下行骶髂关节螺钉固定的患者进行随访，结果表明对于不稳定骨盆骨折患者的固定，此方法操作快速、出血量少，可较好地稳定骨盆并达到自身填塞止血的效果，而且可作为最终的固定方法。但是此方法需要一定的硬件条件，操作也相对复杂。

3．剖腹探查、填塞止血　Logothetopulos 在 1926 年就提出填塞止血治疗骨盆骨折出血。Eastridge 等认为合并血流动力学不稳定的稳定型骨盆骨折多存在腹腔内脏器血管的损伤，建议行此项治疗。

腹膜后可容纳的出血量约为 4L，所形成的血肿不仅可以向盆腔引流，还可以引流至上腹部及胸腔。在这种情况下，即使迅速固定骨盆也无法产生自身填塞止血的效果。某些欧洲学者主张将血流动力学不稳定的患者先行填塞，再行外固定。输血量是 ICU 治疗时间、MOF 以及死亡率的危险因素。通过骨盆填塞止血可以有效地减少输血量，避免多种严重并发症的发生。

剖腹探查有其危险性，可能解除自身局部填塞效应而加重出血，其并发症包括：切口感染、腹腔脓肿、肠瘘、腹部筋膜间室综合征等。

4．血管造影栓塞止血　动脉造影栓塞止血可以有效地控制动脉出血，降低死亡率。这项技术最早在1972年被应用于骨盆骨折的抢救，很快发展为治疗骨盆骨折出血最有效的方法之一。其最明确的指征是已知的或高度怀疑的动脉出血，但是在急诊抢救时很少可以作出如此肯定的判断。对于合并血流动力学不稳定的不稳定型骨盆骨折，先行骨盆临时外固定再行动脉造影栓塞术。

Fangio等研究表明，栓塞术后与术前相比，收缩压、血红蛋白、血小板、凝血酶原时间、纤维蛋白原、输血量差异均有统计学意义。

骨盆骨折动脉出血及直接死于动脉出血的比例均较低，为10%～20%。这是应用此方法的最大争议，其他问题包括：需要专业人员、耗费大量时间、影响其他操作的进行、硬件设备不普及等。

针对骨盆静脉的损伤，确定出血源很困难。静脉造影较难区分出血来源，即使行静脉栓塞术仍然无法充分止血，故不推荐此方法。

5．开放性骨盆骨折的急诊处理　开放型骨盆骨折的发病率占所有骨盆骨折的2%～4%，是最凶险的骨折之一，死亡率可高达50%。其伤口可以和皮肤、阴道、直肠等部位交通，常合并其他部位损伤，伴发严重出血，造成血流动力学不稳定。对于此类患者，应按照上述ATLS及DCO的原则进行救治。在尽快稳定血流动力学的同时评价其他损伤，如软组织损伤、骨折类型及韧带损伤以及直肠及泌尿系统损伤情况。其抢救原则与闭合性骨盆骨折类似。根据患者的一般状况、受伤情况及伤口情况合理清创，以有效的方式临时固定骨盆，多学科协同合作治疗其他系统损伤。

### （四）小结

对于各种骨盆骨折治疗方法的适应证及治疗效果尚存在较大的争议，但紧急评估血流动力学及骨盆骨折稳定与否，通过个体化的治疗救治众所公认。对于严重骨盆骨折的急救应当遵循ATLS的操作流程以及DCO的方式进行。

目前骨盆骨折的急救尚无统一的流程。正确判断患者病情，以合理的方式早期稳定骨盆及血流动力学，可以降低死亡率，减少严重并发症的发生，并提高患者的预后。

## 二、严重骨盆骨折的栓塞术与填塞技术

资料显示，骨盆骨折合并低血容量休克患者的死亡率约为43%，而开放性骨盆骨折的死亡率可高达50%。其中，骨盆骨折大出血是严重骨盆骨折患者死亡的主要原因。不稳定骨盆骨折由于骨盆环结构的破坏，使骨盆容积扩大，骨盆的自填塞作用消失，产生“虹吸”作用，引起“吸负”效应，致使出血增加，大量血液渗透到侧腹膜和后腹膜，引起“烟囱”效应，造成不断出血，而且，骨盆骨折反常活动可破坏凝血块或刺伤血管，进一步增加出血量。严重的骨盆骨折所致的血肿，积血可达3000～4000ml，迅速引起血压下降，休克加重，危及生命。Rothenberger等认为，骨盆骨折的直接死亡原因中70%为大出血，因此，骨盆骨折的早期急救是降低死亡率、减少致残率的主要环节。

对于那些严重创伤患者、尤其是不稳定骨盆环损伤伴血流动力学不稳定者，骨科损伤控制（damage control orthopedics，DCO）是目前国内外公认的骨科处理的一种趋势。严重骨盆骨折的出血主要来源于：①骨折断面出血，骨盆诸骨为不规则骨，断面海绵状骨较多，骨折后骨折断面出血较多。②骨盆内血管丰富，骨折易致中小动、静脉及血管丛出血。盆腔静脉丛撕裂或盆腔内小血管的严重损伤是导致骨折大出血的主要元凶。骨盆骨折前方常合并阴部动脉损伤，后方多合并臀上动脉损伤，这些动脉位置深，断裂后断端回缩，不易止血。③局部肌肉损伤出血，骨盆周围肌肉丰富，损伤后出血也较多。Huittinen通过对骨盆骨折死亡病例尸解显示，知名大、中、小动脉出血仅占总出血的10%～15%，85%左右的骨盆出血均来自于后腹膜静脉。此外，欧洲一些学者也认为出血的主要来源是静脉丛及骨折断面出血，这一观点目前正被广大学者所接受。

目前国内外公认的严重骨盆骨折的急救流程主要是分为三步或四步走，其急救手段逐步升级。国内北京积水潭医院王满宜教授通过分析国内外

各个版本骨盆骨折的急救流程，总结出适合于我国目前骨盆急救现状的急救流程，大致如图 27-2 所示。其主要内容为：首先进行急救复苏、输血输液，并同时迅速进行骨盆骨折的复位与临时稳定，实现骨盆容积控制（常见措施包括：骨盆带、外固定支架及 C 形钳等），如以上急救止血措施效果不佳，应分析病情不稳定的原因。如怀疑肝、脾破裂，立即请普外科会诊及行床边 B 超检查，如诊断明确为肝、脾破裂，应由普外科医师处理腹腔脏器损伤。如怀疑膀胱腹膜内破裂，立即请泌尿外科会诊并进行相应的处理。如无明显的腹腔脏器损伤，而血流动力学仍不稳定，则其原因多为骨盆骨折导致的出血，下一步即考虑行 DSA 造影栓塞术或骨盆填塞术，此两项技术被认为可早期快速地控制骨盆骨折大出血，有效地提高严重骨盆骨折急救的成功率。因此，本部分将详述这两项技术在严重骨盆骨折大出血中的应用。

### （一）数字减影动脉造影栓塞术在严重骨盆骨折治疗中的应用

自 Margolies 等于 1972 年首次采用血管造影作为检查骨盆骨折伴大出血的方法以来，目前经导管血管造影及栓塞术已成为介入放射学的三大技术之一。对严重骨盆骨折伴大出血的患者行数字减影动脉造影（digital selective arteriography，DSA），查到出血部位后立即行经导管动脉栓塞术（transcatheter arterial embolization，TAE）被认为是诊断及治疗骨盆骨折出血的有效方法。血管造影用做骨盆骨折大出血的诊断和治疗。最早在北美洲以及对多损伤患者开展多学科综合治疗的国家应用，欧洲的营救和转运效率高，更多的患者会接受手术治疗。他们在急诊室或手术室利用 15 ～ 30 分钟完成紧急外固定，若患者的血流动力学不稳定，则行血管造影栓塞或者开腹手术填塞止血。如果需要填塞止血，则必须在腹膜后填塞前先用外部支架固定。对于骨盆填塞及开腹手术治疗，将在以后内容重点概述。

Agolini 等的研究发现，只有 1.9% 的骨盆环创伤患者需要栓塞治疗。尽管栓塞止血率可以高达 70% ～ 80%，但死亡率也很高。而且，如果血管造影不能在急诊室中进行，那么血流动力学不稳定的患者就不得不被运送至血管造影室。而在这一过程中，如果出血突然加剧，导致重要器官功能衰竭，患者将有生命危险。治疗性血管造影耗时长，需要有经验的放射科医生 24 小时值班。另外，栓塞可能引起臀肌坏死，进而导致具有高死亡率的败血症。

国内最早于 2000 年开始报道将动脉造影栓塞应用于骨盆骨折的急救，张英泽报道了 44 例介入治疗骨盆骨折大出血，对 41 例髂内动脉及其分支出血采用局部麻醉下股动脉穿刺，将导管插至左、右髂总动脉分支近端超选择进行动脉造影。明确

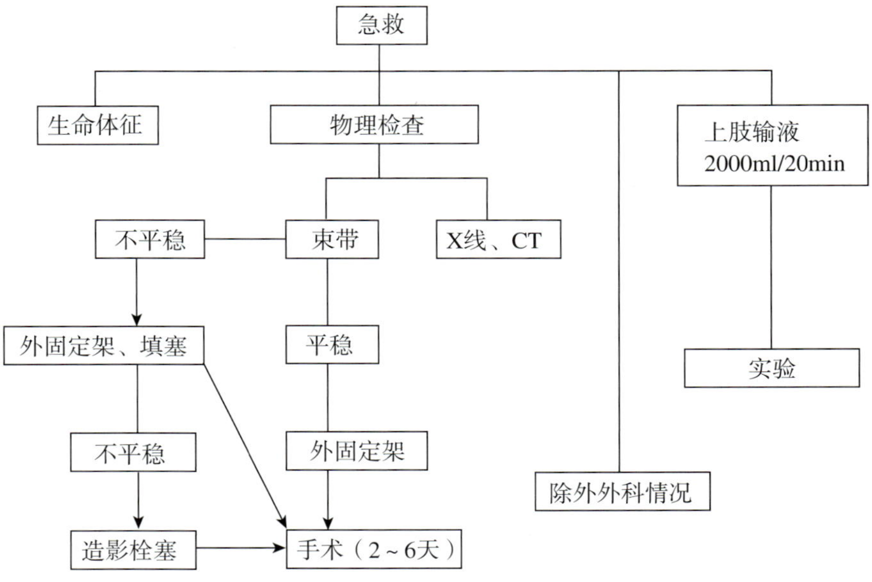


图 27-2 骨盆骨折的急救流程图

部位后，经导管插入一枚或多枚羊毛钢丝圈做栓塞，结果39例成功，2例栓塞成功后有血压下降，因失血性休克而死亡。彭扬国等通过43例临床病例研究，认为：如果后腹膜腔完整，一般输血、输液5000～6000ml能达到借助后腹膜控血肿压迫止血的目的。对于非复杂性骨盆骨折，且后腹膜完整者，以大量输血、输液的保守治疗为主，但在严重损伤合并不稳定时保守治疗无效。一般认为输血量在2000ml以上，如无腹内脏器损伤或其他部位出血而休克不能控制时，提示盆腔内有可能有大血管损伤，需做动脉造影及选择性血管内栓塞止血。

1973年，Margolies等报道对骨盆骨折后血流动力学不稳定的患者进行动脉造影以寻找出血动脉。随后，Van等尝试将经动脉造影和栓塞术应用于3例骨盆骨折合并失血性休克的患考，并取得了满意的止血效果。2005—2011年山东省立医院创伤骨科在采用DSA及栓塞术救治了12例骨盆骨折中等量出血患者，其中8例救治成功，3例止血效果不确切而进一步采用填塞止血等开放手术止血救治成功，1例在前往介入科的转运途中因呼吸、心搏骤停而死亡。

近三十年来，随着介入器械和操作水平的提高，以及对后续解剖学和影像学研究的开展，血管栓塞及栓塞治疗的指征相应扩大，本节对该技术在严重骨盆骨折治疗中的作用机制、适应证、优缺点等进行介绍。

1．作用机制　骨盆动脉栓塞术治疗严重骨盆骨折大出血的机制为：采用栓塞术直接栓塞，以控制骨盆骨折的动脉出血来源，如髂内动脉的5个壁支及5个脏支损伤出血等，类似于外科血管结扎的作用，从而避免了需切开后腹膜行髂内动脉结扎的创伤性止血方法。

2．适应证　国内外报道骨盆骨折动脉栓塞术的指征有所不同，主要包括以下两点：

（1）骨盆骨折中等量的出血。

（2）年老体弱或合并内科疾病无法耐受开放手术止血者。

3．优点　采用动脉栓塞术具有如下优点：

（1）创伤相对小：严重骨盆骨折的危险性极大，动脉栓塞术不需要对患者进行开腹和全身麻醉，对患者的创伤和生理干扰小，术中、术后安全性高，故术中和术后并发症少，减轻了患者的痛苦。

（2）定位准确：对骨盆骨折出血的患者，通过DSA可以清晰地显示盆腔内动脉主干或分支的出血部位，从而可较动脉结扎术更加准确地进行止血。

（3）不破坏腹膜外的张力止血效应，如有其他脏器出血，可一并行血管造影与栓塞止血。

（4）对较明确的动脉出血止血疗效显著。传统的保守治疗通过大量输血、输液纠正失血性休克。然而，大量补液并不能从根本上解决动脉出血，且易引起酸碱平衡紊乱，加重心、肺、肾等器官的负担，从而引起诸多并发症。Wong等研究显示，对骨盆骨折输血率每小时增加100ml，则死亡的危险性增加62%。相比较之下，经动脉导管栓塞能通过快速、准确地栓塞出血动脉，使得动脉出血得到早期、有效地控制，避免了休克的继续进展，并极大地减少患者所需的输血、输液量，而且通过血管造影与栓塞止血，可一并治疗其他脏器，如脾、肝等出血，从而显著地提高了患者的存活率。

4．缺点　动脉栓塞术也存在一些不足之处。美国丹佛急救中心总结分析DSA及动脉栓塞术的临床应用，该中心1998—2006年共收治1290例骨盆骨折，457例血流动力学不稳定，其中111例符合血管栓塞标准。血管栓塞组死亡率为21%，其急性死亡患者的死因主要为出血；而非血管栓塞组死亡率为18%，无急性死亡患者。CT所示的血肿并非动脉造影栓塞的适应证。该中心总结认为：血管栓塞仅适用于一小部分患者，尽管积极进行血管栓塞，仍然有部分患者死于出血。因此，由于该技术本身的一些特点及部分基层医院条件所限，使在严重骨盆骨折大出血中的应用受到了一定的限制，主要原因包括：

（1）时效性差。该技术术前准备时间长，根据美国丹佛急救中心报道需要1小时，不利于及时开展严重骨盆骨折大出血的紧急抢救。

（2）对设备、技术等要求较高，在基层医院开展的可行性相对较低。

（3）对不稳定患者疗效不确切。

（4）对静脉出血止血效果差。造影栓塞对于常见的静脉丛出血和骨折端出血的控制并不能完全保证，因此，有学者建议不能一开始就给予动脉栓塞。

随着介入医学的发展和人们对介入医学认识的深入，如果以上问题能够有效解决，骨盆骨折大出血的动脉栓塞术进一步在基层医院得到普及，将有效提高严重骨盆骨折的急救成功率。

5．时机选择　Agolini 等对骨盆骨折伴大出血患者施行栓塞治疗的影响因素进行了分析，发现在 3 小时内成功实施栓塞治疗可以显著提高患者的生存率，且发现患者的年龄、施行栓塞治疗的时间、早期血流动力学的稳定性是决定预后的重要因素。同样，Moors 等认为与预后相关的最重要因素是栓塞治疗的时间和患者的输血状况。目前，众多骨科医师都认识到了骨盆骨折伴大出血急救的重要性，甚至认为一旦在急诊室明确诊断，就需要尽快行血管造影检查，因此，对于有明确适应证的患者，应争取在最短的时间内行造影及栓塞治疗，切不可长时间观察而延误抢救时机。

6．操作方法

（1）DSA 的操作方法：一般在局部麻醉下进行，患者不合作时也可选择全身麻醉。采用 Seldinger 技术，经皮股动脉穿刺置入 4F 动脉导管鞘，用 4F Cobra 或 RUC 导管选择性插至双侧髂内、外动脉，行数字减影血管造影检查，观察髂内、外动脉及其分支的形态改变，注意有无对比剂外溢、假性动脉瘤等动脉出血征象。

（2）TAE 的操作方法：根据造影表现决定是否行栓塞，并选用合适的栓塞材料行靶动脉栓塞。临床上可供选择的栓塞材料包括自体血凝块、明胶海绵和金属螺圈。

将导管插入主动脉后，立即回抽 25ml 血液置于无菌烧杯中，典型的凝胶状血凝块在 15 分钟内形成。如果患者曾多次输血，可能无法形成血凝块，加入几滴凝血酶可以帮助血凝块迅速形成，但若再过 15 分钟还不行，则使用小片明胶海绵。同自体血凝块不同，明胶海绵可能会导致动脉的永久性闭塞，而且如果不慎将其放入正常的动脉将产生严重后果，而自体凝块在非损伤血管中将于 12 小时内溶解，因此，自体血凝块一般作为首选的栓塞物，明胶海绵仅用于不能形成自体血凝块的患者。

经导管行出血动脉栓塞的理想方法是选择性导管插入术。组织梗死的发生率与动脉栓塞的选择性成反比，这一方法在很大程度上减少了组织梗死。造影管前端到达预计位置后，将自体血凝块剪成直径 1cm 的小块（或直径 3mm 的明胶海绵），并在塑料注射器中与造影剂混匀，然后稍加压使其通过导管进入动脉。造影剂可使我们严密监控栓塞物的路径和栓塞效果，避免栓塞未出血的血管分支。由于骨盆的侧支循环丰富，即使栓塞物进入正常血管，也很少造成不良后果。采用荧光检查法继续监测出血，直至溢出停止，血管完全栓塞，并得到血管造影证实。动脉出血的临床表现不一定与动脉造影显示的溢出量相符，因此，必须在确认所有的溢出点都被栓塞后治疗才完成。使用自体血凝块或明胶海绵栓塞 5 ～ 10 天后有血管再通再出血的可能。永久性不可吸收的金属螺圈可以避免这一问题，建议用于选择性栓塞。

自体血凝块和明胶海绵栓塞对罕见的髂内动脉破裂无效，栓塞物会从破裂口漏出。这种情况下使用组织黏合剂如 2- 异丁基氰基丙烯酸酯。对髂总动脉和髂外动脉破裂必须手术处理。动脉内支架已成功用于控制较大动脉的损伤。不能栓塞大的静脉破裂，因为栓塞物会随血流进入肺部。

7．操作中的注意事项　栓塞治疗的关键是迅速、准确。超选择性栓塞具有直接阻断出血动脉血流、避免误栓其他动脉分支引起并发症的优点，在操作顺利的情况下应优先选用。但由于休克患者的动脉有明显的血管收缩，甚至闭塞，使超选择插管困难，不能明确出血部位，此时应行选择性栓塞，以免追求超选择性插管而耽误时间。Velmahos 等报道对 30 例超选择栓塞出血动脉效果欠佳的患者进行了双侧髂内动脉临时阻断术，其中 29 例成功地控制了盆腔大出血，1 例死于心力衰竭，全部患者无明显并发症，因此认为双侧髂内动脉阻断术是一种安全有效的方法。在造影明确对比剂外溢时应立即行栓塞止血。对于骨盆骨折患者，临床已表现为很明显的出血性休克而造影却表现为阴性的患者亦要行双侧髂内动脉栓塞，并同时加行内脏器官的动脉造影，发现有明确的对比剂外溢时应行栓塞治疗。

总之，随着介入医学快速发展成为与内、外科并列的一级学科，DSA 及栓塞术逐渐成为控制严重骨盆骨折大出血的一种重要手段。但是，由于该技术的应用有一定的适应证，并且其本身的一些特点及部分基层医院条件所限，该技术在严重骨盆骨折大出血中的应用受到一定的限制。

### （二）填塞术在严重骨盆骨折治疗中的应用

对于严重骨盆骨折伴大出血的患者，动脉造影栓塞术可有效地阻断严重骨盆骨折导致的动脉出血，然而，许多学者认为严重骨盆骨折导致的大出血多由静脉丛或松质骨损伤引起，小动脉损伤的出血不到10%，造影栓塞对于常见的静脉丛出血和骨折端出血的控制并不能完全保证，因此，不能一开始就给予动脉栓塞。Agolini 等研究发现，只有 1.9% 骨盆环损伤的患者需要造影和栓塞治疗。尽管栓塞率高达 100%，但死亡率也很高，且栓塞可引起臀肌坏死进而导致死亡率较高的败血症。最常出血的骶前或膀胱前静脉丛大破裂常需要外科干预如骨盆填塞，而且，骨盆填塞技术不仅可以有效地控制静脉丛和骨折端的出血，对于小动脉的出血也可以很好地进行控制。PelTotterman 等认为，骨盆填塞止血对于骨盆大量出血的患者是一种效果肯定的急救措施。Pohlemann 等欧洲学者主要提倡开腹骨盆填塞止血，认为优于血管造影栓塞治疗。

严重骨盆骨折导致的骨盆环破裂增加了骨盆容积，会引起“负吸效应”，造成不断出血，而且，骨盆骨折反常活动可破坏凝血块或刺伤血管，进一步增加出血量。Stover 等认为骨盆近似于球形，其容积计算可近似于 $4/3\pi \times 半径^3$。随着骨盆环的破裂，骨盆容积会成倍增加。有学者研究发现，耻骨联合分离 3cm，则骨盆容积增加 1 倍，出血的空间大大增加，因此，在进行填塞技术之前，首先需要利用外固定支架或 C 形钳稳定骨盆环，在此基础上将纱布填塞至小骨盆，从而在骨盆容积控制的基础上，进一步减少骨盆的相对容积，使骨盆的自填塞作用得到进一步增强，使出血得到控制。从理论上来讲，骨盆填塞控制骨盆骨折出血应该更为有效。

Osborn 对介入血管造影栓塞和填塞术两种疗法做了比较，他们回顾性研究了Ⅰ级学术创伤治疗中心自 1998 年 4 月至 2006 年 6 月期间对于骨盆骨折的不同治疗方法。他们按照 ISS 评分 25 ～ 49 分或 ≥ 50 分，年龄 0 ～ 19 岁、20 ～ 35 岁、36 ～ 50 岁、51 ～ 65 岁、＞ 65 岁以及性别、受伤机制及骨折类型（按 Young 分型）、乳酸水平、碱剩余，分别找出 20 例骨盆填塞和骨盆血管造影栓塞治疗的患者。其中，ISS 评分造影栓塞组（45.9±8.7）组低于填塞组（54.7±12.7）。自接诊到实施手术造影栓塞组为 130 分钟，填塞组为 45 分钟。得出结论为：①在手术后的第一个 24 小时，骨盆填塞术后患者输血需要明显少于介入栓塞组患者。②骨盆填塞能够迅速稳定多发损伤，更方便于其他学科损伤的抢救。③骨盆填塞还降低了一些动脉出血需要血管栓塞的发生率。④骨盆填塞后能明显降低此后若需要血管栓塞时的输血量，从而避免了 ARDS、多器官功能衰竭和死亡。

山东省立医院创伤骨科 2003 年 4 月至 2012 年 04 月，应用纱布填塞联合外固定（或内固定）救治了 25 例血流动力学不稳定性骨盆骨折患者，25 例患者均伴有低血容量休克。其中 18 例行急诊骨盆外固定支架固定联合填塞术，4 例行急诊 C 形钳固定与填塞术，3 例行急诊内固定与纱布填塞术，全部获得急救成功。

1．盆腔填塞的作用机制及类型　填塞术治疗严重骨盆骨折大出血的机制为：填塞物直接压迫于出血的盆腔静脉丛，达到压迫止血的目的。另外，在已经临时稳定骨盆的基础上，填塞物进一步减少了骨盆容积，达到了骨盆容积控制的目的。此外，可有效控制部分动脉出血，临时控制大血管（如髂总动脉、髂外动脉）的出血，病情稳定后立即手术修复，而且，对于合并的腹腔内损伤，可以一并行填塞止血。

填塞的类型　主要包括直接在开放伤口的填塞止血和在骨盆稳定（外固定架、C 形钳或内固定）的基础上行盆腔填塞止血。第一种为对开放伤口的直接填塞。该方法可直接填塞于出血的开放伤口，压迫出血的血管，达到止血的目的。第二种为在骨盆稳定（外固定架、C 形钳或内固定）的基础上行盆腔填塞止血，分为单纯填塞止血和填塞加髂内动脉结扎两种方法：

（1）单纯填塞止血：适合于出血量不大，只是血流动力学不稳定，仅靠填塞止血也能达到目的。

（2）填塞加髂内动脉结扎：适合于出血量大、病情危重的患者。本部分主要介绍论述盆腔填塞止血在严重骨盆骨折治疗中的应用。

2．盆腔填塞的优、缺点

（1）优点：盆腔填塞需以骨盆稳定（外固定架、C形钳或内固定）为基础，然后进行填塞，具有以下优点：

①在稳定骨盆、控制容积的前提下，进一步减小盆腔的有效容积。

②通过物理加压作用直接减少骶前静脉丛的出血，止血效果显著。

③操作简便快捷，技术操作难度相对较低，适合急诊抢救，可应用于各基层医院。

④可有效提高抢救的成功率，减少血制品输注及改善生理参数。

⑤如出血量大，可同时一并行髂内动脉结扎。

（2）缺点：

①容易造成刀口的感染。

②对大动脉的止血效果相对较差。

③需要进行二次手术取出纱布，对患者的创伤大。

3．盆腔填塞的适应证

（1）经输血输液、骨盆容积控制等止血措施，仍不能控制出血。

（2）3～6小时内输血3000ml、输液3000ml，但血流动力学仍不稳定者。

（3）DSA栓塞后不能止血者。

（4）休克不能纠正者。

（5）顽固性出血。

4．盆腔填塞的入路及位置

（1）耻骨联合上切口（图27-3）：主要适用于前环损伤，该切口不切开腹膜，将纱布填塞于腹膜外。主要作用为控制耻骨后出血（如冠状血管出血等）及双侧耻骨支骨折的出血。

（2）剖腹探查切口（腹直肌切口）（图27-4）：如患者并发腹内脏器破裂或需要剖腹探查，则行剖腹探查切口（腹直肌切口）。通过该切口切开腹膜，与普外科医师联合进行探查或处理腹部损伤，同时行填塞止血，可将填塞的纱布填在腹膜内或腹膜外。

（3）髂腹股沟切口（图27-5）：通过该切口也不切开腹膜，将纱布直接填塞压迫耻骨后出血及双侧耻骨支骨折出血的部位。将填塞物置于骶前、骶髂关节前方。

5．盆腔填塞的操作步骤

（1）术前准备工作：在患者处于休克状态时，应避免在填塞止血操作中出现血压偏低和心搏骤停。笔者建议最好先行暂时性腹主动脉阻断术，以暂时性控制出血。因在骨盆骨折腹腔内大出血时，腹腔内出血量较大，腹内压较高，当打开腹腔时，腹内压骤降，患者往往出现血压骤降，导致患者心搏骤停，因此，在填塞时一定要评估患者的生命风险。

（2）稳定骨盆：分为两种方法，第一种为行

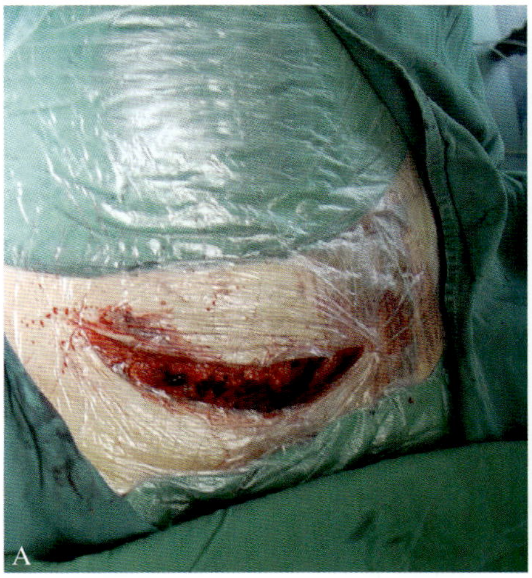


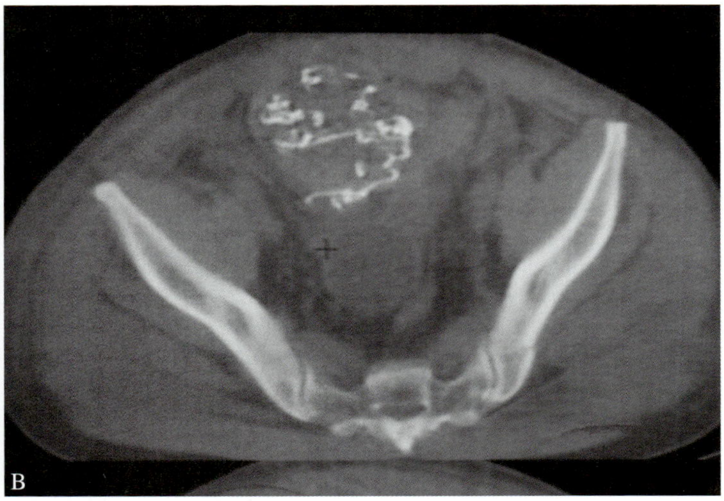


**图27-3　经耻骨上切口行填塞止血**

A．经耻骨联合上切口；B．术中透视可见填塞的纱布

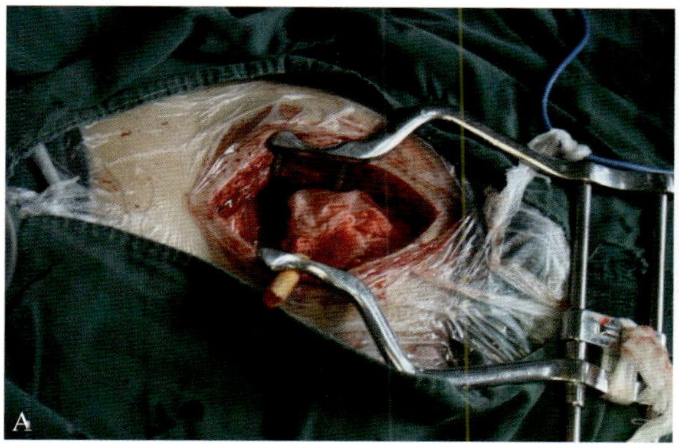


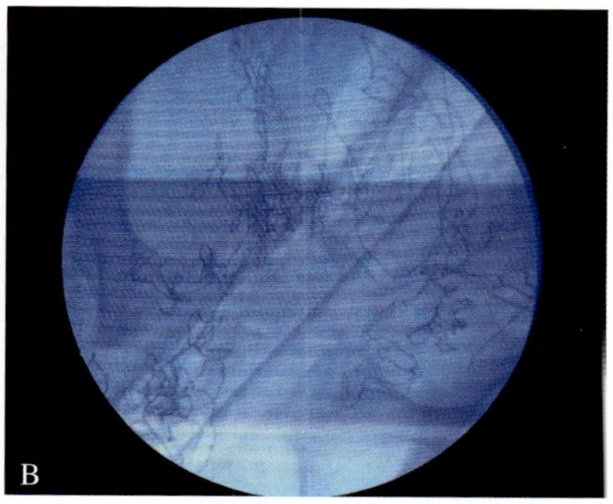


**图 27-4 经剖腹探查切口行填塞止血**
A. 纱布填塞术中；B. 术后 CT 可见填塞于耻骨后的纱布

外固定支架或C形钳稳定骨盆环，用C形臂在X线透视下复位骨盆环，效果满意后行盆腔纱布填塞；第二种为先行骨盆骨折内固定（尤其是耻骨联合分离的骨折），同时行盆腔纱布填塞。

（3）填塞术（以经耻骨上切口行填塞术为例）：在耻骨联合上2cm左右行横切口入路，逐层分离止血，保持腹膜完整，分离两侧腹膜外间隙至两侧骶髂关节前方。使用拉钩先将膀胱拉向一侧，将填塞物置于骨性骨盆环与腹膜之间的腹膜外间隙，从该侧骶髂关节处开始填塞，一直填塞至耻骨后区。填塞物直接压迫髂内动脉分支与骶前静脉丛。在对侧的腹膜外间隙也同样进行填塞。不稳定骨盆骨折会使小骨盆的容积增大，从而需要更多的填塞物进行填塞，填塞直至出血控制。填塞完毕后，逐层关闭皮下组织与皮肤。

6．填塞物的选择及取出时间

（1）填塞物：临床常用的填塞物有纱布与绷带两种。纱布最好带透视标记（如金属丝等），并在填塞前进行连接打结；绷带也是填塞物的一种选择，因其具有连续性，取出时不易遗漏。

（2）取出时间

①经腹直肌切口将填塞物在24小时内取出。

②经耻骨上横切口及髂腹股沟切口的填塞物，根据患者情况是否稳定，如情况稳定，可在术后48小时内取出，如情况不稳定，可延长至术后5天取出。可一次性全部取出，也可逐日分次取出。

7．病例介绍　患者，女，22岁，车祸伤，入院诊断为：①失血性休克（多发伤）；②开放性骨盆骨折伴阴道、尿道损伤（骨盆骨折 Tile B 型）；③会阴区撕脱伤；④右大腿碾挫伤（股骨骨折）；⑤骨盆左侧 Morel-Lavallee 损伤；⑥右内踝骨折。入院血压 89/58mmHg，心率 114 次/分，患者经膀胱导尿后引出血性液体，阴道持续有血性液体渗出，首先于急诊室行骨盆骨折急救的第一步措施：立即开通双锁骨下静脉多通道快速输血、输液行液体复苏；对阴道行纱布填塞止血；对右大腿行包扎止血；在急诊室立即行床单捆绑临时稳定骨盆；妇产科会诊行纱布填塞止血。泌尿外科会诊诊断为：①尿道阴道瘘；②膀胱损伤？建议行三腔导尿管持续导尿、间断膀胱冲洗，拔出尿管后若仍有尿瘘，Ⅱ期行尿道阴道瘘修补术。患者4小时内输红细胞 22U、血浆 2100ml、晶体液 4250ml，患者的血流动力学仍不稳定，血压为 94/57mmHg。腹部B超示无腹部实质脏器破裂，普外科会诊认为可排除肝、脾破裂等实质脏器损伤，大出血为骨盆骨折导致的可能性大。遂进入骨盆骨折急救的第二步措施：立即于手术室内急救处理。患者由于同时伴有骨盆左侧 Morel-Lavallee 损伤、耻骨支骨折，考虑取左侧髂腹股沟入路。考虑行该入路的理由为：可于该入路行暂时性腹主动脉阻断，一并探查有无膀胱破裂，并可同时行纱布填塞及骨盆前环内固定。于该入路先行暂时性腹主动脉阻断术，阻断成功后，泌尿外科探查见无明显的膀胱破裂，创伤骨科行骨盆前环骨折内固定以达到骨盆容积控制的目的，并同时行盆腔纱布填塞止血，对右大腿创面行清创+VSD 覆盖。术后患者的血流动力学稳定，患者急救成功，于术后3天取出盆腔填塞的纱布（图27-4）。

总之，严重骨盆骨折大出血患者病情凶险，

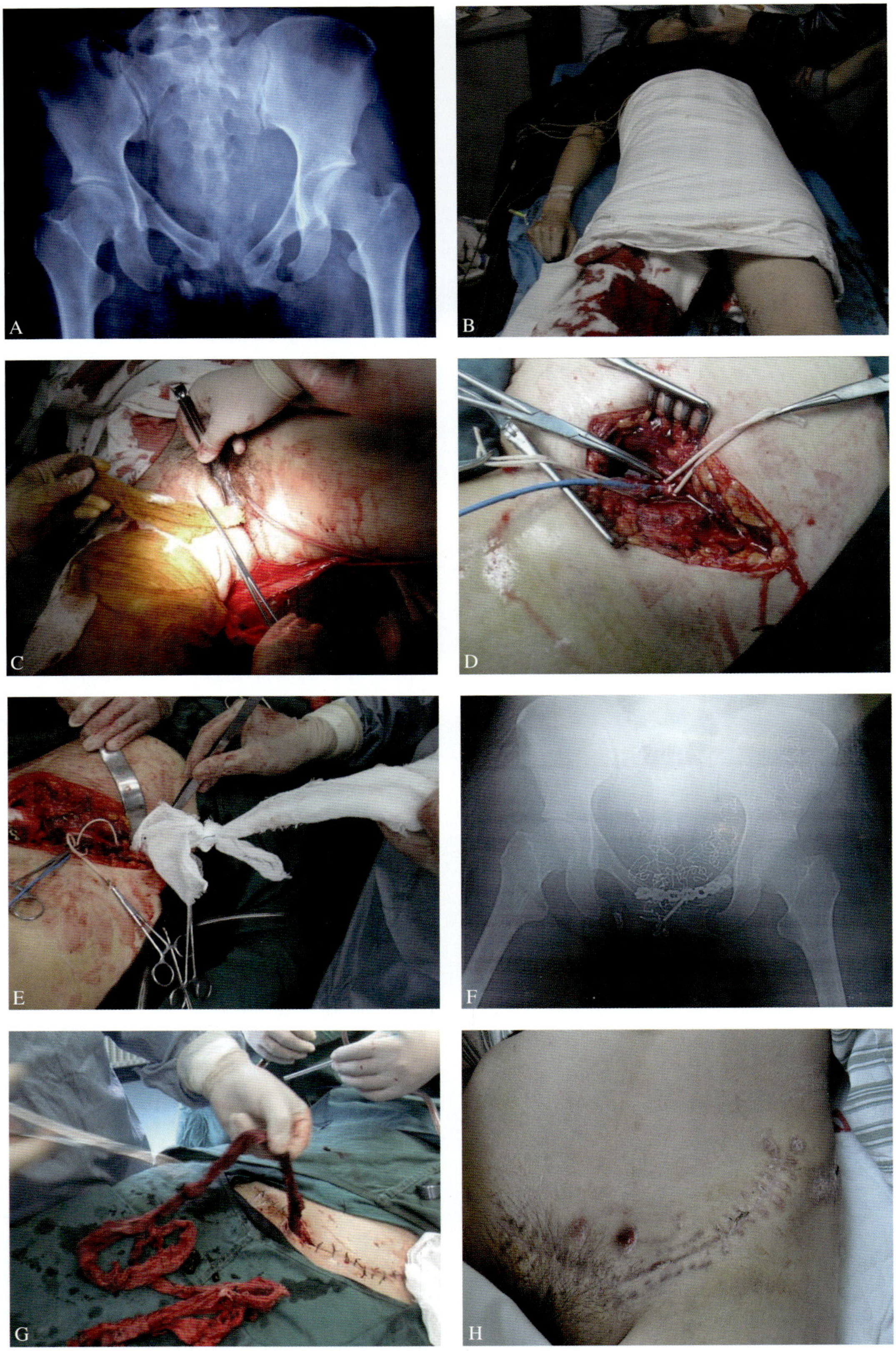


**图 27-5　盆腔填塞术在骨盆骨折急救中的应用**

A．患者开放性骨盆伴阴道、泌尿系统损伤（骨盆骨折 Tile B 型）、失血性休克（多发伤）；B．急诊室内床单捆绑临时稳定骨盆，输血、输液急救复苏；C．手术室内阴道内纱布填塞止血；D．急诊行暂时性腹主动脉阻断术；E．阻断成功后，行骨盆骨折内固定 + 盆腔纱布填塞；F．术后 X 线片可见填塞的纱布影；G．术后 3 天，患者情况稳定，将纱布全部取出；H．术后 1 个月患者的恢复情况。

常常需要明确诊断后，作出针对性治疗。对于合并伤的患者，应迅速稳定病情，处理致命伤。患者进入急诊室后，迅速补液，稳定生命体征，同时行骨盆带、C形钳或外固定架等控制骨盆容积，对于需要明确病情变化的，必要时应积极给予各项重点检查，准确评估骨盆骨折骨盆环的稳定性。如认为极有可能为髂内动脉及其分支等动脉损伤，对于介入条件较好、实施完成速度快的医院，可以将介入造影栓塞作为首选诊断和治疗措施。但除此之外，更建议采用填塞术，可在第一时间控制骨盆和腹腔脏器出血。骨盆骨折大出血患者病情凶险，骨折类型多，损伤严重，并发症和合并伤较多，目前尚没有一种对于所有患者均行之有效的方法，因为每一种损伤都有其独特的方式，无论动脉造影栓塞还是骨盆填塞术均有其一定的适应证，创伤骨科医生应结合多学科、多专业知识使骨盆骨折的急救更加合理化。相信随着基础和临床更加深入的研究，对于严重骨盆骨折合并大出血的急救会有更大的进步，会在更大程度上降低患者的致残率和死亡率。

## 三、数字减影血管造影在多发伤合并骨盆骨折患者中的应用

不稳定骨盆骨折多为高能量所致的严重创伤，常合并多发伤，其死亡率高达40% ~ 60%，早期难以控制的失血引起血流动力学不稳定及持续休克，是导致患者早期死亡和晚期多器官功能衰竭（multiple organ failure，MOF）等并发症的主要原因。临床处理棘手，需要早期进行临床评估和干预。

由于许多不稳定的骨盆骨折患者合并其他脏器的损伤，例如心脏压塞、张力性气胸、实质性脏器损伤、神经源性休克等，是引起出血和休克主要原因，因此，要首先排除和治疗这些解剖部位引起的血流动力学不稳定。

目前控制血流动力学不稳定骨盆骨折出血的主要手段包括液体复苏、骨盆外固定、腹膜外盆腔填塞、血管造影和栓塞及手术探查等，这些处理措施近年来在国内外得到了常规应用，大大提高了患者的生存率。

外固定能减少骨盆容积和稳定骨折，防止因骨折端不稳定引起的血凝块脱落、促进血凝块形成，从而达到止血目的。盆腔填塞主要控制来源于静脉丛和骨折断端的出血。盆腔填塞是随着肝填塞技术的成熟而发展起来，早期的填塞技术由于效果不佳而没得到有效的应用，随着手术方式的成熟和技术的发展，盆腔填塞对危重患者的抢救越来越受到重视，并且起到显著的效果。由于盆腔静脉及静脉丛主要分布在真骨盆，目前提出的直接腹膜后填塞已取代经腹腔盆腔填塞。这种方法创伤小，可控性好，容易实施，术中失血少，可在短时间内迅速完成。盆腔填塞可以快速控制出血，能有效提高并稳定患者的血压，还可作为动脉造影的筛选方法，但对动脉出血无效，可以为动脉造影提供时间准备和相对稳定的生命体征。

手术探查由于切开了后腹膜，其压迫止血作用被破坏，可能导致难以控制的出血，并且由于骨盆血管分支复杂，损伤血管回缩而无法找到出血点。DSA既可作为一种快速诊断技术，又是一种治疗动脉性出血的有效手段，目前在许多一级创伤中心已成为救治血流动力学不稳定骨盆骨折患者的一线方案之一。据报道，对于伴动脉出血的骨盆骨折，介入栓塞治疗的成功率为85% ~ 100%。

### （一）数字减影血管造影技术简介

数字减影血管造影（digital subtraction angiography，DSA）是利用计算机处理数字影像信息，消除骨骼和软组织影像，使血管显影清晰的成像技术。目前根据将对比剂注入动脉或静脉而分为动脉DSA（intra-arterial DSA，IADSA）和静脉DSA（intravenous DSA，IVDSA）。由于IADSA血管成像清楚，对比剂用量少，所以现在都用IADSA。IADSA的操作是将导管插入动脉后，向导管内注入肝素以防止导管凝血，将导管尖端插入目的动脉开口，注入对比剂。注入对比剂前将荧屏对准检查部位。于造影前及整个造影过程中，根据需要以每秒一帧或更多的帧数，摄照7 ~ 10秒。经操作台处理即可得IADSA图像。DSA设备与技术现已相当成熟，快速三维实时成像具有实时的减影功能，能动态地对病变部位的血流动力学进行观察，可有效应用于骨盆骨折的诊断和治疗。

血管造影可用做骨盆出血的诊断和治疗。这一方法最早应用在北美洲以及对多发伤患者开展多学科综合治疗的国家。北美洲一级创伤中心急诊室的患者人群不同于欧洲，欧洲的营救和转运效率高，更多的患者会接受手术治疗。选择血管造影时还应考虑骨盆后环失稳的位置和创伤的范围。

一开始的治疗在北美洲和欧洲创伤中心都一样：首先在急诊室或手术室里 15 ～ 30 分钟内完成紧急外固定，同时开始血管造影的准备工作。在北美洲，如果外固定后患者的血流动力学状态没有改善，又没有腹腔内出血的迹象，即行血管造影。如果超声有阳性发现或腹腔灌洗液中含有大量血液，同时伴发高危骨盆创伤，先行外固定或开腹手术都可以。但是如果需要填塞止血，则必须在腹膜后填塞前先用外部支架固定。

严重骨盆骨折合并腹部损伤的概率高达 42% ～ 51%，因此，判断出血来源于骨盆损伤还是腹腔脏器破裂显得非常重要。对于腹腔脏器损伤出血，B 超、CT 或诊断性腹腔穿刺一般可以明确诊断。排除来自腹腔的出血后应考虑行血管造影术。一般认为，骨盆环不稳定骨盆骨折（Young-Burgess 分型为前后挤压型Ⅱ，前后挤压型Ⅲ，侧方挤压型Ⅱ，侧方挤压型Ⅲ，垂直剪切型）发生动脉性出血的概率远远高于稳定性骨盆骨折。在同时合并腹腔脏器出血时，有学者建议血管造影控制骨盆出血应先于剖腹探查术，因为开腹后骨盆的容积将增加 15%，削弱填塞作用将加剧骨盆出血，可能导致心搏骤停，而且对部分肝破裂或脾破裂介入栓塞亦可有效止血。

对于首选手术或血管造影，在临床工作中我们应综合患者的全身因素进行个体化选择。

### （二）诊断性动脉造影

一般在局部麻醉下进行，患者不合作时也可选择全身麻醉。对直接从手术室转出的患者则直接使其维持全身麻醉状态。

经皮将多孔导管置入股动脉并插至下段腹主动脉。高血压或休克的患者可能有严重的广泛动脉收缩，股动脉搏动不明显，但由于股动脉搏动的位置变异很小，“盲插”通常都能成功。

最早的血管造影是骨盆主动脉造影，它使我们对主要血管的解剖有所了解并显示可能的出血位置。之后，采用选择性髂内血管造影，该技术能够更精确地定位出血部位，并显示骨盆主动脉造影不能发现的出血（图 27-6）。出血在动脉期表现为造影剂溢出，并常持续至毛细血管期和静脉期。间接表现有局部动脉痉挛、移位、被覆盖，以及血肿所致的血管受压。动脉造影阴性可能是因为动脉出血自发停止、出血来自静脉，或二者兼有。静脉造影对探查静脉出血没有意义。

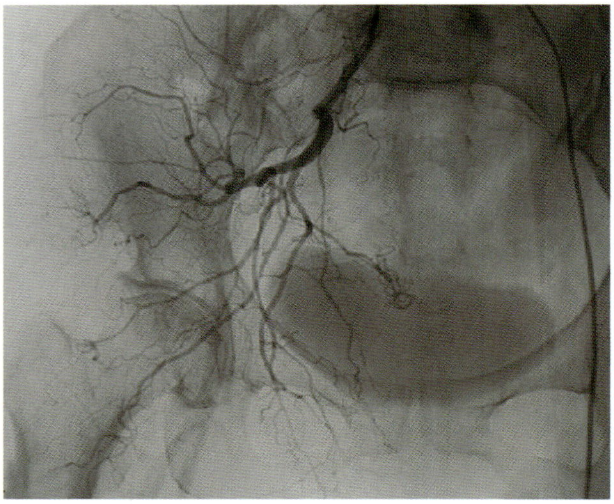

图 27-6 右侧髂内动脉造影分支

### （三）治疗性血管造影

临床上可供选择的栓塞材料包括自体凝血块、明胶海绵和金属螺圈。

将导管插入主动脉后，立即回抽 25ml 血液置于无菌烧杯中。典型的凝胶状血凝块在 15 分钟内形成。如果患者曾多次输血，可能无法形成血凝块，加入几滴凝血酶可以帮助血凝块迅速形成，但若再过 15 分钟血凝块还未形成，则使用小块明胶海绵。同自体血凝块不同，明胶海绵可能会导致动脉永久性闭塞，而且如果不慎将其放入正常的动脉将产生严重后果，而自体血凝块在非损伤血管中将于 12 小时内溶解。因此，应首选自体血凝块作为栓塞物，明胶海绵仅用于不能形成自体血凝块的患者。

经导管行出血动脉栓塞的理想方法是选择性导管插入术。组织梗死的发生率与动脉栓塞的选择性成反比，这一方法在很大程度上减少了组织梗死。造影管前端到达预计位置后，将自体血凝块剪成直径 1cm 的小块（或直径 3mm 的明胶海绵），并在塑料注射器中与造影剂混匀，然后稍加压使其通过导管进入动脉。造影剂使我们得以严密监控栓塞物的路径和栓塞效果，避免栓塞未出血的血管分支。由于骨盆的侧支循环丰富，即使栓塞物进入正常血管，也很少造成不良后果。用荧光检查法继续检测出血，直至溢出停止，血管完全闭塞，并得到血管造影证实。动脉出血的临床表现不一定与动脉造影显示的溢出量相符，因此，必须在确认所有的溢出点都被栓塞后治疗才算完成。自体血凝块和明胶海绵栓塞后的 5 ~ 10 天有血管再通再出血的可能。永久性不可吸收的金属螺圈可以避免这一问题，建议用于选择性栓塞。

自体血凝块和明胶海绵对罕见的髂内动脉破裂无效，栓塞物会从破裂口漏出。这种情况下使用组织黏合剂如 2- 异丁基氰基丙烯酸酯。对髂总动脉和髂外动脉破裂必须手术处理。已成功地将动脉内支架用于控制较大动脉的损伤。不能栓塞大的静脉破裂，因为栓塞物会随着血流进入肺部导致肺栓塞。

### （四）新型 DSA 在骨盆骨折中的应用

传统的 DSA 造影机一般配置于放射科，距离急诊室有较远的距离，并且缺乏急救设施，这对已处于失血性休克的患者接受介入检查治疗带来挑战。日本东京医科大学急救中心将一种移动式 DSA 设备应用于急诊室，对血流动力学不稳定的骨盆骨折患者即时行床边血管造影检查及治疗，结果发现其可以帮助医生更好地对患者进行复苏而无须使患者离开急诊室，减少了死亡率。Robert A Cherry 等报道了在手术室将 DSA 与剖腹探查、腹膜外填塞等联合运用。笔者所在的武汉同济医院也新组建了杂交手术室，将血管造影设备整合于手术系统，可以同时对多发伤合并血流动力学不稳定骨盆骨折患者进行手术探查及造影栓塞等一体化诊断治疗，大大提高了此类患者的救治成功率。这些新的尝试打破了传统 DSA 的时空限制，为其更广泛的应用提供了可能。

## 四、小结

毋庸置疑，DSA 技术已成为治疗骨盆骨折活动性出血的重要手段，但我们应清醒认识其可能带来的并发症。①研究发现，只有 1.9% 的骨盆环创伤患者需要栓塞治疗。尽管栓塞止血率可以高达 100%，但死亡率也高。如果血管造影不能在急诊室中进行，那么血流动力学不稳定的患者就不得不被运送至血管造影室。而在这一过程中，如果出血突然加剧，导致重要器官功能衰竭，患者将有生命危险。治疗性血管造影耗时长，需要有经验的放射科医生 24 小时值班。②栓塞可能引起臀部肌肉坏死、直肠坏死、臀部间室综合征、性功能障碍以及下肢麻痹等。因此，必须强调更精确地选择栓塞部位，超选择性动脉栓塞可有效降低并发症的发生。③由于介入动脉栓塞术对静脉丛的出血及骨折端出血无效，因此，在进行 DSA 的同时，我们应积极做好腹膜外填塞及骨盆外固定的准备。尤其在可移动式 DSA 及手术室 DSA 设备引入的情况下，多种手段可以同时进行，将大大提高严重骨盆骨折患者的救治成功率。

### 参考文献


[1] Matta JM，Saucedo T. Internal fixation of pelvic ring fractures. Clin Orthop Relat Res，1989，242：83-97.

[2] Giannoudis PV，Pape HC. Damage control orthopaedics in unstable pelvic ring injuries. Injury，2004，35：671-677.

[3] Wolinsky PR. Assessment and management of pelvic fracture in the hemodynamically unstable patient. Orthop Clin North Am，1997，28：321-329.

[4] Katsoulis E，Giannoudis PV. Impact of timing of pelvic fixation on functional outcome. Injury，2006，37：1133-1142.

[5] Dente CJ，Feliciano DV，Rozycki GS，et al. The outcome of open pelvic fractures in the modern era. Am J Surg，2005，190：830-835.

[6] Fangio P，Asehnoune K，Edouard A，et al. Early embolization and vasopressor administration for management of life-threatening hemorrhage from pelvic fracture. J Trauma，2005，58：978-984；

discussion 984.
[7] Elzik ME, Dirschl DR, Dahners LE. Hemorrhage in pelvic fractures does not correlate with fracture length. J Trauma, 2008, 65: 436-441.
[8] Blackmore CC, Cummings P, Jurkovich GJ, et al. Predicting major hemorrhage in patients with pelvic fracture. J Trauma, 2006, 61: 346-352.
[9] Dyer GS, Vrahas MS. Review of the pathophysiology and acute management of haemorrhage in pelvic fracture. Injury, 2006, 37: 602-613.
[10] Sheridan MK, Blackmore CC, Linnau KF, et al. Can CT predict the source of arterial hemorrhage in patients with pelvic fractures? Emerg Radiol, 2002, 9: 188-194.
[11] Kortbeek JB, Al Turki SA, Ali J, et al. Advanced trauma life support, 8th edition, the evidence for change. J Trauma, 2008, 64: 1638-1650.
[12] Tile M, Helfet D, Kellam J. Fractures of the pelvis and acetabulum. 3rd edition. New York: Lippincott Williams & Wilkins, 2003, 161-167.
[13] Probst C, Probst T, Gaensslen A, et al. Timing and duration of the initial pelvic stabilization after multiple trauma in patients from the German trauma registry: is there an influence on outcome?. J Trauma, 2007, 62: 370-377; discussion 376-377.
[14] Pape HC, Giannoudis P, Krettek C. The timing of fracture treatment in polytrauma patients: relevance of damage control orthopedic surgery. Am J Surg, 2002, 183: 622-629.
[15] Pape HC, Tscherne H. Early definitive fracture fixation, pulmonary function and systemic effects. //Baue AE, Faist E, Fry M, editors. Multiple organ failure. New York: Springer Verlag, 2000, 279-290.
[16] Pape HC, Giannoudis PV, Krettek C, et al. Timing of fixation of major fractures in blunt polytrauma: role of conventional indicators in clinical decision making. J Orthop Trauma, 2005, 19: 551-562.
[17] Ertel W, Keel M, Eid K, et al. Control of severe hemorrhage using C-clamp and pelvic packing in multiply injured patients with pelvic ring disruption. J Orthop Trauma, 2001, 15: 468-474.
[18] Giannoudis PV. Surgical priorities in damage control in polytrauma. J Bone Joint Surg Br, 2003, 85: 478-483.
[19] Hildebrand F, Giannoudis P, Kretteck C, et al. Damage control: extremities. Injury, 2004, 35: 678-689.
[20] Eastridge BJ, Starr A, Minei JP, et al. The importance of fracture pattern in guiding therapeutic decision-making in patients with hemorrhagic shock and pelvic ring disruptions. J Trauma, 2002, 53: 446-450; discussion 450-451.
[21] Bottlang M, Simpson T, Sigg J, et al. Noninvasive reduction of open-book pelvic fractures by circumferential compression. J Orthop Trauma, 2002, 16: 367-373.
[22] Routt ML Jr, Falicov A, Woodhouse E, et al. Circumferential pelvic antishock sheeting: a temporary resuscitation aid. J Orthop Trauma, 2006, 20: S3-6.
[23] Archdeacon MT, Safian C, Le TT. A cadaver study of the trochanteric pelvic clamp for pelvic reduction. J Orthop Trauma, 2007, 21: 38-42.
[24] Ponson KJ, Hoek van Dijke GA, Joosse P, et al. Improvement of external fixator performance in type C pelvic ring injuries by plating of the pubic symphysis: an experimental study on 12 external fixators. J Trauma, 2002, 53: 907-912; discussion 912-913.
[25] Lerner A, Fodor L, Keren Y, et al. External fixation for temporary stabilization and wound management of an open pelvic ring injury with extensive soft tissue damage: case report and review of the literature. J Trauma, 2008, 65: 715-718.
[26] Tang P., Meredick. R., Prayson M. et al. External fixation of the pelvis. Techniques in Orthopaedics, 2002, 17: 228-238.
[27] Shuler TE, Boone DC, Gruen GS, et al. Percutaneous iliosacral screw fixation: early

treatment for unstable posterior pelvic ring disruptions. J Trauma, 1995, 38: 453-458.

[28] Totterman A, Madsen JE, Skaga NO, et al. Extraperitoneal pelvic packing: a salvage procedure to control massive traumatic pelvic hemorrhage. J Trauma, 2007, 62: 843-852.

[29] Cook RE, Keating JF, Gillespie I. The role of angiography in the management of haemorrhage from major fractures of the pelvis. J Bone Joint Surg Br, 2002, 84: 178-182.

[30] Grotz MR, Allami MK, Harwood P, et al. Open pelvic fractures: epidemiology, current concepts of management and outcome. Injury, 2005, 36: 1-13.

[31] Biffl WL, Smith WR, Moore EE, et al. Evolution of a multidisciplinary clinical pathway for the management of unstable patients with pelvic fractures. Ann Surg, 2001, 233 (6): 843-850.

[32] Hak DJ, Smith WR, Suzuki T. Management of hemorrhage in life-threatening pelvic fracture. J Am Acad Orthop Surg, 2009, 17 (7): 447-457.

[33] Suzuki T, Smith WR, Moore EE. Pelvic packing or angiography: competitive or complementary? Injury, 2009, 40 (4): 343-353.

[34] Kortbeek JB, Al Turki SA, Ali J, et al. Advanced trauma life support. 8th edition. J Trauma, 2008, 64 (6): 1638-1650.

[35] Ertel W, Keel M, Eid K, et al. Control of severe hemorrhage using C-clamp and pelvic packing in multiply injured patients with pelvic ring disruption. J Orthop Trauma, 2001, 15 (4): 468-474.

[36] Dyer GS, Vrahas MS. Review of the pathophysiology and acute management of haemorrhage in pelvic fracture. Injury, 2006; 37 (7): 602-613.

[37] Pohlemann T, Bosch U, Gansslen A, et al. The Hannover experience in management of pelvic fractures. Clin Orthop Relat Res, 1994, 8 (305): 69-80.

[38] SmithWR, Moore EE, Osborn P, et al. Retroperitoneal packing as a resuscitation technique for hemodynamically unstable patients with pelvic fractures: report of two representative cases and a description of technique. J Trauma, 2005, 59 (6): 1510-1514.

[39] Cothren CC, Osborn PM, Moore EE, et al. Preperitonal pelvic packing for hemodynamically unstable pelvic fractures: a paradigm shift. J Trauma, 2007, 62 (4): 834-842.

[40] Fangio P, Asehnoune K, Edouard A, et al. Early embolization and vasopressor administration for management of life-threatening hemorrhage from pelvic fracture. J Trauma, 2005, 58 (5): 978-984.

[41] Metz CM, Hak DJ, Goulet JA, et al. Pelvic fracture patterns and their corresponding angiographic sources of hemorrhage. Orthop Clin North Am, 2004, 35 (5): 431-437.

[42] Totterman A, Dormagen JB, Madsen JE, et al. A protocol for angiographic embolization in exsanguinating pelvic trauma: a report on 31 patients. Acta Orthop, 2006, 77 (3): 462-468.

[43] Hagiwara A, Minakawa K, Fukushima H, et al. Predictors of death in patients with life-threatening pelvic hemorrhage after successful transcatheter arterial embolization. J Trauma, 2003, 55 (4): 696-703.

[44] Miller PR, Moore PS, Mansell E, et al. External fixation or arteriogram in bleeding pelvic fracture: initial therapy guided by markers of arterial hemorrhage. J Trauma, 2003, 54 (3): 437-443.

[45] Burlew CC, Moore EE, Smith WR, et al. Preperitoneal pelvic packing/external fixation with secondary angioembolization: optimal care for life-threatening hemorrhage from unstable pelvic fractures. J Am Coll Surg, 2011, 212 (4): 628-637.

[46] 易成腊，刘振辉，白祥军，重视血流动力学不稳定型骨盆骨折的早期救治，创伤外科杂志，2012，14 (1)：83-85.

# 第 28 章

# 腹部损伤的观察与早期处理

曹立瀛

## 一、概述

### （一）腹部损伤的定义及风险

腹部损伤是指各种机械性、化学性和放射性致伤因素作用于机体，引起腹壁和（或）腹腔内部组织器官结构完整性受到损害，并引起一系列功能障碍。

腹部损伤的危险主要有两个方面，即腹腔内大出血和空腔脏器破裂引起的腹腔感染，因此，早期诊断和及时恰当的处理是降低死亡率的关键。

### （二）腹部损伤的分类

腹部损伤可分为开放性损伤和闭合性损伤两大类。

1．开放性损伤　按腹膜是否破损又分为穿透伤和非穿透伤。

（1）穿透伤：90% ～ 95% 的穿透伤有腹内脏器损伤。腹膜为腹内脏器的保护膜，腹膜穿破后，腹腔内游离度大的内脏，如小肠、大网膜容易从伤口脱出，咳嗽或运输途中的颠簸常可加重以上脏器的脱出，加重患者休克或感染。在穿透伤中，有入口和出口者为贯通伤，只有入口没有出口者为非贯通伤。

（2）非穿透伤：多数无腹内脏器损伤，但也有 5% ～ 10% 因冲击效应而引起腹内脏器损伤。

2．闭合性损伤　是腹部或下胸部遭到钝性打击后，腹壁无创口，但有可能有非常严重的腹内脏器损伤，鉴别是否有腹内脏器损伤是关键。按有无腹内脏器损伤分为单纯腹壁伤和腹内脏器伤。

（1）单纯腹壁伤：无腹内脏器损伤，腹壁可有皮下淤血、腹部肌肉断裂、腹壁血肿形成。常表现为受伤部位的疼痛和压痛，无腹肌紧张，生命体征稳定，腹腔穿刺阴性，腹部 B 超显示无腹腔积液及实质性脏器的损伤。

（2）腹内脏器伤：腹内脏器伤的主要危险在于腹腔内大出血和空腔脏器破裂引起的腹腔感染。在处理腹部损伤时，最主要的是判断有无内脏损伤，并能做到早期诊断和正确处理。

### （三）腹部损伤的临床诊断

1．病史

（1）平时：如为机动车事故或工伤较多，应仔细询问受伤原因、受伤时姿势、受伤部位。对昏迷患者应从目击者和陪送人员处了解病史。

（2）战时：发生战时火器伤时应对受伤时姿势、弹丸入口和出口进行询问。非贯通伤大约 1/3 入口在下胸部、会阴部，而不在腹部，因而不要漏诊腹部损伤。

（3）医源性损伤：胃镜、肠镜、腹腔镜、腹部手术都可能意外地引起腹内脏器的损伤。

2．临床表现　由于致伤因素及伤情不同，腹部创伤后的临床表现可有很大差异，从无明显症状、体征到出现重度休克甚至处于濒死状态。主要的病理变化是腹腔内出血和腹膜炎。常见的症状和体征是腹痛和压痛、反跳痛、肌紧张、肠鸣音减弱或消失。部分伤员可表现为腹腔内压力增高，甚至发生腹腔间隔室综合征。

（1）实质性脏器：肝、脾、肾等实质性器官或大血管的损伤主要表现为腹腔内（或腹膜后）出血。患者常表现为面色苍白、冷汗、神志淡漠、脉搏加快和细弱、脉压变小，收缩压可下降。腹痛呈持续性，一般不剧烈，腹膜刺激征也不明显，可有腹胀，但肝破裂合并胆管破裂或胰腺损伤合并胰管破裂时，有大量胆汁和胰液流入腹腔，可以引起明显的腹痛和腹膜刺激征。体征最明显处一般即损伤所在。肝、脾包膜下破裂出血或肠系膜、网膜内出血可表现为腹部包块。少数肝或脾损伤可出现肩部放射痛，此症状在头低位数分钟后尤为明显。腹膜后血肿可有腰肋部瘀斑（Grey Tuner 征）。血肿进入盆腔者可有里急后重感。泌尿系统脏器损伤可出现血尿。

（2）空腔脏器：胃肠道、胆道等空腔脏器破裂后主要表现为弥漫性腹膜炎。胃液或胆汁可造成对腹膜强烈的刺激，引起剧烈疼痛、腹肌紧张、压痛、反跳痛等典型腹膜炎表现。下消化道破裂时，漏出物的化学性物质刺激性轻，腹膜炎体征出现较晚，呈渐进性，程度也较轻，但细菌污染较重。随着腹膜炎的发展，逐渐出现发热和腹胀。肠鸣音常减弱或消失。胃、十二指肠损伤可有呕血，直肠损伤可出现新鲜血便。

3．辅助检查

（1）实验室检查

1）血液：红细胞、血红蛋白与红细胞比容下降，表示有大量失血。白细胞常升高，其诊断意义不大。胰腺损伤常伴有血、尿胰淀粉酶升高。

2）尿：血尿是泌尿系统损伤的重要标志，如尿淀粉酶升高，应注意有无胰腺损伤。

（2）X 线检查：当患者腹腔内脏器损伤诊断明确时，尤其是病情重且伴有休克者，应抓紧时间进行抢救，不必再行 X 线检查以免延误治疗，加重病情。但如病情较稳定，为防止遗漏多发病变，有选择地进行可疑部位的 X 线检查还是有帮助的。有条件时，首选床旁 X 线检查，以减少患者的搬动。最常用的是 X 线胸片及平卧位和左侧卧位腹平片，必要时进行骨盆正位片。立位腹平片虽然更有意义，但对于重伤员不适用。腹腔游离气体为胃肠道破裂的重要征象，可表现为膈下新月形阴影，或侧卧位时的穹隆征（侧腹壁下积气）和“镰状韧带征”（韧带下积气）。一般情况下，腹腔内有 50ml 以上游离气体时，X 线片上便能显示出来。腹膜后积气（可有典型的花斑状阴影）提示腹膜后器官，如十二指肠或结、直肠的破裂。腹腔内有大量积血时，小肠多浮动于腹部中央，肠间隙增大，充气的左、右结肠可与腹膜脂肪线分离。腹膜后血肿时，腰大肌影消失。

（3）B 超检查：B 超检查具有安全、简便、无痛苦、无损伤的优点，对于重症患者，应进行床旁检查，能够查出腹内积血，以及肝、脾、胰腺、肾的包膜下积血，以及裂伤的部位和大小。床旁 B 超检查近年来已逐渐取代繁琐的诊断性腹腔灌洗。

（4）CT 检查：CT 检查对实质性脏器损伤及其范围和程度有重要的诊断价值，正越来越多地被应用。CT 检查可以精确地判断实质性脏器的裂伤、血肿；判断损伤的严重程度；判断腹腔内的血块和出血量；判断腹膜后损伤的情况。以往认为，CT 检查对空腔脏器破裂的诊断价值不大，但我们认为，通过 CT 检查可以发现腹腔游离气体（阳性率比 X 线要高）和腹腔积液。CT 检查对空腔脏器破裂也同样具有重要价值。

（5）诊断性腹腔穿刺术：诊断性腹腔穿刺术是一种简单可靠并能在床旁进行的诊断方法，其阳性率可达到 90% 以上，对于判断腹腔内脏器有无损伤或什么类型的损伤具有重要作用。阳性者可以快速诊断腹腔内脏器的损伤，但阴性者并不能排除腹腔内脏器的损伤，应注意假阴性的可能。

进行腹腔穿刺术时，穿刺点可选在腹直肌外侧的左上、左下、右上、右下四个象限内。有骨盆骨折者，应在脐平面以上穿刺以免刺入腹膜后血肿而误诊为腹腔内出血。将皮肤按常规消毒后，在拟穿刺点处先做局部麻醉，然后在选好的穿刺点处进行穿刺，如抽出不凝固血液，则为实质性器官损伤或血管损伤。如果为炎性液体，可做细胞计数、分类、涂片检查，应怀疑胃肠道损伤。如某一象限穿刺阴性，可进行多点穿刺。如均为阴性，又高度怀疑腹腔内器官损伤者，可进行腹腔灌洗术。

（6）诊断性腹腔灌洗术：诊断性腹腔灌洗术是一项很敏感的检查方法，假阴性结果少，但有 10% 以上的阳性者经剖腹探查证实并不需要手术，因此，不宜将腹腔灌洗阳性作为剖腹探查的绝对指征，而应全面检查，慎重考虑后再作出决定。

诊断性腹腔灌洗术的方法为：患者取平卧位，常规消毒皮肤后，于脐下正中做小切口或直接用套管针进行穿刺，将一多孔塑料管插入腹腔 20 ~ 30cm。抽出物如为不凝固血液和混浊渗液则为阳性。如无液体抽出，则注入生理盐水 1000ml。放低导管另一端并连接无菌瓶，收集引出的液体，下列情况即为阳性：①肉眼血性液（25ml 血可染红 1000ml 灌洗液）；②有胆汁或肠内容物；③红细胞计数超过 $0.1 \times 10^{12}$/L；④淀粉酶高于 100U（索氏）/100ml；⑤白细胞计数超过 500/mm$^3$；⑥沉渣染色涂片找到细菌。

（7）诊断性腹腔镜检查：诊断性腹腔镜检查主要用于一般情况良好的患者，经体检不能确定有无腹内脏器损伤时可考虑使用该方法以明确诊断。通过腹腔镜可以清楚地观察到腹内脏器损伤的情况，有些病变可以在腔镜下进行治疗；如果无损伤，可避免较大腹部切口的阴性探查。有报道称，诊断性腹腔镜检查的诊断价值不亚于剖腹探查术，且其创伤性要小得多。

（8）其他检查：选择性血管造影可用于可疑肝、胰腺、脾、肾等脏器或血管损伤，但经以上方法均未证实者，具有一定的诊断价值。实质性器官破裂时，可见动脉像的造影剂外漏，实质像的血管缺如及静脉像的早期充盈。但选择性血管造影属于侵入性检查手段，对设备及技术要求高，不易推广。

MRI、同位素扫描对腹部损伤具有一定的诊断价值，但不普及，也存在一定的局限性。

4．腹部损伤诊断过程中的注意事项

（1）腹部创伤的诊断，不易确定为具体某一脏器或某些脏器损伤，但只要肯定有内脏损伤，即应早期进行剖腹探查处理。不能肯定者，尽可能留院观察，反复检查，不能过早让患者回家。

（2）在野战或严重自然灾害的情况下，设备简单，平时可做的一些检查难以做到，获取临床症状和体征是诊断的主要手段，不应也不可能过分地依赖实验室检查和影像学检查。

（3）在野战或严重自然灾害情况下，人力紧张，患者多，流动性大，对可疑的腹部创伤患者难以与平时一样做到由一组医生反复、系统的观察，因此，是否需要手术探查，要尽快作出决定。

（4）对腹部无伤口，而伤口在下胸部或臀部者，出现腹痛或腹膜刺激征时，应提高警惕，仔细判断，避免漏诊。

（5）通过临床检查难以排除腹内脏器损伤的患者，可做诊断性剖腹探查术，不要对可疑有腹内脏器损伤的患者进行过久的观察而延误病情，错失手术时机。

### （四）腹部损伤的处理

1．现场急救与运送

（1）检查患者的呼吸情况，清除呼吸道内异物，防止气道阻塞。

（2）控制外出血、处理开放性气胸或张力性气胸。

（3）尽快恢复循环血量，控制休克。

（4）腹部开放伤，尤其有肠管脱出者，可用大块敷料严加遮盖，并给予固定。如果脱出之肠管有绞窄可能，或腹壁大块缺损，脱出脏器较多，在急救时应将内脏送回腹腔，以免因暴露而加重休克。患者取仰卧位运送，禁食、水，用衣物垫于膝后，使髋膝呈半屈状，以减轻腹壁张力，减轻患者的痛苦。

2．医院急诊科的急救和术前准备

（1）迅速进行全身检查：腹部损伤往往只是全身多发性损伤的一个部分，不应把腹部损伤作为孤立的、局部的病变来处理，必须从整体出发，合理安排各种创伤的处理顺序。在最危急的病例，心肺复苏是压倒一切的任务，其中解除气道梗阻是首要的一环。

（2）抗休克、补充血容量。

（3）放置导尿管，记录尿量。

（4）放置胃管，并持续胃肠减压。

（5）应用抗生素防治感染。

（6）对开放性创伤，应注射破伤风抗毒素 1500U。

（7）对濒死、危重的腹部伤，有条件的医院可在急诊手术室进行手术。

（8）积极进行术前准备，尽早施行确定性手术。

3．非手术治疗　对于诊断已明确，为轻度的单纯实质性脏器损伤，生命体征稳定，或仅有轻度变化者，可进行非手术治疗。有些患者经过上述的检查不能确定有无腹内脏器的损伤，也可以暂时进行非手术治疗。但在非手术治疗期间应密切观察病情变化，动态观察，掌握好手术的时机和手术的适应证。

4．剖腹探查

（1）适应证：① 早期开放性损伤，在伤后 6 ～ 12 小时，特别是合并脏器脱出或有肠液、胆汁、粪便或尿液自创口流出者；②开放性损伤，无腹内脏器脱出或消化液流出，且伤后时间过久（12 ～ 24 小时以上），如果一般情况好，无腹膜炎体征，可继续保守治疗，并密切观察病情，必要时，再考虑是否行手术探查；③腹部闭合性损伤在出现以下情况时，可考虑行手术治疗：有明确的腹膜炎体征，有腹腔内游离气体，腹腔穿刺阳性，胃肠道出血，持续性低血压且不能用腹部以外的原因解释者。

（2）麻醉及切口的选择：由于腹部损伤患者往往面临休克的危险，选择气管内插管麻醉比较理想，既能保证麻醉效果，又能根据需要供氧，并防止手术中发生误吸。对合并有胸部穿透伤时，无论是否有血胸或气胸，麻醉前都应做胸腔闭式引流，否则在正压机械通气时可导致张力性气胸。

切口不但要保证彻底探查腹腔内所有部位的需要，而且应能快速切开和缝合，创伤小。常用正中切口，进腹迅速，出血少，并可根据需要，向上、下延长切口。经腹壁创伤口做探查切口不是一种理想的方法，既不利于探查或操作，又易导致切口感染和愈合不良。

（3）剖腹探查的步骤：对腹腔内有大出血的患者，应首先找到出血部位进行止血，或首先对出血脏器进行适当处理，再对空腔脏器进行系统检查，确定有无破裂，并根据具体情况做相应处理。如果无腹腔内大出血，则应对腹腔脏器进行系统探查。做到既不遗漏伤情，也不做多余、重复的翻动。可以从上腹部开始，先探查左半膈肌、脾、结肠脾曲、左肾、胰腺尾部、肝左叶、胃，必要时切开胃结肠韧带探查小网膜囊腔，以探查胰头、胰体部情况，继而探查右半膈肌、右肝、结肠肝曲、右肾、胆囊、肝十二指肠韧带、十二指肠，必要时切开十二指肠外侧腹膜探查其后方。然后从 Treitz 韧带开始检查全部小肠、结直肠及其系膜。也可以根据切开腹膜时所见决定探查顺序，如见到食物残渣先探查上消化道，见到粪便先探查下消化道，见到胆汁先探查肝外胆管及十二指肠。无论从何处开始，最终必须完成系统的检查，不能满足于找到一两处损伤，任何遗漏都会导致严重的后果。

（4）腹腔内出血的处理：有腹腔内出血时，开腹后应立即吸出积血，清除凝血块，迅速查明来源，加以控制。肝、脾、肠系膜和腹膜后的胰腺及肾是常见的出血来源。决定探查顺序时可参考两点：①术前根据受伤史和体征，先探查最受怀疑的器官；②凝血块集中处一般是出血部位。如果有较猛烈的出血，一时无法判明其来源而失血危及生命时，可用手指压迫主动脉穿过膈肌处，暂时控制出血，赢得时间以补充血容量，再查明原因以止血。

（5）腹内异物的处理：一般来讲，应尽量手术取出腹内异物，但腹内异物并不是剖腹探查的绝对指征。如果无腹腔出血及腹膜炎，根据异物的性质，可选择非手术治疗。尤其是一些细小、散在的异物，在腹腔内残留不一定会引起严重症状，手术也不一定能够将异物取出或取净，还有可能出现副损伤，如胆瘘、胰瘘等。

5．控制性外科在腹部损伤中的应用　损伤控制性外科的含义是迅速控制伤员复杂、危重的伤情，利于抗休克和复苏，避免过多的操作、延长手术时间、增加损伤，减轻第二次打击，也就是“既要控制原发损伤，又要控制后继的医源性损伤”。归根结底，“损伤控制”是简短的手术与恢复近乎正常的生理状态，分期处理致命的创伤，是宏观微创外科理念的拓展。

创伤后，受损的组织器官可以破损、出血或受到空腔脏器的内容物的污染，机体的生理功能失衡出现一些紊乱的现象。严重创伤后还可以出现低温、酸中毒与凝血障碍（创伤性凝血病），且三者可形成恶性循环，称为“致命三联”，是导致治疗失败的一个重要因素。

为了纠正创伤引起的危害生命的病理生理紊乱，应及时控制进一步损害机体的原有创伤，如出血、污染。损伤控制性处理程序有其优点，先稳定了机体紊乱的生理状态，再行确定性处理。

## 二、常见腹内脏器损伤的特征和处理

### （一）脾损伤

1．概述　脾位于左下侧胸廓内季肋部的深处，质地脆弱，是腹腔脏器中最易受损伤的器官，脾损伤的发生率在各种腹部创伤中可高达40% ~ 50%。

2．分级　根据第六届全国脾外科学术研讨会（天津，2000）制定的我国脾损伤分级标准，可分为四级。Ⅰ级：脾被膜下破裂或被膜及实质轻度损伤，手术所见脾裂伤长度≤ 5.0cm，深度≤ 1.0cm；Ⅱ级：脾裂伤总长度＞ 5.0cm，深度＞ 1.0cm，但脾门未累及，或脾段血管受损；Ⅲ级：脾破裂伤及脾门部或脾部分离断，或脾叶血管受损；Ⅳ级：脾广泛破裂，或脾蒂、脾动静脉主干受损。

3．脾损伤的临床表现　脾损伤的主要表现为腹膜刺激征、腹腔出血和失血性休克的症状。有时因血液刺激左侧膈肌而有左肩牵涉痛，深呼吸时这种牵涉痛加重，即 Kehr 征。

4．急救与早期处理　院前急救应包括现场急救、快速转运及与相关医院联系，及时做好有关检查，并完成部分手术前的准备工作。现场急救的原则是保证和维持患者的生命，首先注意有无威胁生命的因素存在，如呼吸道阻塞、开放性气胸、大血管出血等，并迅速予以相应的处理。在休克发生前采取积极的预防措施，如保温、迅速建立静脉通道补充血容量。对于大出血的患者，应加快输液速度，注意补充血液成分和血浆代用品。脾损伤的术前准备主要是抗休克治疗，待收缩压升至 90mmHg 以上，尽早剖腹探查。虽经过积极抢救，收缩压仍低于 90mmHg 者，表明有持续性内出血，出血速度较快，应在抗休克的同时进行手术，不能一味地追求血压指标而延误抢救时机。

5．非手术治疗　选择非手术治疗已成为脾损伤的一个重要手段和研究热点。非手术治疗的指征包括：生命体征及血流动力学指标较稳定，且稳定在正常幅度最低值以上；有外科重症监护条件；有及时中转手术的条件；有 CT 医师提供的尽量准确的分级标准，大多数Ⅰ级或Ⅱ级脾损伤可经过非手术治疗成功。但病理性脾破裂、严重脾损伤（Ⅳ级及以上损伤）、全身情况差及合并多个脏器损伤者不宜行非手术治疗。非手术治疗的主要措施包括：绝对卧床休息，禁食水，胃肠减压，输血补液，应用止血药。在进行非手术治疗过程中有发生延迟性脾破裂的可能，常发生于受伤后 2 周以内。非手术治疗期间应严格卧床 2 周以上，避免咳嗽、排便用力等增加腹压的因素。

6．手术治疗　近 20 年来随着对脾形态和功能研究的不断深入，诊断技术的发展，监测手段的进步，以及治疗水平的提高，对脾外伤处理经过由全脾切除到刻意追求保脾，发展到了现在的选择性保脾阶段。在坚持“抢救生命第一，保留脾第二”的原则下，尽量保留脾的原则已被绝大多数外科医生接受。手术过程中，彻底查明伤情后尽可能保留脾，方法有生物胶粘合止血、物理凝固止血、单纯缝合修补、脾破裂捆扎、脾动脉结扎及部分脾切除等。脾中心部破裂、脾门撕裂或有大量失活组织、高龄及多发伤情况严重者需迅速结束手术，行全脾切除术。在野战条件下，原则上都应行脾切除术以确保安全。

### （二）肝损伤

1．概述　肝虽有胸廓保护，但因其体积大、质地脆，容易受伤。肝损伤在各种腹部损伤中占 15% ~ 20%，右侧肝破裂较左侧肝为多。肝破裂与脾破裂无论在致伤因素、病理类型和临床表现方面均相似，但肝破裂后可能有胆汁流入腹腔，故腹痛和腹膜刺激征常较脾破裂明显。

2．分级　根据 1994 年美国创伤外科协会提出的分级方法，肝外伤可分为六级。Ⅰ级：肝内血肿位于肝包膜下，不扩展，面积小于肝表面积的 10%，肝裂伤表现为包膜撕裂，无进行性出血，肝实质损伤深度小于 1cm；Ⅱ级：肝内血肿位于包膜下，不扩展，面积占肝表面积的 10% ~ 50%，或实质内血肿直径小于 10cm，肝裂伤表现为包膜撕裂，实质裂伤深度 1 ~ 3cm，长度在 10cm 以内；Ⅲ级：血肿表现为被膜下血肿大于肝表面积的 50%，或血肿直径大于 10cm，裂伤表现为深度大于 3cm；Ⅳ级：裂伤表现为肝实质破裂累及 25% ~ 75% 肝叶，或累及 1 ~ 3 个肝段；Ⅴ级：肝实质破裂超过 75% 肝叶，或单一肝叶内超过3个肝段受累，血管损伤表现为肝周血管损伤，如肝后下腔静脉、主要肝静脉；Ⅵ级：血管损伤表现为血管、肝撕脱。以上分级如出现多处损伤时，则增加一级。

3．处理

（1）急救主要包括以下步骤：①保持呼吸道通畅；②给予呼吸支持；③建立循环通道；④对呼吸、心搏骤停者，应进行心肺复苏。

（2）非手术治疗：传统观点认为，肝外伤一旦确诊，就应该进行手术治疗，因为过去普遍认为肝外伤出血不能自行停止，还常引起胆汁渗漏，另外，肝外伤常合并有腹部其他脏器的损伤，这些也需要手术处理。但在长期的临床实践中，人们发现大部分肝外伤是轻度损伤，而且大多数在手术时出血已停止，胆汁漏也没有人们所想的那样造成严重的后果。非手术治疗的选择标准包括：①少量输液能维持患者血流动力学稳定。②无腹膜炎体征。③患者意识清楚，在观察中反复多次检查能合作。④CT扫描对损伤程度进行描述和分级。⑤CT扫描没有发现合并腹内脏器的损伤。⑥不需要大量输血。一般认为，Ⅰ～Ⅲ级的损伤，失血量估计在500ml以内，而最重要的是血流动力学的稳定作为非手术治疗的根据。非手术治疗有可能出现出血、胆瘘和肝下脓肿的并发症。

（3）手术治疗

1）手术治疗的基本要求有：迅速止血、清除失活肝组织、消除胆汁瘘和建立通畅的引流。

2）开腹后发现肝破裂出血凶猛时，可用纱布压迫创面以暂时止血，同时用橡皮管或无损伤钳阻断第一肝门，以利于探查和处理。因为患者常合并有休克，肝对缺血、缺氧的耐受力大大下降，每次阻断的时间应小于20分钟。

3）在探明肝破裂伤情后，应进行清创。具体方法是清除裂口内的血块、异物以及粉碎或失活的肝组织，并对出血点和断裂的胆管进行结扎。

4）对裂口不深、出血不多的患者，在清创后可直接进行缝合，并可将大网膜、明胶海绵填入裂口，以提高止血效果并加强缝合的稳定性。

5）对裂口内有不易控制的动脉性出血，可考虑进行肝动脉结扎。

6）损伤控制性手术和纱布填塞。在救治严重创伤、大量失血的患者时，采用分阶段治疗的方法，最后进行确定性的治疗，可最大限度地减少对患者的损害，降低病死率。损伤控制性手术的指征包括：①严重肝外伤大出血，出现失血性休克，短时间内出血量大于4000ml。②广泛肝实质裂伤或广泛的肝包膜下血肿不断扩展。③术中出现难以控制的大出血或有肝内外大血管的损伤。④肝清创、血管结扎后肝创面继续出血。⑤合并严重的多发伤，病情危重，不能耐受手术。⑥出现代谢性酸中毒，pH小于7.3。⑦低体温，体温低于35℃。⑧凝血功能紊乱。纱布填塞法符合损伤控制性原理，常用的方法是采用肝周纱布填塞，先将裂伤的实质靠拢，然后将多块大纱布有序地填塞在肝周围。纱布填塞的压力不可过大，以免压迫下腔静脉而引起回心血量减少，导致心肺功能不全。纱布填塞术后5～7天开始逐步抽出纱布。纱布取出时有再次发生大出血的可能，纱布填塞也有并发感染的可能。

7）肝破裂如累及肝静脉主干，出血多汹涌，患者常常死于受伤现场，临床少见，死亡率极高。直接修补常因显露不佳而十分困难，常需要开胸以改善显露。

## （三）胰腺损伤

1．概述　胰腺损伤占腹部损伤的1%～2%，但因胰腺位于腹膜后，位置深而隐蔽，损伤早期不易发现，手术时，如探查不仔细，有漏诊的可能。胰腺损伤后常有胰瘘并发症的发生。因为胰液的腐蚀性非常强，又影响消化功能，故胰腺损伤的死亡率高达20%左右。

2．分型　①轻度挫裂伤：是指仅引起胰腺组织水肿和少量出血，或形成胰腺被膜下小血肿。②严重挫裂伤：是指部分胰腺组织坏死而失去活力，同时有比较广泛或比较粗的胰管破裂导致大量胰液外溢。③胰腺断裂伤：超过胰腺周径1/3的裂伤归于部分断裂伤，超过胰腺周径2/3的裂伤归于完全断裂伤。

3．诊断要点　①胰腺闭合性损伤常常是由于上腹部强力挤压所致。②胰腺受损后，胰液可积聚于网膜囊内而表现为上腹部明显的压痛和肌紧张。外渗的胰液经网膜孔或破裂的小网膜进入腹腔后，可出现弥漫性腹膜炎。③胰腺损伤所引起的内出血量一般不大，可有腹膜炎体征。④胰腺严重挫裂伤或断裂时，手术较易确诊，但损伤范围不大者可能会漏诊。

4．处理要点　①胰腺损伤手术处理的基本原则是严密止血、合理切除、控制胰腺外分泌、充分引流和处理并发症。②被膜完整的胰腺挫伤，仅做局部引流。③胰体部分破裂而主胰管未断者，可做褥式缝合修补。④胰体、尾部的严重挫裂伤或横断伤，可行胰腺近端缝合，远端切除。⑤胰腺头颈部严重挫裂或断裂，易做近端主胰管结扎、缝合关闭近端腺体，远断端与空肠行 Rouxen Y 吻合。⑥胰头损伤合并十二指肠破裂者，伤情最重。如果胰头部胆总管断裂而胰管完好，可缝合关闭胆总管断裂的两端，修补十二指肠及胰腺裂口，另做胆总管空肠 Roux-en-Y 吻合。如果胆总管与胰管同时断裂但胰腺后壁完整，可以行空肠 Roux-en-Y 襻覆盖其上与胰腺和十二指肠裂口吻合。⑦各种手术后保持引流管道通畅，达到充分引流极为重要。⑧术后给予营养支持、抗菌药，及生长抑素以抑制消化道外分泌。

### （四）胃损伤

1．概述　胃大部分在左季肋部，受伤的机会不多，左侧下胸部及上腹部的暴力和火器伤可引起胃的损伤。

2．分级　①胃挫伤（血肿）。②胃壁非全层撕裂。③胃壁全层撕裂。④胃壁大块毁损。

3．处理　如果胃损伤未发生全层撕裂，患者的症状和体征较轻，可考虑保守治疗。如果发生全层裂伤，由于胃酸有很强的化学刺激，立即会出现腹部剧痛及腹膜刺激征，应行裂伤部位修整后缝合。广泛损伤者，宜行部分切除术。

### （五）十二指肠损伤

1．概述　十二指肠大部分位于腹膜后，损伤的发病率低，占腹部创伤的 3.7% ～ 5%，多见于十二指肠的第二、三段。伤后早期死亡的原因主要是严重合并伤，尤其是腹部大血管损伤；后期死亡多为诊断不及时和处理不当引起十二指肠瘘致感染、出血及多脏器功能衰竭引起。

2．分级（Lucas 分级，美国创伤协会推荐）　Ⅰ级是指十二指肠壁内血肿，多为肌层断裂而黏膜、浆膜未破裂；Ⅱ级是指十二指肠裂伤，表现为十二指肠穿孔或断裂；Ⅲ级是指十二指肠损伤合并轻微胰腺损伤，表现为十二指肠损伤，胰腺损伤轻微，胰管未断裂；Ⅳ级是指十二指肠损伤合并重度胰腺损伤，表现为胰头颈部碎裂，主胰管破裂，胰液外溢。

3．诊断要点　①腹腔内部分十二指肠损伤，破裂后可有胰液和胆汁流入腹腔而表现为腹膜炎，一般不至于耽误手术治疗。②对发生于腹膜后的十二指肠破裂，诊断较为困难。以下情况可提供线索：右上腹或腰部持续性疼痛且进行性加重，可向右肩及右侧睾丸放射；右上腹及右腰部有明显的压痛；腹部情况相对轻微而全身情况不断恶化；出现血性呕吐物；血清淀粉酶升高；CT 显示右肾前间隙气泡；直肠指检有时可在骶前扪及捻发音。

4．治疗要点　抗休克和及时正确的手术处理是治疗的两大关键。手术方法归纳起来有下列六种：①单纯修补术，70% ～ 80% 以上的十二指肠损伤可用此方法治疗。适用于裂口不大、边缘整齐、血运良好无张力者。②带蒂肠片修补术，适用于裂口较大，不能直接缝合，可游离一小段带蒂肠管，将其剖开修剪后镶嵌缝合于缺损处。③损伤肠段切除、吻合术，十二指肠第三、四段严重损伤不宜缝合修补时，可将该肠段切除行端端吻合。④十二指肠憩室化，适用于十二指肠第一、二段严重损伤或同时伴有胰腺损伤者。手术包括胃窦部切除、迷走神经切断、胃空肠吻合、十二指肠残端和胆总管造瘘，目的是旷置十二指肠，减少胰腺分泌，保证顺利愈合。⑤损伤修复加幽门旷置术，采用上述修补、补片或切除吻合等修补方法后，为保证愈合，通过胃窦部切口将幽门作荷包式封闭，暂时旷置十二指肠。⑥胰头十二指肠切除术，只适用于十二指肠第二段严重裂伤，并累及胰头，无法修补者。

### （六）小肠损伤

1．概述　小肠损伤多见于腹部穿透伤，常见原因为枪伤和刺伤。腹部钝伤致小肠损伤较少见，腹部钝伤导致的小肠破裂以局部打击为主，可能由于肠道撞击脊柱、突然减速、肠系膜撕脱、肠腔内压突然增加、肠道局部假性闭袢等原因造成。

2．早期诊断要点　①小肠穿孔患者的早期临床表现并不明显。小肠液 pH 几乎为中性，并且含细菌少。随着时间的推移，会出现腹痛、腹胀，部分患者可出现反应迟钝，甚至意识障碍。②小肠破裂在早期即可产生明显的腹膜刺激征，诊断一般并不困难。③小肠破裂后，有少数患者可出现气腹，但无气腹并不能否定小肠破裂的可能。

3．治疗要点　①诊断一旦确定，应立即进行手术治疗。②手术时要对小肠和系膜进行系统细致的探查，以免遗漏小的穿孔。③手术方式以破裂处修补为主。④对于裂口较大、肠管断裂严重、裂伤处小肠血运差的情况，可考虑行小肠部分切除吻合术。

### （七）结肠、直肠损伤

1．结肠损伤

（1）概述：结肠损伤的发病率较小肠低。结肠内容物液体成分少而含细菌多，出现腹膜炎的时间较小肠晚，但较严重。

（2）分级（Flint 分级法）：Ⅰ级：损伤局限于结肠，破口较小，腹腔污染较轻，无休克；Ⅱ级：结肠破口较大，中度腹腔污染，轻度休克；Ⅲ级：结肠破口较大，有严重的组织损伤或血运障碍，重度腹腔污染，重度休克。

（3）临床表现：结肠损伤属于空腔脏器损伤，结肠破裂后肠内物溢出刺激腹膜而引起腹膜炎，但结肠内容物对腹膜的刺激较轻，因此，结肠损伤的临床表现和体征发展缓慢，往往得不到及时的诊断和治疗。

（4）治疗：对少数裂口较小、腹腔污染轻、全身情况良好的患者可行一期修补或一期切除吻合（限于右半结肠）。大部分患者先采用肠造口术或肠外置，待术后 6 个月后，行造瘘口还纳术。

2．直肠损伤　发生在盆底腹膜反折以上的直肠损伤，其临床表现及处理原则与结肠破裂基本相同；发生在盆底腹膜反折以下的直肠损伤可引起严重的直肠周围感染，并不表现为腹膜炎，容易延误诊断。对于该类患者，一方面应充分引流直肠周围间隙以防感染扩散，另一方面，也应行乙状结肠造瘘，以减少粪便对直肠损伤处的污染，有利于感染控制和恢复。

### （八）腹膜后血肿

1．概述　腹膜后血肿的常见原因是骨盆骨折和脊柱骨折。出血后，大量血液可积聚于疏松的腹膜后间隙，而形成巨大血肿。严重的腹膜后血肿，积血可达 3000 ～ 4000ml，并引起失血性休克。

2．临床表现　腹膜后血肿因出血量、部位和范围的不同，其临床表现并不固定。患者的主要表现为内出血征象、腰背部疼痛及由于肠道麻痹而引起的麻痹性肠梗阻，部分患者可表现为腰肋部瘀斑。合并尿路损伤者，可出现血尿。

3．治疗　腹膜后血肿的治疗包括以下方面：①抗休克治疗。②控制感染。③对骨盆骨折引起的腹膜后血肿，出血一般会自行停止，一般不需要因单纯腹膜后血肿而行剖腹探查。④腹膜后血肿常常合并大血管或内脏损伤，对于局限于盆腔并不再扩大的血肿，则不必切开，以免引起难以控制的出血。对不断扩大且生命体征不稳定或后腹膜已有裂口并持续出血者，应切开探查止血。⑤术中如发现上腹部或升、降结肠旁的腹膜后血肿，应切开探查以除外相应位置脏器的损伤。⑥术中探查时，尽量找到并控制出血点。无法控制时，可用纱条填塞，静脉出血可停止。填塞的纱布应在术后 4 ～ 7 天内逐步取出。

# 第29章

# 创伤性湿肺的早期处理

隋锡朝　王传林

## 一、定义

“创伤性湿肺”最早由1945年Burford通过尸检发现胸外伤后病肺有充血、间质水肿或出血和实变等改变，为之命名，也称为湿肺综合征，指胸部闭合性损伤后，肺内的液体及分泌物增多，积聚在肺泡和支气管中形成的一种综合征。“创伤性湿肺”实际上是由于创伤造成的急性肺损伤/急性呼吸窘迫综合征（acute lung injury/acute respiratory disease syndrome，ALI/ARDS）。

1967年Ashbaugh首次提出并使用“急性呼吸窘迫综合征”这一概念。由于多种病因均可诱发急性呼吸窘迫综合征，且临床表现复杂，此病以前曾有多种名称，如创伤性湿肺、休克肺、非心源性肺水肿、急性肺功能不全、输血后肺等，这些名称都属于急性呼吸窘迫综合征，从不同方面反映了该病的某些特点，却未能全面代表该综合征。目前认为急性呼吸窘迫综合征是全身炎症反应综合征在肺部失控的结果，也是多器官功能障碍综合征在肺部的表现。急性肺损伤和急性呼吸窘迫综合征是同一疾病的不同阶段。

根据中华医学会重症医学分会的定义，急性肺损伤/急性呼吸窘迫综合征是指在严重感染、休克、创伤及烧伤等非心源性疾病过程中，肺毛细血管内皮细胞和肺泡上皮细胞损伤造成弥漫性肺间质及肺泡水肿，从而导致的急性低氧性呼吸功能不全或衰竭，以肺容积减少、肺顺应性降低、严重的通气/血流比例失调为病理生理特征。临床上表现为进行性低氧血症和呼吸窘迫，肺部影像学表现为非均一性的渗出性病变。目前临床上仍沿用“创伤性湿肺”这一名词，指代创伤后出现的ALI/ARDS。

## 二、流行病学

### （一）易感因素

流行病学调查显示，创伤性湿肺是临床常见危重症，发生原因主要包括直接肺损伤和间接肺损伤两大类因素，常见原因如下：

1．直接肺损伤因素　肺部感染、胃内容物吸入、肺挫伤、脂肪栓塞、吸入有毒气体、淹溺、氧中毒等。

2．间接肺损伤因素　严重感染、严重的非胸部创伤、急性重症胰腺炎、药物过量、大量输血、体外循环、弥散性血管内凝血等。

### （二）发病率

1．创伤是创伤性湿肺的常见病因之一，占ARDS的20%～35%。

2．胸部外伤造成ARDS的概率为3%～18%。

3．多发性创伤造成ARDS的概率为11%～25%。

4．合并休克和大量输血等其他高危因素时，ALI/ARDS的患病率将进一步升高。

5．危险因素持续作用时间越长，创伤性湿肺的患病率越高。危险因素持续作用24h、48h、72h

时，发生 ARDS 的概率分别为 76%、85%、93%。

## 三、诊断标准

创伤性湿肺不同时期曾有过不同的诊断标准，目前仍沿用 1994 年北美呼吸病 - 欧洲危重病学会专家联席评审会议提出的诊断标准：

### （一）ALI 的诊断标准

如 $PaO_2/FiO_2 \leq 300mmHg$ 且满足上述其他标准，则诊断为 ALI。

### （二）ARDS 的诊断标准

1．急性起病。

2．氧合指数≤ 200 mmHg（无论呼气末正压的水平如何）。

3．正位胸部 X 线片显示双肺均有斑片状阴影。

4．肺动脉楔压≤ 18mmHg，或无左心房压升高的临床证据。

## 四、早期预防和临床表现

### （一）早期预防

1．积极处理原发病　严重创伤导致的全身炎症反应、休克、多器官功能障碍及严重失血需大量输血都是诱发 ARDS 的高危因素，因此，控制伤情是预防和治疗 ARDS 的首要措施。

（1）有手术指征者应果断手术，控制伤情。

（2）纠正休克，稳定循环。

（3）失血时优选输入新鲜血，控制输血量及速度。

（4）控制液体负平衡。

（5）早期行经验性抗感染治疗。

2．给予呼吸支持治疗

（1）保持呼吸道通畅。

（2）检测血氧饱和度、心率、呼吸频率、动脉血气。

（3）胸壁外伤胸带外固定。

（4）积极处理气胸、血胸。

（5）有效镇痛。

### （二）临床表现

对于高危患者，应密切监测患者的病情变化，力争早期诊断 ARDS。创伤性湿肺的临床表现如下：

1．急性起病

（1）极少数患者在创伤后立即出现 ARDS。

（2）多数患者在 12 ～ 48h 内发病。

2．出现呼吸困难，伴深快呼吸，皮肤及口唇发绀，常规吸氧后低氧血症难以纠正。呼吸困难呈进行性加重。

3．肺部体征无特异性，急性期双肺听诊可闻及湿啰音，或呼吸音降低。

4．动脉血气可帮助诊断，但可能并非特异性。

（1）早期可有呼吸性碱中毒，$PaC_2$、$PaCO_2$ 不变或下降。

（2）后期出现酸中毒，$PaO_2$ 下降、$PaCO_2$ 上升。

（3）氧和指数进行性恶化。

5．X 线胸片呈进行性变化

（1）早期病变以间质性为主，胸部 X 线片常无明显改变。

（2）病情进展后，X 线胸片可出现肺内实变，表现为双肺野普遍密度增高，透亮度减低，肺纹理增多、增粗，可见散在斑片状密度增高影，即弥漫性肺浸润影。

（3）X 线胸片进展常延后于功能性改变 12 小时。

（4）CT 有助于早期评估和诊断 ARDS。

6．无心功能不全的证据。

## 五、早期治疗

### （一）积极处理原发病

### （二）呼吸支持治疗

1．氧疗　氧疗是纠正创伤性湿肺患者低氧血症的基本手段。

（1）吸氧治疗的目的是改善低氧血症，使 $PaO_2$ 达到 60 ～ 80mmHg。

（2）可根据低氧血症改善的程度和治疗反应调整氧疗方式，首先使用鼻导管，当需要较高的吸氧浓度时，可采用可调节吸氧浓度的文丘里面罩或带贮氧袋的非重吸式氧气面罩。

（3）常规氧疗无效者行机械通气。

2．机械通气

（1）无创机械通气（noninvasive ventilation，NIV）

1）预计病情能够在短期内缓解的早期 ARDS 患者，可考虑应用 NIV。

2）合并免疫功能低下的创伤性湿肺患者，早期可首先试用 NIV。

3）下列患者禁用 NIV：①神志不清；②血流动力学不稳定；③气道分泌物明显增加且气道自洁能力不足；④因脸部畸形、创伤或手术等不能佩戴鼻面罩；⑤上消化道出血、剧烈呕吐、肠梗阻及近期行食管、上腹部手术；⑥存在危及生命的低氧血症。

4）用 NIV 治疗创伤性湿肺时应严密监测患者的生命体征及治疗反应。如 NIV 治疗 1 ～ 2h 后，低氧血症与全身情况得到改善，可继续用 NIV。若低氧血症不能改善或全身情况恶化，提示 NIV 治疗失败，应及时改为有创机械通气。

（2）有创机械通气

1）ARDS 患者应积极行机械通气治疗。

2）对 ARDS 患者实施机械通气时应采用肺保护性通气策略，气道平台压不应超过 30 ～ 35cm $H_2O$，低潮气量（6ml/kg），允许性高碳酸血症。

3）可采用肺复张手法促进 ARDS 患者塌陷的肺泡复张，改善氧合。

4）应使用能防止肺泡塌陷的最低呼气末正压。在有条件的情况下，应依据静态 P-V 曲线低位转折点压力 +2cm $H_2O$ 来确定呼气末正压。

5）ARDS 患者机械通气时应尽量保留自主呼吸。

6）若无禁忌证，行机械通气的 ARDS 患者应采用 30° ～ 45° 半卧位。

7）常规机械通气治疗无效的重度 ARDS 患者，若无禁忌证，可考虑采用俯卧位通气。

### （三）液体管理

1．在保证组织器官灌注的前提下，实施限制性液体管理，有助于改善 ALI/ARDS 患者的氧合和肺损伤。

2．存在低蛋白血症的 ARDS 患者，可通过补充白蛋白等胶体溶液和应用利尿剂，有助于实现液体负平衡，并改善氧合。

### （四）药物治疗

1．糖皮质激素　不推荐常规应用糖皮质激素预防和治疗 ARDS。

2．使用全身性抗感染药物。

# 第30章

# 连枷胸的早期控制

都定元

## 一、概念

连枷胸（flail chest）是指多根多处肋骨骨折后，局部胸壁因失去肋骨的支撑而软化，出现反常呼吸运动现象，即吸气时，软化区的胸壁内陷而不随同其余胸廓向外扩展，呼气时软化区向外鼓出。可依据损伤部位和范围对连枷胸进行分类：胸骨肋软骨关节或邻近肋骨骨折导致的胸骨分离形成的连枷胸称为胸骨型连枷胸；连续多根肋骨两处及两处以上骨折可能导致前壁型、侧前壁型或后壁型连枷胸。

连枷胸并不少见。LoCicero和Mattox报道5000例创伤患者中胸部创伤占31%，连枷胸占胸部创伤的5%，而欧洲的两项研究报告超过3000例胸部创伤患者中连枷胸的发生率分别为8%和13%。然而，儿童连枷胸不多见，可能与儿童胸壁的顺应性较高有关。连枷胸是高能量创伤导致严重损伤的标志。成人连枷胸约50%伴肺挫伤、70%以上有气胸和（或）血胸，而且常伴头部、四肢、腹部及骨盆损伤。文献报道在Ⅰ级创伤中心处理的连枷胸，1/3死于非胸部创伤。

## 二、致伤机制

连枷胸通常由于直接撞击造成，损伤机制包括：

1．机动车高速撞击、摩托车车祸、车撞人以及高处坠落。

2．在工农业事故中，胸部受压导致的严重挤压伤可引起连枷胸。

3．心肺复苏时，胸部按压也可造成胸骨型连枷胸。

4．导致骨折或脱位的力量大小不尽相同。导致连枷胸暴力大小的多样性部分解释了为什么连枷胸的范围大小对于预测深部肺挫伤及预后不重要。

（1）年轻患者较年长者胸廓的柔韧性高，导致连枷胸发生的暴力也更大。

（2）在儿童，可能有严重肺挫伤而没有肋骨骨折。

（3）在简单、低能量损伤的情况下，骨质疏松的老年患者可能出现连枷胸而没有内在的肺挫伤。甚至有报道称在以骨质疏松和肾性骨营养不良为表现的骨病患者，没有明确创伤或仅有轻微创伤也可能会发生自发性连枷胸。

## 三、病理生理

1．胸壁反常运动

（1）连枷胸患者由于胸廓的完整机制受到破坏，吸气时浮动的部分胸壁向胸腔内移动，同时造成心脏和纵隔向健侧移位，呼气时浮动的部分胸壁向胸腔外凸出，心脏和纵隔向伤侧移动，这种情况称为胸壁反常运动。

（2）胸壁反常运动使双侧肺通气量降低，胸膜腔内生理负压丧失，发生肺不张。

（3）由于潮气量下降，动静脉血在肺内分流，

肺泡 - 动脉血氧压差加大，造成严重的低氧血症。

2．肺挫伤

（1）胸壁塌陷使伤处胸腔内的肺组织发生挫伤，大量液体蛋白和细胞内物质渗出到间隙和肺泡内，形成肺水肿。

（2）肺水肿使肺顺应性下降，气道阻力增加，分泌物积聚。由于气体弥散减少，肺内动静脉分流增加，动脉血氧饱和度下降。

3．创伤早期，尽管有胸壁塌陷，胸壁反常运动并不明显，而在创伤后几小时胸壁反常运动渐渐明显起来。这是由于创伤后，患者不敢用力呼吸，不能咳嗽，肺的通气功能受损，潮气量下降，加上疼痛、肌肉痉挛，患者不愿改变体位，使胸廓相对固定，胸壁运动减少。这些原因又导致呼吸道分泌物蓄积，血和液体在肺内的渗出增加，使肺湿变后肺的阻力增加，肺通气需要的压力增加，使胸腔内压增加，呼吸时的力量增加，这些作用于塌陷的胸壁，造成胸壁反常运动。

## 四、诊断

连枷胸的诊断通过体格检查即可得出，诊断要点如下：

1．钝性胸伤体检时应充分显露身体，进行前、后、两侧全面检查。

2．进行临床诊断（而非影像学诊断）时，应当在几个呼吸周期内对患者多个方向观察，结合咳嗽、深呼吸运动以明确患者有无局部反常呼吸。

3．放射学检查可以明确多发肋骨骨折，但连枷胸的诊断通常是临床判断。在评估肺组织的深部损伤时，CT 检查较 X 线平片更为精确。

4．伴发损伤

（1）常伴肺挫伤，与胸壁损伤相比并发症和病死率与肺实质伤更相关。

（2）很可能发生气胸或血胸，可以迅速出现或延迟出现。

（3）15% 的患者伴发腹部损伤。

5．诊断注意事项

（1）发生创伤至有连枷胸表现的时间各不相同，可能出现延迟性连枷胸表现。Landercasper 报道诊断延迟 1 ～ 10 天高达 22%，Shackford 报道诊断延迟 18 ～ 75 小时占 14%。

（2）颈椎损伤患者可出现类似连枷胸的表现而无确切的胸部损伤。

（3）四肢瘫患者可能由于肋间肌和辅助呼吸肌的瘫痪而随着吸气出现双侧向内的反常呼吸运动。

（4）C7 损伤引起 Brown-Sequard 综合征患者出现单侧连枷胸表现。

## 五、治疗

连枷胸的现代治疗重在肺挫伤、胸廓稳定、处理合并伤及有关并发症等方面。

1．急救处理要点　首要目的是保证重要器官的供氧，因此，保证气道通畅、维持通气给氧是第一位。

（1）保证呼吸道通畅：①现场应迅速清除口腔、上呼吸道内异物、血液及分泌物；②对咳嗽无力、不能有效排痰或呼吸衰竭者，迅速做气管插管或气管切开，以利于给氧、吸痰和机械辅助通气治疗；③吸痰、给氧。

（2）防治休克：针对休克的发生原因，积极进行处理。①纠正呼吸、循环功能紊乱；②尽快判明是否合并气胸或血胸，若有应尽早进行胸腔闭式引流，解除对肺的压迫，使肺膨胀，并通过胸腔引流管监测胸腔出血和漏气的情况；③若有张力性气胸，可先用一个粗针头经锁骨中线第 2 肋间插入胸腔排气，随后再建立胸腔闭式引流；④输液、输血；⑤迅速控制和治疗创伤性出血，补充血容量。

（3）维持正常的胸廓活动：①若胸壁软化范围小，除止痛外，仅需按连枷胸的基础（常规）治疗；②对开放性气胸应及时封闭伤口，给予胸膜腔闭式引流；③因胸痛使胸廓活动受限者，采用止痛措施；④胸壁反常呼吸运动的局部处理：既往使用的沙袋或重物压迫、棉垫加压包扎、巾钳重力悬吊牵引法、呼吸机气体内固定法等胸壁固定的观念已过时，目前已不再使用。现场急救时，对连枷胸胸壁软化明显者可用气囊导尿管牵引法（既作牵引又作胸腔引流用），经胸壁软化区中央肋间切口置入 24# 气囊尿管至胸膜腔内，将气囊充气或生理盐水，尿管远端连接牵引绳，以软袋生理盐水作为牵引重物（根据牵引后胸壁软化纠正情况调节袋内生理盐水量）。

2．评估和观察

（1）初期评估重点在于保障通气和气道开放。

（2）检查有无连枷胸患者通常伴有的胸部或胸部以外的致命性损伤。

3．基础治疗要点

（1）给氧，以保持氧饱和度在 90% 以上。

（2）给予积极的呼吸物理治疗，包括吸痰、深呼吸、早期翻身、湿化气道等措施，对所有连枷胸患者都适用。

（3）上呼吸道、支气管内吸痰。

（4）在急诊室未气管插管的患者，收入 ICU 或创伤外或胸外科后，应严密观察有无呼吸失代偿，有指征者使用气管插管和机械通气。

（5）正确复苏和适当的液体选择可避免发生呼吸衰竭：

①一般在院前或急诊室使用晶体液不超过 1000ml；②当合并伤或较长时间手术需要输入较多液体时，注意维持血浆胶体渗透压，应多选一些血或其他胶体；③在复苏和麻醉时防止静脉压升高进一步加重肺水肿；④输液速度和种类取决于休克的表现，若无进行性出血，补液应适度，限制液体输入量。

（6）鼓励深呼吸，帮助患者咳嗽和更换体位。

（7）雾化吸入。

（8）利尿。

（9）给予糖皮质激素。

（10）给予营养支持。

（11）振荡或旋转病床。

（12）预防性使用抗生素。

（13）有效镇痛：对于有效咳嗽及改善肺活量都有帮助。①非甾体抗炎药物；②给予静脉用麻醉剂；③给予患者控制的镇痛泵（patient-controlled analgesia，PCA）；④给予局麻药持续肋间神经阻滞；⑤给予持续硬膜外镇痛：最有效控制疼痛的方法是硬膜外阻滞。肋间神经阻滞和持续麻醉药硬膜外镇痛能有效地缓解疼痛且无中枢性呼吸抑制作用。

（14）间歇性正压通气。

（15）早期固定长骨骨折。

（16）持续反复评估：①体格检查；②动态 X 线胸片随访；③动态动脉血气分析；④血氧饱和度监测；⑤动态肺活量测定；⑥肺部并发症监测。

4. 胸部损伤的进一步处理　有下述情况者，应及时进行剖胸探查：

（1）大量血胸：胸引管置入后引血 > 1500ml。

（2）胸腔内进行性出血：> 200ml/h，出血时间 ≥ 4h。

（3）心脏压塞。

（4）胸壁破裂。

（5）胸引出大量气体或严重气管支气管损伤、肺实质裂伤范围较大者。

（6）胸廓出口血管损伤伴血流动力学不稳定。

（7）食管损伤。

（8）有胸部大血管损伤的影像学证据。

（9）可疑空气栓塞。

（10）胸腹联合伤。

5．肺挫伤与肺部并发症的处理

（1）肺挫伤的治疗：包括限制液体，给予糖皮质激素和白蛋白，以及呼吸物理治疗、镇痛、给氧等，详见相关章节。

（2）肺部并发症的处理：连枷胸发生肺部并发症很普遍。连枷胸或肺挫伤生存患者肺不张、肺炎、胸腔积液的发生率分别为 34%、26%、21%；发生医院获得性肺炎、肺气压伤、大面积肺不张高达 49%；未气管插管治疗的连枷胸或肺挫伤患者肺炎发生率为 6.4%，而气管插管呼吸机治疗的连枷胸患者肺炎发生率高达 44%；住 ICU 病危的连枷胸患者 72h 后 1/2 的患者会出现革兰阴性细菌定居，其中 1/4 发展为医院性肺炎。

1）肺不张的处理：间歇性正压通气、拍背、体位引流、气管支气管内吸痰或纤维支气管镜检查既做诊断又具有治疗作用，可明确有无气管支气管损伤，可以有效地清除呼吸道残留的血液和气道分泌物，对处理肺不张是有必要的。

2）早期恢复活动：有助于防止肺部并发症。对于严重肺损伤的病例，振荡运动及旋转床有助于减少肺炎的发生和机械通气的时间。

3）早期对长骨和骨盆的固定也是有益的。

6．气管插管与机械通气治疗　气管内插管与气管切开的相对优点以及何时气管切开仍存争议。早期气管切开具有改善呼吸道卫生、减少肺炎发生、避免喉部损伤的优点。由于多数连枷胸患者仅需要短期的通气支持，因此，机械通气并非常规气管切开的指征。在颅颌面部广泛损伤的患者，特别是有上呼吸道阻塞证据，以及插管患者预计机械通气支持超过 7 ～ 10 天时，应气管切开。

呼吸衰竭是连枷胸患者需要气管内插管机械通气的首要指征。在导致呼吸衰竭的发生过程中，连枷胸伴有的胸腔内器官损伤严重度比胸廓反常呼吸运动更重要，因此，对于连枷胸患者机械通气的治疗重在纠正肺气体交换异常，而非纠正胸壁的不稳定。

连枷胸患者机械通气的指征：有下列呼吸衰竭表现一项或多项者。

（1）进行性呼吸疲乏的临床体征。

（2）RR ＞ 35 次 / 分或＜ 8 次 / 分。

（3）$FiO_2 \geqslant 0.5$ 时 $PaO_2 < 60$ mmHg。

（4）$FiO_2 \geqslant 0.5$ 时 $PaCO_2 > 55$ mmHg。

（5）$P_aO_2/FiO_2 \leqslant 200$。

（6）肺活量＜ 15ml/kg。

（7）$FEV_1 \leqslant$ 10ml/kg。

（8）吸气力量（inspiratory force）≥ −25cm $H_2O$。

（9）肺泡动脉血氧梯度（$FiO_2$= 1.0 时）＞ 450。

（10）肺内分流率（Qs/Qt）＞ 0.2。

（11）无效腔潮气量比率（V*d*/V*t*）＞ 0.6。

（12）有严重休克的临床证据。

（13）伴有严重脑伤需要人工通气。

（14）需要手术的严重合并伤。

（15）连枷胸伴有严重的颅脑损伤，患者意识不清醒、不合作。

（16）气道梗阻。

在气管插管机械通气治疗的连枷胸患者，在胸壁稳定性恢复之前即可脱机；辅助呼吸的终止应当基于指标恢复（呼吸力学测定和动脉血气分析）而不是连枷胸的解决。

7．胸壁手术内固定法　对连枷胸剖胸行骨折复位内固定（open reduction internal fixation，ORIF）仍不是常规推荐的治疗方法。因为许多连枷胸患者本来情况较好而不需要气管插管、机械通气及手术，而另有许多患者是因为骨折或其他损伤手术才需要简短的机械通气治疗。手术切开复位内固定的目的是恢复正常的呼吸力学机制、减轻疼痛、防止胸壁畸形、完全不用或减少呼吸机的使用时间。因此，对于连枷胸肋骨骨折切开复位内固定术的指征要严格掌握。

（1）手术切开复位内固定术的指征

①有严重胸部创伤需要剖胸探查者；

②连枷胸有明显的大面积胸壁软化者；

③粉碎性骨折，保守治疗后畸形严重且影响呼吸功能者；

④肋骨骨折断端移位明显可能损伤神经、血管者；

⑤胸骨骨折骨折明显移位，疼痛难以控制者；

⑥长时间明显的胸壁不稳定造成脱机困难者；

⑦连枷胸手术固定的相对指征：胸痛剧烈难以忍受者；

（2）手术切开复位内固定术的方法：连枷胸或胸骨可以用钢丝、螺钉、克氏针、锁定重建钛板、镍钛记忆合金肋骨环抱接骨支架、可吸收生物钉板等进行内固定。手术的显露通过在骨折处直接做切口或标准的后外侧剖胸切口来完成。

不是所有的肋骨骨折都需要固定，建议行内固定的肋骨骨折包括：

①对于胸壁支撑作用大、错位明显的 3 ～ 10 肋腋段及前胸壁骨折；

②多处、粉碎性骨折。

不建议内固定的肋骨骨折有：

①第 1 ～ 2 肋骨骨折位于胸廓上段，对呼吸功能无明显影响，而且因靠近锁骨下动脉，固定时容易导致副损伤；

②浮肋及肩胛骨区域背段肋骨骨折对反常呼吸影响不大；

③后肋与脊柱交界处骨折固定困难，对身体瘦弱者可能有异物感；

④儿童及青少年应用环抱式固定器可影响肋骨发育；

⑤邻近错位未行固定的肋骨骨折受牵引后自动复位，或由不稳定变为稳定骨折。

## 六、胸廓创伤处理的关键临床路径

见图 30-1。

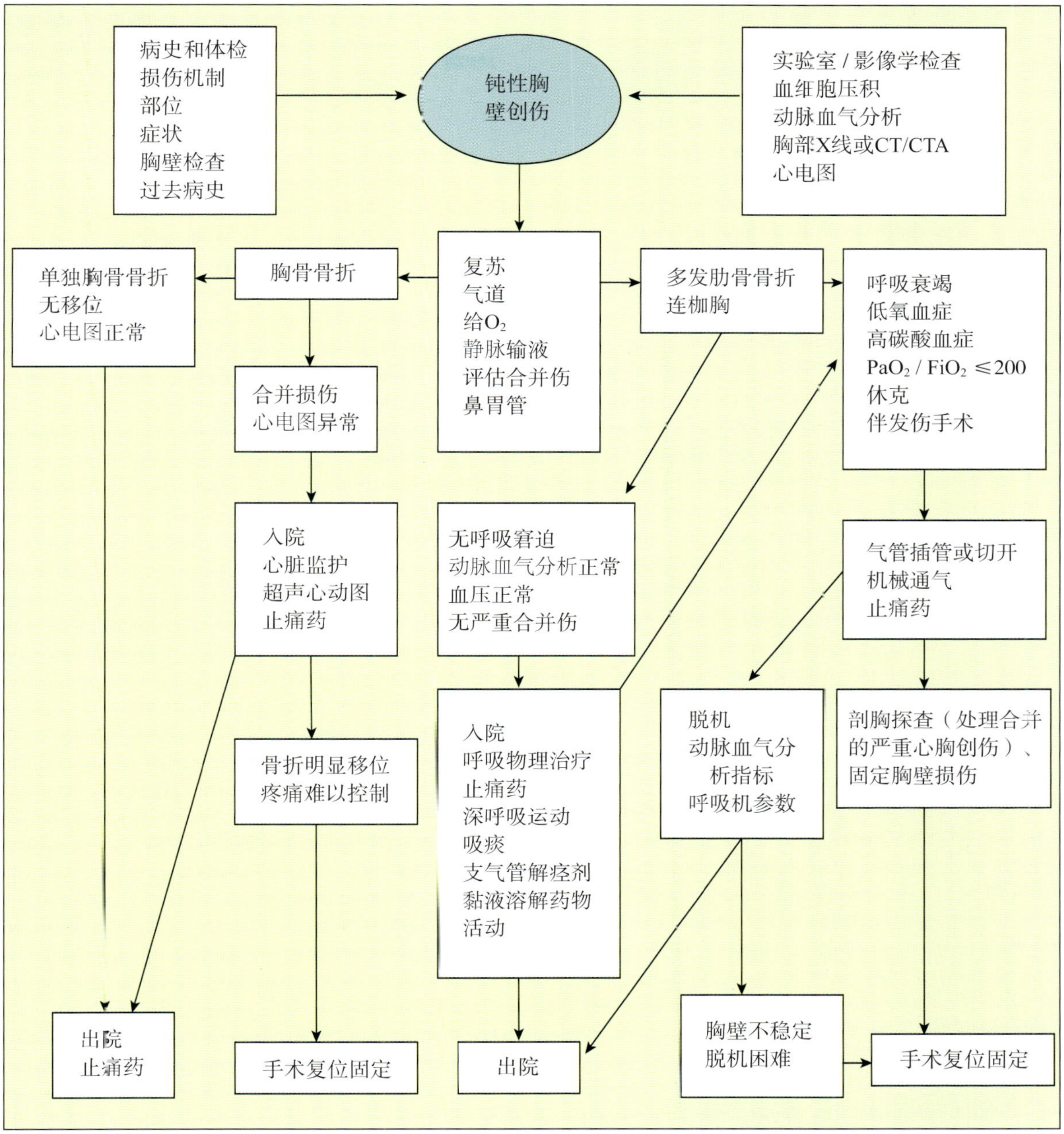


图 30-1 胸壁创伤处理路径

# 第31章

# 创伤骨科损伤控制与终极手术策略

顾　锐

近年来高能创伤和多发伤日益增多，创伤已成为人类死亡的主要原因之一，部分伤员在被送往医院就诊时往往生命垂危，有些患者即便接受早期确定性手术（early total care，ETC），术后也易出现多器官功能障碍综合征（multiple organ dysfunction syndrome，MODS）和多器官功能衰竭（multiple organ failure，MOF），而导致死亡。Pape 等认为处于临界、不稳定、濒死的临床状态分级的创伤患者应接受损伤控制（damage control，DC）性处理，控制原发创伤，同时也需要控制继发性创伤，尽量减轻二次打击对多发伤患者的损害，以及降低炎症反应强度，力求最大限度降低术后并发症和死亡率，即先抢救生命，再考虑疾病确切的治疗问题。

## 一、创伤骨科损伤控制理念的形成

20 世纪早期对严重创伤患者的骨折多采取保守治疗，这主要基于认为患者病情严重，身体无法承受手术打击，同时考虑到手术过程中从骨折部位的骨髓中释放的脂肪有造成脂肪栓塞的可能，而将骨折的早期开放复位、固定视为禁忌证。医生主要通过各种牵引方法来改善骨折对位，但由于当时医疗条件所限，闭合复位、牵引治疗不能获得令人满意的效果，而长期卧床又导致肺炎、深静脉血栓形成、肺栓塞、脂肪栓塞综合征、肌肉失用性萎缩和褥疮形成等并发症，影响患者的生活质量和生存率。

20 世纪 50 年代，Arnod Griswold 曾经用损伤控制方法治疗腹部弥漫损伤患者获得成功。20 世纪 60 年代后期至 70 年代初期，骨折内固定技术在基础研究和临床应用方面取得了长足进步，重症监护病房设施和心血管及呼吸系统监测设备不断完善，为受到严重损害的创伤患者早期骨折固定提供了有力保障，也提高了多发伤患者的存活率。学者们为此提出了早期全面治疗（early total care，ETC）观点，即多发伤患者所有骨折应在伤后 24h 内得以复位、固定，认为不稳定骨折的存在可造成肺功能不全，早期骨折固定可减少呼吸功能不全和多脏器功能衰竭，这与患者体内炎症反应减轻、脂肪栓塞综合征发生减少、止痛药物应用减少及卧床时间减少有关。

到了 20 世纪 90 年代早期，学者们发现一些接受早期全面治疗的特殊患者，其并发症的发生率较高。例如，对伴有严重胸部损伤的股骨干骨折患者行扩髓髓内钉治疗效果不好，患者易发生成人呼吸窘迫综合征（acute respiratory distress sydrome，ARDS）。许多学者认为对高 ISS 评分并伴有严重胸部、腹部及头部损伤的患者实施早期全面骨折治疗存在潜在风险。

损伤控制最早是一个航海概念，其主要研究的是当舰艇受到攻击后如何把受损控制在最小范围并保持战斗力。后来这一概念被急诊医学用来指导处理多发伤患者，采用简便可行、有效而损伤较小的应急手术处理致命创伤，进一步复苏和计划分期手术处理非致命创伤。应用上述原则处理使患者的生存率明显提高。

在学者们意识到早期全面治疗并不适用于所有的创伤患者后，Stone于1983年提出了损伤控制外科理念（damage control surgery，DCS），Rotondo等于1993年对创伤控制理念进行了更明确的阐述，同时报道了应用损伤控制性外科手段救治严重多发伤患者的实例，并据此认为对严重创伤早期采用简单外科手术进行损伤控制，可以挽救原以为无法挽救的危重患者，进而提出损伤控制外科理念。通过这一理念的逐渐推广，在实践中渐渐形成了损伤控制外科理念三个阶段原则：第一阶段对患者伤情评估，初期手术多采用临时骨折固定、控制出血、减少污染，对骨折多使用外固定架固定；第二阶段将患者送至重症病房接受监护及复苏治疗，稳定患者的生理状态；第三阶段行骨折最终固定和康复治疗。

在这一过程中，DCS也由最早的腹部创伤迅速发展到骨科、神经外科、胸心外科、泌尿外科等严重多发伤的治疗。随着DCS理念的进一步推广发展，20世纪90年代起，损伤控制骨科理念（damage control orthopaedics，DCO）迅速发展并兴起，其目的是早期行简单、快速、有效的骨折临时固定，待生命体征平稳后再行二期确定性处理，尽量避免或减少因手术不当给患者带来的二次打击。

## 二、创伤骨科损伤控制理论

### （一）DCO的病理生理基础

1．二次打击学说　创伤可启动机体全身炎症反应（systemic inflammatory response syndrome，SIRS），所释放的炎症介质可导致患者体温降低、凝血功能障碍和代谢性酸中毒。这种反应如果非常严重，可直接导致急性呼吸窘迫综合征和多器官功能衰竭（multiple organs failure，MOF），为一次打击模式。创伤初期反应不十分强烈，临床上可出现身体器官功能不全的表现，如果打击继续存在，它可使病情恶化，发生MOF，为二次打击模式。

二次打击的伤害与患者入院时的生理状况和手术大小、术中失血量、体液平衡状态及手术时间长短相关。为了减少“二次打击”强度，要迅速将患者转送至ICU进行治疗，让患者在进行长时间的修复手术前，使已存在的全身伤害有一个恢复的机会，这是“创伤控制”的初衷。术前应注意复温，纠正凝血机制的异常及代谢性酸中毒，检测IL-6水平。

2．致命三联征　低体温、凝血功能障碍、代谢性酸中毒被称为致命三联征。

低体温指机体温度＜35℃，由于血容量低、液体大量输入、体腔暴露致热量丢失、肢体产热功能损害，危重患者的中心体温明显降低，从而可进一步引起严重心律失常、心搏出量减少、外周血管阻力增加、血红蛋白氧离曲线左移、氧释放减少，抑制凝血激活途径后可导致凝血功能障碍。

在低温条件下又可引起凝血酶、血小板数量减少和功能损害，其部分凝血活酶时间、凝血酶原时间增加，出血时间延长。凝血因子合成减少，使纤溶系统激活，纤维蛋白原裂解产物大量增加。输入大量血液后使凝血因子进一步稀释。复苏过程中大量液体输入后引起血液稀释而加重凝血功能障碍。

在连续性低灌注状态下细胞能量代谢由需氧代谢转为乏氧代谢，使机体内大量乳酸堆积，引起代谢性酸中毒。Abramson等的研究发现危重创伤患者的生存率与体内乳酸清除率有关。故危重伤员酸中毒程度可作为复苏效率的一个精确预测因子。

上述三种因素相互促进，对生命构成极大威胁，此时如果不采取有效措施阻断的话，可进一步加剧内环境紊乱，加速患者的死亡。

3．全身炎症反应综合征　肢体骨折端的移位、不稳定会加重周围软组织的损伤，进一步增加出血量，损伤神经、血管，并增加致命三联征的发生。由于伤后伴随刺激性剧烈疼痛，以及创面污染、骨折断端均会引起机体炎性反应，在多发性骨折后也会出现严重的全身炎症反应综合征。此时机体也会释放内源性抗炎介质对抗全身炎症反应综合征引起的自身组织损伤。

4．代偿性抗炎症反应综合征　如全身炎症反应综合征反应过度，机体处于免疫抑制状态，这种状态是对早期强炎症反应的一种阴性反馈，引起所谓的代偿性抗炎症反应综合征（compensatory anti-inflammatory response syndrome，CARS），其结果造成炎症过程失控及机体免疫抑制，使细胞因子由保护性作用转为损伤性作用。严重创伤后这种状态的持续存在易导致感染的发生，致局部组织及远隔脏器均遭受损伤。

5．引起 ARDS 和 MODS　在严重创伤后有持续性炎症反应存在及组织灌流不足时全身炎症反应综合征是严重多发骨折引起 ARDS 和 MODS 的共同发病基础，且多发性骨折极易并发脂肪栓塞综合征，进一步增加了 ARDS 的发生率，能明显增加患者死亡率。若在骨折早期有效地控制损伤，稳定骨折断端，便可以有效地阻断这一连续的病理过程，降低死亡率。

6．炎症反映相关标记物　学者们最近发现了与炎症反应相关的血清学标记物，如 IL-6、肿瘤坏死因子 α 和 IL-1 等。研究显示 IL-6 在多发伤患者中最特殊，它是由巨噬细胞、成纤维细胞和 T 细胞生成的一种多效性细胞因子，对 B 细胞成熟和急性期 T 细胞激活的诱导和调节有重要作用。IL-6 在严重创伤后明显升高，可抑制细胞调节性免疫，从而增加患者死亡的危险性。在所有前炎症细胞因子中，只有 IL-6 的水平在机体创伤后一直处于升高状态，升高的水平与 ISS 评分、ARDS 发生、多器官功能衰竭和治疗结果相关。目前认为 IL-6 是一种可靠的炎症标记物。Pape 等的研究提示，入院时 IL-6 浓度＞ 800pg/L，预示晚期 MODS 发生；若 IL-6 ＞ 500pg/L，就要考虑全身炎症反应的存在。遗憾的是，IL-6 在大多数医院尚不能进行检测，而且 IL-6 可能会受到多种因素影响出现误差。IL-6 只能作为参考值，治疗方案必须综合考虑患者的整体病情。

降钙素的无激素活性的前肽物质——降钙素原（procalcitonin，PCT）也是一种特异敏感的炎症和脓毒症血清学标志物。费军等研究发现多发伤患者伤后 24 小时、3 天和 7 天时血清降钙素原水平显著高于正常对照组（$P < 0.01$），且与损伤严重程度和中性粒细胞、血糖的升高相关，可预示多发性器官功能衰竭的发生，这可能与单核 - 巨噬细胞系统的激活相关。

全身炎症反应综合征的患者可出现高钠血症。周继红研究表明在全身炎症反应综合征患者，高血钠组患者的急性生理学及慢性健康评估评分比非高血钠组患者要高，患者的病死率也升高。全身炎症反应综合征患者血中钠离子浓度的升高可能与血中高浓度的皮质醇引起水、钠潴留有关，严重高钠血症可作为预后差的一项衡量指标。

### （二）DCO 的处理原则

在严重多发骨折早期救治中应采用快速的临时控制手段，如快速止血、简单清创、使用外固定架临时固定骨折等处理。DCO 主张应控制肢体出血、稳定骨折、包扎创面、截肢或建立血管临时通畅的处理，其重点是迅速纠正致命三联征，以首先保证患者的生命，使危重患者度过第一次打击，待体温、血流动力学等内环境恢复后再对骨折行确定性的手术治疗，避免伤后初期扩大手术治疗而加重病情，以恢复患者的生理潜能，并控制进一步创伤对机体造成再次伤害，且避免引发 ARDS、MODS 等严重并发症。简单概括就是：首先确保生命，然后才是最终治疗。

### （三）DCO 的适应证

有学者把多发伤的临床状态分为四种：稳定的、临界的、不稳定的、濒死状态，其中稳定患者仍然适用早期全面治疗，而损伤控制主要应用于不稳定及濒死状态患者。目前 DCO 治疗公认的适应证是出现致命三联征。Pape 等认为多发伤具有以下特征时应及时采取 DCO：① ISS ＞ 20 分，伴有胸部损伤且简易损伤定级标准（AIS）＞ 2；②腹部或骨盆损伤（Moore 分级＞ 3）并有出血性休克（初始收缩压＜ 90mmHg）；③ ISS ＞ 40 分，没有胸部损伤但影像学显示有双肺挫伤；④原始平均肺动脉压＞ 24mmHg；⑤插入髓内钉时肺动脉压增加＞ 6 mmHg。德国汉诺威创伤小组报道 ETC 转换 DCO 的生理学指标为：①生命体征不稳定或复苏困难患者；②凝血障碍；③低体温（＜ 32℃）；④休克状态；⑤初始 X 线胸片显示双肺挫伤；⑥多发长骨骨折及躯干骨骨折，AIS ≥ 2；⑦手术时间超过 6 小时；⑧过度炎症反应（如 IL-6 ＞ 800pg/ml）。Asensio 等提出的标准为：① pH ＜ 7.2；② BD ＜ 15mEq/L；③ T ＜ 34℃；④输入量＞ 4000ml；⑤全血输入量＞ 5000ml；⑥所有复苏补液量＞ 12 000ml，满足以上一项，必须终止手术，采取 DCS 策略。

ISS 评分较低的多发伤患者，是采用 ETC 还是采用 DCO 尚存在争论。当 ISS ≥ 25 分时，采取损伤控制手术治疗，早期手术尽量简化，合并严重毁损性损伤或肢体离断者，必须果断截肢或残端处理以挽救生命。针对创伤救治，除对合并全身重要脏器创伤、生命体征不平稳的多发骨折患者应实施 DCO 治疗外，对伴发不稳定骨盆骨折、股骨干骨折、严重脊柱骨折等多发伤的危重患者，目前普遍观点认为采取 DCO 治疗要比传统 ETC 修复预后要好。

### （四）DCO 的实施步骤

DCO 治疗以三个阶段进行。

第一阶段：患者急诊入院后，骨科医师进行 ISS 评估。气道情况（airway，A）：通畅呼吸道，必要时行气管切开或气管插管；呼吸情况（breathing，B），注重胸部损伤，如合并血气胸可紧急行胸腔闭式引流，采用呼吸机辅助呼吸；循环情况（circulation，C）：控制出血，建立静脉通道，扩充血容量行抗休克治疗，监测凝血功能；神经系统障碍情况（disability，D），注意患者的意识变化以及是否合并脊髓或神经损伤；充分暴露（exposure，E），避免漏诊。对生命体征不稳定的患者尽可能使用 CT 进行一次性检查，必要时辅助床旁彩超检查，对波及关节面的骨折进行三维重建。对上肢骨折给予石膏固定，下肢骨折行骨牵引，骨盆骨折行骨盆带固定，肋骨骨折行胸带固定。对有出血伤口者行简单的止血包扎，对开放性骨折行应急清创、止血，对毁损的肢体果断截肢，如果多发伤时需要多组同时展开应急性简化手术的方式处理，不稳定性骨折待病情稳定后行临时外固器固定，下肢骨折行临时性外固定架固定，对骨盆骨折在抗休克的同时行骨盆外固定架固定，最大限度降低外科干预带来的二次打击。应对引起残疾和危及肢体的创伤（包括开放性骨折）快速完成清创、筋膜切开、骨折固定和血运重建，有效地防止骨筋膜室综合征和毒血症等造成的二次加重损伤。在第一阶段处理时应同时进行复苏、保温、抗酸等处理。

第二阶段：在 ICU 复苏和调整全身生理状态，主要任务有复温、恢复血容量、维持血流动力学稳定、纠正代谢性酸中毒和凝血机制紊乱。病情不稳定者，转 ICU 进行复苏治疗并进行生命体征监测与支持治疗；多发肋骨骨折合并血气胸者行呼吸机辅助呼吸。给予全身营养支持治疗。

第三阶段：待患者的生命体征平稳、生理状态恢复后，尽可能选择创伤小、操作简单、效果确切的手术内固定方式。病情稳定后 5 ~ 7 天行四肢骨折内固定术的最终确定性手术（钢板、髓内钉等内固定，皮肤、组织缺损修复）治疗，对四肢骨折尽可能采用钢板固定，需要资深医师参与手术。术前必须有明确的手术方案和计划，力求在最短的时间内结束手术。医师需与麻醉科、手术室以及 ICU 密切合作，建立绿色通道，实行无缝隙交接。

### （五）二期手术时机的选择

目前认为二期手术改外固定支架为钢板或髓内钉内固定对骨折进行进一步修复固定的时机亦很重要，不过多数学者们对二期手术的具体时机存有争议，应根据患者病情的个体差异适时施行。Pape 等认为确定性手术在早期手术后 4 天实施最安全。Harwood 等认为股骨干骨折外固定后转二期髓内钉固定术之间的时间超过 2 周时，局部感染的发生率将明显增加，因此，建议经 DCO 处理的患者外固定转二期髓内钉固定术应在患者的病情稳定后尽早实施。

对于四肢多发性骨折伴有肺部损伤者，在 DCO 的实施过程中，何时转入二期手术的确定性治疗也是一个重要的问题，目前并无一个统一的衡量标准。根据临床观察认为多发肋骨骨折合并血气胸以及血流动力学指标不稳定一定要慎重选择手术，术前要多次进行血气分析，并请 ICU 医师提出建议。多数多发伤患者经过 ICU 复苏和全身生理状态调整在 1 周内都会出现病情的相对稳定。如果再次延期，患者的肺部感染、泌尿系统感染以及褥疮的发生率显著增高，病情甚至会恶化。在 1 周的时间内，临床医师可以充分了解患者病情，同时也可以制定出手术方案，所以如果患者的血流动力学稳定，应该在 1 周内进行手术，术后将患者送回 ICU 继续调整。

## 三、DCO的应用与发展

随着经济社会的快速发展，高能创伤和多发性创伤日益增多，危重创伤病员成为临床上常见病、多发病之一，这些患者在重要生命器官受损的同时，大多合并肢体或躯干部的骨折。如何提高其生存率，作为创伤骨科医师应该意识到，对于这些生理状态很差的患者，过长或过分的手术干预后使正处于极限的生理功能的危重创伤患者来说，再次给予一次严重打击，无疑是雪上加霜。患者即使熬过了手术，也将死于接踵而至的术后并发症。因此，DCO 理念的宣传和普及对于提高创伤救治水平是至关重要的。然而，也有学者提出，DCO 所必需的大量医疗资源、先进的医疗设备、复杂的治疗过程以及对医护人员经验和技术水平的高要求，与非常时期大量伤员同时涌入、所处地区有限的医疗资源是一对突出的矛盾。除此之外，患者自身对于治疗费用和住院时间的考虑也影响了 DCO 的实施。尤其在整体医疗资源不足和分布不均衡的情况下，DCO 的推广目前面临着很多问题。近年来，DCO 理念逐渐成为骨外科治疗原则之一，DCO 理论的实践无疑成为了创伤外科发展史上的一个重要的里程碑。成功的 DCO 治疗，一方面需要加强医疗硬件设备的投入，另一方面需要一个协调配合的、多重纪律约束的团队，要求创伤外科医护人员提高对损伤控制手术、ICU 脏器功能支持和潜在并发症防治的认识和掌握，做到准确合理地选择适应证、给予积极有效的 ICU 支持和恰当无延误地实施再手术。需要反复说明的是，DCO 强调的是一种治疗理念，而非治疗原则。对于 DCO 优化复杂创伤患者救治模式，只有进行大量的临床及实验研究，才可以更好地把握确定性手术的时机。

## 四、DCO在创伤骨科中的应用

### （一）股骨干骨折的治疗

对股骨干骨折应尽早行骨折固定是有益处的。对骨折断端的固定可减少疼痛的刺激，稳定患者的情绪；另一方面可避免移动的骨折断端造成周围软组织进一步的损害。但对于生理功能处于紊乱状态的严重创伤患者，股骨干骨折的固定方式是一个值得商榷的问题。Harwood 等对新创伤严重度评分（NISS）≥ 20 分患者的股骨干骨折急性期分别采取外固定架治疗 -（DCO 治疗）和髓内钉治疗，其中外固定架治疗组患者的创伤程度更加严重（$P < 0.0001$），胸外伤和脑外伤更严重，患者在 ICU 病房的治疗时间更长。其结果显示髓内钉治疗组术后患者全身炎症反应综合征评分明显高于 DCO 治疗组。DCO 治疗组术后患者 Marshall 多器官功能衰竭评分虽然比 IMN 治疗组患者稍高，但没有统计学的意义。NastKolb 等总结相关文献指出股骨干骨折初期用交锁钉固定组患者出现的炎症反应比用外固定架治疗组要严重，他们认为对伴有严重头部、胸部损伤或心肺系统、血流动力学不稳定的患者采用全面治疗方案有加重全身免疫炎症反应的风险性，而微创的外固定手术可减少处于急性生理失调状态患者的手术负担，减轻全身炎症反应，进而减少多器官功能衰竭的发生。

但外固定治疗股骨干骨折也存在一些弊端。第一，固定针处污染，特别是外固定时间超过 2 周时更易出现；第二，外固定治疗股骨干骨折为偏心固定，骨折断端的稳定性差，易发生再移位；第三，固定针横穿髂胫束，影响其滑动，从而影响膝关节的活动，甚至出现活动膝关节时针孔处疼痛；第四，日常护理不方便，影响患者的生活。因此，外固定治疗股骨干骨折是一种临时方法，在患者病情稳定后应将外固定改为内固定。Harwood 等认为将外固定改为内固定出现感染的可能性与初期髓内钉固定骨折相近。

### （二）骨盆骨折的治疗

骨盆骨折总体上分为两种类型。一种为稳定型骨盆骨折，这类骨折对骨盆环稳定性的影响比较小；另一种为持续不稳定型骨盆骨折，这类骨盆骨折多为高能量损伤所致，除了骨盆环稳定性受到严重破坏外，还常伴有骨盆内其他器官的损伤及大量出血，这类损伤对患者生理指标的干扰比较严重。不稳定型骨盆骨折初期患者可出现严重的血液丢失，其中动脉出血（髂血管和营养下腹腔脏器和骨盆器官血管）是造成骨盆骨折患者出血性休克的重要因素，其他出血途径还包括低压力的静脉丛出血和骨折处松质骨表面的出血，腹膜后广泛的肌肉间隔的断裂也可导致难以控制的出血。因此，对不稳定型骨盆骨折患者早期治疗以控制血液丢失和维持循环系统的血流动力学的稳定性为主。为了重新获得血流动力学稳定，首先是输入晶体液和全血，其次是固定骨盆骨折，减少血液丢失。现在学者们对于血流动力学不稳定的骨盆骨折、机械力学不稳定的骨盆骨折、开放性骨盆骨折及复杂骨盆骨折的治疗方法基本达成共识，必须早期固定骨盆骨折，在急诊条件下行外固定是一种合适的选择，内固定治疗要等到病情平稳后再进行。

1．骨盆吊带 骨盆吊带固定骨盆骨折是一种比较简单的操作方法，可获得对骨盆比较充分的压力，但潜在的缺点是可造成局部软组织受压，有损伤内脏或发生骶神经根卡压的危险性，只能用作临时固定。

2．外固定架装置 骨盆外固定架装置分为两种类型。一种类型是将固定钉固定在髂前上棘附近，比较适用于骨盆前环骨折的复位和固定，多用于开书型骨盆损伤；另一类是骨盆C形夹，由2根针组成，它们固定在S1水平处的后侧髂骨上，可在骨盆后环处提供加压，提高骨盆后环骨折的稳定性。外固定架装置操作比较容易，可在急诊室应用，能够快速行骨盆环损伤复位和固定。复位后的骨盆骨折可通过骨折断端加压和对损伤血管加压来控制出血，利于严重创伤患者的复苏治疗。骨盆外固定架装置可用于临时性的骨盆损伤治疗，也可用于骨盆损伤的长期治疗，但潜在的并发症包括医源性臀部血管和神经结构的损伤和在骶骨骨折中过分加压导致的神经损伤。

3．内固定 骨盆损伤开放复位和内固定虽能达到恢复骨盆环的完整性和稳定性，但对于病情比较严重的患者这种办法不能接受，因为过长时间和过大的手术操作易造成患者出现难以控制的出血、凝血功能障碍和早期死亡。只有患者的血流动力学稳定后，才可应用内固定，或是在处理盆腔内其他脏器损伤时在同一切口内处理骨盆骨折。

4．直接手术止血 理论上直接手术止血有优势，但在实际临床中这种方法通常不易施行，因为出血多源于损伤的静脉丛，不容易控制出血。在视野模糊的情况下，对周围组织盲目地缝合和钳夹还可导致医源性的神经损伤。

5．骨盆动脉造影和栓塞 大约有10%的骨盆骨折患者可出现源于动脉出血引起的血流动力学的不稳定。通过放射介入栓塞出血的动脉来控制骨盆出血是近些年来开展的一项技术。Hamill等对骨盆骨折行动脉栓塞治疗的患者进行了研究，骨盆血管栓塞的初期成功率为90%，40%的患者由于持续性出血而采取进一步的手段。从创伤到血管造影治疗之间平均时间为5小时（范围为2.3 ～ 23小时）。Cook等2002年表示动脉栓塞可控制骨盆骨折出血，但患者的死亡率高达50%，其有效性还是受到质疑。他还强调了在行骨盆造影之前行外固定治疗的重要性。此外，为了保证骨盆血管造影和栓塞的成功，医院应具备熟悉血管造影的医生和精密、可靠的设备，这样可尽量缩短血管栓塞治疗的时间，提高抢救患者的成功率。

6．骨盆填塞 腹膜后填塞技术是指通过标准的外科手术技术将填塞物放置在膀胱旁和骶前空间来堵塞出血，这项技术已经在一些特定的患者中得到成功的应用。这种技术多在采用骨盆C形夹或其他措施获得骨盆后环机械性稳定后进行的，在伤后48小时更换或移除填塞物。与骨盆血管栓塞相比较，骨盆填塞止血手术虽然治疗时间上明显缩短，但术中输血量要高出5倍。目前对于不稳定的骨盆骨折在创伤现场可用骨盆吊带进行骨盆固定，到达医院后对病情不稳定的患者要采用外固定技术通过外部加压减少骨盆内容量，产生有持续止血作用的填塞效果，同时也可获得骨盆环的稳定和骨折面接触，利于血液凝固。对于骨盆外固定及输血、输液后血流动力学仍不稳定的患者要及时行骨盆填塞手术，在骨盆部位行填塞或通过暂时将主动脉加压来控制出血，同期可评估腹腔脏器损伤的治疗，但要避免腹腔器官复杂的重建手术。这类患者不易行血管造影栓塞术，因为其操作时间比较长，不利于对患者生理指标的动态评估和进一步治疗。对于经输血后血流动力学稳定的患者如果怀疑有骨折出血（扩大的血肿），血管造影栓塞可作为一种辅助治疗方法。

### （三）脊柱骨折的治疗

严重的脊柱骨折可引起相应节段的脊髓损伤，

这种机械性脊髓损伤可刺激机体产生一系列反应而引起继发性脊髓损伤，其中包括脊髓组织内电解液流出、生物化学的改变和血运减少，进而导致氧自由基的形成、钙离子内流、细胞因子和儿茶酚胺的释放。再加上创伤后的低血压、血管痉挛等机体自身调节的不足，脊髓细胞发生死亡。因此，脊柱骨折早期手术的目的主要是行脊髓减压，避免脊髓的二次损伤，这主要通过恢复脊柱的解剖力线、神经组织和血管的减压及增强脊柱的稳定性来实现。Kossmann 等对脊柱骨折伴脊髓损伤患者采用两阶段治疗方案，损伤初期对胸腰椎骨折采取后路内固定，对颈椎骨折采取 Halo 环胸部支架固定，这可保证后期在患者的生理条件允许情况下行Ⅱ期前路重建或更复杂的固定。此外，采用两阶段手术方案可允许有经验的脊柱外科医师制定详细的计划来完成最后的手术治疗。

开放性脊柱骨折多为穿透性损伤，脊柱椎管容量和脊髓均可受到影响。这种损伤还多伴有其他重要组织、器官的损伤，如颈椎穿透损伤多伴有血管损伤，胸部穿透损伤常伴发肺部和心脏损伤，腰椎刀伤或枪伤可伴随腹部脏器、生殖泌尿系统或大血管结构的损伤，这些重要组织、器官的损伤对患者生命的威胁更严重。开放性脊柱损伤的另一合并症是感染，对开放性脊柱损伤延迟或不适当的治疗可导致严重的中枢神经系统的感染，因此，对开放性脊柱骨折及相关组织、器官损伤要早期、积极地给予治疗。为了进一步减少感染的发生，Simpson 等建议对高速枪伤除了为治疗软组织损伤应用庆大霉素外，还要应用头孢菌素，对严重污染的伤口要用青霉素。Kitchel 建议对子弹弹道穿过消化道并存留在脊柱或脊髓内的患者要用 2 周广谱注射用抗生素。对于枪伤所致的脊髓损伤患者应用类固醇药物要谨慎，因为静脉输入激素对神经功能的恢复没有明确效果，反而增加了患者发生感染的风险性。

1．颈椎损伤的治疗：颈椎发生穿透性损伤后不提倡常规的椎板减压。对早期椎板减压可增加颈部脊柱的不稳定性，对有前柱压缩性损伤的患者可致脊髓神经功能的恶化。椎板减压只有在急性脊髓神经功能恶化或清创时才保留使用。

颈椎骨折手术时机的选择还存在不同观点。一些学者将颈椎骨折伴神经损伤患者于伤后 72 小时内和伤后 5 天行手术相比较，在神经功能恢复方面统计学上没有明显差异。另有学者对所有急性颈椎损伤伴神经功能缺陷的患者在损伤 72 小时内行手术减压和固定，发现对不完全脊髓损伤患者的治疗效果明显。

2．胸、腰椎损伤的治疗　与颈椎损伤相比，引起胸椎损伤的暴力更强烈，引起邻近器官损伤的发生率更高，脊髓损伤所出现的神经损害更严重。对完全性胸部脊髓损伤患者立刻行手术减压不十分合适，因为神经功能的恢复不太可能。早期手术还可引发其他风险，包括术中或术后呼吸功能窘迫、出血和感染。对于胸、腰椎骨折部分截瘫患者早期行脊柱减压和内固定有提高神经功能恢复的可能性。Kassmann 提出对胸椎和腰椎骨折可行两阶段手术方案，初期通过早期手术复位和后路固定行有限的创伤控制手术，为脊髓神经功能恢复提供解剖学上的基础，后期再行前路重建，以加强脊柱的稳定性。他认为这比单纯晚期手术治疗在神经功能恢复和全身康复方面更有益。

综上所述，严重创伤患者为多系统、多脏器损伤，早期治疗以挽救生命为主，对这类患者的治疗不是哪一位专业医师独立完成的，而是需要一个训练有素、包括相关专业医师在内的团队来施行，对这类患者的骨科治疗方法要简单、有效、易操作。目前我国多数医院对严重创伤患者的治疗还没有制定出严格的救治制度和完善的治疗方案，对患者损伤严重程度的评估标准主要依据损伤部位的解剖学改变情况，而对于伤后病理生理学、病理学、免疫学等方面的评估标准还不十分明确，需要在今后的医疗工作中探索和制定出全面、完善的对严重创伤患者病情评估的临床和实验室标准，提高这类患者的治疗效果。

## 参考文献

[1] 王正国．多发伤的救治．中华创伤杂志，2004，20（1）：1-3.

[2] 苏鸿熙，刘世恒．现代多发伤治疗学．北京：人民军医出版社，1993：185-187.

[3] 王敬博，金鸿宾．损伤控制理论在创伤骨科救治领域的应用．中国骨伤，2009，22（7）：563-566.

[4] 黎宁，常军英，马国庆，等．损伤控制骨科理

论在肢体多发骨折治疗中的应用．中国骨与关节损伤杂志，2011，26（5）：449–450.
[5] 巴音额古乐．损伤控制骨科理念在创伤骨科中的应用．内蒙古医学杂志，2011，43（6）：677-679.
[6] Renaldo N，Egol K. Damage control orthopaedics：evolution and practical applications. Am J Orthop，2006，35（6）：285-291.
[7] Roberts CS，Pape HC，Jones AL，et al. Damage control orthopaedics：evolving concepts in the treatment of patients who have sustained orthopaedic trauma. Instr Course Lect，2005，54：447-462.
[8] 王爱国，金鸿宾，王志彬．损伤控制骨科的理念及其在临床的应用进展．中国急救复苏与灾害医学杂志，2007，2（5）：310-313.
[9] 黎沾良．严重创伤的损伤控制性手术．中国实用外科杂志，2006，26（12）：909-910.
[10] 高劲谋．损伤控制外科的进展．中华创伤杂志，2006，22（5）：324-326.
[11] Mannion SJ. Damage control in orthopaedic injuries. Hosp Med，2005，66（2）：87-88.
[12] Keel M，Trentz O. Pathophysiology of polytrauma. Injury，2005，36：691-709.
[13] Ni Choileain N，Redmond HP. The immunoiogicai consequences of injury. Surgeon，2006，4（1）：23-31.
[14] 费军，余洪俊，周健．多发伤患者血清降钙素原的变化．中华创伤杂志，2005，21（10）：725-728.
[15] 周继红．全身炎症反应综合征患者血钠监测的意义．广西医科大学学报，2005，22（1）：81-82.
[16] Flohé S，Flohé SB，Schade FU，et al. Immune response of severely injured patients influence of surgical intervention and therapeutic impact. Langenbecks Arch Surg，2007，392（5）：639-648.
[17] Pape HC，Schmidt RE，Rice J，et al. Biochemical changes after trauma and skeletal surgery of the lower extremity：quantification of the operative burden. Crit Care Med，2000，28（10）：3441-3448.
[18] Harwood PJ，Giaaoudis PV，van Griensven M，et al. Alterations in the systemic inflammatory response after early total care and damage control procedures for femoral shaft fracture in severely injured patients. J Trauma，2005，58（3）：446-452.
[19] Nast Kolb D，Ruchholtz S，Waydhas C，et al. Damage control orthopedics. Unfallchirurg，2005，108（10）：804，806-811.
[20] Harwood PJ，Giannoudis PV，Probst C，et al. The risk of local infective complications after damage control procedures for femoral shaft fracture. J Orthop Trauma，2006，20（3）：181-189.
[21] John T，Ertel W. Pelvic injuries in the polytraumatized patient. Orthop，2005，34（9）：917-930.
[22] Burkhardt M，Culemann U，Seekamp A，et al. Strategies for surgical treatment of multiple trauma including pelvic fracture. Review of the literature. Unfallchirurg，2005，108（10）：814-820.
[23] Hamill J，Holden A，Paice R，et al. Pelvic fracture pattern predicts pelvic arterial haemorrhage. Aust N Z J Surg，2000，70：338-343.
[24] Cook RE，Keating JF，Gillespie I. The role of angiography in the management of haemorrhage from major fractures of the pelvis. J Bone Joint Surg，2002，84：178-182.
[25] Kossmann T，Trease L，Freedman I，et al. Damage control surgery for spine trauma. Injury，2004，35：661-670.
[26] Simpson BM，Wilson RH，Grant RE. Antibiotic therapy in gunshot wound injuries. Clin Orthop Relat Res，2003，408：82-85.
[27] Kitchel SH. Current treatment of gunshot wounds to the spine. Clin Orthop Relat Res，2003，408：115-119.

# 第32章

# 外固定支架技术在严重创伤中的应用

付中国　芦　浩　杨　明

骨外固定支架技术治疗骨折始于Malgaigne，他于1840年设计了一种用于治疗小腿骨折的外固定器，经过100多年的发展，特别是近几十年的发展，其基础理论日渐成熟，临床上用于治疗骨不连、骨缺损、肢体延长及矫正畸形、重建肢体功能以及严重创伤中复杂骨折的治疗等方面取得了较好的效果。随着骨外固定支架技术基础理论研究的深入，骨外固定架的改进和操作技术的提高，以及对该技术的不断深刻认识，骨外固定支架作为骨科的一项基本技术，目前在临床上，尤其是严重创伤复杂骨折中的应用范围越来越广泛和深入。

## 一、对多发伤患者骨、关节损伤的处理原则

多发性创伤指人体遭受外作用而导致两个以上解剖部位的严重创伤，其特点是伤情复杂、伤势重、失血多和生理紊乱严重。骨、关节及其软组织损伤是多发性创伤中最常见的损伤。有研究表明在多发性创伤患者中，约80%的患者存在明显的骨与关节损伤。骨、关节及其软组织损伤对患者最终功能恢复，甚至抢救肢体或生命都有深刻的影响。如“开书型”骨盆骨折患者，在最初输血和输液后循环系统仍不稳定时，在骨盆前方使用外固定支架有助于抢救患者的生命。此外，在治疗骨、关节及其软组织损伤患者时，识别并处理其他系统的综合征也是非常重要的，正确的处理可以极大地减少病死率和病残率。

处理多发伤患者需要快速地对患者进行初步评估、积极抢救，待病情稳定后对患者进行更详细的检查以及最终治疗。初步评估包括了解患者的气道、呼吸和循环情况。继发性检查包括肢体运动和神经系统的损伤情况。有5%～20%的多发伤患者因为神志不清或循环系统不稳定，早期无法做彻底的骨科检查，可能遗漏其他损伤，或者因为同侧肢体有其他更严重、更明显的损伤，或者因为最初X线检查不充分，未能诊断出其他合并损伤，因此，待患者的病情稳定后，需要反复进行骨科检查，识别出可能遗漏的损伤并做相应的早期治疗。

多发伤患者骨、关节及其软组织损伤处理的基本原则是依据患者的全身情况尽早稳定骨折和复位脱位的关节。如果一旦患者复苏成功，循环系统稳定，早期固定不稳定性骨折能够减轻创伤引起的生理反应，减少儿茶酚胺和其他炎性介质的释放，减少镇痛药物的使用，减少成人呼吸窘迫综合征、多器官功能衰竭、脓毒血症、骨折并发症、住院时间和总体费用。然而，这并不意味

在伤后24小时内对所有多发创伤患者使用最终固定骨折的方法。必须依据合并伤的严重程度、复苏后的状态、有无凝血障碍以及头部和肺部损伤的严重程度决定多发伤患者骨、关节及其软组织损伤的治疗方案。对多发伤患者的治疗要分清主次，首先要处理危及生命的严重创伤。在多发伤患者的最初治疗中，除能够增加患者存活的骨科手术操作外，骨折的最优固定方法以及关节的最终功能不是治疗方案中的主要目标。维持生命体征的平稳才是治疗的主要目标。早期内固定脊柱、骨盆、髋臼和大关节内骨折需要更精湛的手术技术和更完备的设备。此外，术中更多的出血可能进一步加重休克，对严重污染的创伤，感染的发生率和严重性也将大大增加，因此，如果患者的循环系统不稳定，或者实验室检查不充分，且X线评估无法制订满意的手术计划时，不应该早期实施这些骨折的内固定。在多发伤患者抢救中四肢骨折的固定方法必须简单、快速、有效。如果多发伤患者需要紧急手术时，必须相关科室制订周密计划，相互协调治疗。首先对危及生命的胸腹、骨盆、神经损伤进行外科手术。在头、胸部手术进行的同时，处理开放伤口和使用外固定支架。术后重新评估患者的生命体征，如果生命体征仍然平稳，可以进行抢救肢体的紧急手术。

外固定支架也可作为使用接骨板或髓内钉前临时固定骨折的方法。多发伤患者伴有复杂的关节周围骨折时，不应在入院当天用最终治疗方法固定骨折。如果加压包扎和石膏支具无法稳定骨折，超关节外固定支架可以间接复位并稳定骨折。如果时间和患者的身体状况允许，使用经皮固定针或拉力螺钉临床固定和维持关节面骨折块的复位。

在急诊室对患者初步检查和复苏后，若循环系统不稳定，对肢体骨折应牵引或夹板固定。对不稳定性骨盆骨折应临时使用外固定支架固定，减少骨盆内出血。当大血管损伤造成持续性出血时，需要迅速使用外固定支架临时固定骨折，维持骨折块的良好排列并使肢体稳定以用于血管吻合，尽量减少肢体缺血的时间。如果复苏后或初步处理后患者的生命体征稳定，可冲洗伤口，清创失去活力的组织，稳定骨折以减少对软组织的进一步损伤。对深筋膜高压患者应做深筋膜切开减压。对关节内骨折使用超关节外固定支架恢复肢体的长度和排列，直到软组织肿胀消退后进一步治疗。对于非紧急的胫骨、足踝和上肢损伤可延期处理。

## 二、外固定支架的分类

通常按功能、构型与力学结构分类。

1．功能分类法　分为四类：

（1）单纯固定的外固定器：如单平面单侧Hoffmann外固定器，固定前先要整复骨折，骨折整复对位后再安装外固定器。

（2）兼备整复和固定的外固定器：如李起鸿的半环槽式外固定器，固定后能进行复位和必要的再调整，以纠正偏差。但是，这种外固定器的缺点是灵巧性较差。

（3）骨延长外固定器：这种外固定器具有较灵活的外固定杆，可以在轴线上延长或者缩短骨质。

（4）预防、矫正畸形的外固定器：体外连接杆可以超或不超关节固定，而且在关节处可以活动，用于关节处瘢痕挛缩的松解，或有效地防治需长时间外固定肢体的关节僵硬或挛缩畸形。

2．构型分类法　分为六类：

（1）单边式（亦称半针或钳夹式）：这是最简单的构型，如标准外固定器和Hoffmann、Judet与Wagner外固定器类型，其特点是螺钉仅穿出对侧骨皮质，在肢体一侧用连接杆将裸露于皮外的钉端连接固定。

（2）双边式（亦称全针或框架式）：如Charnley、Anderson外固定器，钉贯穿骨与对侧的软组织及皮肤，在肢体两侧各用1根连接杆固定。

（3）三角式（亦称三边式）：AO三角式管道系统为其代表，可供2或3个方向穿针，多采用全针与半针相结合的形式实现多向性固定。

（4）四边式（亦称四边型框架式）：外固定器组合复杂，其特点是肢体两侧各有两根伸缩滑动的连接杆，每侧的两杆也有连接结构，必要时再用横杆连接两侧的连接杆，以vidal-Adrey外固定器为其代表。这种外固定器的稳定性最坚牢，但体积庞大，调整的灵活性也最差。

（5）半环式：以Fisher外固定器、国内李起鸿的半环槽式外固定器为其代表。现代的半环式外固定器的特点是可供多向性穿针，在半环上安放钢针固定夹，但Fisher外固定器的钢针夹主要是安装在螺杆上。这类外固定器有牢稳可靠的稳定性，特别适用于严重开放性骨折和各种骨不连及肢体延长。

（6）全环式：这种类型外固定器呈全环套样被放于肢体，可实施多向性穿针固定，但不及半环式简便。美国用可透过X线的高强度尼龙代替金属环，固定的稳定性和使用的钉与连接杆数目有关。

3．力学结构分类法　骨外固定器的几何构型是其力学性能的主要因素，基本反映了固定的牢固程度，即固定刚度。但就其力学结构的稳定性而言，目前使用的各种外固定器可简要地分为以下三类：

（1）单平面半针固定型：这类外固定器是依靠半针的钳夹式把持力保持骨断端的固定，骨断端的受力为不对称性（偏心受力），抗旋转与前后向弯屈力最差，钢针可发生变形或断裂。用于不稳定型骨折时，骨折端易发生再错位。但这种单平面单侧外固定器有结构简单、使用方便、固定小腿骨折不穿越肌肉等优点。为了加强固定的稳定性，骨折上下骨段至少需要各穿放2根或3根5～6mm螺纹钉，以增加对骨的把持力。

（2）单平面全针固定型：这类外固定器是钢针穿过骨与对侧软组织，肢体两侧有连接杆将两针固定，骨断端的受力呈对称性。与单平面单侧固定比较，固定的稳定性有所加强，但抗前后弯曲力与扭力的能力仍差，并且钢针穿过肌肉而影响邻近关节的活动，灵活性也不及单平面单侧固定。

（3）多平面固定型：可提供多向穿针固定，具有良好的骨外固定性。多针固定时，每对针相互交叉成固定的角度，即构成多平面固定型。缺点是外观复杂、面积庞大，较笨重，使用时患者易产生恐惧感。此外，还有三维组合外固定型联动超关节外固定型。

## 三、外固定支架的特点

外固定支架技术对过去缺乏理想的固定器械又不宜做内固定且伴有软组织严重损伤的复杂骨折提供了有效的治疗方法。骨外固定支架具有刚度可调性的优点，可随骨折愈合需要调整刚度。早期为高刚度固定，以利于血管与新骨生成，中后期调整为弹性固定，有利于负重活动产生的轴向压应力以加速骨的改建。在处理骨折方面，骨外固定已显示出其优点。长管骨闭合性不稳定性骨折，尤其是近关节骨折，通过骨外固定，经皮治疗骨干、干骺端、骨骺处的闭合性骨折，有利于骨折畸形的矫正，具有操作简便、快速、创伤小、易于施行等优点，用于下肢长管骨折，有利于早期功能锻炼和负重行走。对于长管骨开放性骨折，尤其是合并严重软组织损伤、大面积软组织缺损一期修复后，或待二期修复需要长期换药或合并有神经、血管损伤者，骨外固定架能使骨折得到有效固定，同时能对软组织创面进行换药引流、植皮等处理，这是骨外固定的最大特点，特别是对于不适于做内固定者，提供了有效的解决方法。此外，外固定支架固定长骨或关节周围骨折也要优于石膏或牵引治疗，这是因为无法监测昏迷或肌痉挛患者的肢体在石膏内的肿胀以及可能发生的压疮，而且患者也常不能很好地耐受长期骨牵引治疗。如果一旦患者头部损伤好转，外固定支架可以很容易拆除，改换内固定物固定骨折。

当对伴有头部损伤的多发伤患者抢救复苏时，使用外固定支架固定骨折有利于降低死亡率。Riemer报告用外固定支架固定伴有头部损伤患者的不稳定骨盆骨折，死亡率从43%降到7%。

加压外固定已广泛用于各种类型的骨不连，特别是对局部软组织瘢痕多的骨不连，伴有严重感染、患肢短缩、骨缺损的骨不连，提供了有效的治疗手段。外固定架是多平面、多方向固定，既可稳定截骨面，控制和调整轴线，对骨端施以牵引压缩力来促进骨愈合，又可用来修正成角、旋转和侧方移位畸形。对于单纯成角畸形，在适当部位行皮质骨截骨，而后截骨面之间缓解楔形张开使畸形矫正，楔形缺损区由再生骨质填充。

骨不连常为严重创伤所致，往往伴有各种移位及感染。传统的骨移植、内固定等方法需要分期治疗，效果较差，且适用于部分病例，用骨外固定技术则可在纠正各种缺陷的同时一期治疗骨不连。骨外固定治疗骨不连的基本点在于牢稳固定和骨折断端间的加压。骨外固定架可使骨折端得到较好的制动力，有利于骨不连的愈合。骨外固定加压较均匀，使应力在骨折端的分布也较均匀，骨折端紧密接触，摩擦力大，改善骨折端的血运，促进骨不连愈合。另一方面，加压可在局部形成生物电效应，改变间质细胞的电性和电化学环境，使骨不连愈合。应用骨外固定治疗该病具有不植骨、创伤小、充分矫正患肢短缩畸形的特点，以及促进假关节愈合、重建患肢长度、避免截肢的优点，为提高该病的治疗效果提供了一条重要的新途径。

## 四、外固定支架在多发伤、多发性骨折中的应用

1．骨盆骨折　严重骨盆损伤的出血主要来自骨折端早期应用骨外固定支架，稳定骨折端可减少出血和疼痛，便于护理。对旋转不稳定的骨盆骨折，骨外固定提供了充分的稳定。对纵向不稳定的骨折可同时结合骨牵引或在后方切开内固定。应用骨外固定可对骨盆环受到严重破坏甚至崩解，及合并有重要脏器血管损伤患者进行抢救，大大地降低了死亡率。

抢救合并失血性休克的骨盆骨折患者需要尽早固定不稳定的骨盆骨折。外固定支架已成为多发伤患者合并骨盆骨折时紧急抢救治疗中的一个重要措施。在紧急情况下，外固定支架的固定针要迅速、安全地经皮或直视下置入髂骨翼，避免损伤髂前上棘处的股前外侧皮神经，矫正骨盆移位。外旋或“开书型”骨盆骨折使用内旋和侧方加压矫正畸形；垂直方向的不稳定骨折需要使用骨牵引辅助复位，然后安放外固定支架。这样通过控制骨盆的容积阻塞腹膜后出血的血管，通过降低骨盆的活动阻止进一步的出血。旋转不稳定的“开书型”骨盆骨折，由于其后侧骨盆韧带结构完整，因此置于骨盆前方的外固定支架固定骨盆骨折后，可以维持骨盆骨折的稳定。对于骨盆后侧不稳定的患者，单纯靠骨盆前方的外固定支架往往不能获得满意的复位和固定，但是外固定支架的使用有助于止痛，减少出血并有利于患者的搬运和护理。

对于开放性骨盆骨折，由于会阴部伤口及腹腔、盆腔脏器的破裂会明显增加骨盆骨折发生感染的概率，因此，早期外固定支架的使用有助于减少感染、控制出血和处理软组织的损伤。

当患者合并腹部损伤，需要紧急剖腹探查或者需要明确出血诊断做血管造影时，外固定支架应在进行腹部手术之前安置完毕。这是因为切开腹膜会加重骨盆环的不稳定而不利于止血。外固定支架可以根据骨折的类型或者作为临时固定或者作为长期治疗的手段。由于多发性创伤患者的不稳定骨盆骨折需要快速固定，外固定支架需要在急诊室或 ICU 内迅速安置，无法利用 X 线检查骨折复位情况，因此，使用外固定支架有利于后期调整骨折的排列。然而，如果晚期骨盆骨折需要切开复位内固定，外固定支架的使用可能增加了感染的机会。外固定支架也为细菌提供了进入骨盆损伤后出现的皮下和深部血肿的通路。

2．长管状骨骨折　当长管状骨骨折患者合并休克、颅脑外伤、胸腹部脏器损伤或凝血功能障碍时，需要较长时间的内固定术，这可能会因进一步增加出血而加重患者的病情。然而外固定支架可发挥其操作简单、创伤小和出血少等特点，对长管状骨骨折进行快捷、便利的临时固定，是治疗多发性创伤的有效手段。

已有研究显示延迟 24 小时固定大的长管状骨可以导致 ARDS 的发生率增加 5 倍，延迟 48 小时可以明显增加肺部并发症的发生率。多发伤患者中早期固定股骨骨折已经显示出减少 ARDS 和呼吸功能紊乱的发生的风险，并且减少了患者 ICU 观察的时间和治疗的费用。合并严重胸部损伤的股骨干骨折患者，肺部通气功能常常受到损害，使用髓内钉扩髓时产生的栓子化的髓内容物可能在肺部启动炎性连锁反应，使损伤的肺部发生 ARDS。如果患者没有充足的氧供或者循环系统不稳定，那么急诊最好临时使用外固定支架固定股骨骨折，待患者的生命体征平稳，全身无感染征象之后再改用交锁髓内钉固定。如果患者全身或者局部条件不允许改用内固定，就应该尽量使用外固定支架直至骨折愈合。大多数股骨干开放性骨折的病例可以急诊或延期使用不扩髓交锁髓内钉进行有效固定。另外，对多段骨折传统方法采用髓内钉固定常较困难，且不稳定，使用外固定

支架可提高骨折愈合率，促使关节功能恢复，有其独到之处。

早期使用外固定支架的目的是恢复骨的结构和保证骨折的稳定性，以利于软组织的修复，使用外固定支架时固定针应在解剖安全区内置入以避免损伤肌肉、肌腱、血管和神经结构。外固定支架不应影响伤口的二期处理，包括进行清创、换药、植骨和软组织覆盖等。由于对于损伤严重程度相同的骨折，外固定支架可以获得与其他内固定相似的骨愈合率，因此，在最初外固定支架固定后不必常规再改用交锁髓内钉固定。如果用外固定支架固定的骨折复位差且不稳定，可待软组织条件改善后还用交锁骨内钉固定。虽然一些资料显示晚期将外固定支架改用交锁髓内钉固定能够导致软组织的感染和骨髓炎，但是在伤后1周内或钉道无感染时，外固定支架改为髓内钉并没有发生同样的危险。如果患者的一般情况比较差，直到伤后1个月才允许改用交锁髓内钉时，应在拆除外固定支架牵引骨折几周后，待所有钉道的感染都彻底解决后再调换交锁髓内钉。为了避免插入固定针时损伤血管和神经，避免钉道感染而影响改行髓内钉固定，可考虑使用不穿透骨质的无针外固定支架。其特点是内置物不贯穿髓腔，而仅锚定一侧皮质。动物和尸体研究已经显示无针外固定支架可提供足够强度用于骨折的临时固定。由于这种外固定支架的技术容易掌握，可以快速安放，并且不会影响二期手术，所以它最适用于开放性胫骨骨折的处理。

3．关节周围骨折　多发伤患者伴有股骨髁上、髁间、胫骨平台和Pilon等关节周围骨折时，可用有限的内固定物维持关节面的正常解剖关系，再辅以超关节或不超关节外固定支架进行固定。这些骨折常伴有严重的软组织损伤，如果早期切开复位内固定，可能严重破坏软组织血运，导致皮肤坏死和感染。外固定支架结合有限内固定治疗关节周围骨折，特别是胫骨平台和Pilon骨折，可以获得骨折稳定的解剖复位，避免软组织广泛剥离，明显降低并发症的发生率。关节周围骨折，特别是向骨干延伸的患者，在病情稳定后也可使用不超关节的混合式外固定支架固定。

对关节周围骨折使用环形外固定获得关节内骨折复位固定，对骨干部使用单侧半针外固定支架增加固定的稳定性。然而，环形外固定支架在固定关节周围骨折时应注意进针区，避免损伤神经和血管。当使用单侧外固定支架时，带有透光碳纤维杆的外固定支架有利于了解关节内骨折块的复位和骨折愈合的进展。

肘部严重的Ⅲ度开放性骨折也可以用外固定支架固定。将单侧半针外固定支架的固定针分别放在肱骨和尺骨，通过连杆桥接。如果患者的病情稳定，需要对肘关节进行早期锻炼，可以在X线指导下使用“铰链式”外固定支架。

当多发伤患者伴有前臂开放性骨折或有骨缺损时，外固定支架作为最初的临时固定措施有助于以后损伤处进一步的治疗。

对于不稳定的粉碎性桡骨远端骨折，可用外固定支架固定。一个良好的外固定支架可能提供整体的完整性，恢复腕关节长度、成角及旋转排列，但是它不能精确地控制关节内的小骨块，恢复关节完整的轮廓，因此，常需加用克氏针等其他辅助固定物。

## 五、在多发伤、多发骨折患者使用外固定支架的优势

从生物力学角度讲，髓内钉固定是股骨干和胫骨干骨折治疗的首选方法。但无论是扩髓或不扩髓的髓内钉都有引起肺栓塞的可能，特别是在患者伴有胸外伤的情况下，发生这种并发症的可能性更高。另外，一般而言，年轻、肌肉发育良好、简单类型（横行/短斜型）骨折更容易发生肺栓塞，而接骨板手术往往需要较大的手术入路，技术要求高。相比之下，外固定支架术可使患者的手术额外损伤降到最低，是一种快捷、实用的手术，尤其适合对多发损伤患者的早期治疗。

在治疗不稳定的多发性创伤患者的肢体骨折时，外固定支架可以提供最初足够的稳定性以允许搬运患者，做诊断性检查治疗或其他手术。

多发伤患者在急救时，如果需要使用外固定支架固定骨折，可以方便、迅速地在急诊室或ICU内局部麻醉下安装。虽然在多发伤患者，外固定支架通常并没有被使用治疗骨折直到骨愈合，但如果需要时也可以用到骨折最终愈合。

对于严重开放性骨折伴有大量软组织损伤的患者，鉴于骨折的不稳定和易于出现畸形，因此，使用外固定支架有利于骨折反复的复位和固定。由于严重开放性骨折常常需要多次手术清创，因此，外固定支架的可调性有利于对复杂伤口的彻底检查和对环形损伤面伤口的处理。

多发伤患者股骨远端或胫骨近端骨折时，早期使用外固定支架有助于在患者病情稳定后评估膝关节韧带的稳定性。此外，当合并的韧带损伤需要修补时，由于患侧膝关节可能仅需要短期制动（3 ~ 4 周），因此，选用外固定支架作为临时固定也是非常合适的。

多发伤患者合并严重关节及其周围骨折时超关节的外固定支架通过韧带轴向牵拉作用使不稳定的关节内骨折、脱位和复杂的关节周围骨折获得复位和临时固定。

## 六、在多发伤、多发骨折患者使用外固定支架的注意事项

由于股骨被肌肉组织环绕，没有理想的进针通道，外固定支架的使用有可能阻碍髂胫束的运动，从而限制膝关节的活动，因此，外固定支架仅用于不能采用上述方式治疗，或者当污染严重而且预期很可能发生感染的Ⅲ型开放性骨折。

多发性创伤患者常伴有胫骨开放性骨折。如果伤口污染严重或皮肤有缺损，金属内固定物会增加伤口的感染率和骨髓炎的发生率。由于外固定支架的固定针穿过正常的皮肤和皮下组织而远离伤口，从而能够降低感染的发生率。外固定支架的使用也有利于在处理髓腔或深部伤口的同时维持骨折的复位。它也可以进一步降低局部血运的破坏和软组织的坏死。

肱骨干被大量肌肉组织所包围，而且血管和神经结构邻近肱骨干，使用外固定支架很容易损伤上述组织，因此多发创伤患者伴肱骨骨折或Ⅱ度、Ⅲ度开放性骨折才使用外固定支架。使用外固定支架时应尽量在直视下置入固定针，特别是在邻近桡神经行径处时需要格外小心。最适合外固定支架固定的肱骨骨折是位于三角肌止点与肱骨髁上区之间的肱骨远侧半骨折。

早期固定多发伤患者肢体骨折的外固定支架常选用能够简便、快速放置的单侧半针外固定支架。环形或混合式外固定支架的使用受到一定程度的限制。然而单侧外固定支架的固定针仍应在安全区内放在骨块上，避免损伤神经和血管，特别是肱骨远侧的桡神经、胫骨近端腘窝内的血管和神经。

使用外固定支架后针道感染限制了改换其他内固定物，因此，如果外固定支架仅作为固定多发伤患者骨折的临时措施，那么应尽早用内固定更换外固定支架。虽然目前并不确切知道更换内固定的安全时间，但一般认为若针道无感染征象，伤后 1 周内将外固定支架再换为内固定物是安全的。

多发伤患者常伴有明显的软组织损伤，固定针转入骨筋膜室造成的室内压上升几个毫米汞柱都可能会导致骨筋膜室综合征的暴发，因此，对多发伤患者需要反复观察肢体肿胀及骨筋膜室压力，必要时做预防性深筋膜减压。

## 七、外固定支架术后的护理与功能康复

1．定期更换敷料　保持皮肤针孔部清洁干燥，注意保持外固定器的清洁。根据病情需要，可在术后使用数日抗生素。

2．适当抬高患肢以减少肿胀　必要时，可通过外固定器将伤肢悬吊。

3．使用适合的支架或托板　为防止踝或腕关节下垂，托板可连接于外侧固定器上。

4．尽早开始穿针部位上下的关节活动　如全身情况允许和固定有足够的稳定性，则应鼓励患者早日扶拐下地练习伤肢部分负重行走。功能锻炼的强度不应引起疼痛，关节活动幅度要大，但频率要小。全针固定时快速伸屈关节易拉伤肌肉，浆液沿针道溢出易导致感染。

5．钢针与皮肤间的界面应无张力，否则应予切开减张。

6．如采用加压外固定，固定后 1 ~ 2 周需要再适当加压 1 次，以使断端紧密接触。

7．骨断端初步愈合后可通过减少钢针与连接

杆的数目降低固定刚度，以促进骨愈合和骨改建。

8．外固定器的留置时间　外固定器的留置时间取决于治疗需要。骨折患者因年龄、部位和损伤严重程度不同，留置时间也是不同的。一般在成人为 10 ～ 14 周，儿童平均为 6 ～ 8 周。但在拆除外固定器前，必须拍摄 X 线片，骨折已临床愈合和 X 线片显示有明确的骨痂连接，如仍不能确定，可先拆除部分外固定器，降低固定刚度，观察 1 ～ 2 周后经 X 线检查无异常改变后方可拆除外固定器。其后需用小夹板或石膏夹板保护 2 ～ 4 周，以待骨折牢固愈合。

对于多发伤、多发骨折，以往常采取早期切开复位内固定，但对于多部位多肢体骨折，手术部位多、范围大、创伤重，结合应用骨外固定可以弥补此不足。在多发伤中，对于合并有胸、脑及腹部重要脏器的损伤，特别是危及生命的脏器伤中的管状骨骨折实施早期骨外固定，作为一种急诊处理，有利于施行抢救性手术，有明显降低死亡率和减少并发症的优点。经过多年的努力，外固定方法的适应证、操作规范、手术前后处理、方法推广等方面日趋成熟。并于今后的发展方向，笔者认为有二：一是外固定处理多发伤、多发骨折将越趋简便、有效；二是将会有更多操作简单、使用安全的外固定支架用于多发伤、多发骨折的急诊治疗。

第33章

# VSD技术在开放性骨折早期处理中的应用

李　兵　李百川

## 一、概述

随着社会工业化程度及快速交通的发展，人身意外伤害中高能量损伤逐年上升。开放性骨折的骨折端直接暴露于污染环境，由于软组织完整性的破坏，治疗过程中感染、骨延迟愈合、骨不连甚至截肢的风险极大，术后肢体功能的恢复也一直困扰着创伤骨科医师。在近年来的医疗实践中，开放性骨折的早期处理方法一直存在争议，而负压封闭引流技术（vaccum sealing drainage，VSD）的采用为开放性骨折的早期处理模式提供了一个良好的解决方案，被认为是安全、便捷、高效和缩短愈合时间的伤口治疗新方法。

## 二、VSD技术的定义及发展历程

### （一）VSD的定义

VSD是指采用内置引流管的聚乙烯乙醇水化海藻盐泡沫敷料，覆盖及填充软组织缺损的创面，再用生物半透膜封闭成密闭空间，并通过对引流管进行持续负压引流，来促进创面愈合的治疗方法。

在北美有类似的创面封闭负压引流治疗（vacuum assisted closure，VAC），是应用带有引流管的无菌特殊敷料覆盖清创后的创面，用透明密封贴膜封闭成密闭的空间，接专用的创伤负压治疗仪，进行持续或间断的负压吸引，VAC从分子水平上创造了一个适当湿润和保护性的环境。

### （二）发展历程

1992年，德国Fleischman发明了VSD技术，并应用于骨科。

1993年，Fleischman首次报道VSD技术治疗各种急性软组织缺损和感染创面。

1994年，裘华德教授率先引进VSD技术，并首创应用于普外科急性坏死性胰腺炎和其他各种腹腔内感染。

1996年，美国Argenta发明了类似VSD方法的VAC技术。

1997年，德国Kovacs报道了用VSD技术治疗慢性溃疡。

2005年，国内自行发研制出一次性负压引流护创材料，成立维斯第公司。

2009年，卫生部“十年百项”计划暨VSD技术项目推广在武汉启动。

目前VSD分为A、B、D三型产品，A型为普及型；B型添加了冲洗管，有效解决了堵管问题；D型产品的操作和护理更加简便。

## 三、开放性骨折的分型及VSD在早期处理中的应用

### （一）开放性骨折的分型

1．全身情况评估　对骨折详细评估之前，要对潜在的、威胁生命的损伤进行评估和治疗。急

诊处置时首要的是维持患者的气道、呼吸和循环（ABC 支持），尽早对活动性出血伤口加压包扎止血；严重创伤患者在获得颈椎及胸腰椎正侧位 X 线片之前，必须用颈托加以保护及硬质脊柱架搬运，以降低二次伤害的风险；出现肢体触诊发凉、无脉或脉搏减弱、皮肤发暗或苍白、毛细血管充盈不足，应该考虑动脉损伤的可能性，还需行肢体数字减影血管造影（digital substraction angiography，DSA）及便携式多普勒血流探测仪等检查。对存在骨盆或腹部严重损伤的患者，应该检查其会阴部位，包括肛门及女性的阴道，会阴撕裂往往形成开放性骨折。捻发音与波动感是广泛软组织脱套伤的依据，即使是远离骨折处出现的小伤口也可能与骨折相通。对骨折肢体的小刺伤和深部擦破伤，要等同开放性骨折处理，除非有可靠证据加以排除。若急诊 X 线检查提示有皮下气体或软组织气体，需考虑穿透伤或钝伤诱发真空现象吸入的空气（图 33-1、33-2），预示开放性骨折的存在。如果患者情况稳定，尽早进手术室清创或扩创处理。

2．开放性骨折的分型　开放性骨折分型可以决定治疗原则及判断预后，最常用的是 Gustilo-Anderson 分型及 Gustilo 分型。首次进行伤口清创的时候就要对开放性骨折进行分型，这关系到关闭软组织创口的方式选择。Gustilo 分型见表 33-1。

不能仅依据创面大小来判断 Ⅰ 型伤口，小伤口也可能伴有严重的伤口污染。

Ⅲ 型伤口多为高能量损伤，大面积创面污染使感染和并发症风险极大，而且骨折较粉碎，并有明显的移位。按损伤能量和软组织失活程度可分为以下几种亚型：

（1）ⅢA 型：本型骨折端软组织即使有皮肤的缺失，仍有充分的软组织覆盖骨、肌腱、血管和神经（图 33-3）。

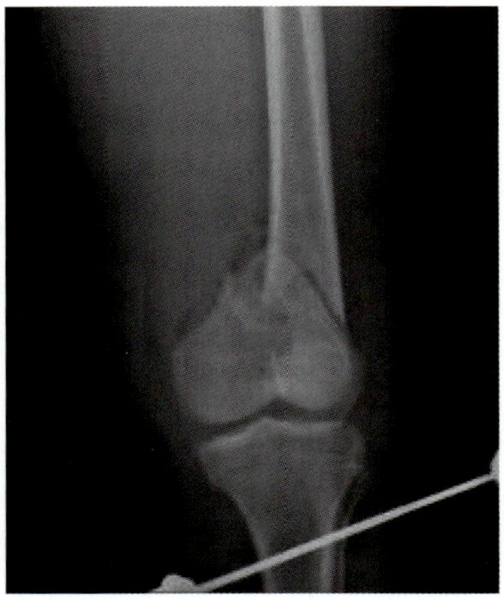

**图 33-1**　近骨折端软组织内可见皮下气体，提示为开放性骨折

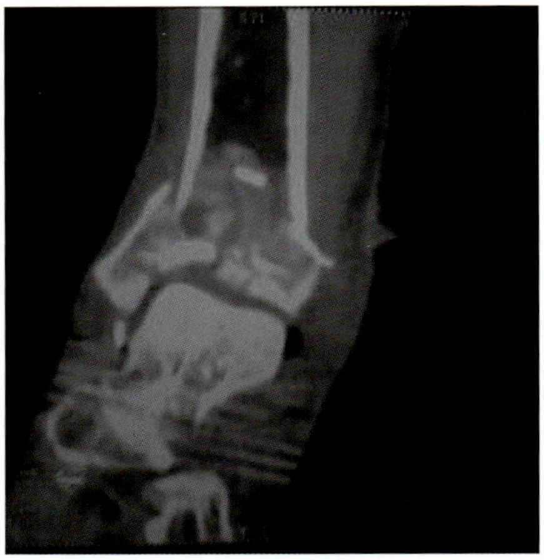

**图 33-2**　显示踝关节骨折的 CT 图像，亦有明显积气，同样提示开放性骨折

**表 33-1　开放性骨折的 Gustilo 分型**

| 类型 | | 伤口大小 | 污染程度 | 软组织损伤 | 骨损伤 |
|---|---|---|---|---|---|
| Ⅰ 型 | | ＜ 1 cm | 清洁 | 轻，简单 | 轻度粉碎 |
| Ⅱ 型 | | ＞ 1 cm | 中度 | 中度，部分肌肉损伤 | 中度粉碎 |
| Ⅲ 型 | ⅢA 型 | 一般 ＞ 10 cm | 重度 | 严重，有碾伤 | 多为粉碎，但软组织可覆盖骨折端 |
| | ⅢB 型 | 一般 ＞ 10 cm | 重度 | 软组织严重缺失，通常需植皮或皮瓣移植方可覆盖创面 | 骨折覆盖差，多样化，可能存在中度到严重的粉碎 |
| | ⅢC 型 | 一般 ＞ 10 cm | 重度 | 非常严重的软组织缺失并伴有需要修复的血管损伤，还需要皮瓣覆盖创面 | 骨折覆盖差，多样化，可能存在中度到严重的粉碎 |

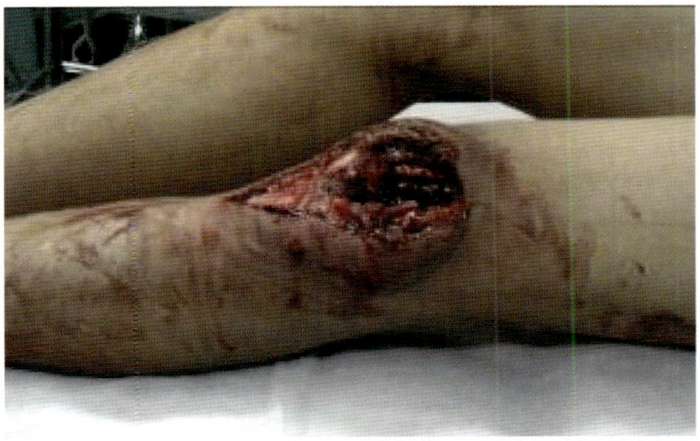

图 33-3 膝关节ⅢA 型开放性骨折

(2) ⅡB 型：本型软组织的坏死或缺失通常需要进行植皮或皮瓣转移，或通过 VSD 装置延期闭合暴露的骨折、血管和神经。

(3) ⅢC 型：本型血管破裂危及肢体存活，需要血管修复。如果有血管破裂但不需要修复也能维持肢端血供的不归在此类（图 33-4、33-5）。

Gustilo-Anderson 及 Gustilo 分型已被广泛采用，最重要的参考因素是软组织损伤和污染程度。骨折的粉碎和移位程度相对于皮肤伤口的大小对分型的参考作用相对次要。据报道，一般感染率是：Gustilo Ⅰ型为 0 ~ 2%，Ⅱ型为 2% ~ 7%；Ⅲ型为 10% ~ 25%。

2010 年美国骨创伤协会提出了新的开放性骨折 OTA 分型系统，对上、下肢及骨盆开放性骨折进行统一分型，但目前尚未得到广泛的应用。

3．受伤环境对预后的影响　曾接触排泄物或污物（比如在农场、花园、溪流或湖泊等特殊环境），需要执行更彻底的扩创手术；由农机具造成的高能量损伤污染严重，而车祸伤患者芽胞杆菌感染的风险较小。

4．排查关节及血管损伤　对近关节开放伤可向关节内注射生理盐水，观察创面是否有液体流出，排查关节贯通伤；对开放性骨折患者应警惕血管损伤的风险，动脉损伤的“硬体征”有：①搏动性出血；②触及动脉震颤；③动脉附近有血管杂音；④肢端有缺血性 6P 征：疼痛（pain）、苍白（pallor）、感觉异常（paresthesias）、无脉（pulselessness）、末梢充盈时间延长（prolonged capillary refill）、麻痹（paralysis）；⑤血肿进行性

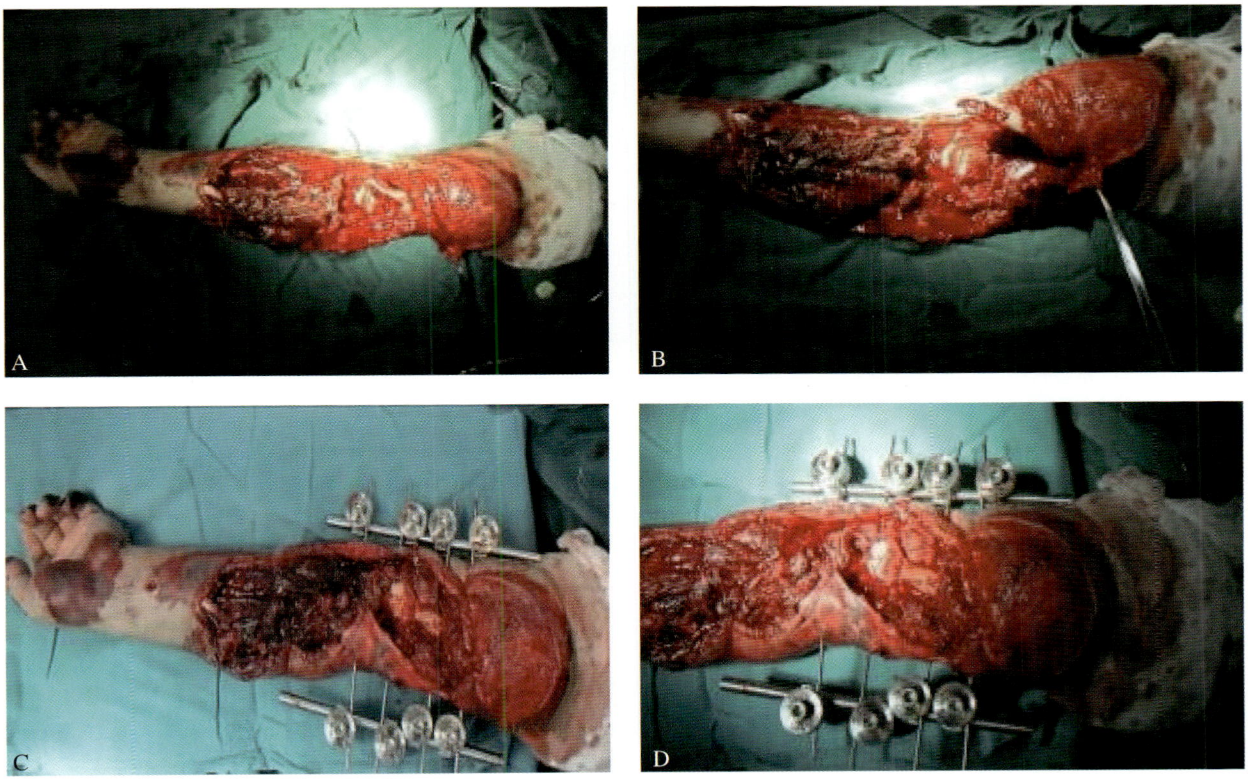


图 33-4 上肢 Gustilo Ⅲ B 型开放性骨折

A、B．上肢存在大面积软组织缺损；C、D．术中使用外固定支架固定骨折断端

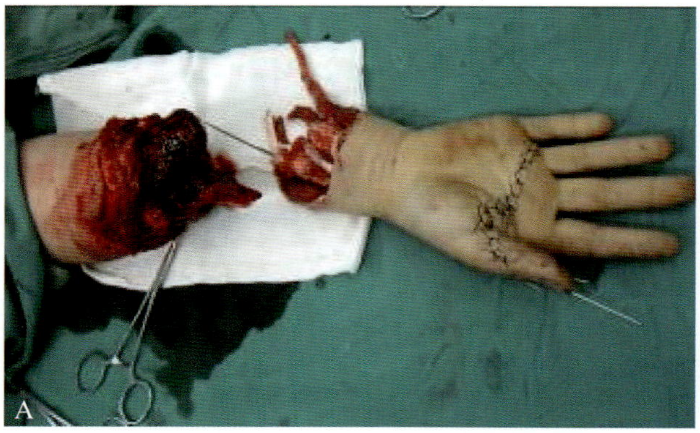


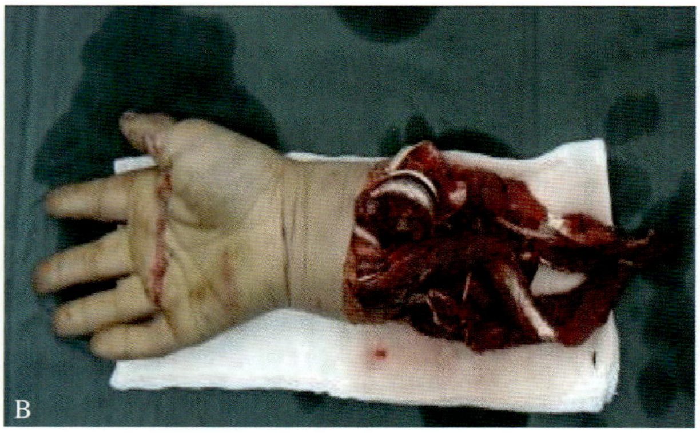


**图 33-5 上肢 Gustilo Ⅲ C 型开放性骨折**

A．肢体完全离断；B．存在大面积软组织缺损

增大。如出现动脉损伤的“硬体征”提示尽快行多普勒检查或血管造影，必要时考虑血管探查。

### （二）门急诊处理

门急诊的处理原则为：①确定伤口和骨折是否相通；②确认损伤区深部的组织是否存活。

先用止血钳清除伤口内异物，用大量过氧化氢及稀释的聚维酮碘溶液初步冲洗伤口，用无菌敷料包扎；对肢体明显畸形和关节脱位的患者，进行必要的 X 线检查后先采取闭合复位和伤肢固定，待完善检查后送手术室彻底清创。

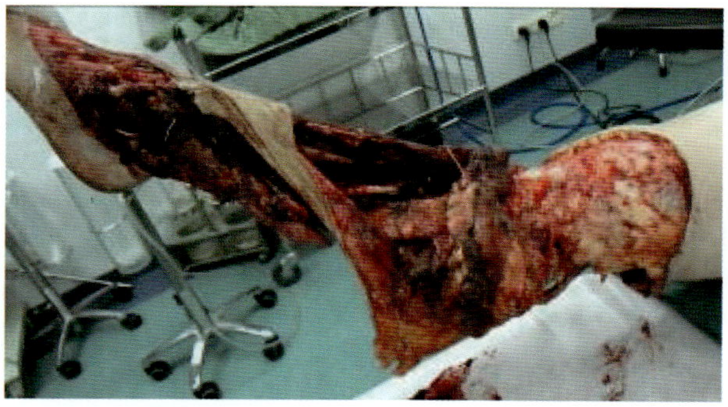

**图 33-6 胫腓骨ⅢC 型开放性骨折，血管破裂危及肢体存活**

从利于向患者解释病情及法律程序的重要性考虑，整个治疗过程中进行 X 线摄片是很必要的，也避免了二次打开敷料查看伤口。尽量避免在急诊室对伤口行手指探查。因为探查提供的信息有限，却增加了出血和污染的风险，也不建议为了减轻疼痛或探查伤口而施行麻醉，以免干扰神经检查。

### （三）手术室急诊处理

开放性骨折的处理原则为抢救生命、保存肢体。

1．清洗创面　用毛刷和肥皂水对伤口边缘皮肤刷洗 2 ～ 3 次，去除污垢和沾染的细菌，用无菌生理盐水冲洗，达到初步清创。如大批伤员需要同时处置，可考虑用脉冲枪在中等压力下用无菌生理盐水冲洗创面。

用过氧化氢、生理盐水冲洗 1 ～ 2 次，然后用稀释的聚维酮碘溶液浸泡 5 ～ 10 分钟，再消毒、铺单，然后开始清创术。

2．清创术　清创是切除受污染的和失去生命力的组织，把污染变为清洁，把开放性骨折变为闭合性骨折，这是治疗成败的关键。清创时间在伤后 6 ～ 8 小时内为宜，如伤后及时使用抗生素，结合气温、骨折分型、伤口大小、污染程度、骨折情况、手术条件等因素，清创时间亦可延至伤后 10 ～ 12 小时。超过 24 小时则不宜闭合创面。

清创按皮肤、皮下组织、筋膜、肌肉、肌腱、骨骼的顺序依照先外后里的次序依次进行。首先切除创缘皮肤 1 ～ 2mm，按肢体长轴或皮纹走向彻底扩创，清理创腔。如果清创后骨折端穿出裂口的上下缘仍无渗血的皮肤，仍应进一步清创；要彻底切除皮下组织及脂肪组织、筋膜；肌肉组织按“4C”辨识：颜色（color）、循环（circulation）、肌收缩力（contraction）、肌肉弹性（consistency）。对暗淡无光泽、手术镊钳夹无反应的组织必须切除。肌腱污染轻的则仅清理表面组织，污染重已撕裂的应予以切除。一定要保留血管、神经，污染重的剥离外膜即可。关节囊、关节韧带仅清理表层，可去除骨折端游离小骨片，要保留仍有骨膜相连的骨片及大的游离骨片，以避免缺损过大影响骨愈合。对广泛的皮肤、皮下剥脱伤，可行急诊反取皮植皮术，加压包扎，一旦有坏死迹象，即行切除植皮。

3．组织修复　再次冲洗创面，更换手套、器械、铺单，严格按无菌操作进行骨折、血管、神经、肌腱组织修复术。

（1）血管修复：一般的小血管损伤可结扎，如重要的血管损伤影响到远侧血运，则应请显微外科进行一期修补、吻合或移植。血管口径不同，则缝线不同。

表 33-2　血管吻合缝线的选择

| 血管口径 | 缝线粗细 |
| --- | --- |
| 3mm | 7-0 缝线（尺桡动脉以上） |
| 1 ～ 3mm | 9-0 缝线（指总动脉） |
| 1mm 左右 | 11-0 缝线（指动脉） |

（2）神经修复：对创口污染轻的神经切割伤尽量一期修复。如全身情况不允许，为撕裂伤或捻挫伤，或缺损后断端回缩不易吻合，可用黑丝线标记神经两端，固定于周围组织，二期再修复。

（3）肌腱修复：尽量行一期修复。如果断端回缩无法一期完成，则标记后二期处理。

4．创口的闭合　变开放性骨折为闭合性骨折，尤其是结合显微外科等先进技术，一期闭合伤口及一期愈合是创伤骨科的理想。局部损伤的严重程度和能否彻底清创是伤口一期闭合的前提，在无把握的前提下不要勉强一期闭合伤口。一期闭合留给我们太多惨痛的教训。行一期 VSD 覆盖而延迟闭合创面成为一种更安全而有效的处理方式。Stannard 等随机对比了 62 例应用伤口负压疗法或无菌湿盐水敷料治疗的严重开放性骨折，直至伤口最终闭合或被组织覆盖。总体上，应用伤口负压疗法的患者中感染率为 5.4%，对照组为 28%，这个发现在统计学和临床方面均有重要意义。

对Ⅰ型无张力清创伤口，充分评估术后肢体肿胀程度后，可直接缝合。小腿以下部位创口需慎重闭合。直接缝合时采用皮内缝合法，将线结打在皮肤更为健康侧。受伤超过 8 ～ 12 小时、严重污染的伤口及火器伤采用二期闭合创面，用肌肉覆盖裸露的骨端，无菌纱布疏松填充 4 ～ 7 天，待局部炎症控制后再闭合伤口；更为可靠的办法是创面用 VSD 覆盖，7 ～ 10 天后再二期缝合或行植皮术覆盖创面，反而会减少感染的机会。在开放性骨折处理初期，创面往往是污染创面而常引起感染，在清创和正确评估感染和骨不连危险的基础上，要建立良好的引流或应用负压封闭引流技术。负压封闭引流下即使一期封闭创面并不会引起骨折感染率、骨不愈合率以及骨延迟愈合率的升高。

5．正确评估软组织损伤　清创不彻底，试图一期闭合伤口，是导致伤口边缘坏死的常见原因。

（1）由内至外的开放性骨折：伤口小，易忽略创腔中软组织的钝挫伤及骨折端对下方皮缘的挤压伤，在闭合后易发生皮缘坏死。

（2）直接暴力造成的开放性骨折：有的伤口小，软组织挫伤面积大，若清创过于简单，易出现片状皮肤坏死、感染，增加了粉碎性骨折的处理难度。

（3）机器绞扎造成的开放性骨折：皮肤碾挫伤严重，如果将大片撕脱的皮肤原位缝合将导致坏死，可完全切下皮片进行反取皮植皮术（图 33-7）。

## （四）骨折的固定

清创后，要进行合适的骨折制动或固定，其优点是：①恢复肢体长度和力线，恢复关节面平整。②有利于防止及控制感染，便于换药及进一步创面处理。③利于骨折愈合。④可适当地进行早期功能锻炼，保存一定的肌力及关节功能。

1．开放性骨折的固定方式的选择　20 世纪 60 年代，普遍认为内固定会增加伤口的感染。20 世纪 70 年代后，随着伤口清创技术、抗生素治疗方法的提高和内固定技术的进步，一期内固定治疗开放性骨折的适应证已经改变，采用内固定稳定骨折端较整体不稳定的骨折具有更强的抗感染力。20 世纪 80 年代以来关于开放性骨折内固定的系统研究显示其具有显著的效果。Bhandari 等[10]总结了 799 例开放性胫骨干骨折的治疗后提出，外固定架固定较钢板内固定为优，而非扩髓髓内

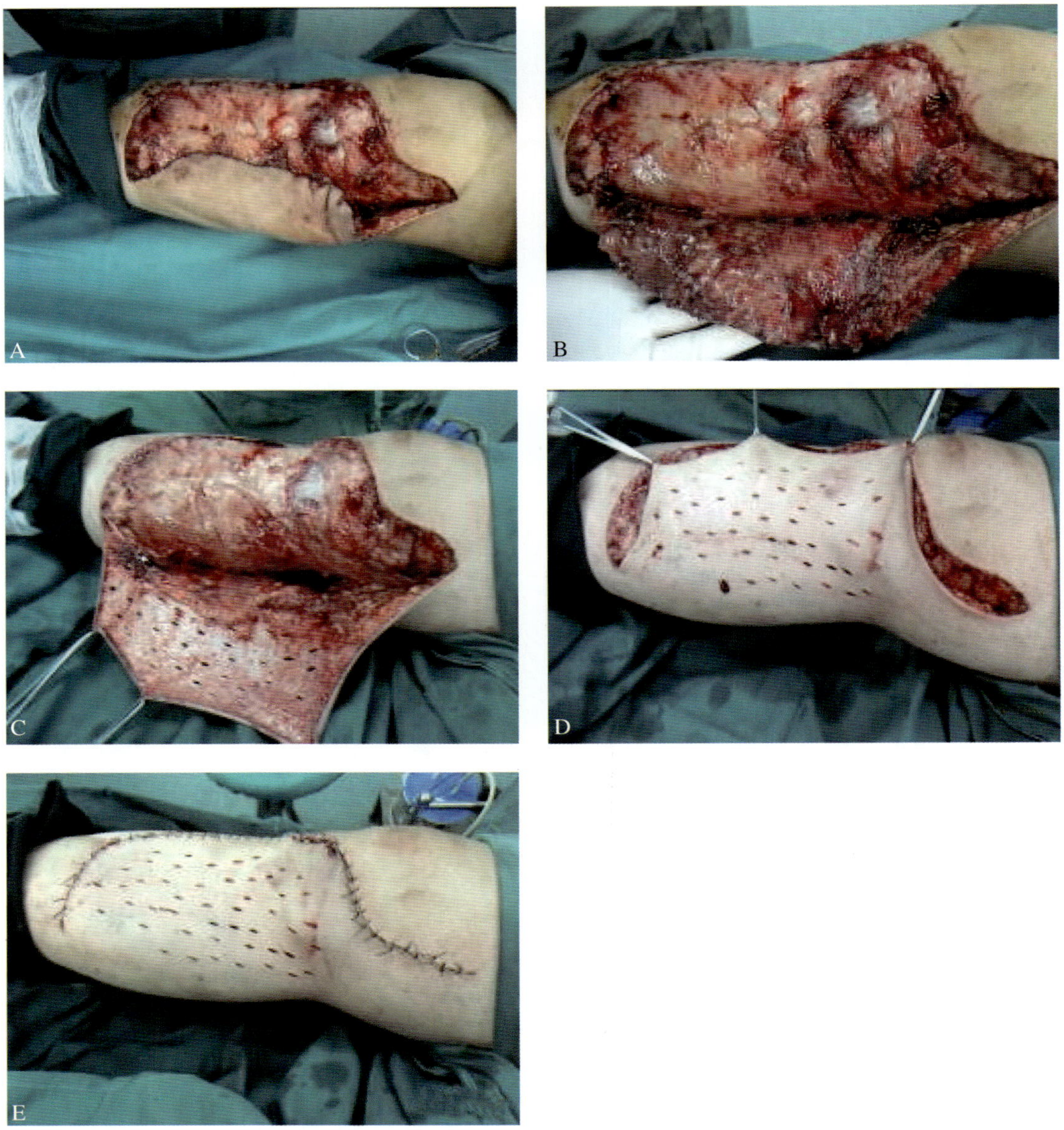

图 33-7 **将撕脱皮肤变成皮片，进行植骨术**

对机器绞轧造成的开放性骨折（A），术中完全切下皮片（B），进行反取皮植皮术（C-E）

钉固定和外固定架固定相比较，能降低浅表感染、畸形愈合和再次手术的风险。目前认为影响感染和骨折愈合率的主要因素是骨折局部软组织损伤的程度而非固定方式。对于 12 ～ 24 小时内的创面，在充分清创的基础上，采用适当的内固定更能有效地控制感染。方国华等报道 50 例经髓内钉内固定治疗的开放性胫腓骨骨折，深部感染率为 6%。钢板固定和髓内钉固定在开放性骨折中的选择见表 33-3。

2．开放性骨折的外固定架固定　为ⅢB 型、ⅢC 型的唯一选择。

表 33-3　钢板固定和髓内钉固定在开放性骨折中的选择

| | |
|---|---|
| 钢板固定 | Ⅰ型、Ⅱ型，首选 LCP 或 LISS，也可用 DCP 钢板，必须有健康的软组织覆盖（超过 12 小时污染重者禁忌） |
| 髓内钉固定 | 只能用于Ⅰ型、Ⅱ型、ⅢA 型（踝上 5cm，平台下 6cm），需要植皮或皮瓣移植方可覆盖创面者不宜采用 |

20 世纪 70—80 年代早期，单臂外固定架（half-pin frames）成为治疗大多数长骨开放性骨折的首选。通过使用 Ilizarov 技术牵拉成骨及骨运输原理，可以在不实施骨移植的情况下填充骨缺损

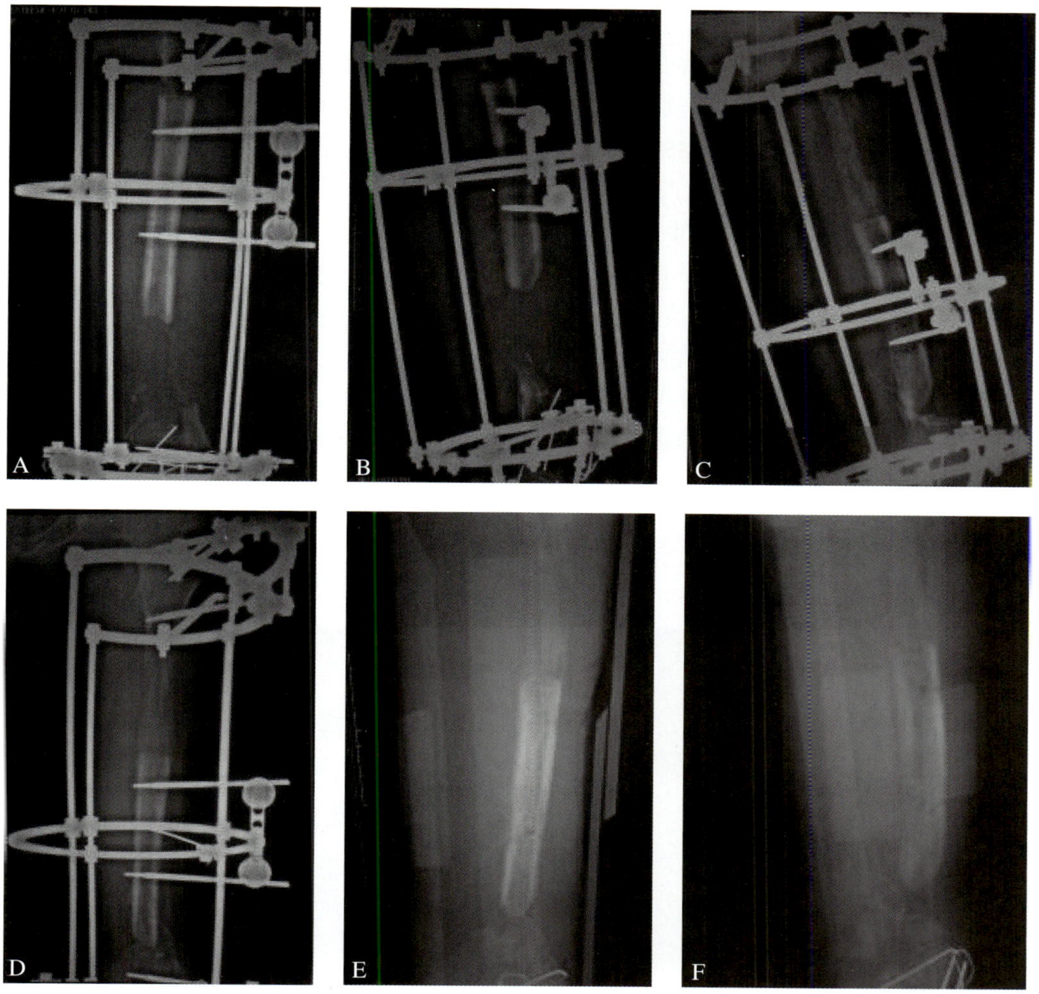


**图 33-8　股骨中下段缺损 12cm，应用 Ilizarov 技术骨运输行股骨近端截骨骨延长术**

A-D．骨延长术不同时期数字 X 线摄影术图像；E、F．拆除外固定支架后数字 X 线摄影术图像

而恢复肢体长度，如图 33-8 显示的是股骨下段缺损 12cm，应用 Ilizarov 技术骨运输行股骨近端截骨骨延长术。

外固定架常用在感染风险大的开放性骨折（表 33-4）。骨盆骨折应用外固定架为急诊手术的首选，便于控制出血，减少了合并会阴创伤和内脏破裂患者感染的风险，能早期进行康复锻炼。对垂直性不稳定型骨折还需要辅助骨牵引或后路内固定。胫骨开放性骨折首选外固定。

每天可用稀释的聚维酮碘溶液或过氧化氢清洁外固定架、钉道和皮肤，清除钉道痂皮和坏死物。外固定架钉道感染的主要原因是针松动，进针时皮肤张力大，局部软组织坏死是针松动的常见原因。一旦针道持续流液或不适，首先要怀疑

**表 33-4　开放性骨折固定类型的相对适应证**

| | |
|---|---|
| 外固定 | 任何严重污染部位<br>关节旁骨折<br>最终性：桡骨远端骨折、肘关节脱位、选择性的其他部位骨折或脱位<br>临时性：膝关节、踝关节、肘关节、腕关节、骨盆骨折或脱位<br>利用 Ilizarov 技术进行骨运输<br>结合螺钉有限内固定用于严重软组织损伤 |
| 内固定 | 关节旁骨折　A．胫骨远、近端；B．股骨远、近端；C．肱骨远、近端；D．邻近尺、桡骨；E．选择性尺、桡骨远端；F．髋臼、骨盆<br>骨干骨折　A．股骨；B．胫骨；C．肱骨；D．尺、桡骨 |

针松动和感染，必要时更换外固定架，适时改外固定为内固定。如外固定时间＜14天，可考虑实施外固定移除和同时行内固定术。外固定超过2周患者，如不存在针道感染，可先移除外固定架，用骨牵引维持1～2周，待针道愈合后改内固定。

3．锁定钢板外置固定　近年来对于锁定钢板的应用方面有一些可以借鉴的探索，其中之一就是锁定钢板外置固定开放性骨折或骨折后感染。经笔者长期临床实践，锁定钢板外置能提供良好的骨折端稳定性，而且利于皮瓣转移及VSD引流的真空封闭，也给患者提供了生活上的诸多方便。对于一些术后感染的贫困患者，还可以将就原内置的锁定钢板灭菌后仅更换螺钉外置使用，为患者节省了大笔医疗费用（图33-9、33-10）。

4．骨牵引　骨牵引可作为股骨及胫腓骨的临时固定方法。因患者存在需要长期卧床、治疗结果不确定、关节僵硬等情况，对青壮年开放性骨折患者禁忌把骨牵引作为治疗的最终方案。

开放性骨折越严重，越需要可靠的固定，以为血管、神经的修复提供条件，减少血管和神经继发性损伤的风险，利于毛细血管的增殖和生长，提高了局部伤口的抗感染能力；恢复肢体长度可减少组织内的死腔，解剖结构的恢复可改善静脉和淋巴的回流，减轻肿胀；骨折的稳定便于患者进行早期康复锻炼，增强心肺功能，预防和降低血管栓塞症的发病率和死亡率，利于软骨愈合及

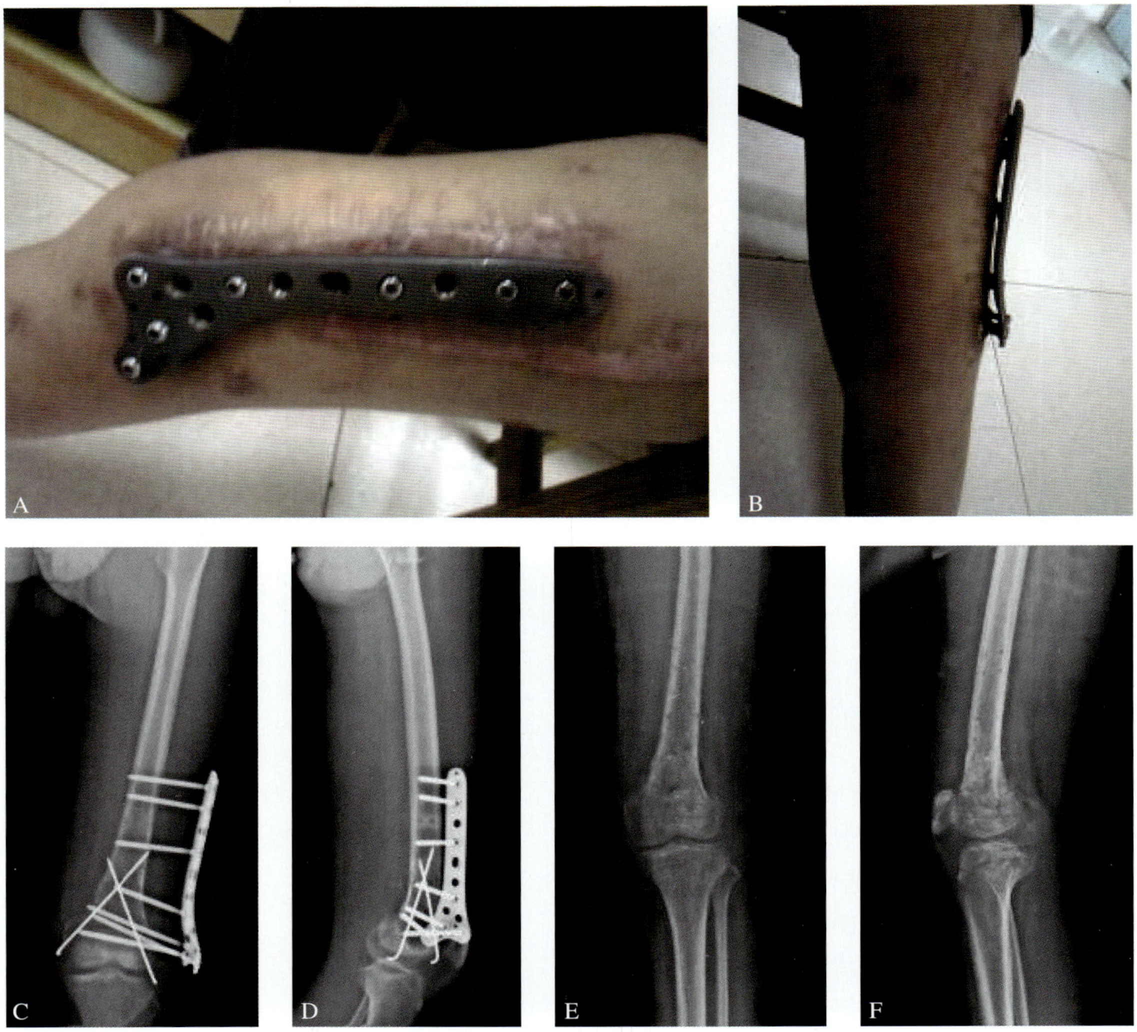


图33-9　锁定钢板外置固定

A、B．股骨下段开放性骨折锁定钢板外置术；C、D．将患肢固定后数字X线正侧位图像；E、F．术后6个月去除外置锁定钢板后DR片图像

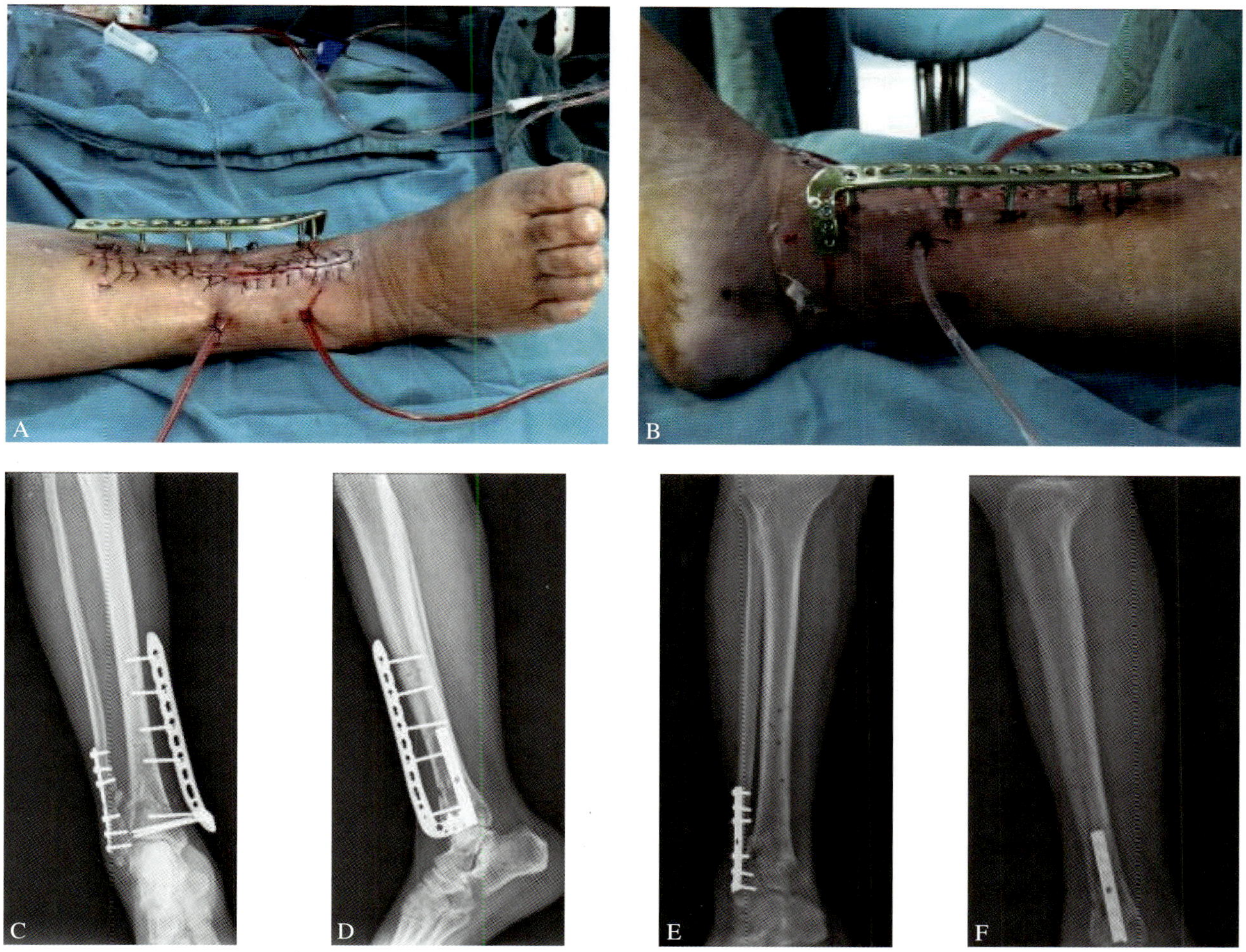


**图 33-10 锁定钢板外固定**

A、B. 胫腓骨下段开放性骨折锁定钢板外置；C、D. 患肢固定相正侧位 DR 片图像；E、F. 术后 6 个月去除外置锁定板后 DR 片图像

预防关节僵直及关节内粘连。

### （五）术后抗生素的应用

对于应用抗生素治疗的持续时间存有争议，清创术后常规使用抗生素 2 ～ 4 天相对合理，而 VSD 的使用能有效地减少抗生素的使用及避免许多长期使用抗生素导致的并发症。清创时常规行组织培养效价比较差，建议伤口出现感染或渗液时，才对伤口进行细菌培养及按抗菌谱使用抗生素。

许多抗生素和聚甲基丙烯酸甲酯混合制成珠链，在Ⅲ型创伤病灶区以一定的浓度持续释放，可提高抗生素的杀菌浓度，而全身应用抗生素在边缘已血管化的软组织和骨内达不到这种浓度。抗生素骨水泥可在术中配制，选用 2.4g 妥布霉素或 1g 万古霉素粉末混合 20g 的骨水泥，以不锈钢丝或骨科 2 号线连接成直径为 5mm 的珠链。至于伤口局部用药问题，Ostermann 等 [12] 总结了 1085 例开放性骨折在清创术后伤口局部放置抗生素药株，可以使感染率自 12% 降至 3.7%。

### （六）开放性骨折处理的常见误区

1．反对内固定　认为内固定手术因广泛剥离及金属异物刺激，可增加感染和造成骨髓炎的风险。随着手术条件及清创技术的提高，以及合理使用抗生素，感染风险较低。这种风险和使用内固定所带来的益处相比是微不足道的。和外固定相比，内固定在术后肌肉关节的活动度、功能恢复以及后续治疗软组织创面方便程度而言有较大优势。

2．闭合内固定物局部皮肤　对开放性骨折进行偏心性固定物固定时，不主张直接缝合钢板位于皮肤缺损处伤口，否则皮肤易坏死裂开及钢板外露，可利用VSD负压吸引技术或整形外科技术闭合创面。

### （七）迟发性开放性骨折

部分闭合性骨折存在演变为开放性骨折的潜在危险，应采取积极措施，避免造成迟发性开放性骨折及坏死感染。

1．闭合性皮肤潜行剥脱，皮下软组织大面积坏死，成为潜在的开放性骨折。

2．骨折端向外顶压皮肤，尤其是胫骨前方皮肤，如不及时复位，也会穿破皮肤，转为开放性骨折。

3．清创缝合后的开放性骨折可因骨折不稳定再次转为开放性。

部分继发性骨折是可以避免的，往往在伤后2～3周开始出现低热，并有轻微疼痛，而被忽视。但如出现发热、局部疼痛加重、肢端肿胀等觉察到的可能出现的病情变化时，再进行处理已为时过晚，将可能造成肢体永久性残疾。

## 四、VSD的原理及在开放性骨折中的应用原则

创面感染总是让骨科医生难以轻松应对。伴有严重软组织损伤的开放性骨折，因创口污染、软组织缺损而有极高的感染风险（表33-5）。清创后敞开创面引流有利于创伤后血运恢复，但延长了创面暴露时间，极易继发感染；而大量抗生素的使用又有可能继发二重感染，使医疗费用上升，给患者带来了沉重的经济负担（图33-11）。

表33-5　各种类型开放性骨折的感染率

| 开放性骨折 | 感染率 |
|---|---|
| Ⅰ型 | 2％ |
| Ⅱ型 | 7％ |
| Ⅲ型 | |
| ⅢA型 | 7％ |
| ⅢB型 | 10%～50％ |
| ⅢC型 | 20%～50％ |

### （一）感染的高危因素

大面积软组织缺损，清创不彻底，创面引流不充分，局部血供不足，骨折严重程度等；传统换药操作时间长，次数多，加大了感染风险。

### （二）VSD的原理

1．该技术维持了被引流区的高负压状态，同时有效地隔绝及防止了外界的污染和交叉感染。

2．可持续主动引流创面，使渗出液、坏死组织和细菌等“零积聚”，保持创面清洁。

3．增强创缘组织浅层血管内皮细胞、成纤维细胞的增殖和微血管密度，增加创面血供，增加内源性表皮细胞生长因子的活性，促进肉芽组织生长，可明显地促进创面愈合。

4．减轻创面水肿，降低血管通透性。

5．可减少修复细胞凋亡，促进慢性创面愈合加速。

6．使创面淋巴细胞浸润快速消退，加速增生期胶原及修复期收缩性纤维合成，抑制感染创面继发性坏死。

### （三）VSD材料的特性和优势

VSD敷料为聚乙烯乙醇水化海藻盐，外观白色，柔软而富有弹性和可塑性，内部结构呈海绵状，存在大量彼此连通的直径为0.2～1.0mm的孔洞，具有毛细虹吸作用。直径为8mm的多侧孔硬质硅胶引流管被包埋其中，可及时将创面生成的坏死组织和渗液排出体外。该材料无毒、无刺激、无免疫活性，无皮肤致敏性。

本材料的特性为：①可溶解于乙醇。②遇到含碘药物时，会呈现蓝黑色。③长时间暴露在空气中，敷料会脱水变硬，如再次在生理盐水中浸泡，可再次软化及恢复弹性（图33-12）。

本材料的优势为：①VSD敷料不含纤维，有良好的弹性、韧性和抗拉力，避免了普通敷料在使用过程中的纤维脱落现象，无固性脱落物。②多孔而有弹性的特性能够有效传导负压，并且使创面全方位接受到负压吸引，从而得到充分引流，这是其他材料不具备的优势。③VSD敷料与创面组织和皮肤具有良好的相容性，可用做药物载体。④生物透性薄膜具有良好的透氧和透

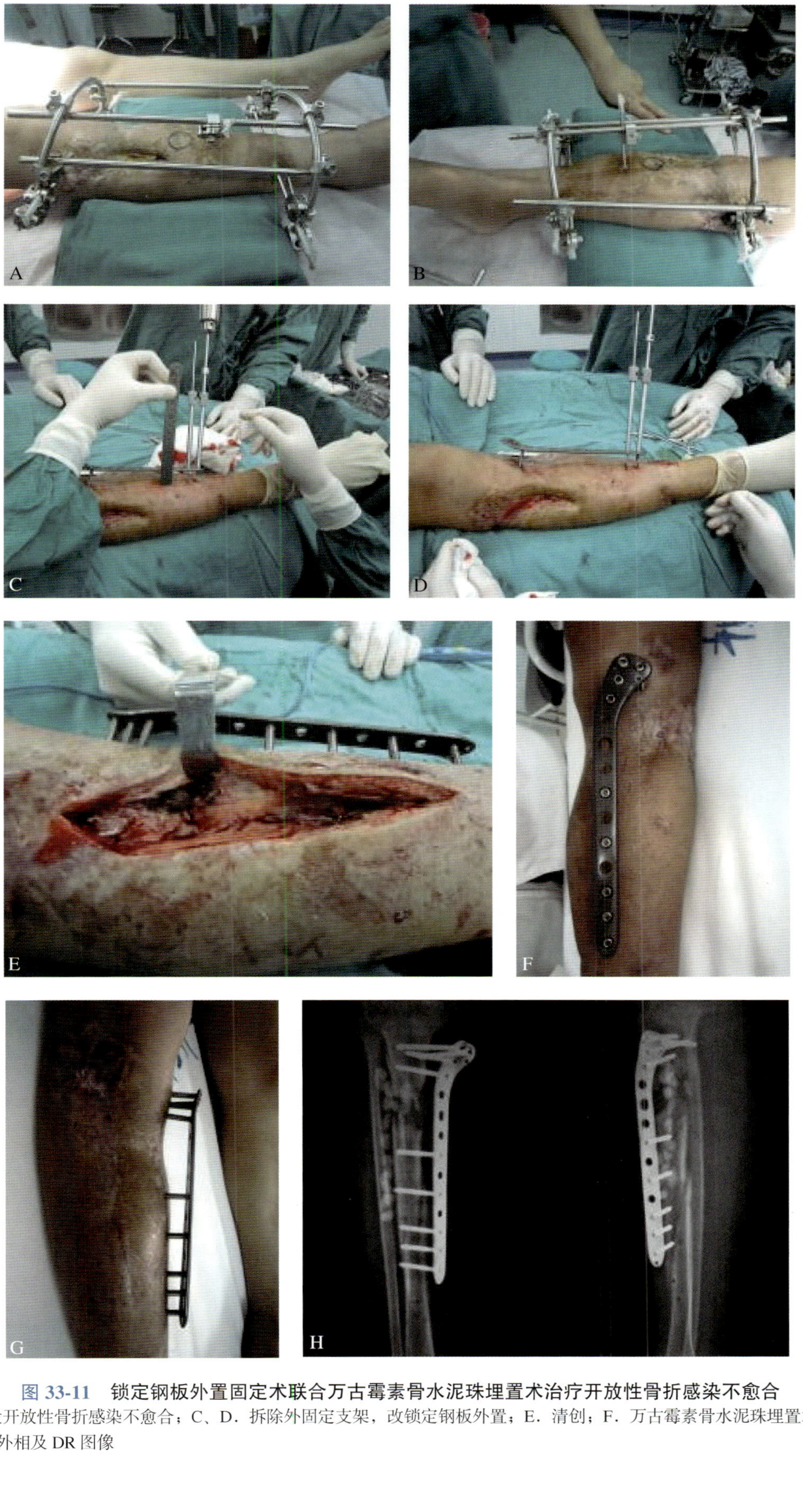

**图 33-11　锁定钢板外置固定术联合万古霉素骨水泥珠埋置术治疗开放性骨折感染不愈合**

A、B．胫骨上段开放性骨折感染不愈合；C、D．拆除外固定支架，改锁定钢板外置；E．清创；F．万古霉素骨水泥珠埋置术；G、H．钢板外置术后患肢外相及 DR 图像

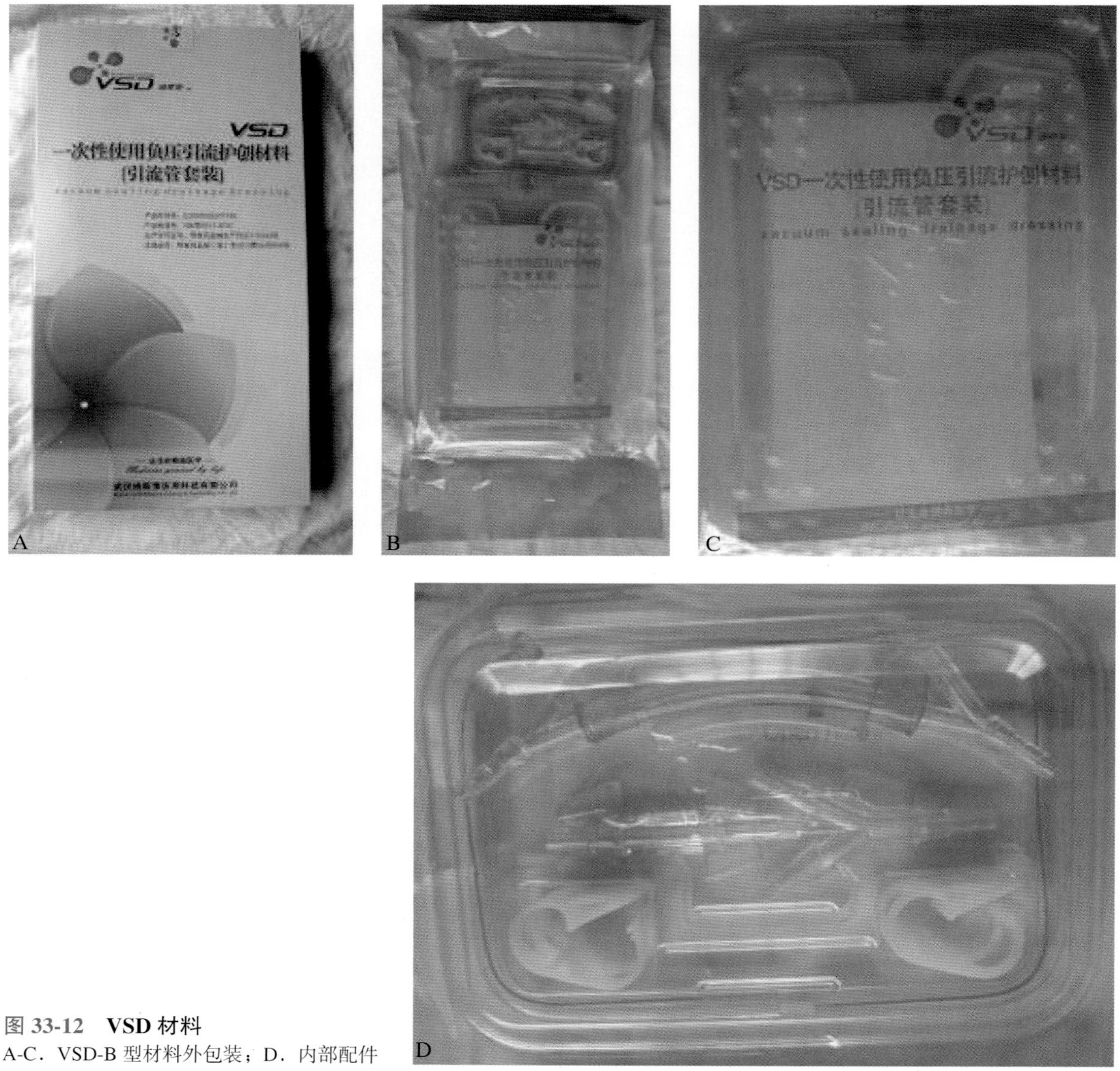


**图 33-12　VSD 材料**
A-C．VSD-B 型材料外包装；D．内部配件

湿性，可防水和防止细菌侵入，可观察创面情况。⑤能有效地控制感染，减少了抗生素的使用和换药频率，减轻了患者的痛苦和经济负担。⑥负压吸引能促进毛细血管增生及肉芽组织的生长，加快创面的愈合。由于缩短了治疗时间，大幅度地减轻了负担。⑦1 ～ 2 年内 VSD 敷料在自然界中降解为水、$CO_2$ 等无害物。VSD 技术提供了一种全新的开放性骨折的处理方式，使创面一期闭合和分泌物充分引流成为可能。

VSD 材料存在聚乙烯乙醇水化海藻盐的三维互通结构，能滤过液体和小分子物质，也能有效地阻止大块的坏死组织堵塞引流管，充分地引流创面渗液；可对抗 5 牛顿的拉力，不会有纤维脱落及造成异物残留；弹性好，能有效地在整个创面均匀地传导负压。

### （四）VSD 在开放性骨折早期处理中的应用实例及操作流程

1．一期开放性骨折创面

**病例 1**　患者，男，60 岁，属于 Gustilo Ⅲ A 型开放性骨折，骨折端已外露（图 33-13）。首先在急诊室行清创手术，修建已经坏死的皮缘，对浅层以及深层组织冲洗消毒（图 33-14）。在 C 形臂透视下，进行骨折端复位（图 33-15）。检查伤口，证实骨折端复位（图 33-16），并使用外固架固定骨折断端（图 33-17），采用 VSD 负压引流技术，将护创材料修建后覆盖创面（图 33-18），并使用半透膜封闭创面（图 33-19），术后用外周固定架固定。数字 X 线摄影如图 33-20 所示。在急诊清创术中使用 VSD 可以有效地预防感染、减少抗生素的使用，并为二期植皮培养良好的软组织床。

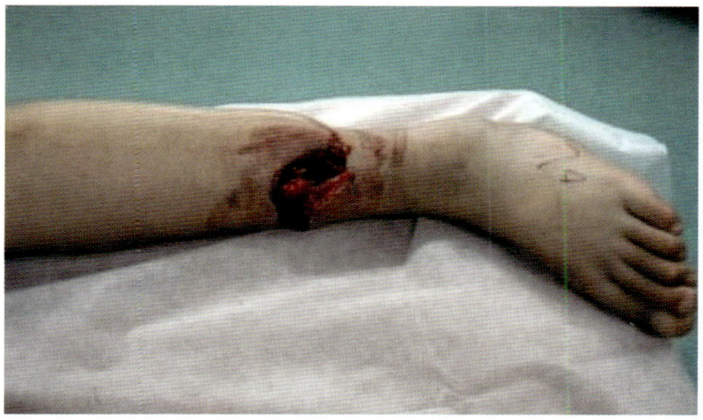
图 33-13　Gustilo ⅢA 型开放性骨折

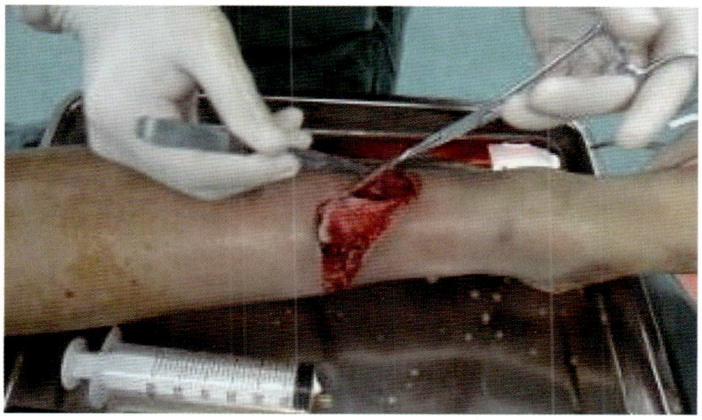
图 33-14　对浅层及深层组织冲洗消毒

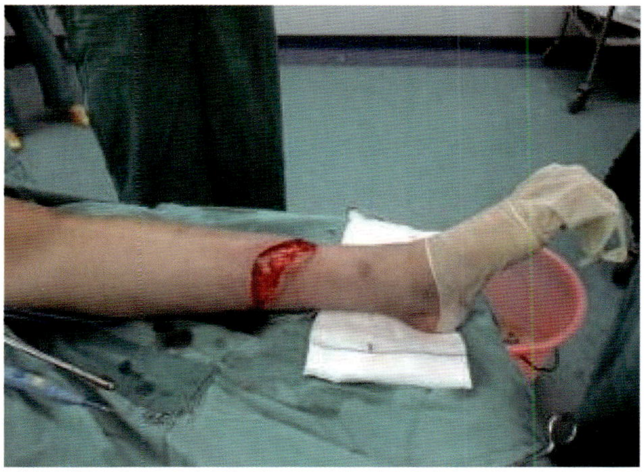
图 33-15　对骨断端复位

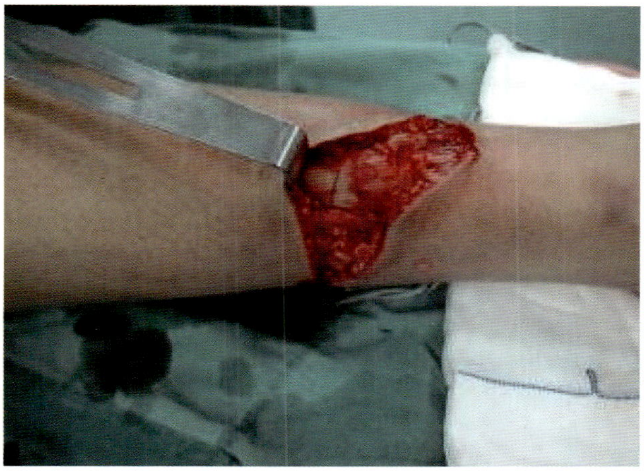
图 33-16　检查伤口，证实骨折端复位

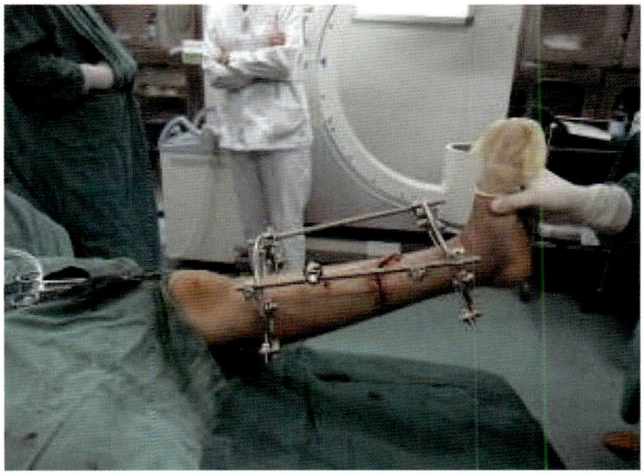
图 33-17　使用外固定架固定骨折断端

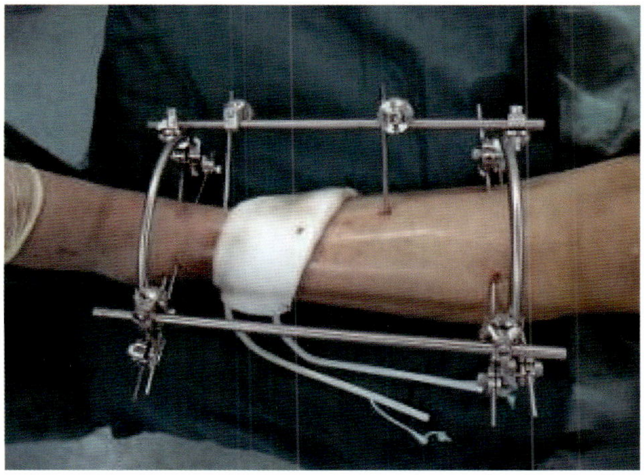
图 33-18　采用 VSD 负压引流术，使用护创材料遮盖创面

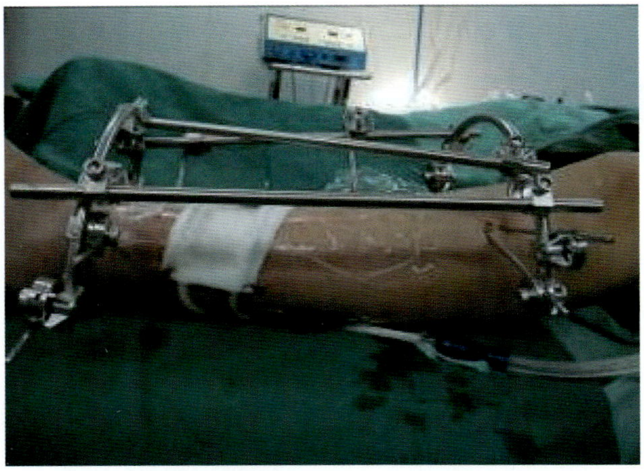

图 33-19 VSD 负压引流术，半透膜封闭创面

**病例 2** 患者，男，64 岁，足踝部 Gustilo ⅢB 型开放性骨折并感染。对患者给予二期清创并植皮手术。为了控制创面感染，在此基础上使用 VSD 负压引流，并加压包扎（图 33-21）。

对于感染创面，使用 VSD 取代开放换药，彻底控制感染，阻止全身炎性反应综合征和多器官功能障碍综合征的发生，也避免了大量使用抗生素，引发二重感染。植皮后，用 VSD 代替加压打包，术后免持续冲洗，皮片能紧密贴合受皮区（图 33-22、33-23），避免压力不均，及时排出炎性渗液，提高植皮成功率。

2．骨外露创面

**病例** 患者，男，55 岁，属于陈旧性后 Pillon 骨折，术前曾自敷中药，术后发生感染，钢板、骨和肌腱外露（图 33-24），行皮瓣转移、创面植皮及 VSD 负压引流术（图 33-25）。术后局部转移皮瓣及制皮区完全成活，外露钢板、肌腱及骨骼得到良好的覆盖（图 33-26）。第一次术后 3 个月，在取出下胫腓联合拉力钉的同时，考虑到患者为 76 岁高龄，取出胫后钢板，加用行走石膏固定，开始负重锻炼，其余内固定物今后可不必取出（图 33-27）。

对于严重感染创面，VSD 仍是首选，疗效明显优于传统的治疗方法，必要时还可考虑行敏感抗生素冲洗，这是控制感染的有效手段。二次行 VSD 后，外露骨已完全被新鲜的肉芽组织所覆盖，创面进一步缩小，可行二期植皮或皮瓣。如果遇到棘手创面，可多次使用 VSD，直至有效闭合创面，彻底控制感染，使创面愈合。创面感染和软组织缺损是开放性骨折中骨科医师面临的挑战，而 VSD 系统对彻底控制感染及安全有效地闭合创面有突出贡献，可大大降低医疗风险。

## 五、VSD的使用特点及技巧

### （一）优点

1．缩短治疗周期，减少患者痛苦，并减轻工作量。

2．形成生物半透膜封闭系统，能防止创面污染及交叉感染。

3．创面采用持续负压吸引，变被动引流为持续主动吸引；使传统的局部引流变成为面状引流，保证了充分排出坏死组织和渗液，也促使创面组织的体液向引流管方向不断流动，为创面的血运提供了有效动力，减少抗生素的应用；可促进蛋白质合成和肉芽组织生长，加快创面愈合。

4．持续负压使引流腔壁内陷收缩，防止死腔形成，可减小植皮面积。

### （二）缺点

1．VSD 仅为过渡手段，待创面感染控制后还需要再次手术。

2．四肢创伤的创缘不规则，不易完全填充。对使用外固定架的患者，创面密封困难。

### （三）适应证

1．开放性骨折合并感染者或手术后切口感染。

2．严重软组织挫裂伤、溃疡、褥疮等软组织缺损。

3．大的血肿、积液和化脓性感染，需要切开引流者。

4．骨筋膜室综合征切开减压。

5．急、慢性骨髓炎开窗引流。

6．植皮术替代加压打包。

### （四）手术步骤

一期行清创术，对骨折行适当固定。按创面大小裁剪 VSD，使其与创面充分匹配，将其间断缝合在正常皮肤缘固定，用乙醇清洁并使周围正常皮肤表面脱脂，用聚胺甲酸乙酯薄膜封闭创面。

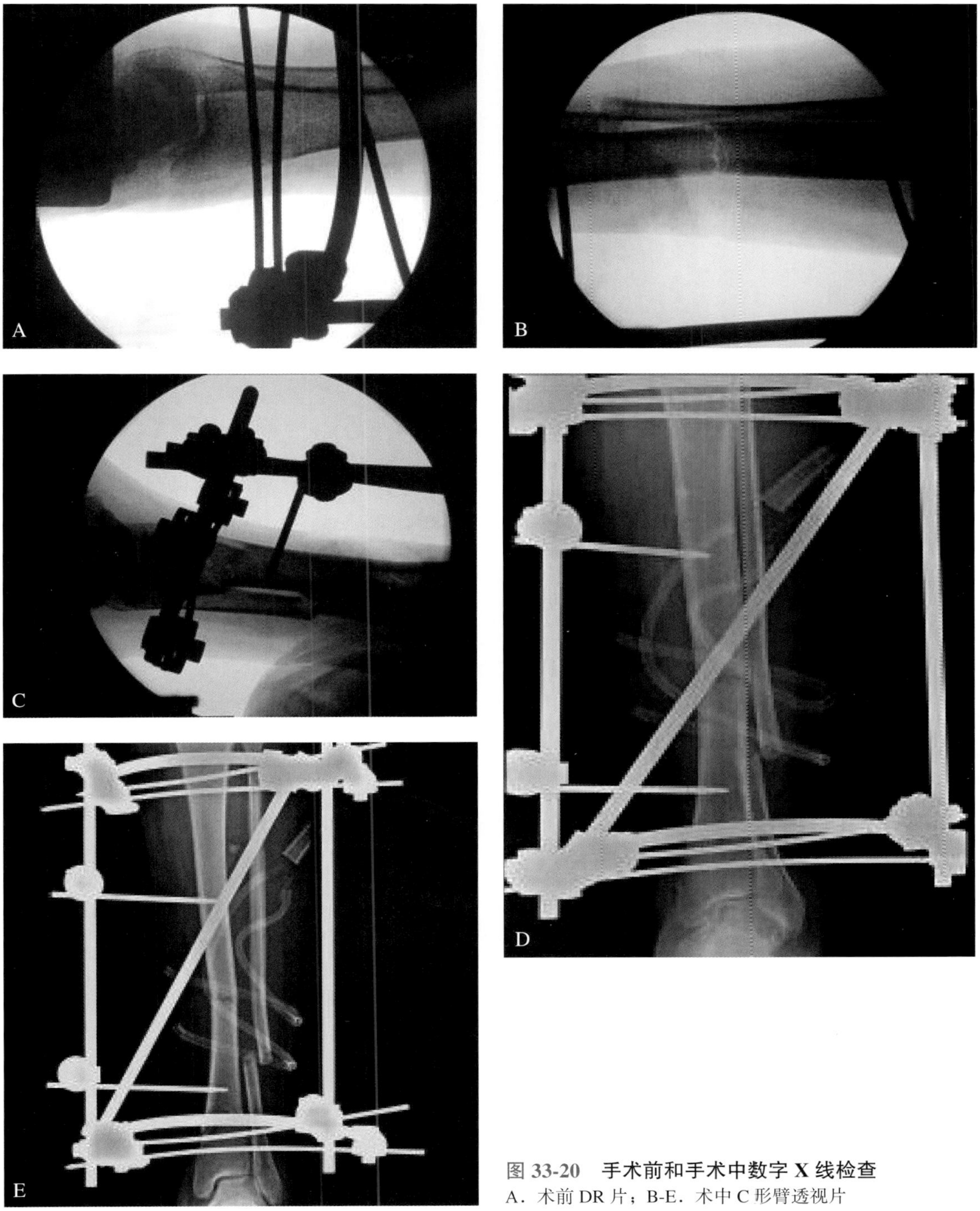


图 33-20　手术前和手术中数字 X 线检查
A．术前 DR 片；B-E．术中 C 形臂透视片

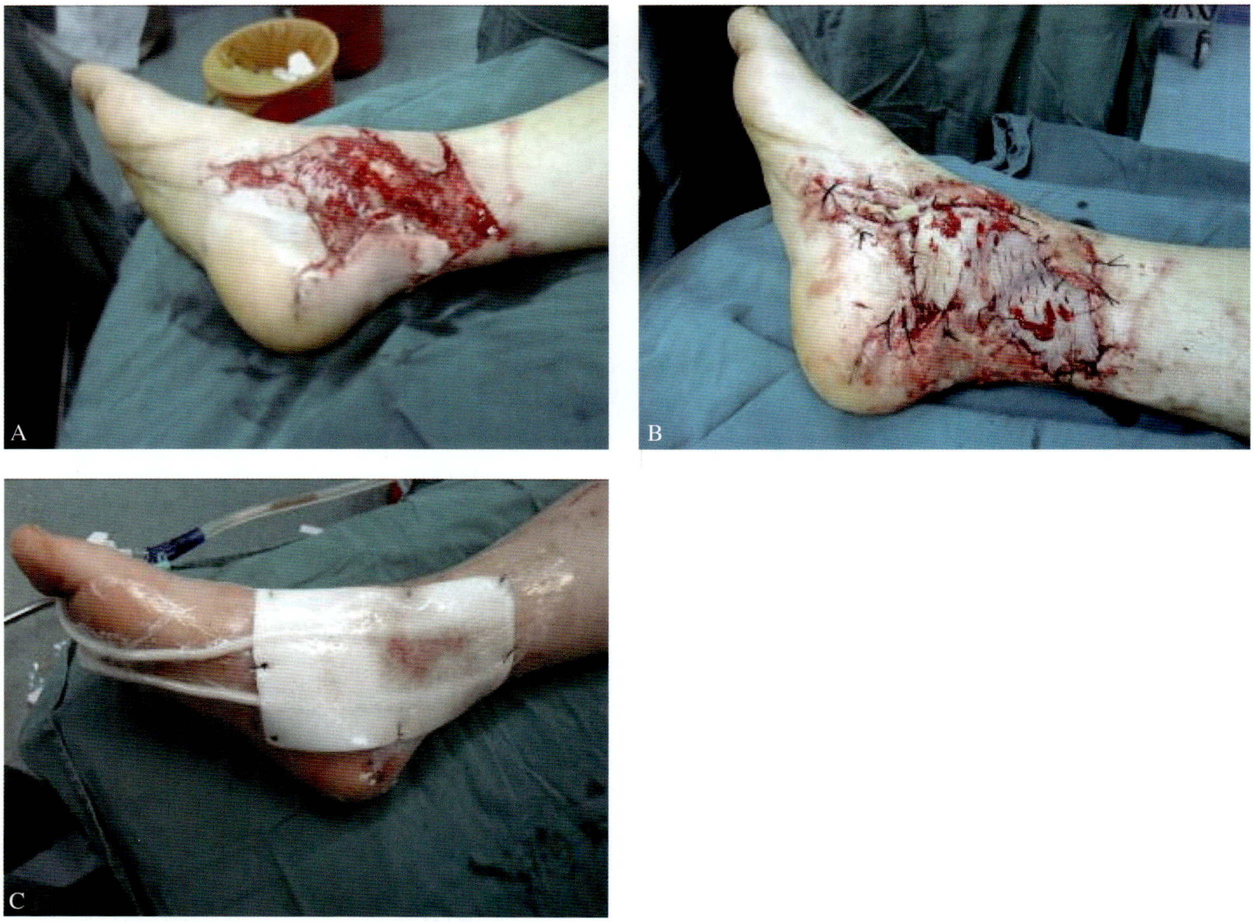

图 33-21 对足踝部 Gustilo Ⅲ B 型开放性骨折合并感染采取 VSD 负压引流
A．伤口情况；B．二期清创后创面植皮；C．VSD 负压引流

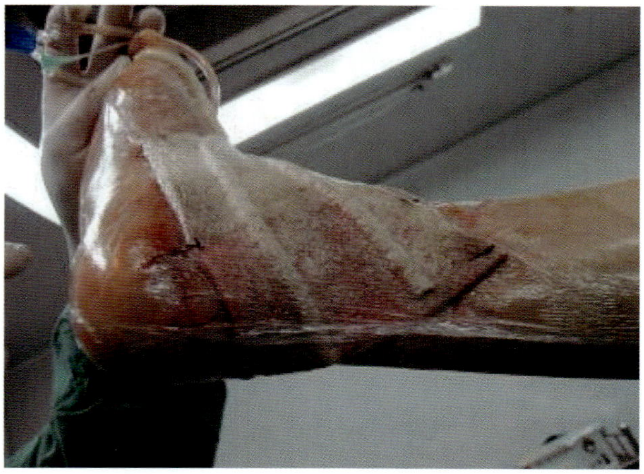

图 33-22 VSD 负压引流吸引后半透膜密封贴合情况

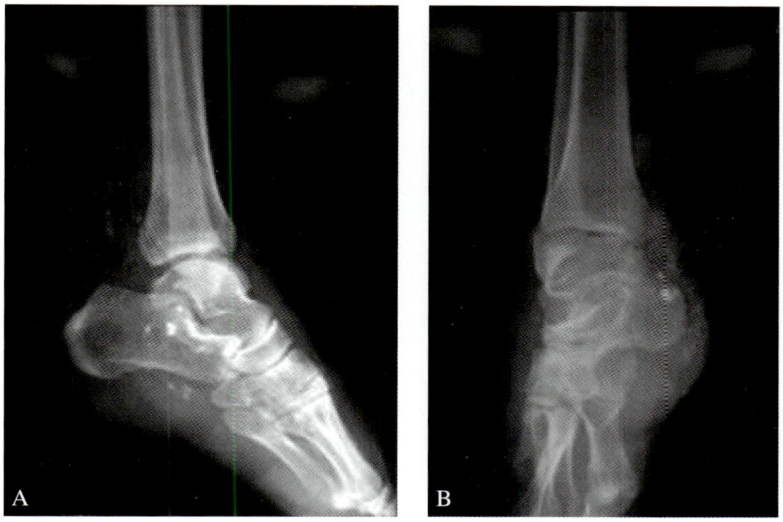

图 33-23　足踝部开放性骨折 **DR** 片，可清楚地显示软组织污染及骨折情况

A．侧位片；B．斜位片

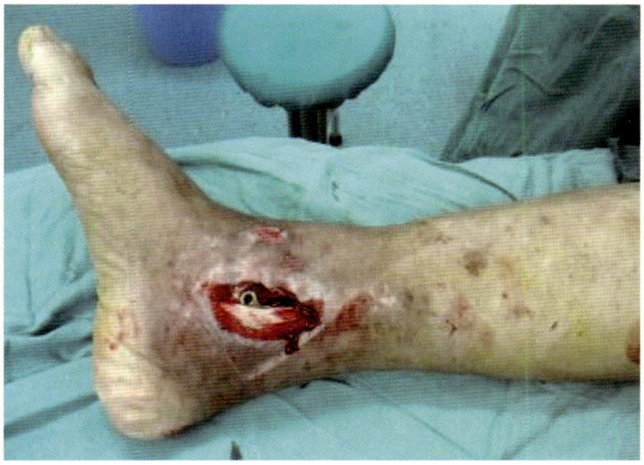

图 33-24　冻旧性后 **Pillon** 骨折，术后发生感染，钢板、骨和肌腱外露

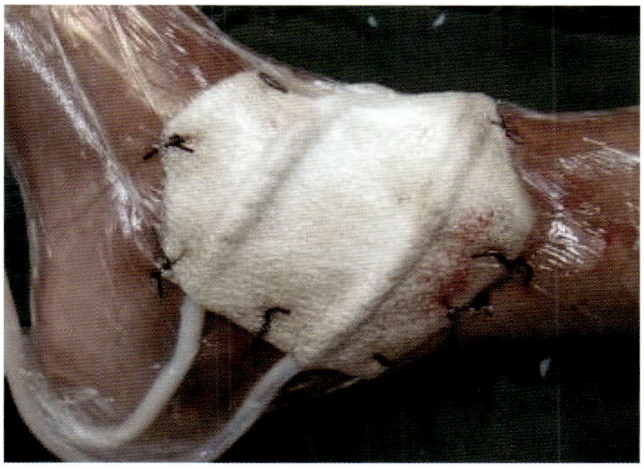

图 33-25　采用 **VSD** 负压引流术

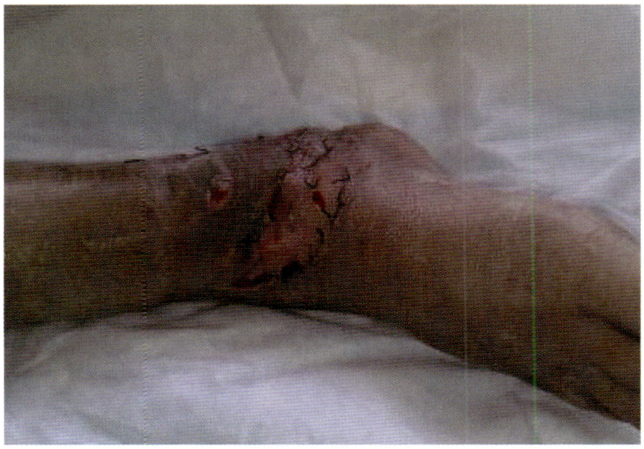

图 33-26　局部转移皮瓣及植皮区完全成活，外露钢板、肌腱及骨骼得到良好覆盖

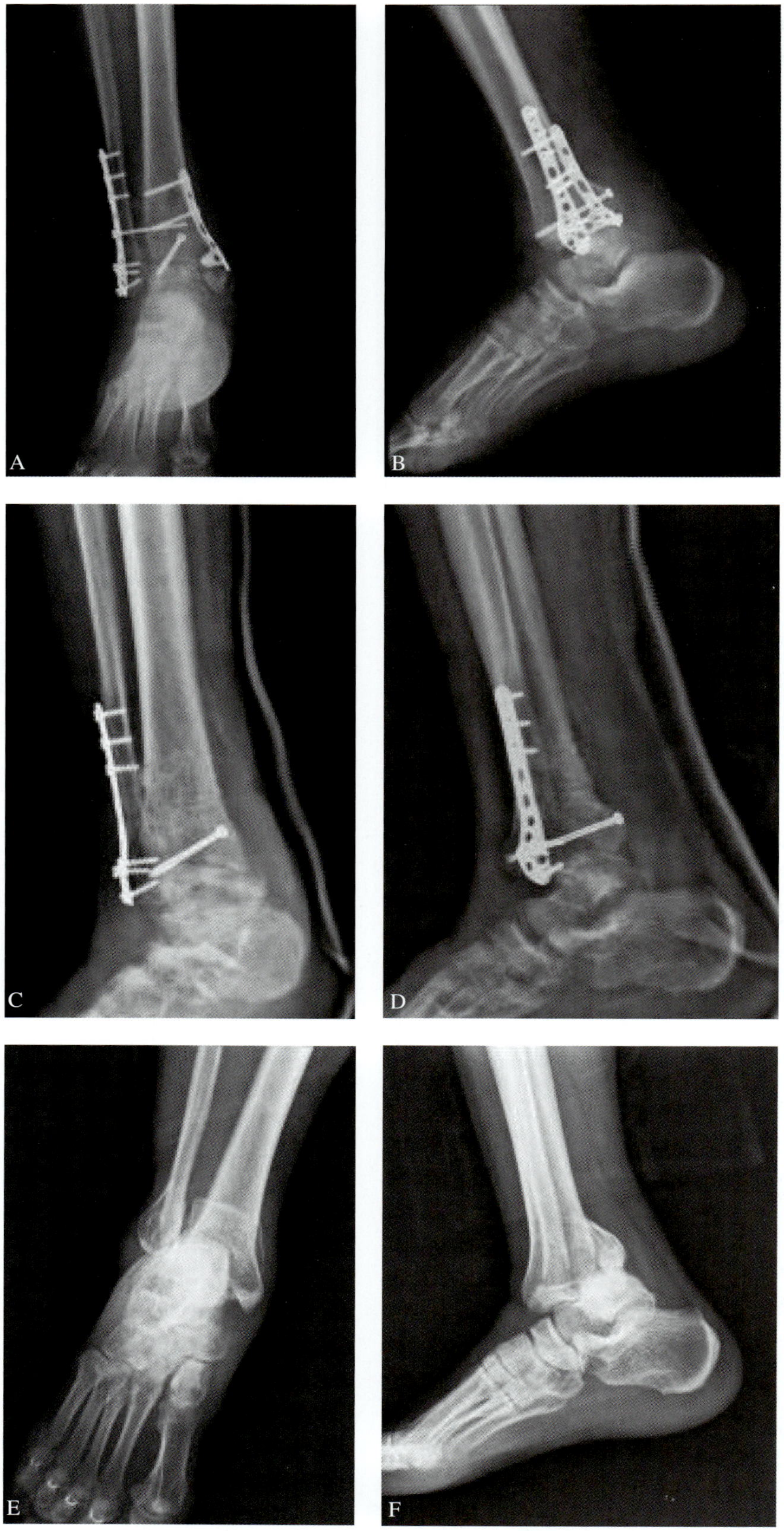


图 33-27　术前正侧片（A、B），术后 3 个月正侧位片（C、D）及取出后内侧钢板和下胫腓联合拉力螺钉后正侧位片（E、F）

术后引流管连接高负压引流并维持高负压状态，使负压维持在125～450mmHg。敷料冲洗管每日使可维持1000～2000ml生理盐水持续冲洗，滴速为10～20滴/分。7～14天后去掉敷料行二期手术，若感染较重或组织移植不能覆盖骨外露创面，可考虑多次使用VSD。使用VSD后存在营养消耗，应防止贫血加重或负氮平衡。

## 六、开放性骨折中使用VSD的注意事项

1．引流不能代替早期清创，要注意去除异物和消灭死腔。

2．有明显适应证的患者尽早使用，可起到事半功倍的疗效。

3．在无菌条件下按创面大小和形状修剪VSD，使其充分接触整个创面。

4．聚胺甲酸乙酯薄膜是一种生物透性封闭膜，长期使用中能保证汗液挥发并避免皮肤过敏。术中一项重要的步骤是细致、耐心地封闭创面，这关系到能否维持负压。

5．应全部包埋引流管的侧孔和末端，距泡沫材料边缘小于2mm，必要时可放多根引流管。

6．建议用吸引器维持持续负压，以便在漏气时仍能维持一定的负压引流，而负压瓶则吸引力有限。有效负压的标志是VSD材料明显收缩变硬。负压一旦消失，要立即检查并修补封闭漏口，否则将导致创面感染恶化。

7．感染控制后可进行二期缝合、游离植皮或组织瓣移植。若仍有较多渗液，可在负压封闭5～7天后再行二次清创负压引流，引流面积为初次的2/3～3/4。

8．术中应彻底清创，止血完全。当发现有大量新鲜血液被吸出时，应仔细检查创面内是否有活动性出血，并做相应处理。

9．对已发生感染的创面，在应用时要注意防止厌氧菌感染，可考虑用甲硝唑定期冲管以防止堵管。

10．创面漏气可因“风干效应”导致敷料脱水变硬。仔细检查贴膜的密封性，并重新用半透膜密封漏点，从冲洗管注入生理盐水浸泡，敷料变软后再次接通负压。植皮患者采用的材料干硬，用生理盐水将敷料泡软后再揭开，否则会造成新鲜植皮拉起失败。

11．敷料鼓起的原因　原因包括引流管堵塞、漏气、被压迫折叠、负压源异常等，要根据具体原因处理。渗出物被持续负压抽吸，如果创面冲洗不足，会因脱水而变硬，造成引流管堵塞，导致敷料鼓起，可注入生理盐水浸泡堵塞物变软，再次接通负压源，必要时更换VSD。

12．半透膜下积液的处理　剪除水泡周边贴膜，积液区清创，再次用敷料密封创面。

VSD内若残留坏死组织和渗液，材料表面呈现黄绿色、暗灰色等颜色，并散发臭味，可用过氧化氢冲洗疏通，提高效能。已伴有高热的患者需尽快去除VSD材料。

13．定期检查材料的干湿度，以按压敷料柔软，挤压后无液体渗出到材料表面及皮肤为最佳。

14．替代打包植皮加压时，第2天开始尽量不要冲洗，以免所植皮片浸泡坏死。如为感染创面植皮，术后一段时间内仍会有脓性分泌物渗出，可考虑用20ml注射器使用少量生理盐水、稀释过氧化氢或按药敏试验用庆大霉素等溶液每日冲管1～2次，避免引流管堵塞。如果已发生堵塞且脓液积聚过多，建议在术后4～5天去除VSD并改为常规换药，一般情况下植皮区大部分皮片都能存活。

15．在带蒂皮瓣移植应用VSD时，敷料尽量不要压住皮瓣的中心轴，特别是旋转中心蒂部，以免因影响皮瓣血运而部分坏死。分泌物较多者，笔者在使用20～30kPa低负压下全覆盖吸引，带蒂皮瓣亦能得到很好存活。

16．术前仔细备皮，贴膜前用乙醇仔细擦拭周缘皮肤及负压管，并去除死皮，使生物透膜能紧密粘帖。

17．负压引流装置的护理　①持续有效的负压是治疗的关键。要确保压力合适，管道通畅并妥善固定引流管。引流不畅时可用60ml注射器向外抽吸或用生理盐水冲洗，必要时更换引流管。②负压瓶要低于创面以利于引流。③注意观察引流液，并记录量、颜色、性质。应每天更换引流瓶，严格执行无菌操作。

18．治疗周期　①可维持有效引流7～14天，用生理盐水每日冲管1～2次，防止堵管。

②对坏死界限不明显的挤压伤，可于急诊清创 3 ～ 5 天后进行二次清创，尽可能保留存活组织。③对手、足部等组织床血供差、面积大，但污染或感染不严重的创面，或碾挫伤、霰弹枪击伤、爆破伤等污染比较严重的创面，可应用 2 ～ 3 次，每次间隔 7 ～ 14 天。大面积肌腱、骨、内植物外露，由于肉芽组织爬行慢，可应用 3 ～ 4 次。④植皮后替代加压打包，可在负压下维持 10 ～ 14 天。

19．指导患者行局部的肌肉等长收缩运动，并进行远端关节功能锻炼，防止关节僵硬等并发症的发生。

## 七、小结

在开放性骨折中使用 VSD 材料覆盖开放性及感染创面，结合对骨折端的内固定或外固定治疗模式，是开放性骨折治疗的革命性进展。该项技术大大缩短了开放性骨折及合并感染患者的治疗周期，在临床上取得了良好的治疗效果。

### 参考文献

[1] 裘华德 . 负压封闭引流技术．北京：人民卫生出版社，2008：5-7.

[2] Gustilo RB，Anderson JT. Prevention of infection in the treatment of one thousand and twenty-five open fractures of long bones：retrospective and prospective analyses. J Bone Joint Surg，1976，58：453-458.

[3] Gustilo RB，Mendoza RM，Williams DN. Problems in the management of type Ⅲ (severe) open fractures：a new classification of type Ⅲ open fractures. J Trauma，1984，24：742-746.

[4] Gustilo RB，Merkow RL，Templeman D. The management of open fractures. J Bone Joint Surg，1990，(72)：299.

[5] 赵宏谋，俞光荣．开放性骨折的 OTA 分型 . 中华创伤骨科杂志，2011，13（9）：867-873.

[6] Evans A，Agel J，DeSilva G，et al. A new classification scheme for open fractures. J Orthop Trauma，2001，24（8）：457-465.

[7] Terry Cananle．Compbell' s operative orthopeadics. 9th ed. New York Mosby Ins，1998：2002-2033.

[8] Stannard JP，Volgas DA，Stewart R，et al. Negative pressure wound therapy after severe open fractures：a prospective randomized study. J Orthop Trauma，2009，23：552-557.

[9] Siwach R，Singh R，Arya S，et al. Treatment of 78 type Ⅱ and type Ⅲa open fractures by primary closure on suction drain：a prospective study. J Orthop Traumat，2007；8：173-176.

[10] Bhandari M，Guyatt GH，Swiontkowski MF. Treatmentof open fractures of the shaft of the tibia. J Bone Joint Surg，2001，83（1）：62.

[11] 方国华，曾青东，孙新，等．带锁髓内钉与加压钢板治疗开放性胫腓骨骨折的比较．中国矫形外科杂志，2003，11（2）：143.

[12] Ostermann PA，Seligson D，Henry SL. Local antibiotics therapy for severe open fractures. a review of 1085 consecutive cases. J Bone Joint Surg，1995，77：93-97.

[13] 姚元章，黄显凯，麻晓林．创伤性软组织缺损的负压封闭治疗．中国修复重建外科杂志，2002，16（6）：388.